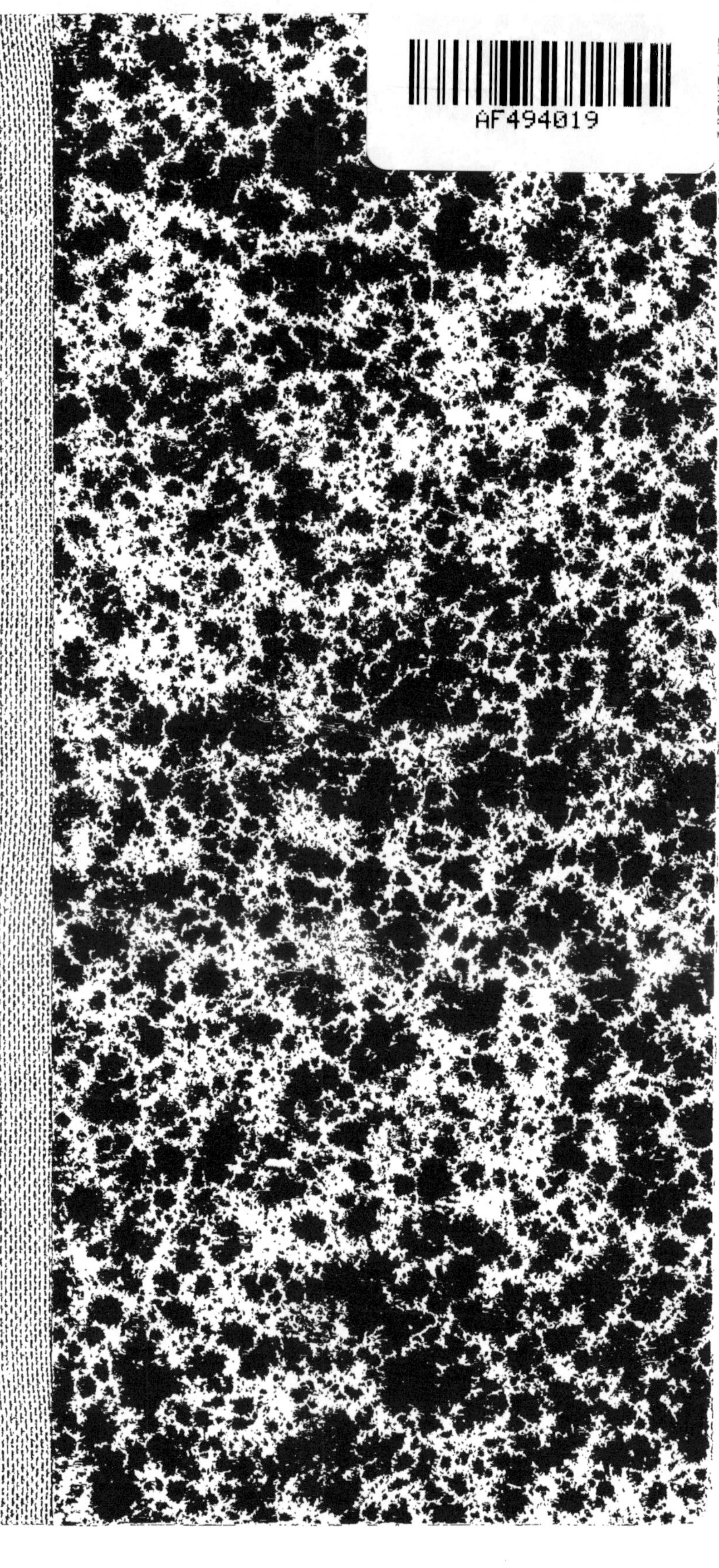

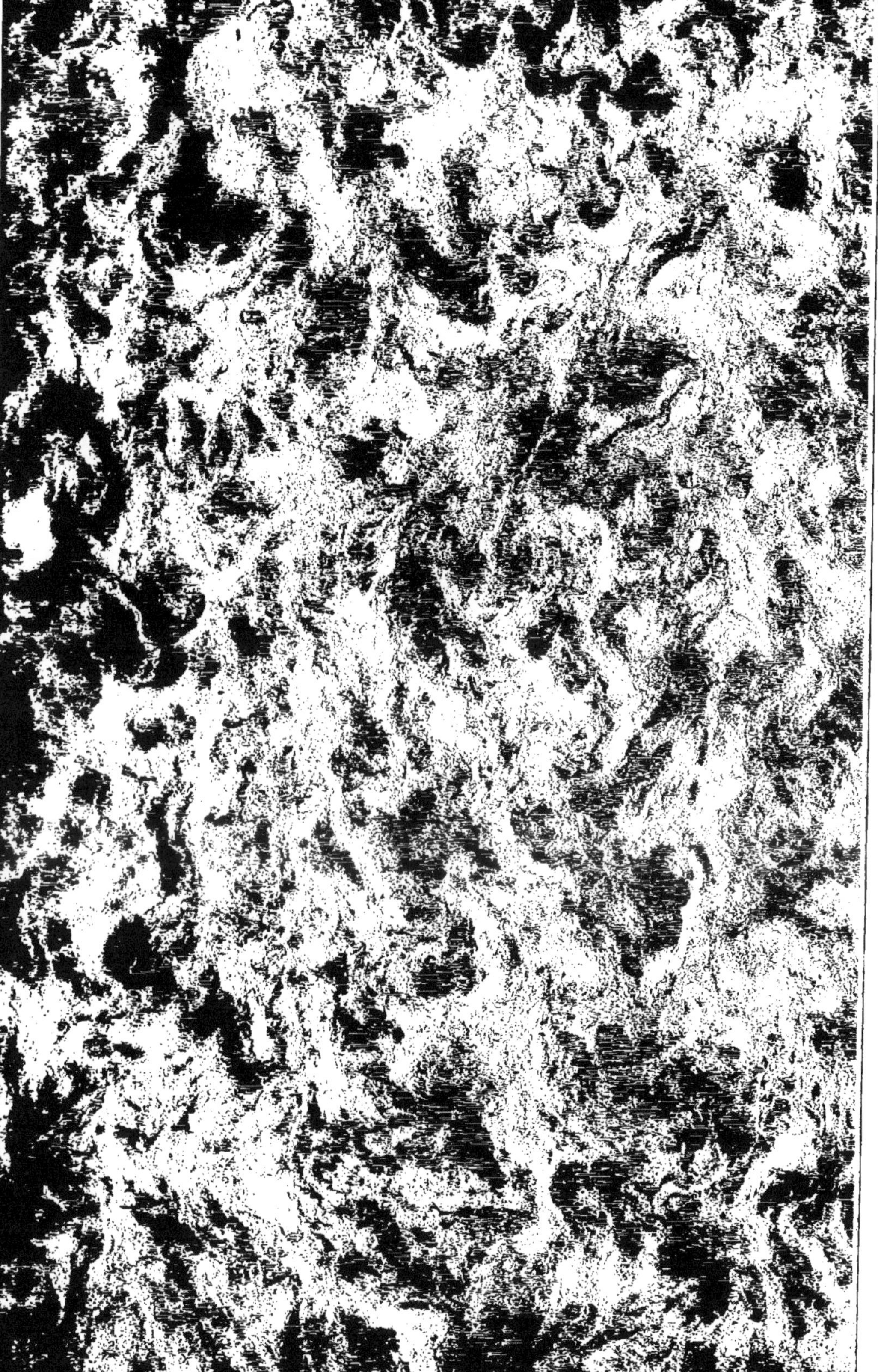

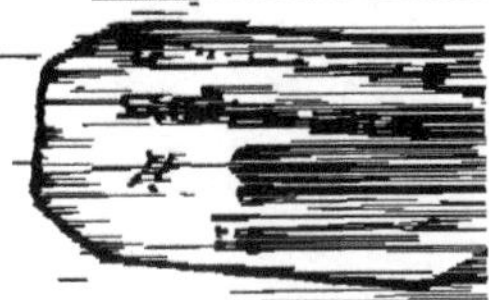

ÉPIGRAPHIE MÉDICALE

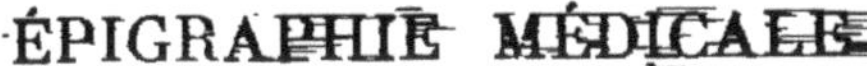

CORPUS INSCRIPTIONUM

AD MEDICINAM BIOLOGIAMQUE SPECTANTIUM

PUBLIÉ PAR

RAPHAEL BLANCHARD

Professeur à la Faculté de Médecine de Paris.
Membre de l'Académie de Médecine
Ancien Président de la Société française d'Histoire de la Médecine.

TOME PREMIER

Colligite fragmenta ne pereant.
Saint Jean, VI, 12.

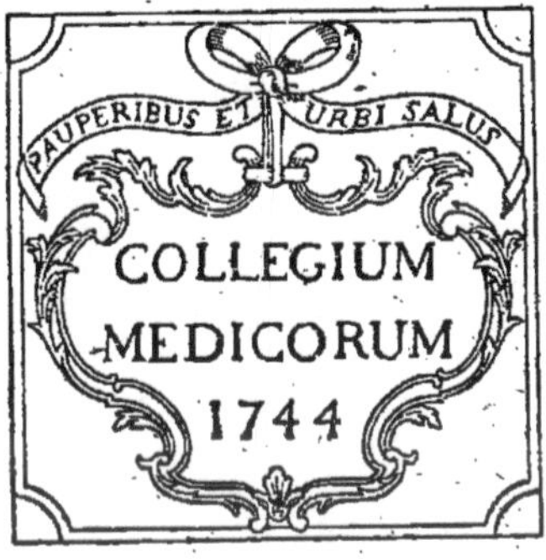

PARIS
ASSELIN ET HOUZEAU
Éditeurs des *Archives de Parasitologie*
PLACE DE L'ÉCOLE-DE-MÉDECINE

1915

ÉPIGRAPHIE MÉDICALE

CORPUS INSCRIPTIONUM

AD MEDICINAM BIOLOGIAMQUE SPECTANTIUM

MACON, PROTAT FRÈRES, IMPRIMEURS.

ÉPIGRAPHIE MÉDICALE

CORPUS INSCRIPTIONUM

AD MEDICINAM BIOLOGIAMQUE SPECTANTIUM

PUBLIÉ PAR

RAPHAEL BLANCHARD

Professeur à la Faculté de Médecine de Paris
Membre de l'Académie de Médecine
Ancien Président de la Société française d'Histoire de la Médecine.

TOME PREMIER

Colligite fragmenta ne pereant.
Saint Jean, VI 12.

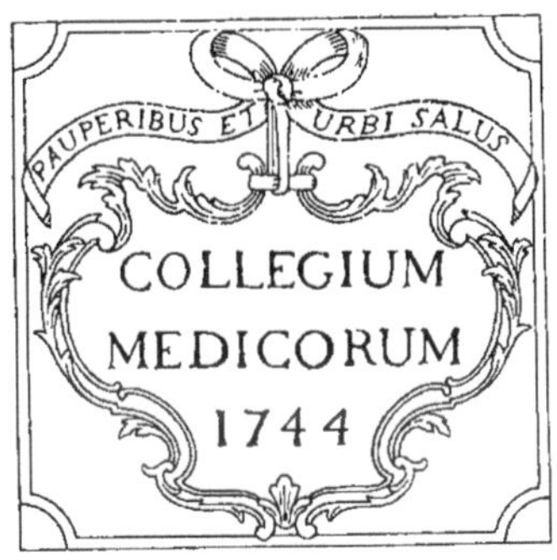

PARIS
ASSELIN ET HOUZEAU
Éditeurs des *Archives de Parasitologie*
PLACE DE L'ÉCOLE-DE-MÉDECINE

1909

AVANT-PROPOS

Dans tous les pays et dans tous les temps, la Médecine a occupé une place prépondérante dans les préoccupations des hommes, et les médecins ont été l'objet d'égards particuliers. Ces préoccupations et ces égards se sont manifestés de façons très diverses, notamment par l'érection de temples, de monuments, de statues, de bustes ou de simples inscriptions, destinés à commémorer les bienfaits de la divinité, les ravages des épidémies, le dévouement et l'habileté des médecins.

Dès la plus haute antiquité, ces témoignages publics de la reconnaissance ou de la détresse des peuples étaient en usage ; ils le sont encore de nos jours. Combien, dans la suite des siècles, ne s'en est-il pas perdu à tout jamais, auxquels la science historique eût pu être redevable de progrès signalés ! Combien, de nos jours, n'en voyons-nous pas s'effacer et se détruire progressivement sous nos yeux ! Ces documents sans nombre, négligés jusqu'à présent, ne méritent pas cet injuste oubli : ils abondent en dates, en faits, en renseignements biographiques ou historiques dont aucun livre ne fait mention ; ils sont dignes de fixer notre attention, car ils sont incontestablement l'une des sources les plus sûres et les plus copieuses de l'Histoire de la Médecine.

Depuis plusieurs années, je rassemble des documents de ce genre, espérant y trouver les bases d'une *Épigraphie médicale* dont l'utilité ne saurait être mise en doute. Au cours de mes voyages, je relève par écrit, dans leur totalité, les inscriptions que je rencontre, concernant la Médecine et les Sciences biologiques, en prenant le premier de ces termes dans son sens le plus large. Le moment me paraît favorable pour entreprendre la publication projetée. J'apporte aujourd'hui un premier dossier, constitué intentionnellement par des inscriptions très disparates, afin de montrer quelles sortes de documents me paraissent devoir être colligés et de quelle façon il est possible de les utiliser.

Je souhaite vivement que la rubrique ouverte ici sous le titre d'*Épigraphie médicale* ne reste pas mon domaine exclusif, mais s'enrichisse très promptement par les contributions de nombreux collaborateurs : il s'agit de dresser l'inventaire de documents sans nombre, épars dans le monde entier et revêtant les formes les plus diverses.

Un labeur aussi considérable ne peut être conduit à bonne fin que grâce à l'union de toutes les bonnes volontés. Partout on peut recueillir une inscription curieuse ou intéressante, aussi bien dans l'église ou le cimetière du plus pauvre village que dans la fière cathédrale ou le musée de la ville. En outre, en feuilletant divers manuscrits conservés dans les bibliothèques publiques, ainsi que dans les archives des villes ou des départements, on pourra trouver un grand nombre d'épitaphes et d'inscriptions inédites, qui méritent d'échapper à l'oubli.

Chaque médecin, chaque personne instruite peut donc apporter sa pierre, si modeste soit-elle, à l'édifice que j'ai l'ambition de construire. Je commence, mais j'appelle et j'encourage toutes les personnes qui voudront bien s'intéresser à l'entreprise et y collaborer ; je leur promets bon accueil dans le *Corpus inscriptionum* dont j'assume la direction. Ai-je besoin de dire que chaque inscription qui s'y trouvera publiée sera accompagnée du nom de celui qui l'aura recueillie ?

Quelques indications générales me semblent ici nécessaires.

1° Toute inscription doit être copiée intégralement, en conservant scrupuleusement l'orthographe, la ponctuation, les abréviations et, d'une façon générale, toutes les particularités de son texte ;

2° Toute inscription en langue étrangère, morte ou vivante, doit être transcrite rigoureusement dans son texte original. Toutefois, une inscription rédigée dans une langue peu connue de la généralité des savants (russe, polonais, etc.), pourra être utilement accompagnée d'une traduction intégrale dans un des idiomes les plus répandus, spécialement en français ;

3° On observera exactement la disposition des lignes, soit en allant à la ligne toutes les fois que l'inscription l'indique, soit en continuant l'écriture, mais en indiquant la séparation des lignes par des traits verticaux. Ces deux méthodes sont applicables, la première quand le texte est en vers et qu'on a des lignes d'égale longueur, la seconde quand les lignes de l'inscription sont très inégales. Pour éviter toute erreur, résultant notamment de l'oubli des traits verticaux de séparation, il est utile de dire combien de lignes l'inscription comprend ;

4° On indiquera si le texte est en lettres capitales, romaines, italiques, gothiques, etc., soit par une note explicative, soit en soulignant sur le manuscrit les différents types de lettres, conformément aux conventions usitées en typographie ;

5° On indiquera d'une façon très précise en quel endroit l'inscription se trouve placée ; si elle est peinte ou gravée sur pierre, marbre, bronze, cuivre, argent, etc. ; les dimensions de la plaque, etc. ;

6° On décrira, autant que possible suivant les règles de l'art héraldique, les encadrements, emblèmes, armoiries, figures symboliques, croix, couronnes, larmes, ossements, etc., qui peuvent accompagner l'inscription ;

7° Si l'inscription accompagne une statue, un buste ou un monument quelconque, on donnera sur ceux-ci les renseignements les plus précis : description sommaire, nom de l'auteur, lieu et date d'inauguration ;

8° Toutes les fois que cela sera possible, par conséquent dans un grand nombre de cas, on joindra à la copie de l'inscription une photographie en grand format, soit de l'inscription isolée, soit du monument sur lequel elle figure. Les plus intéressantes de ces photographies pourront être reproduites par la gravure ;

9° Les documents communiqués devront être écrits de la façon la plus lisible. La personne qui les communique fera connaître son nom, ses qualités, son adresse et la date à laquelle l'inscription a été recueillie.

Le 11 décembre 1907, je soumettais à la Société française d'Histoire de la Médecine le projet de création d'un *Corpus inscriptionum ad medicinam biologiamque spectantium*. Ma proposition fut vivement approuvée ; toutefois, vu l'état de ses finances, la Société se vit dans l'impossibilité d'entreprendre elle-même la publication projetée. Je savais d'avance à quoi m'en tenir à cet égard et ma résolution était déjà prise. Il fut donc décidé aussitôt que le *Corpus* formerait une publication indépendante et que j'en prendrais la direction. M. le Dr E. Wickersheimer, dont le zèle et la science me sont bien connus, m'a fait l'amitié d'accepter les fonctions de secrétaire de la rédaction.

Nous nous mîmes immédiatement à l'œuvre. On rédigea tout d'abord et l'on distribua assez largement une circulaire faisant connaître l'entreprise, sollicitant les concours dévoués sans lesquels on ne saurait donner à celle-ci toute l'extension dont elle est digne et présentant, à titre de spécimens, neuf inscriptions diverses par la langue et la complication typographique. Nous avons le plus grand plaisir à constater que cette circulaire trouva partout le meilleur accueil : la Société historique d'Auteuil et de Passy [1], l'Académie royale de médecine de Belgique [2], la Société des lettres, sciences et arts de Bar-le-Duc [3], d'autres encore, annoncèrent avec faveur la prochaine apparition du *Corpus*. L'éminent professeur d'Histoire de la Médecine à l'Université de Leipzig, le Dr

1. Procès-verbal de la séance du 12 mai 1908.
2. Procès-verbaux des séances du 30 mai 1908, p. 42, et du 25 juillet, p. 57.
3. *Bulletin mensuel*, p. LXVIII, juin 1908.

Karl SUDHOFF, fit mieux encore : il consacra au *Corpus* deux articles des plus élogieux[1] : « Et maintenant, écrit-il, bonne chance au grand ouvrage, que nos meilleurs souhaits accompagnent ! »

Salué avant sa naissance par de tels encouragements, le *Corpus* répondra-t-il aux espérances que l'on fonde sur lui? Du moins, le Comité de rédaction ne négligera rien pour l'élever à la hauteur de ces flatteuses, mais exigeantes prévisions. Il exprime sa gratitude à tous les amis de la première heure qui l'ont comblé de leurs vœux de succès ou qui lui ont, dès maintenant, fait parvenir des inscriptions très précieuses.

Dans les divers ouvrages traitant de l'épigraphie des temps anciens, se trouvent un bon nombre d'inscriptions rentrant dans le programme du *Corpus*. Le Comité de rédaction a pensé qu'il avait mieux à faire que de les publier de nouveau ; il portera plus spécialement son attention sur les documents modernes, en faisant remonter les temps modernes, à ce point de vue spécial, aussi haut que possible dans la période médiévale. Toutefois, les documents antiques qui pourraient être recueillis et envoyés au Comité seront reçus avec gratitude, dans la pensée que l'occasion de les utiliser pourra se présenter quelque jour. Ces documents deviendraient alors l'objet d'une publication spéciale, qui aboutirait, en somme, à un dédoublement du *Corpus* en deux séries parallèles, la série antique et la série moderne.

Quant à présent, c'est donc de cette dernière seulement qu'il va s'agir. Nous sollicitons de la façon la plus pressante la collaboration de toutes les personnes de bonne volonté, comprenant le haut intérêt historique de la publication que nous entreprenons :

> Les gens de tous pays, connus et inconnus,
> Tous pour y prendre part seront les bienvenus.

1. *Mitteilungen zur Geschichte der Medizin und der Naturwissenschaften*, VII, p. 247-249, 1908. — *Die Pariser medizinische Epigraphik*. Feuilleton de la *Frankfurter Zeitung*, 4 mai 1908.

Il n'est pas un homme instruit qui ne soit capable et n'ait éventuellement le loisir de copier, en se conformant aux prescriptions formulées plus haut, les inscriptions relatives à la médecine et à la santé publique, ainsi qu'aux médecins, pharmaciens, vétérinaires et naturalistes, inscriptions qui se rencontrent en cent endroits divers. Par les pages qui suivent, on peut juger de la manière dont seront utilisés ceux de ces documents que le Comité, après examen, aura reconnus inédits ou bons à publier.

On est instamment prié de recueillir toutes les inscriptions rentrant dans le programme du *Corpus*, les plus récentes comme les plus anciennes. Toutefois, le Comité entend exclure provisoirement de toute publication les inscriptions concernant des personnes ayant vécu ou des événements s'étant déroulés au xxe siècle : jusqu'à décision contraire, *la date du 31 décembre 1900* marque donc la limite extrême des documents qu'il est possible de publier dès maintenant. Pour ceux d'une date plus récente, il nous semble nécessaire, tout au moins d'une façon générale, d'attendre que le temps ait accompli son œuvre d'apaisement et de juste appréciation. Ces inscriptions récentes, celles d'hier et celles d'aujourd'hui, méritent au même titre que les autres d'être relevées scrupuleusement, nous ne saurions trop le répéter ; mais le Comité les laissera dormir quelque peu dans ses cartons, avant de les livrer à la publicité.

Le *Corpus inscriptionum* ne s'adresse pas aux seuls médecins ou biologistes ; nous avons l'espoir que les historiens, les Bibliothèques, les Sociétés savantes et, d'une façon générale, les curieux et les érudits trouveront aussi quelque intérêt à cette publication. Elle paraîtra par fascicules, sans périodicité fixe. Il dépend du zèle de nos collaborateurs que ces fascicules ne soient pas trop minces ou trop espacés. A tous ces collaborateurs, nous exprimons d'avance nos plus vifs remerciements.

R. Blanchard.

Paris, le 28 février 1909.

ÉPIGRAPHIE MÉDICALE

CORPUS INSCRIPTIONUM

AD MEDICINAM BIOLOGIAMQUE SPECTANTIUM

---

1. — LINNÉ, Charles, 1707-1778.

CAROLO A LINNÉ | JUVENTUS ACADEMICA UPSALIENSIS | ANNO MDCCCXXII.

Inscription de 3 lignes, sur le piédestal de la statue de LINNÉ dans le Jardin botanique d'Upsal. — Cf. n° 2. — R. BLANCHARD, septembre 1880.

2. — LINNÉ, Charles, 1707-1778.

CAROLO A LINNÉ | BOTANICORUM | PRINCIPI | — | AMICI ET DISCIPULI | MDCCXCVIII.

Inscription de 5 lignes, les 3e et 4e séparées par un filet, gravée sur le mausolée de LINNÉ dans la cathédrale d'Upsal. Le mausolée en marbre noir porte, au-dessus de l'inscription, un médaillon en marbre blanc avec le profil de LINNÉ tourné à droite ; plus haut, une couronne mortuaire ornée de deux rubans. — Cf. n° 1. — R. BLANCHARD, septembre 1880.

3. — EAUX DE PERPIGNAN, 1406.

1406 | en lāy : m̄ : cccc : vi : lomes : de ju | liol : fo : atro-bada : aquesta : aygu | a : emesa : p(er) : caves : ala : front : noua : es | tans : consols : de : la : uila : de ppenya | los : onratz : en : ihōn : borro : en : p : guer | art : en : g : buguar-rel : en : ihōn : triny | ac : p : feliu : g : burguera : drap(er) : hobrer.

Inscription de 8 lignes, en langue vulgaire, gravée en caractères gothiques sur une plaque de marbre blanc de Céret, haute de

41 centimètres, large de 62 centimètres et provenant de la démolition de la Fontaine Neuve. Cette plaque a été portée au musée le 7 octobre 1897, par les soins de M. VIDAL, bibliothécaire de la ville. — R. BLANCHARD, mai 1902.

4. — PESTE D'ARLES, 1720.

D.O.M. | INVALESCENTE LUE | A REGE FUERE CONSULES DESIGNATI | NOB. GUILELM DE PIQUET | JOAN. FRANCISC. FRANCONY IVD. | GUILELM GRANIER CAROLUS HONORAT | QUI ANTE ET PER CONSULATUM | INDEFESSO LABORE | PUBLICIS CURIS DEDITI | PESTE PERCUSSI | ET A DEO SANATI | HOC CE MONUMENTUM | PRAEDECESSORUM SUORUM | MEMORIAE EXERUNT | ANNO MDCCXXII | IN SOCIORUM SUORUM GLORIAM | HÆC SCRIPSIT | NOB. CAPOL. JOS. DE ROMIEU | QUI HIS INFAUSTIS TEMPORIBUS | PATRIAE PERICULIS | ETIAM (?) SESE (?) DEVOVERAT.

Inscription de 21 lignes, gravée sur le monument des consuls frappés de la peste, à Arles, allée des Aliscamps (fig. 1).

PRAESENS HOC PIETATIS CHARITATISQUE ANTECESSORUM MEMORABILE MONUMENTUM | UNANIMI SENATUS POPULIQUE ARELATENSIS VOTO ANNUENTES | RESTAURAVERUNT PUBLICAE REI MODERATORES | DD STEPH. GABRIEL........ | ORDINUM REGIORUM S^ti^ LUDOVICI NEC NON LEGIONIS HONORIS EQUES | CIVILI URBIS DISCIPLINAE PRAEPOSITUS | JOS. MARIA ARTAUD ET LUDOV. MICH. MOREAU ADJUTORES | DIE XVI MENSIS AUGUSTI ANNI MDCCCXX.

Inscription de 8 lignes, gravée au-dessous de la précédente. — R. BLANCHARD, mai 1902.

5. — GRANGE, J.-B., † 1819. — Service médical gratuit à Valloire.

† | A LA MÉMOIRE DE | MONSIEUR JEAN BAPTISTE GRANGE, | DÉCÉDÉ LE 28 JANVIER 1819, ÂGE DE 84 ANS | FONDATEUR DU SERVICE MÉDICAL | GRATUIT ET BIENFAITEUR DE DIVERS | ÉTABLISSEMENTS DE BIENFAISANCE : | LA COMMUNE DE VALLOIRE | RECONNAISSANTE. | — L'AN 1853 —.

Inscription de 9 lignes, plus une croix en chef, gravée en lettres noires sur une plaque de marbre blanc. Dans l'église de Valloire (Savoie), à gauche en entrant. — R. BLANCHARD, 23 août 1903.

6. — BUCHAN, W., † 1805.

SACRED TO THE MEMORY OF | WILLIAM BUCHAN M : D : | AUTHOR OF THE | DOMESTIC MEDICINE | OB : A : D : MDCCCV ÆT : LXXVI.

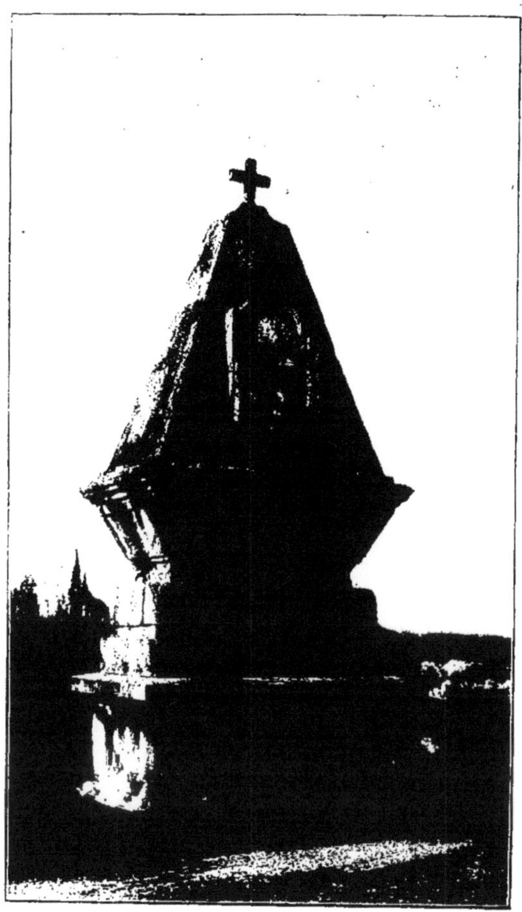

Fig. 1. — Monument des Consuls victimes de la peste en 1720, aux Aliscamps, à Arles. — Figure originale, mars 1909.

Inscription de 5 lignes, gravée sur une plaque de pierre fixée au mur du cloître de l'abbaye de Westminster, à Londres, et surmontée d'un médaillon représentant Buchan tourné de profil à gauche. — R. Blanchard, avril 1906.

7. — PESTE, FAMINE ET INONDATION à Salzbourg, 1571-1572.

Ano. 71. den. 30 Maÿ grosz Sterben = Kamb.
Pest alhie. 2236. Person weckh namb.
Biss Ano. 72 den lesten Jenner weren Thet.
Allerlay Volckhs man Manngl hett.
Grosz Theüerung war auch darneben.
Thett Schaff Khorn zu 14. gulden geben
Den Waitzen zu .17. gulden Unguer.
Dasz ist gwesen den Armen Schwer.
Des .72. den Fünfften Jullÿ Khratt.
Von drey Uhr früe Es geregnet hatt.
Bisz Achten dito Sibentzig Stunndt.
An Aufhern die Prügg stiess Zugrundt
Dreizehen Heüser und Städl verschwamb.
Saltzburg dessen Gross schaden namb.
Unnd Loff die Saltzach An so Strenng.
Dasz Ober disen Stain Auszgienng.
Derowegen Hainrich unnd Andree
Beede Thennen Gebrüedere
Zu Ewiger gedechtnnsz der Gschichten
Disen Stain haben Lassen Aufrichten.
1580.

Inscription de 21 lignes, en vers, en vieil allemand, gravée sur un monument commémoratif de la peste et de la famine de 1571, ainsi que des inondations de 1572, à Salzbourg (Autriche). Ce monument orne la façade de la maison portant le n° 19 du quai François-Joseph.

En haut, un bas-relief, sculpté sur une petite plaque carrée de marbre rose, représente la Vierge tenant sur ses genoux l'enfant Jésus ; saint Pierre et un autre personnage, probablement saint Jean, sont en adoration devant Jésus et sa mère. En bas, deux grandes plaques plus hautes que larges. Celle de droite est en fonte et représente un Ours debout, enchaîné par son collier, qui porte la date de 1562. Celle de gauche est en marbre rose et porte, en caractères gothiques, l'inscription ci-dessus ; celle-ci se termine par une date, de chaque côté de laquelle se voit un écusson. — R. BLANCHARD, 6 septembre 1904.

8. — GRATTON, G.-A., nègre pie, 1808-1813.

TO THE MEMORY | OF | GEORGE ALEXANDER GRATTON, | *THE SPOTTED NEGRO BOY* | FROM THE CARRIBEE ISLANDS IN THE WEST INDIES, | DIED FEBRUARY 3th, 1813, AGED 4 YEARS AND 3/4. | THIS TOMB, ERECTED BY HIS ONLY FRIEND AND | GUARDIAN, Mr JOHN RICHARDSON, OF LONDON.

SHOULD THIS PLAIN SIMPLE TOMB ATTRACT THINE EYE,
STRANGER, AS THOUGHTFULLY THOU PASSEST BY,
KNOW THAT THERE LIES BENEATH THIS HUMBLE STONE
A CHILD OF COLOUR HAPLY NOT THINE OWN.

HIS PARENTS BORN OF AFRIC'S SUN-BURNT RACE,
THO' BLACK AND WHITE WHERE BLENDED IN HIS FACE,
TO BRITAIN BROUGHT, WHICH MADE HIS PARENTS FREE,
AND SHOW'D THE WORLD GREAT NATURE'S PRODIGY.

DEPRIV'D OF KINDRED THAT TO HIM WHERE DEAR,
HE FOUND A FRIENDLY GUARDIAN'S FOST'RING CARE,
BUT, SCARCE HAD BLOOM'D, THE FRAGRANT FLOWER FADES,
AND THE LOV'D INFANT FINDS AN EARLY GRAVE.

TO BURY HIM HIS LOV'D COMPANIONS CAME,
AND DROP'T CHOICE FLOWERS, AND LISP'D HIS EARLY FAME ;
AND SOME THAT LOV'D HIM MOST, AS IF UNBLEST,
BEDEW'D WITH TEARS THE WHITE WREATH ON HIS BREAST.

BUT HE IS GONE, AND DWELLS IN THAT ABODE,
WHERE SOME OF EVERY CLIME MUST JOY IN GOD !

Inscription de 26 lignes, dont 18 vers, servant d'épitaphe à G. Al. GRATTON, nègre pie né à Saint-Vincent (Antilles) vers le mois de juin 1808, mort en Angleterre en 1813. Il était exhibé dans les foires et fêtes publiques par John RICHARDSON, de Londres, qui lui fit ériger un monument dans le cimetière de Great Marlow (Buckinghamshire). Une peinture de cet enfant par COVENTRY, offerte à la municipalité de Buckingham par RICHARDSON, se trouve dans la sacristie de l'église Sainte-Marie à Great Marlow. Une autre peinture par D. ORME, gravée par P. R. COOPER, a pris une destination inconnue ; la gravure en est reproduite dans le *Literary Journal* ; elle a été publiée aussi à l'état d'estampe coloriée au pinceau et l'un des exemplaires a été reproduit et signalé par moi comme un cas jusqu'alors inédit[1]. Ultérieurement, j'ai consacré à ce même nègre pie une étude plus complète, à laquelle on pourra se reporter[2]. — R. Blanchard.

9. — VAUQUELIN à Bagnoles de l'Orne, 1813.

N. L. VAUQUELIN ✱ | MEMBRE DE L'INSTITUT | A VISITÉ LES SOURCES DE BAGNOLES | — | 14. 15. 16. OCTOBRE | M D CCC XIII.

Inscription de 5 lignes, les 3e et 4e séparées par un filet, gravées sur une plaque de marbre noir apposée dans le vestibule de l'établissement thermal de Bagnoles-de-l'Orne. — R. Blanchard, 15 juillet 1903.

10. — DUMAS, Jean-Baptiste, 1800-1884.

DANS CETTE MAISON HABITA | J. B. DUMAS | CHIMISTE | SECRETAIRE PERPETUEL | DE L'ACADEMIE DES SCIENCES | MEMBRE DE L'ACADEMIE FRANCAISE | NE A ALAIS LE 16 JUILLET 1800 | MORT A CANNES LE 11 AVRIL 1884.

Inscription de 8 lignes, gravée sur une plaque de marbre blanc apposée par la Ville de Paris sur la maison longtemps habitée par J.-B. Dumas, 3, rue Saint-Dominique, à Paris. — R. Blanchard, 16 mars 1902.

11. — NOTRE-DAME DES MALADES, à Paris, 1847.

✝ MAI 1875 ✝ | La CONFRÉRIE de NOTRE DAME des MALADES | fondée en cette Église le dimanche 22 août 1847 | a été élevée au rang d'Archiconfrérie | le 12 xbre 1856 | par sa sainteté le PAPE PIE IX.

Inscription de 6 lignes, gravée sur une plaque de marbre blanc située à gauche de l'autel de la chapelle de Notre-Dame des Malades, dans l'église Saint-Laurent, à Paris.

1. R. Blanchard, Encore sur les nègres pies. Un cas inédit du début du XIXe siècle. *Bulletin de la Soc. française d'histoire de la médecine*, IV, p. 210-219, avec 2 planches, 1906.

2. R. Blanchard, Nouvelles observations sur les nègres pies. Geoffroy Saint-Hilaire à Lisbonne. *Ibidem*, VI, p. 111-135, avec 2 planches, 1907.

† MAI 1875 † | LES VITRAUX DE CETTE CHAPELLE ET L'AUTEL EN MARBRE | PROVIENNENT DE LA PIÉTÉ DES FIDÈLES | ENVERS NOTRE DAME DES MALADES | *SALUS INFIRMORUM ORA PRO NOBIS.*

Inscription de 5 lignes sur une plaque de marbre blanc, située à droite de l'autel, dans la chapelle susdite. La dernière ligne est en lettres capitales italiques. — R. BLANCHARD, 14 mai 1903.

12. — GRISOLLE, Augustin, 1811-1869.

AU DOCTEUR GRISOLLE | LA VILLE DE FREJUS | 1899.

Inscription de 3 lignes, gravée au-dessous d'un buste en bronze, non signé, représentant GRISOLLE en robe de professeur et couronnant un piédestal sur la face antérieure duquel est fixé un écusson de bronze portant les armes de la ville et une branche de laurier. L'écusson est intercalé entre la première ligne et les deux suivantes.

Au bas du piédestal est assise une femme drapée, en bronze, la jambe droite repliée sur la gauche, le coude gauche appuyé sur le genou droit, la main gauche fermée, l'index dressé et appuyé contre la face. La main droite tient un livre ouvert, vertical, appuyé contre la pierre. Aux pieds de cette femme s'étale un rouleau sur lequel on lit : TRAITÉ | DE LA | PNEUMONIE | TRAITÉ | DE | PATHOLOGIE INTERNE.

A la face postérieure du socle, on lit, en 11 lignes, les trois dernières séparées des précédentes par un filet :

A | GRISOLLE | PROFESSEUR | A | LA FACULTE | DE MEDECINE DE PARIS | NE A FREJUS LE 10 FEVRIER 1811 | MORT A PARIS LE 10 FEVRIER 1869 | — | SES CONCITOYENS | SES ELEVES | ET SES AMIS.

Au bas du piédestal, on lit, à gauche : JERMINI ENT[eur], et à droite : A. KARL. ARCH[te].

Ce monument est entouré d'une balustrade, à l'intérieur de laquelle des fleurs sont cultivées. Il s'élève sur la place du Cours, à Fréjus. — R. BLANCHARD, avril 1902.

13. — BABINGTON, William, 1755-1833.

WILLIAM BABINGTON, M.D.F.R.S.

FELLOW OF THE ROYAL COLLEGE OF PHYSICIANS, | BORN MAY 21st 1756, DIED APRIL 29th 1833. | EMINENTLY DISTINGUISHED FOR SCIENCE ; | BELOVED FOR THE SIMPLICITY OF HIS MANNERS, AND THE BENEVOLENCE OF HIS HEART, | RESPECTED FOR HIS INFLEXIBLE INTEGRITY, AND HIS PURE

AND UNAFFECTED PIETY. | IN ALL THE RELATIONS OF HIS PROFESSIONAL LIFE | HE WAS SAGACIOUS, CANDID, DILIGENT, AND HUMANE. | FIRM IN PURPOSE, GENTLE IN EXECUTION ; | JUSTLY CONFIDENT IN HIS OWN JUDGMENT, | YET GENEROUSLY OPEN TO THE OPINION OF OTHERS ; | LIBERAL AND INDULGENT TO HIS BRETHREN | BUT EVER MINDFUL OF HIS DUTY TO THE PUBLIC . TO RECORD THEIR ADMIRATION OF | SO RARE A UNION OF INTELLECTUAL EXCELLENCE AND MORAL WORTH, | AND TO EXTEND TO FUTURE GENERATIONS | THE SALUTARY INFLUENCE WHICH HIS LIVING EXAMPLE CAN NO LONGER DIFFUSE, | THIS MONUMENT HAS BEEN ERECTED | BY THE PUBLIC SUBSCRIPTION OF HIS CONTEMPORARIES, | A.D. 1837.

Inscription de 19 lignes, en capitales, gravée sur le socle de la statue en marbre blanc de Babington, sculptée par W. Behnes. Cathédrale Saint-Paul, à Londres. — R. Blanchard, avril 1906.

14. — **HUNTER, John, 1728-1793.**

O Lord, how manifold are Thy works. |
Beneath | are deposited the remains of | Lord Hunter | Born at Long Calderwood, Lanarkshire, N.B. | on the 13th of February, 1728. | Died in London on the 16th of October, 1793. | His Remains were removed from the Church | of St Martin's in the Fields to this Abbey, | on the 28th of March, 1859. | — | The Royal College of Surgeons of England | have placed this Tablet over the grave of | Hunter, to record their admiration of | his genius as a gifted interpreter of the | Divine Power and Wisdom at work in | the Laws of Organic Life, and their grateful | veneration for his services to mankind as | the Founder of Scientific Surgery.

Inscription de 18 lignes, en écriture gothique, gravée sur la plaque tombale, en cuivre, du monument de John Hunter, dans l'abbaye de Westminster, à Londres. Cette plaque est encastrée dans le carrelage et présente un encadrement gothique. La première ligne est séparée des suivantes par un écusson avec armoiries ; les 10e et 11e sont séparées l'une de l'autre par un filet. — R. Blanchard, avril 1906.

15.— HOWARD, John, 1726-1790.

JOHN HOWARD.

THIS EXTRAORDINARY MAN HAD THE FORTUNE TO BE HONORED WHILST LIVING, | IN THE MANNER WHICH HIS VIRTUES DESERVED | HE RECEIVED THE THANKS | OF BOTH HOUSES OF THE BRITISH AND IRISH PARLIAMENTS, | FOR HIS EMINENT SERVICES RENDERED TO HIS COUNTRY AND TO MANKIND. | OUR NATIONAL PRISONS AND HOSPITALS | IMPROVED UPON THE SUGGESTIONS OF HIS WISDOM, | BEAR TESTIMONY TO THE SOLIDITY OF HIS JUDGMENT, | AND TO THE ESTIMATION IN WHICH HE WAS HELD. | IN EVERY PART OF THE CIVILIZED WORLD, | WHICH HE TRAVERSED TO REDUCE THE SUM OF HUMAN MISERY ; | FROM THE THRONE TO THE DUNGEON HIS NAME WAS MENTIONED | WITH RESPECT, GRATITUDE AND ADMIRATION. | HIS MODESTY ALONE | DEFEATED VARIOUS EFFORTS THAT WERE MADE DURING HIS LIFE, | TO ERECT THIS STATUE, | WHICH THE PUBLICK HAS NOW CONSECRATED TO HIS MEMORY.

HE WAS BORN AT *HACNEY* IN THE COUNTY OF *MIDDLESEX*, SEPT. II^d MDCCXXVI. | THE EARLY PART OF HIS LIFE HE SPENT IN RETIREMENT, | RESIDING PRINCIPALLY UPON HIS PATERNAL ESTATE, | AT *CARDINGTON* IN *BEDFORDSHIRE* : | FOR WHICH COUNTY HE SERVED THE OFFICE OF SHERIFF IN THE YEAR MDCCLXXiii. | HE EXPIRED AT *CHERSON* IN *RUSSIAN TARTARY*, | ON THE XXth OF JAN. MDCCXC, | A VICTIM TO THE PERILOUS AND BENEVOLENT ATTEMPT | TO ASCERTAIN THE CAUSE OF, AND FIND AN EFFICACIOUS REMEDY | FOR THE PLAGUE.

HE TROD AN OPEN BUT UNFREQUENTED PATH TO IMMORTALITY, | IN THE ARDENT AND UNINTERMITTED EXERCISE OF CHRISTIAN CHARITY ; | MAY THIS TRIBUTE TO HIS FAME | EXCITE AN EMULATION OF HIS TRULY GLORIOUS ACHIEVEMENTS.

Inscription de 32 lignes, gravée sur le côté droit du piédestal du monument de John Howard. Ce monument, non signé, est en marbre blanc. Howard est debout, près d'une colonne où sont attachées des chaînes. Sur le devant, un bas-relief représente un vieillard enchaîné, dont on est en train de briser les entraves. Cathédrale de Saint-Paul, à Londres. — R. Blanchard, avril 1906.

16. — COOPER, Astley, 1768-1842.

SIR ASTLEY PASTON COOPER, BAR^T, | K.C.H. F.R.S. D. C. L. | MEMBER OF THE NATIONAL INSTITUTE OF FRANCE, | SERJEANT-

SURGEON TO THEIR LATE MAJESTIES | GEORGE IV., WILLIAM IV., | TO HER PRESENT MAJESTY QUEEN VICTORIA, | AND FOR A PERIOD OF FORTY TWO YEARS | SURGEON TO GUY'S HOSPITAL. | BORN 1768, DIED 1842.

ANIMATED BY A FERVENT ATTACHMENT | TO THE SCIENCE AND PRACTICE OF HIS PROFESSION, | IT WAS THE STUDY OF HIS LIFE TO AUGMENT AND EXEMPLIFY | THE RESOURCES OF SURGERY, | AND BY A MOST ASSIDUOUS, BENEVOLENT, AND SUCCESSFULL | APPLICATION OF HIS TIME AND TALENTS | TO THIS NOBLE DEPARTMENT OF THE HEALING ART, | NOT HIS COUNTRY ALONE, BUT THE WORLD | BECAME INDEBTED TO HIS EXERTIONS, | AND FAMILIAR WITH HIS FAME.

AS A MEMORIAL OF HIS EXCELLENCE, AND THEIR ADMIRATION, | HIS CONTEMPORARIES AND PUPILS | HAVE ERECTED THIS MONUMENT TO PERPETUATE | HIS NAME AND HIS EXAMPLE.

Inscription de 23 lignes, gravée sur le piédestal d'une statue en marbre blanc, non signée, élevée à Astley Cooper dans la cathédrale de Saint-Paul, à Londres. — R. Blanchard, avril 1906.

17. — GUÉRISON DU PRINCE DE GALLES, 1872.

✝ | In memory of the | visit of H. M. Qveen | Victoria to St Pavl's | Cathedral in February | 1872. in order to render | thanks to Almighty | God for the recovery | of H. R. H. the Prince | of Wales from a | dangerovs illness | this window has been | erected.

Inscription de 12 lignes, en lettres capitales de trois dimensions différentes, gravées en noir sur une plaque de marbre blanc, encadrée de marbres polychromes. Cathédrale de Saint-Paul, à Londres. — R. Blanchard, avril 1906.

18. — ROSA, Michaele Paolo, ✝ 1844.

A ☧ Ω | MICHAELI. PAVLLI. ROSA. F | DOMO. ARIMINI. REIPVBLICÆ. CISALPINÆ. D. VIRO | HIPPOCRATICÆ. ARTIS. ASSERTORI. SOLLERTISSIMO | ROMANDIOLÆ. QVÆSTORI. INTEGERRIMO | SANGVINIS. TRANSFVSIONIS. ET. IN. HOMINE. VIVO | EXPERTORI. FELICISSIMO | SVBMERSI. PVERI. PER. HORAS. IV | ACVPVNCTVRA. FRICTIONIBVSQ. VITÆ. RESTITVTORI | PHILARGITVRVM. ATHENÆO. | PRÆSIDI. | DESIDERATISSIMO | SCRIPSIT. MVLTA. PAVCA. EXTANT. AVREO. CALAMO | VIRO. TANTO. DEFVISSET. PATRIVM. MONVMENTVM | NI. IVLIA. F. PARENTI. KARISSIMO | ÆRE. SVO. VIX. CVMVLATO.

EXCITASSET | VIXIT. AD. XIV. KALENDAS. MARTIAS. CIƆIƆCCCXLIV | ÆTATIS. ANNO. LXXIV | SALVETE. OSSA. PIA. HÆIC. PIACVLA. IVSTA. SVNTO.

Inscription de 19 lignes sur une plaque de marbre blanc, avec médaillon sculpté sur marbre. Cathédrale de Rimini. — R. Blanchard, avril 1908.

19. — CASSOLA, Lazaro.

LAZZARI | CASSOLAE | QVI DVM | ALIIS | VITAM OPE | MEDICA | PROROGARET | ILLAM IPSE SIBI | IMMORTALEM | COMPARAVIT | ☙

Inscription de 10 lignes gravée sur une plaque de pierre encastrée dans le 4e pilier à droite de l'église Saint-Jean l'Évangéliste, à Parme. — R. Blanchard, 16 avril 1908.

20. — KNOGLER, Q., † 1630.

D. O. M. | QVIRINO CNOGLERO AVSTRIO | MEDICO PHILOS°. ET THEOL°. PRÆCLmo. | OMNIBVS VIRIS DOCTIS | IN GERMANIA POLONIA ET ITALIA | ADMIRANDO | GRÆCÆ LINGVÆ PERITISSIMO | HOC | SVI AMORIS MONVMENTVM | POSVIT | ANTs. MARIA ZVCHVS PHISICVS PARMs. | PRACTæ PVBs PROFESSOR ORDINs | OBIIT ANNO SAL. MDCXXX | iii NON. IVNII | ÆTATIS VERO SVÆ AN. Liiii.

Inscription de 15 lignes, gravée en lettres capitales dorées sur une plaque de marbre noir. Église Madonna della Steccata, à Parme. — R. Blanchard, 16 avril 1908.

21. — MOLINETTO, Antonio, † 1675.

D. O. M. | ANTONIVM MOLINETTVM VENETVM | IN PATAVINIS OLIM EXEDRIS | THEORICÆ MEDICINÆ ET ANATOMES PROFESSORE | DE LITERATORVM SENATV | ERVDITIS ELVCVBRATIONIBVS BENEMERITVM | VIRIS PRINCIPIBVS CHARVM, | RANVCIVS II PARMÆ ETC. DVX | QVEM A VENETA REPVBLICA MORTALEM HABVIT, | PARENTALIBVS IVSTIS DONATVM, | IMMORTALẼ POSTERITATI TRÃSCRIBIT, | POSTQVAM MORTALIB RAPTVS EST FATO, | ANNO DÑI MDCLXXV. DIE XXIX. SEPTEMBR | ÆTATIS LXII.

Inscription de 14 lignes, gravée en lettres capitales sur une plaque de marbre blanc, la 1re et la 8e lignes en lettres un peu plus grandes. Église Madonna della Steccata, à Parme. — R. Blanchard, 16 avril 1908.

22. — HOPITAL DE MODÈNE, 1753.

D. O. M. | NOSOCOMIVM | AVSPICANTE | FRANCISCO III. MVT. &C. &C. &C. DVCE | ATESTINA MVNIFICENTIA | AC ÆRE PVBLICO A FVNDAMENTIS | EXCITATVM | ANNO CHRISTI MDCCLIII.

Inscription de 8 lignes, au-dessus de la porte de l'hôpital, piazzale San Agostino, à Modène. — R. Blanchard, 16 avril 1908.

23. — CLINIQUES DE MODÈNE, 1761.

D. O. M. | NOSOCOMIUM | FRANCISCI III MUTINAE &C. &C. &C. DUCIS | CONSTANTI MUNIFICENTIA | AC PUBLICA PERENNI PIETATE | A FUNDAMENTIS | IN AMPLIOREM FORMAM | REDACTUM | ANNO REPAR. SALUTIS MDCCLXI.

Inscription de 9 lignes, au-dessus de la porte des cliniques médicale et chirurgicale, piazzale San Agostino, à Modène. — R. Blanchard, 16 avril 1908.

24. — ARALDI, M.-G.-A., † 1823.

MEMORIAE | MICHAELIS. IOAN. ANTONII. F. ARALDII | EQ. LEG. HONORATOR. ET. CORON. FERR. | DOCTORIS. DECVRIALIS. MEDICINAE. ET. ANATOMES | IN ARCHIGYMN. ATEST. | A. CONSVLTIS. V. VIRVM. VALETVD. TVEND. | COOPT. IN. SOCIETAT. MEDICORVM. PARISIENS. | ET. IN. SOCIETATEM. LORGNANAM. XXXX. SOPHORUM | SCRIBAE. AB. ACTIS. INSTITVTI. ITALICI | VIRI. INGENII. MAXIMI. DOCTRINAE. OMNIGENAE | FACVNDIAE. SINGVLARIS | QVI. MEDICVM. AGENS | VNIVERSIS. OPERAM. PROBAVIT. SVAM | IDEM. MATHESIM. PHISICAMQ. | SCRIPTIS. EDITIS. INLVSTRAVIT | VIXIT. A LXXiii. M. VIII. D. XXiiii | PIVS. INTEGER. BENEFICVS. CARVS. PRINCIPIBVS | DECESSIT. MEDIOLANI. iii. N. NOVEMBR. A. MDCCCXiii | ALOISIA. CONTIA | MARITO. OPTIMO. INCOMPARABILI | IOAN. PETRVS. CANONICVS | FRATRI. CONCORDISSIMO | CAIETANVS. ANTONIVS. CAROLVS. ALOISIVS | CVM. MARIA. SORORE | PATRI. CARISSIMO. BENEMERENTI.

Inscription de 25 lignes, gravée en lettres capitales sur une plaque de marbre blanc, la 2e ligne en lettres un peu plus grosses. Dans la crypte du dôme de Modène. — R. Blanchard, 16 avril 1908.

25. — RUFFINI, Paolo, 1836.

MEMORIAE ET HONORI | PAVLLI RVFFINI. V. C | DOMO. REGIO. LEPIDI | AB. ADOLESCENTIA. MVTINAE. EXCEPTI | INGENIO. ET. MORIBVS. PRAEFVL-

GENTIS | PIETATE. IN. DEVM. IN. AEVVM. COMMEMORABILIS | SIBI. AEQVALIS. IN. DIFFICILLIMIS. TEMPORIBUS | EQVITIS. LEGIONIS. HONORATORVM | QVI | ARCHIGYMNASI.HVIVS. MODERATOR. SEMPER. EXTITIT | INSVPER. DOCTOR. DECVRIALIS | THERAPEVTICAE. ET. CONCRETAE. MATHESI. TRADENDIS | EDISCENTIBVS. MIRE. PROFVIT | SCRIPTISQVE. EDITIS. GRAVISSIMIS ADEO. INCLARVIT | VT. MAXIMAM. LAVDEM. ASSEQVVTUS | SOCIVS. INSTITVTI. ITALICI | MOX. PRAESES. ACADEMIAE. LORGNANAE | COMMVNI. SVFFRAGIO. RENVNCIARETVR | IN. INCOLATV. SVO. ETIAM. PATRICIATV. AVCTVS | NE. INTER. PARIETES. TANTI. VIRI. VIRTVTIBVS. EXORNATOS | MONVMENTVM. DEESSET | AVCTORITATE. D. N. FRANCISCI IIII. ATESTI | ALOISIVS RANGONIVS | SVMMVS. REI. LITERARIAE. PRAEFECTVS | TITVLVM. P.C | ANNO. MDCCCXXXVI |

Inscription de 26 lignes, gravée en lettres capitales sur une plaque de marbre blanc, une partie de la 22e ligne et la 23e tout entière en lettres plus grandes. Dans le vestibule de l'Université de Modène. — R. Blanchard, 16 avril 1908.

26. — LAUGIER, Robert-François de, † 1793.

MEMORIAE. AETERNAE | ROBERTI. FRANCISCI. DE. LAVGIER. LOTHARINGI | DOMO. NANCEIO | FRANCISCI. I. ET. MARIAE. TERESIAE. AVGG. A. CONSILIS | QVI | PRIMUM. IN. VINDOBONENSI. MOX. IN. MUTINENSI. ATHENAEO | CHEMIAE. ET. BOTANICES. INSTITVTIONIBUS | DILIGENTISSIME TRADITIS | EDITIS. QVE. IN. SVBSIDIVM MEDICAE ARTIS | DE. PHARMACEVTICA. RE. COMMENTARIS | STVDIORVM. OPTVMORVM. FELICITATI | POST. OBITVM. QVOQVE. PROSPICIENS | MVTINENSEM. ACADEMIAM | SVPREMIS. TABVLIS. HAEREDEM. EX. ASSE. SCRIPSIT. | DECESSIT. REGI. LEPIDI. XV. KAL. IAN. AN. CIↃ. IↃ. CC XC III. | AET. LXXI.

Inscription de 16 lignes, gravée en lettres capitales sur une plaque de marbre blanc, la 1re ligne un peu plus grande. Dans le vestibule de l'Université de Modène. — R. Blanchard, 16 avril 1908.

27. — TORTI, Francesco, † 1741.

D. O. M. | FRANCISCO. TORTI | FRANCISCI. TRIBUNI. MILITUM. FILIO | PATRICIO. MUTINENSI | IN. HOC. ARCHIGYMN. ANNOS. LX. PRIMARIO. MEDIC. LECTORI | ARCHIATRO. AULICO. COLLEGII. MEDICORUM. PRÆSIDI | A. CONSILIIS. IV. VIRUM. PUBLICAE. VALETUDINIS | SOCIETATIS. REGIAE. LONDINENSIS. SODALI | ET. MEDICORUM. SUA. ÆTATE. FACILE. PRINCIPI | QUOD.

MUTINENSEM. SCHOLAM | INVENTA. MAXIME. PROFLIGANDI. PERNICIOSAS. PERIODICAS | FEBRES. METHODO. CELEBRIOREM | ET. DOTATA. MEDICARUM. LECTIONUM. CATHEDRA. TERTIA | AMPLIOREM FECERIT BARTHOLOMAEUS. SASSARINUS. ARCHIGYMNASII. RECTOR | ET. FERRANTES. FERRARIUS | PRIMARIUS. MEDICINAE. LECTOR | GRATI. ANIMI. MONUMENTUM. POSUERUNT | OBIIT. XV. KALEN. MART. ANN. CIƆIƆCCXLI | NATUS. ANNOS. LXXXII. M. II. D. XV.

Inscription de 19 lignes capitales, les deux premières plus grandes, sur plaque de marbre noir elliptique. Dans le vestibule de l'Université de Modène. — R. Blanchard, 16 avril 1908.

28. — TONINI, Gaetano di Pietro. † 1841.

☧ | QUÌ È SEPOLTO | GAETANO DI PIETRO TONINI | VETERINARIO COMUNALE | DI Q. SODALIZIO DEL S. SUFFRAGIO | XXII. ANNI SINDACO OTTIME MERITO | A TUTTE COSE DI CULTO | ABILISSIMO DEDITISSIMO | UOM PIO INTEGERRIMO UFFICIOSO | A GRAN DOLORE DE' SUOI E DE' BUONI | SPENTO DA FIERISSIMA APOPLESSIA | NEL GIORNO VI. LUGLIO MDCCCXLI | DI ANNI LVI. MESI IX OLIVA ZANDRI | DESOLATA CONSORTE | E I FIGLI | GIUSEPPE ERCOLE DEMOFONTE RINALDO | PER TANTO INFORTUNIO INCONSOLABILI | Q. TITOLO PP. | — | O SOMMO IDDIO CONCEDI ORA A LUI QUELLA PACE | CHE VIVO PROCURÒ TANTO AI DEFUNTI.

Inscription de 20 lignes, en lettres capitales, la 3e en caractères plus grands, les deux dernières séparées des précédentes par un filet. Sur une plaque de marbre blanc apposée dans la dernière chapelle à gauche, dans l'église des Suffrages, à Rimini (Italie). — R. Blanchard, 20 avril 1908.

29. — VACCÀ, Luigi.

LUIGI VACCÀ | NEL 1838 LAUREATO IN QUESTO ATENEO | DUE ANNI DOPO E PER OLTRE OTTO LUSTRI | PROFESSORE DI MATERIA MEDICA | DAL 1859 PER UN TRETENNIO | RETTORE.

Inscription de 6 lignes en lettres capitales, la 1re ligne plus grande, sur une plaque de marbre blanc posée au-dessous du buste en marbre blanc de L. Vaccà. Vestibule de l'Université de Modène. — R. Blanchard, 16 avril 1908.

30. — EXPLORATEURS FRANÇAIS, 1878-1882.

A LA MEMOIRE | DES ÉLÈVES DU LABORATOIRE D'ANTHROPOLOGIE | DU MUSEUM D'HISTOIRE NATURELLE | MORTS POUR LA SCIENCE | CHARLES DALLET | MORT AU TONGKIN LE 25 AVRIL 1878 | ALEXANDRE DEBAIZE | MORT A OUDJIJI—AFRIQUE ÉQUATORIALE | LE 12 DÉCEMBRE 1879 | ROBERT GUIARD | MASSACRÉ PAR LES TOUAREG AHAGGAR A BIR-EL GHARAMA | LE 16 FÉVRIER 1881 | JULES CREVAUX ET LOUIS BILLET | MASSACRÉS PAR LES INDIENS TOBAS A TEYOPILCOMAYO | LE 27 AVRIL 1882.

Inscription de 15 lignes, gravée sur une plaque de marbre noir et apposée au Muséum d'histoire naturelle, en haut du petit escalier conduisant à la galerie d'anthropologie. — R. BLANCHARD, décembre 1905.

31. — MUSÉE ANATOMIQUE, Université Harvard, à Boston.

THIS MUSEUM WAS FOUNDED | IN THE YEAR 1847 | BY | JOHN C. WARREN, M. D. | EMERITUS PROFESSOR | OF ANATOMY & SURGERY | IN HARVARD UNIVERSITY.

Inscription de 7 lignes, gravée sur une plaque de cuivre placée en face de l'entrée du Warren anatomical Museum, Harvard medical School, à Boston, Mass. (Etats-Unis). — R. BLANCHARD, 20 août 1907.

32. — AGASSIZ, Louis, 1807-1873.

A | LOUIS AGASSIZ | 1807-1873 | PROFESSEUR A NEUCHATEL | 1832-1846 | L'UN DES FONDATEURS DU MUSÉE | D'HISTOIRE NATURELLE. | (28 Mai 1907).

Inscription de 8 lignes, gravée en lettres d'or sur une plaque de marbre noir apposée en haut de l'escalier du Musée d'histoire naturelle de Neuchâtel (Suisse).

RECHERCHES SUR LES | POISSONS FOSSILES. | ETUDES SUR LES GLACIERS. | HISTOIRE NATURELLE DES | POISSONS D'EAU DOUCE. | MONOGRAPHIES DES ECHINODERMES | LAKE SUPERIOR.

Inscription de 7 lignes gravée sur le socle d'un buste en marbre blanc signé C. IGUEL. | 1887.

Sur la gaine supportant ce buste, en 6 lignes :

A | AGASSIZ | LA SOCIÉTÉ | DE | BELLES-LETTRES | 1807.

Buste placé dans une niche au haut et à gauche de l'escalier de l'Académie de Neuchâtel. Cette niche est surmontée des deux dates 1807-1873. — R. BLANCHARD, 13 avril 1908.

33. — LEGGE, William, † 1784.

IN MEMORIAM | GULIELMI LEGGE ANGLI, | GULIELMI COMITIS DE DARTMOUTH | FILII NATU SECUNDI | GEORGII WALLIAE PRINCIPIS E CAMERARIIS | QUI | IN HAC URBE | OB PECTORIS LENTE TABESCENTIS INJURIAM | ALIQUAMDIU MORATUS | AD SEDES ÆTERNAS | HINC, JUBENTE DEO | TANDEM EVASIT | DIE VIGESIMO OCTOBRIS ANNO DOMINI | MDCCLXXXIV.

Inscription de 14 lignes sur une plaque de marbre noir, dans le bras gauche du transept de la cathédrale de Lausanne. — R. BLANCHARD, 11 avril 1908.

34. — FONTAINE DE L'ÉCOLE DE MÉDECINE DE PARIS, 1806.

NEAPOLIONIS. AVGVSTI. PROVIDENTIA | DIVERGIVM. SEQVANAE | CIVIVM COMMODO. ASCLEPIADEI. ORNAMENTO MDCCCVI.

Inscription de 3 lignes, gravée au fronton de l'Hôpital des cliniques, durant les premières années de son existence. A cette époque, on accédait à l'intérieur par deux portes latérales cintrées et surmontées chacune d'un œil-de-bœuf circulaire ; le milieu de la façade était occupé par quatre colonnes, devant lesquelles une large vasque recevait les eaux tombant de derrière l'architrave, entre les deux colonnes du milieu.

Cette disposition est manifeste sur une estampe tirée en noir, qui fait partie de mes collections. Elle est limitée par un encadrement large de 185 mm., haut de 159 mm., à l'intérieur duquel se lit : FONTAINE DE L'ÉCOLE DE MÉDECINE (fig. 2).

Au-dessous de l'encadrement se lit en outre, sur deux lignes:
Gondouint inv[t] *Dormier del et Sculp.* | *A Paris chez Dormier, Rue de la Harpe N° III, vis-à-vis le College d'Harcourt.*

La Faculté de médecine de Paris possède une assiette de faïence blanche, large de 215 mm. et décorée d'une vue de la place de l'Ecole de médecine, avec cette légende :

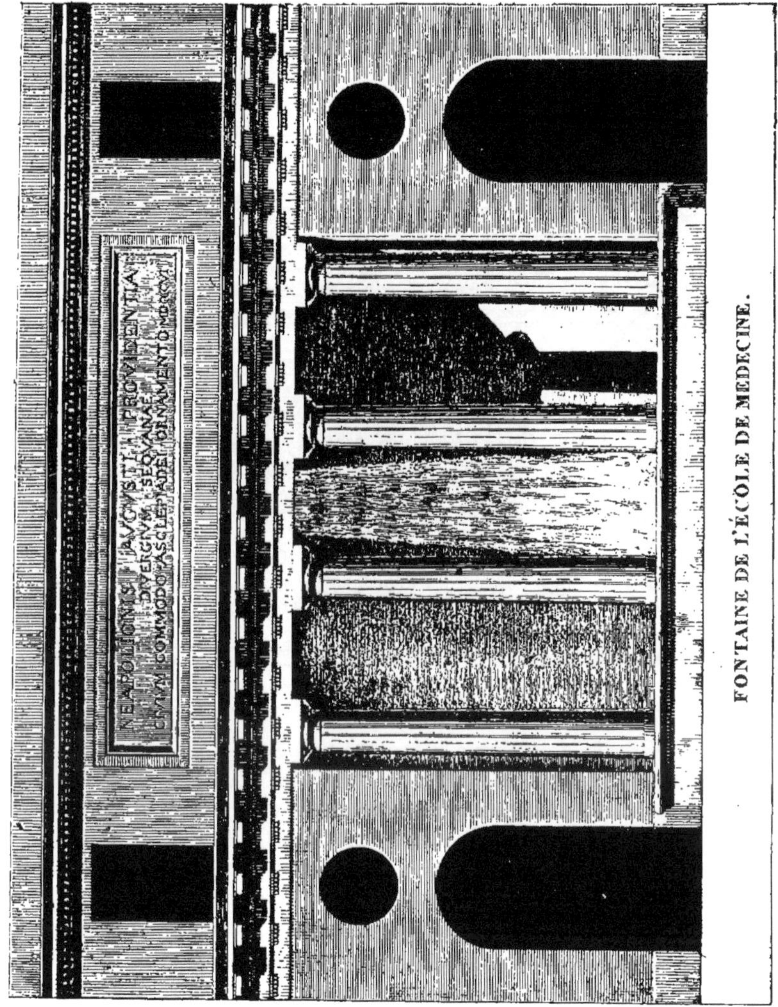

FONTAINE DE L'ÉCOLE DE MEDECINE.

Fig. 2. — D'après Gondouint. × 0,8

VUE DE L'ÉCOLE DE MÉDECINE
Et de la Nouvelle Fontaine à Paris.

On voit à gauche la colonnade de la Faculté, à droite la façade de l'Hôpital des cliniques avec sa colonnade et sa fontaine, mais l'inscription est indistincte. Cette assiette orne actuellement le cabinet du bibliothécaire. Elle porte le n° 285 de l'inventaire général

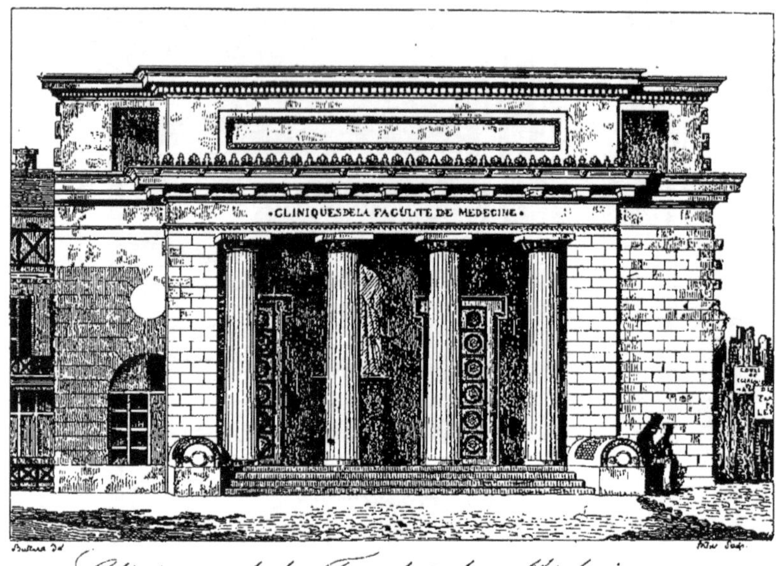

Fig. 3. — D'après la *France pittoresque*. × 1.

des œuvres d'art de la Faculté de médecine, dressé en 1903 par Noé Legrand, sous le décanat du professeur G. M. Debove. La face inférieure porte la marque de fabrique suivante, en sept lignes, la première et la dernière étant demi-circulaires :

Par brevet d'Invention | Stone | Coquerel | et | Le Gros | Paris | Manuf^re de Décors sur Porcelaine, faïence, etc.

Par la suite des temps, la façade de l'Hôpital des cliniques a subi une transformation notable, comme le démontre une gravure de Fortier, d'après un dessin de Buttura, qui se trouve dans la *France pittoresque* et dont je possède un exemplaire (fig. 3) ; un autre est dans la possession de M. Noé LEGRAND. L'inscription a été supprimée, probablement à la Restauration ; on a gravé sur la frise l'inscription :

CLINIQUES DE LA FACULTE DE MEDECINE.

La fontaine a été supprimée elle-même, la porte et l'œil-de-bœuf de droite ont été murés; la porte de gauche a été transformée en fenêtre ; enfin on a construit, sur toute la largeur de la colonnade, un escalier de quatre marches donnant accès dans un vestibule dont le milieu était orné d'une statue et le fond percé de deux portes. Je ne saurais dire à quelle époque a eu lieu cette transformation; les archives de la Faculté pourraient sans doute nous le dire, mais elles ne sont pas classées. Toutefois la gravure susdite est accompagnée d'une vue du *Portail de l'amphithéâtre de l'Ecolè de Médecine*, autrement dit de la cour d'honneur : on n'y aperçoit pas la statue en bronze de BICHAT, dont l'inauguration remonte à l'année 1857. La transformation de la façade de l'Hôpital des cliniques est donc antérieure à cette date. L'hôpital lui-même a été démoli vers 1877, quand fut commencée la construction de l'École pratique actuelle. — R. BLANCHARD.

35. — EAUX DE BESANÇON, 1855.

SOUS NAPOLEON III | EMPEREUR DES FRANÇAIS | Cte DE LAPEYROUSE PREFET DU DOUBS | INAUGURATION | DES EAUX D'ARCIER | PAR LE CARDINAL | CESAIRE MATHIEU | ARCHEVÊQUE DE BESANÇON | 1855 | ONZE MAI.

Inscription de 10 lignes, gravée sur le piédestal de la fontaine de la Place de la Révolution à Besançon. Ce piédestal est à trois faces : sur l'une des deux restantes, on lit les noms du maire, des adjoints, de l'architecte et de l'entrepreneur ; sur l'autre, les noms de tous les conseillers municipaux. — R. BLANCHARD.

36. — EAUX DE MARSEILLE, 1847.

SOUS. LE. RÈGNE. DE LOUIS-PHILIPPE Ier | LA. VILLE. DE. MARSEILLE. A. CONSTRUIT. L'AQUEDUC. QUI. AMÈNE. LES. EAUX. DE. LA. DURANCE. | DANS. SON. TERRITOIRE. DÉSOLÉ. JUSQU'ALORS. PAR. LA. SÉCHERESSE.

LE. CONSEIL. MUNICIPAL | POSAIT. LA. PREMIERE. PIERRE. LE. 15. NOVEMBRE. 1839. | A. DE. LA COSTE. CONSEILLER. D'ÉTAT. PRÉFET. DU. DÉP[t] | MAXIMIN. DOMINIQUE. CONSOLAT. MAIRE.

LES. EAUX. DE LA. DURANCE. | ARRIVAIENT. DANS LE TERRITOIRE. LE. 8. JUILLET. 1847. | A. DE. LA. COSTE. CONSEILLER. D'ÉTAT. PRÉFET. DU. DÉP[t] | ÉLYSÉE. REYNARD. MAIRE.

F. DE. MONTRICHER. INGÉNIEUR. DES. PONTS-ET-CHAUSSÉES | AUTEUR. DU. PROJET. ET. DIRECTEUR. DES. TRAVAUX.

Inscription de 3 + 4 + 4 + 2 lignes, gravée sur une plaque de marbre blanc, placée sous la colonnade du palais de Longchamp, à Marseille, au centre et un peu à droite. Les trois premières lignes et les deux dernières occupent toute la largeur de la plaque. Les huit autres, séparées des premières par un filet orné d'une rose à chaque bout, sont disposées sur deux colonnes et forment ainsi deux groupes de quatre lignes chacun ; une autre plaque de marbre, symétrique de la précédente, commémore la création du palais de Longchamp, inauguré le 15 août 1869 et réunissant le château d'eau, le musée des beaux-arts et le musée d'histoire naturelle. — R. Blanchard.

37. — EAUX DE CARCASSONNE, 1771.

ANNO DOMINI MDCCLXXI | CONSULIBUS | ANTONIO THORON; JOANNE PONT; | ARNALDO MANSOT; LUDOVICO BERNARD | PROCURATORE REGIO JOANNE | FRANCISCO BESAUCELE.

GRATA TVVS, CARCASSO, FERET DVM MVNERA LANAE
AGNUS; OPES VARIAE, FONTIS VT VNDA FLVENT.

Inscription de 8 lignes, dont deux vers, gravée à la face postérieure d'une fontaine représentant Neptune avec des sirènes et des dauphins, érigée sur la Place Carnot, à Carcassonne.

Entre les mots FRANCISCO et BESAUCELE est figuré un écusson avec les armes de la ville : un Agneau passant à gauche, portant un étendard. Le distique qui vient ensuite fait allusion à cette particularité :

MARMORA TEMPVS EDENS, EDET | HAEC INSIGNIA REGIS TEMPORIS | INVIDIAM VINCET AMORE PATER.

Distique gravé en 3 lignes, à la face antérieure de la même fontaine.

VT FVGIT VNDA FLVENS, | FVGIVNT SIC LVDICRA CÆCÆ | MVNERA FORTV-NAE; | NEC MANET VSQVE FAVENS.

Distique gravé en 4 lignes sur le côté droit de la même fontaine.

QVAS TVLIT AMNIS ATAX | PVLCHERRIMA NYMPHA, DECORÆ | SEDIS AMANS, QVERVLO | MVRMVRE MŒSTA FUGIT.

Distique gravé en 4 lignes sur le côté gauche de la même fontaine. — R. Blanchard.

38. — PONT DU GARD.

CET AQVEDVC CONSTRVIT PAR LES ROMAINS | POVR CONDVIRE A NIMES LES EAVX DE LA FONTAINE D'EVR | RÉPARÉ PAR LES ÉTATS DE LANGVEDOC EN MDCCII | A ÉTÉ CONSOLIDÉ ET RESTAVRÉ EN MDCCCLV | PAR LES ORDRES DE L'EMPEREUR NAPOLEON III | ET PAR LES SOINS DV MINISTRE D'ÉTAT | CH. QVESTEL ET J. CH. LAISNÉ ARCHITECTES.

Inscription de 7 lignes, gravée sur une plaque de marbre blanc apposée à la tête du célèbre aqueduc romain connu sous le nom de Pont du Gard. — R. BLANCHARD.

39. — COLONNE DE LA PESTE A PRAGUE.

sIT | GLoRIA | DEO | PATRI, DEO FILIo | DEO SPIRITVI SANCTO | SUB | GLORIOSISS : AUSPICIIS | AUGUSTISS : & INVICTISS : | ROMANORŪ JMPERATORIS | CAROLI VI | GER : HIS : HUN : & BOEM : | REGIS POTENTISSIMI | AUXILIÔ PIORUM | SS. TRIA DIMINOR. VRBS PRA | GENA VOTA CONSECRAT.

Inscription de 14 lignes, gravée en lettres dorées sur une plaque de marbre noir encastrée à la face antérieure du piédestal de la colonne de la peste.

COLOSSUS | DECEDENTE PESTIFERA LUE | ERECTUS | MITIGATA GRASSANTE FAME | RESTAURATUS.

Inscription de 5 lignes, gravée sur la pierre, au-dessous de la précédente.

INFINITA GLORIA ATQVE IVBILATIO | TIBI PATRI FILIOQVE PNEVMATIQVE | SANCTO EX HOC NVNC ATQVE | IN CVNCTA SAECULA.

Inscription de 4 lignes, gravée en lettres dorées sur une plaque de marbre noir fixée à la face antérieure du piédestal, au-dessous de la précédente.

sIT | DEO GENITORI | GENITOQ. | SANCTO PROCEDENTI | AB VTROQ. | TRINIS PAR | ADORATIO.

Inscription de 7 lignes, gravée en lettres dorées sur une plaque de marbre noir fixée sur le côté droit du piédestal.

FONS SALUTIS.

Inscription désignant un griffon de fontaine, en forme de tête de Lion, sculpté au-dessous de l'inscription précédente.

ET | CREATORI, | REDEMPTORI, | SPIRATOQ. | LARGITORI | HONOR & | IVBILATIO.

Inscription de 7 lignes, gravée en lettres dorées sur une plaque de marbre noir fixée sur le côté gauche du piédestal.

FONS VITAE

Inscription désignant un griffon de fontaine, en forme de tête de Lion, sculpté au-dessous de l'inscription précédente.

La colonne de la peste se dresse à Prague, dans le quartier dit Malostranské námešti, devant l'église Saint-Nicolas. Elle consiste en un obélisque de pierre, de base triangulaire, surmonté d'un triangle doré, au centre duquel est figuré un œil. A la partie moyenne de l'obélisque, une Colombe en bronze. Au pied de l'obélisque, deux personnages en bronze sont assis : le Christ et un saint ou un personnage de l'Ancien Testament (peut-être Moïse). Autour de la partie supérieure du piédestal, statues en bronze de la Vierge, de quatre saints et d'une sainte. Le monument est entouré d'une rampe de pierre, ornée de chérubins et d'urnes. — R. BLANCHARD, août 1906.

40. — PRAGUE DÉLIVRÉE DE LA PESTE.

LIBERATA A CONTAGIONE PATRIA | ET | CONCLUSA CUM GALLIS PACE.

Inscription de 3 lignes, gravée au bas d'un monument de saint Hubert, situé sur le pont Saint-Charles, à Prague. Ce monument consiste en un groupe représentant saint Hubert, entouré d'animaux tués à la chasse ; un autre saint enlève les chaînes à des prisonniers.

DIE BRUCKENSTATUEN | WURDEN IM JAHRE 1854 | DURCH BÜRGERMEISTER | DO. WANKA RESTAURIRT.

Inscription de 4 lignes, située à gauche de la précédente.

Le piédestal du monument est creusé d'une sorte de cachot où sont enchaînés trois captifs. Cette prison est gardée d'un côté par un Chien, de l'autre par un Turc debout, avec turban et cimeterre. Derrière le Turc, sur la face droite du piédestal, on lit, en deux lignes :

OPUS | JOAN : BROKOFF.

Le pont Saint-Charles, est orné de 28 statues ou groupes de saints; il réunit à la vieille ville ou Altstadt le faubourg dit Klein Seite. Le monument de saint Hubert est le deuxième à droite, en venant vers la vieille ville. — R. Blanchard, août 1906.

41. — SAINT COSME ET SAINT DAMIEN à Prague.

Le premier monument que l'on trouve à gauche sur le pont Saint Charles, à Prague, en venant vers la vieille ville, représente le Christ portant sa croix, accompagné à droite par saint Cosme et à gauche par saint Damien.

IesV | ChrIsto | orbIs | MedI | Co.

Inscription de 5 lignes gravée au-dessous du Christ, en lettres capitales, dont quelques-unes plus grandes que les autres.

Inter | DIVos | hIppoCratI | CosMæ.

Inscription de 4 lignes, gravée au-dessous de saint Cosme. Celui-ci tient dans la main droite une palme et une boîte à pilules, sur laquelle on lit : hic medicina.

pIoqVe | FratrI | CœLI gaLe | no | DaMi | ano.

Inscription de 6 lignes, au-dessous de saint Damien. Celui-ci tient de la main gauche une palme et de la droite un pot de pharmacie, sur lequel on lit : medecina vitæ. — R. Blanchard, août 1906.

42. — RASPAIL, François Vincent, 1794-1878.

dans cette maison | FRANÇOIS-VINCENT | RASPAIL | promoteur du suffrage universel | né a carpentras | le 24 janvier 1794. | mort a arcueil | le 7 janvier 1878. | donna gratuitement | ses soins aux malades | de 1840 a 1848.

Inscription de 11 lignes, gravée sur une plaque de marbre blanc fixée à la façade de la maison portant le numéro 5, rue de Sévigné (ancienne rue de la Culture-Sainte-Catherine), à Paris.

décret | du président de la république | 22bre 7 1898.

Inscription de 3 lignes, la dernière en caractères inclinés, gravée sur une plaque de marbre blanc placée au-dessous de la précédente et plus petite qu'elle. — R. Blanchard, 1902.

43. — MAILLOT, François-Clément, 1804-1894.

MONSIEUR | MAILLOT | FRANÇOIS CLÉMENT | DOCTEUR EN MÉDECINE | ANCIEN INSPECTEUR | PRÉSIDENT DU CONSEIL | DE SANTÉ DES ARMÉES | COMMANDEUR | DE LA LÉGION D'HONNEUR | NÉ A BRIEY (MOSELLE) | LE 13 FÉVRIER 1804 | DÉCÉDÉ A PARIS | LE 24 JUILLET 1894.

Inscription de 13 lignes, gravée sur la moitié gauche de la pierre recouvrant la tombe de MAILLOT, au cimetière Montparnasse, à Paris. La moitié droite de la même pierre tombale porte cette inscription en 5 lignes :

MADAME VEUVE | MAILLOT | DÉCÉDÉE | LE 12 JANVIER 1897 | A L'AGE DE 80 ANS.

AU BIENFAITEUR | DE L'HUMANITÉ ET DE L'ALGÉRIE | CE BUSTE | SCULPTÉ PAR SA VEUVE | A ÉTÉ ÉRIGÉ COMME UN SUPRÊME HOMMAGE.

Inscription de 5 lignes, gravée sur le piédestal d'un buste qui orne le très simple monument de MAILLOT au cimetière Montparnasse, à Paris. — Cf. n° 44. — R. BLANCHARD, 1904.

44. — MAILLOT, François-Clément, 1804-1894.

A F.-C. MAILLOT, | MÉDECIN DE L'HÔPITAL MILITAIRE DE BÔNE, | 1834-1836, | L'ALGÉRIE RECONNAISSANTE. | SOUSCRIPTION PUBLIQUE, MAI 1896.

Inscription de 5 lignes, gravée sur le socle d'un buste en bronze de MAILLOT par FULCONIS, élevé à Alger. — Cf. n° 43. — R. BLANCHARD.

45. — CHAMBERLEN, Hugh, † 1728.

HUGO CHAMBERLEN

Hugonis ac Petri utriusq. Medici | Filius ac Nepos, | Medicinam Ipse excoluit fœliciter et egregie honestavit : | Ad Summam quippe Artis suæ peritiam, | Summam etiam in Dictis et Factis Fidem, | Insignem Mentis Candorem, | Morumq. Suavitatem adjunxit, | Ut, an Languentibus an Sanis acceptior, | An Medicus an Vir Melior esset, | Certatum sit inter eos, | Qui in utroq. laudis genere Primarium fuisse, | Uno ore consentiunt.

Nullam Ille medendi rationem non assecutus, | Depellendis tamen Puerperarum periculis, | Et avertendis Infantium morbis, | Operam præcipue impendit ; | Eaq. multoties cavit, | Ne Illustribus

Familijs eriperentur Hæredes unici, | Ne Patriæ Charissimæ Cives egregij. | Universis certe prodesse, quantum potuit, voluit, | Adeoq. distractâ in Partes Republicâ, | Cum iis a quorum sententia discessit, | Amicitiam nihilominus sancte coluit, | Artisq. suæ præsidia lubens communicavit.

Fuit Ille | Tanta Vitæ elegantia ac nitore | Animo tam forti tamq. excelso || Indole tam propensa ad Munificentiam, | Specie ipsa tam ingenuâ atq. liberali, | Ut facile crederes | Prosapiæ ejus nobilem aliquem extitisse Autorem | Utcunq. ex præclarâ stirpe Veterum Comitum de Tankerville | Jam à quadringentis Illum annis ortum nescires.

In diversa quam expertus est Fortunæ sorte, | Quod suum erat quod decuit semper tenuit | Cum Magnis vivens haud demisse se gessit, | Cum Minimis non aspere non inhumane. | Utrosq. eodem bene merendi Studio complexus, | Utrisq. idem æque utilis ac charus.

Filius erat mirâ in Patrem pietate, | Pater Filiarum Amantissimus, | Quas quidem tres habuit, | Unam e prima conjuge, duas ex altera ; | Castas bonas, Matrum simillimas. | Cum iis omnibus usq. ad mortem conjunctissime vixit : | Tertiam Uxorem sibi superstitem reliquit.

Ad humaniores illas ac Domesticas Virtutes | Tanquam Cumulus accessit | Rerum Divinarum Amor non fictus, | Summa Numinis ipsius Reverentia, | Quibus imbuta Mens, | Exuvias jam Corporis depositura. | Ad Superiora se erexit | Morbi diutini languoribus infracta permansit || Et vitam tandem hanc minime vitalem | Non dissolute non infructuose actam | Morte vere Christiana claudens | Ad Patriam cœlestem migravit.

Obijt 17° Iunij A. D. *1728.*

Annis Sexaginta quatuor expletis : | Provectiori ætate sane dignus, | Cujus ope effectum est, ut multi | Non inter primos pene Vagitus extincti | Ad extremam nunc Senectutem possint pervenire.

Viro Integerrimo, amicissimo, | Ob servatam in partu vitam, | Ob restitutam sæpius | Et confirmatam tandem | Valetudinem, | Monumentum hoc sepulchrale | Ejus Effigie insignitum posuit |

EDMUNDUS Dux Buckinghamiensis | *Appositis hinc inde Statuis,* | *Ad exemplum Marmoris antiqui expressis.* | *Quæ et quid ab Illo præstitum sit,* | *Et quid Illi redditum, licet, adhuc debetur* | *Posteris testatum faciunt.*

Inscription de 78 lignes en caractères italiques, la première ligne formant titre, les autres disposées sur trois colonnes renfermant respectivement 27, 27 et 23 lignes, suivant la division indiquée par les doubles traits verticaux. Inscription composée par Francis ATTERBURY, le fameux doyen jacobite de Westminster, évêque de Rochester, que CHAMBERLEN avait visité à la Tour de Londres pendant sa captivité [1] ; elle est gravée sur un vaste piédestal en marbre blanc supportant un important monument funéraire dont voici la description :

Un personnage habillé est à demi couché sur un tombeau en marbre noir veiné de blanc. De chaque côté, une femme en deuil est debout : à droite, la Médecine tenant un Serpent dans la main ; à gauche, la Puissance tenant un bouclier sur lequel sont figurés un Lion au repos et un Aigle au vol. Les personnages sont en marbre blanc et de grandeur naturelle. Le monument ainsi contitué se détache sur un encadrement renaissance, surmonté d'un écusson central avec armoiries et, de chaque côté, d'un génie tenant un médaillon sur lequel est gravé un profil de jeune femme.

Ce monument est signé, tout en haut du piédestal : PET : SCHEEMAKERS *et* LAUR : DELVAUX, *fecerunt.* Il a été exécuté aux frais d'Edmond SHEFFIELD, dernier duc de Buckinghamshire [2].

A Londres, abbaye de Westminster, aile nord du chœur. — R. BLANCHARD, avril 1906.

46. — DARWIN, Charles, 1809-1882.

CHARLES ROBERT DARWIN | BORN 12 FEBRUARY 1809 | DIED 19 APRIL 1882.

Simple dalle, dans l'aile nord de la nef, à l'abbaye de Westminster, à Londres.

1. ATTERBURY mourut à Paris durant son exil. Ses restes furent ramenés à Londres et ensevelis dans l'abbaye de Westminster : la place où ils gisent est marquée par une dalle dans l'aile sud de la nef.

2. Edm. SHEFFIELD confia l'exécution du monument aux deux artistes qui avaient déjà sculpté le tombeau de son père, également érigé à l'abbaye de Westminster, dans la chapelle d'Henry VII.

Un médaillon en bronze, par Bœhm, a été érigé en 1888 par la famille de Darwin, au-dessus de la tombe de lord Thynne, dans l'aile nord du chœur. — R. Blanchard, avril 1906.

47. — MEAD, Richard, † 1754.

M. S. | V. A. Richardi med archiatri | antiqua apud buckingenses familia nati | qui famam haud vulgarem medicinam faciendo | in prima iuventute adeptus | tanta nominis celebritate postea inclaruit | ut medicorum huius saeculi princeps haberetur | in aegris curandis lenis erat ac misericors | et ad pauperes gratuito iuvandos semper paratus | inter assiduas autem artis salutaris occupationes | operibus non paucis docte et eleganter conscriptis | quae ingenio perspicaci et usu diuturno notaverat | in generis humani commodum vulgavit | literarum quoque et literatorum patronus singularis | bibliothecam lectissimam optimis et rarissimis libris | veterumque artium monumentis refertam comparavit | ubi eruditorum colloquiis labores levabat diurnos | animo itaque excelso praeditus et moribus humanis | orbisque literati laudibus undique cumulatus | magno splendore et dignitate vita peracta | annorum tandem ac famae satur placide obiit | xiiii kalendas martias a. d. mdccliv aetatis suae lxxxi | artium humaniorum damno haud facile reparabili | quibus ipse tantum fuerat decus et praesidium | bis matrimonio iunctus | ex priori decem suscepit liberos | quorum tres tantum superstites sibi reliquit | duas filias viris archiatrorum honore ornatis nuptas | et unum sui ipsius nominis filium | qui pietatis causa patri optime de se merito | monumentum hoc poni curavit.

Inscription de 31 lignes, gravée sur une grande plaque de marbre blanc sous-jacente à un monument sculpté par Scheemakers. Ce monument, tout en marbre blanc, consiste en un buste, sur le socle duquel est gravé un écusson avec armoiries. A gauche, un caducée posé contre le socle et reposant sur un sol où poussent des plantes. A droite, quatre livres, dont un ouvert, sont posés sur un sol également couvert de végétation.

Aile nord de la nef de l'abbaye de Westminster, à Londres.

R. Mead était médecin de George II ; il fut l'un des défenseurs de l'inoculation contre la variole. C'était un bibliophile et un amateur de tableaux. Sir Richard Walpole étant tombé malade, à l'époque où Freind était prisonnier à la Tour, Mead lui refusa ses soins, tant que son confrère serait captif. Le premier ministre dut céder; FREIND fut remis en liberté et, par la suite, ne fut plus inquiété. MEAD est enterré dans la Temple Church, à Londres. — R. BLANCHARD, avril 1906.

48. — FREIND John, † 1728.

JOHANNES JOHANNIS P. | JOHANNES FREIND. M. D. Archiater Serenissimæ Reginæ CAROLINÆ ; | Cujus perspicaci Iudicio cum se approbasset, | Quanta prius apud omnes Medicinæ famâ, | Tanta apud Regiam Familiam gratiâ floruit. | Ingenio erat benevolo et admodum liberali, | Societatis et Convictuum amans, | Amicitiarum | (Etiam suo alicubi periculo) | Tenacissimus. | Nemo Beneficia | Aut in alios alacrius contulit, | Aut in se collata libentius meminit. | Iuvenis adhuc scriptis cœpit inclarescere, | Et assiduo tum Latini tum Patrii Sermonis usu | Orationem perpolivit. | Quam verò in umbraculis excoluerat facundiam, | Eam in Solem atque Aciem Senator protulit. || Humanioribus Literis | Domi peregrèq ; operam dedit ; | Omnes autem ut decuit, nervos intendit | Suâ in arte ut esset versatissimus : | Quo successu, Orbis Britannici Cives et Proceres, | Quam multiplici scientiâ, Viri omnium Gentium eruditi | Quam indefesso Studio atq ; Industriâ, | Id quidem, non sinè lacrymis, Amici | Loquentur. | Miri quiddam fuit, | Quod in tam continuâ occupatione, | Inter tot Circuitiones, | Scribendo etiam vacare posset : | Quod tanto oneri diutius sustinendo impar esset, | Nihil miri. | Obiit siquidem, vigente adhuc Ætate, | Annum agens Quinquagesimum secundum, | Ær. Christ. 1728 Jul. 26.

Inscription de 38 lignes, les deux premières en capitales, les 36 autres en romaines et disposées sur deux colonnes de 18 lignes chacune, suivant la division indiquée par les deux traits verticaux.

Cette inscription est gravée sur un large piédestal bombé, en marbre blanc, surmonté d'un buste en marbre blanc se détachant sur un fond de marbre noir. Sur le socle du buste se lit cette inscription en six lignes, disposée sur deux colonnes et gravée en caractères romains :

Collegii Westomonasteriensis | et Ædis Christi Oxoniensis | Alumnus. || Collegii Medicorum Londiniensis | E Societatis Regiæ | Socius.

A l'avant-dernière ligne, E pour Et.

Monument dessiné par GIBBS ; buste sculpté par RYSBRACK. Aile sud de la nef de l'abbaye de Westminster, à Londres.

FREIND était le médecin favori de GEORGE II et de la reine CAROLINE. Il fut emprisonné dans la Tour à cause de son intimité avec le doyen jacobite ATTERBURY, puis relâché à l'instigation de MEAD (cf. n° 45). Il est enseveli à Hitchin.

Son frère Robert, principal de l'École de Westminster, a composé les inscriptions ci-dessus, ainsi que quelques autres pour diverses tombes de l'abbaye de Westminster. POPE disait à ce propos :

> Freind, for your epitaphs I'm grieved :
> Where still so much is said,
> One half will never be believed,
> The other never read.

Malgré la prédiction du poète, nous avons lu et transcrit dans sa totalité la longue inscription ci-dessus, mais avons-nous cru sans réserve les éloges qu'elle énumère ? — R. BLANCHARD, avril 1906.

49. — WOODWARD, John, 1665-1728.

M. S. | *JOHANNIS WOODWARD,* | *Medici Celeberrimi,* | *Philosophi Nobilissimi,* | *Cujus* | *Ingenium et Doctrinam* | *Scripta per Terrarum ferè Orbem* | *Pervulgata ;* | *Liberalitatem verò et Patriae Caritatem* | *Academia Cantabrigiensis,* | *Munificentiâ Ejus aucta,* | *Opibus ornata ;* | *In perpetuum declarabit.* | *Natus Kal :* Maij *A. D. MDCLXV.* | *Obiit VII. Kal :* Maij *MDCCXXVIII.* | *RICHARDUS KING* | *Tribunus Militum Fabrûmq ; Præfectus,* | *Amico optime de se merito* | *D. S. P.*

Inscription de 19 lignes, gravée en lettres italiques sur le socle d'un monument sculpté dans le marbre blanc par SCHEEMAKERS : une femme assise appuie sur son genou gauche un médaillon ovale, sur lequel sont gravés les traits de WOODWARD.

Aile nord de la nef de l'abbaye de Westminster, à Londres. — R. BLANCHARD, avril 1906.

50. — WINTRINGHAM, Sir Clifton, † 1794.

MEMORIÆ SACRVM | CLIFTONI WINTRINGHAM, BARONETTI, M. D. | DOMI MILITIÆQUE TAM IN RE MEDICÂ | INSIGNIS, | QUÂM OB VITAE INNOCENTIAM MORVMQUE SVAVITATEM | PERCHARVS, | FLEBILIS OMNIBVS | OBIIT

10 JAN. A. D. 1794 : AET. SVÆ 83. | MONVMENTVM HOC, | AMORIS QVO VIVVM COLVERAT MARITVM, | DESIDERII | QVO MORTVVM PROSECVTA EST, | INDICIVM VT ESSET DIVTVRNVM, | EXTRVI CVRAVIT ANNA WINTRINGHAM.

Inscription de 15 lignes, accompagnant le monument de Clifton Wintringham, baronnet. Ce monument consiste en un bas-relief de marbre blanc, en forme de catafalque. Sir Clifton se tient auprès du lit de mort d'une vieille femme ; à la tête du lit, une jeune fille éplorée; au pied, assis devant sir Clifton et l'implorant, un jeune homme nu ; derrière la tête du lit, un vieillard dort sur de la paille.

Ce bas-relief est supporté par deux courtes colonnes plates, cannelées, reposant sur une grande plaque de marbre blanc. Sur celle-ci s'appuie une femme à genoux et pleurant. La partie gauche de la plaque de marbre est occupée par l'inscription citée plus haut ; dans le coin supérieur droit, on lit, en trois lignes :

T. Banks. | R. A. | SCVLP[t].

Au-dessous de la plaque, un soubassement porte un écusson à armoiries, surmontant une banderole, sur laquelle on lit :

ESTO BONVS ET PIVS NE SIT LEO TE MAGIS IMPAVIDVS.

Transept nord de l'abbaye de Westminster, à Londres. — R. Blanchard, avril 1906.

51. — MONUMENT DU JUBILÉ DE LA REINE, à Montréal.

CHLOROFORM | IN SURGERY, 1847. | ANTISEPTICS, 1878. | Roentgen RAYS, 1895. | — | FIRST INTERNATIONAL | EXHIBITION 1851. | DIAMOND JUBILEE | 1897.

Inscription de 8 lignes, les 4e et 5e séparées par un filet, gravée sur le piédestal du monument offert à la cité de Montréal par la Compagnie d'assurances sur la vie, *Le Soleil du Canada*, à l'occasion du jubilé de la reine Victoria (soixantième anniversaire de son règne, 1837-1897). Le monument consiste en un Lion de pierre, portant la signature G. W. Hill | SCULPTOR | AFTER | A. Bartholdi.

Le piédestal en granit porte sur chacune de ses faces droite et gauche trois écussons taillés dans la pierre même, à surface polie et portant gravée une inscription commémorant les faits les plus importants de ce long règne. L'inscription ci-dessus occupe l'écusson postérieur de la face gauche. La face antérieure est occupée par un écusson aux armes de la Grande-Bretagne, au-dessus duquel se lit en 4 lignes :

1837... A TRIBUTE... 1897 | TO HER MAJESTY | QUEEN VICTORIA | OUR REVERED AND BELOVED SOVEREIGN.

Au-dessous se voit une petite fontaine. La face postérieure porte cette inscription en 8 lignes :

THE BRITISH EMPIRE | GRATEFULLY | REJOICES IN | THE LONGEST | MOST BENEFICIENT | AND MOST GLORIOUS | REIGN IN HER | HISTORY.

A Montréal (Canada). — R. BLANCHARD, août 1907.

52. — GACHOUD, le R. P. Jacques, † 1726.

LE R. P. JACQUES GACHOUD | BOURGEOIS DE FRIBOURG EN SUISSE, D'ABORD JÉSUITE DANS LA PROVINCE DE LA HAUTE ALLMAGNE, ENSUITE DANS LA MISSION DE | CONSTANTINOPLE : OÙ IL ACQUIT LE RENOM D'UN MISSIONNAIRE INCOMPARABLE ET VRAIMENT APOSTOLIQUE, AINSI QUE D'UNE VERTU | CONSOMMÉE. PARMI DE CONTINUELE DANGERS DE MORT, IL RAMENA A LA VRAIE EGLISE PLUSIEURS MILLE APOSTATS ET | PARTISANS DE DIFÉRENTES ERREURS ; ET SE FIT TOUT A TOUS : JUSQU'À CE QU'IL MOURUT EN ASSISTANT LES PESTIFÉRÉS L'AN | 1726, LE 30e AOÛT, ÂGÉ DE 68 ANS.

Inscription de 6 lignes, la première en caractères plus grands, tracée au bas d'un tableau, non signé, qui figure au musée de Fribourg (Suisse). Au milieu et en bas, les armes de GACHOUD : de sinople au calice (ou ciboire) de même accompagné de trois étoiles d'or (mal ordonnées). Ce tableau n'est qu'une copie un peu réduite du suivant. — R. BLANCHARD, 14 avril 1908.

R. P. JACOBUS GACHOD | FRIBURGENSIS HELVETUS S. J. EX PROVINC. GERM. SUP. PLUS XXX ANNOS | CONSTANTINOPOLI MISSIONARIUS DICTUS *INCOMPARABILIS* ET VERE APOSTOLI- | CUS VIR CONSUÑATÆ TUTIS INTER CONTINUA VITAE PERICULA MULTA | MILLIA VEL AB APOSTOSIA VEL A FIDEI ERRORIBUS REDUXIT AD ROM. ECCLESIAM OMNIBUS | OMNIA FACTUS USQUE AD MORTEM IN OBSEQUIO PESTIFERORUM OBITAM A. 1726. 30 AUG. ANNOS NUS 68.

Inscription de 6 lignes, la première en lettres plus grandes, tracée au bas d'un portrait peint sur toile, non signé, placé dans un corridor, au rez-de-chaussée du Collège Saint-Michel, à Fribourg (Suisse). — Fr. DUCREST, professeur à Fribourg, 18 février 1909.

53. — TAGLIAFERRO, Pompilio, XVIIe siècle.

D. O. M. | POMPILIO TALIAFERRO, NOBILI PARMENSI, | NO^ VVLGARIB[S]. | ARTIV̂, PHYLOS[Æ], AC MEDI[Æ] INSIGNIB[S] DECORATO, | FLORENTE IVVENTA ROMANA IN VNIVERSITATE | HERBARV̄ VIRIB[S]S, ET ANATOMÊ FACVLT[S]. EXPLICATA, | ADMIRANDO : | FRONDESCENTE ÆTATE BONONIENSI IN GYMN[O] | SECANDORV̂ CORPORV̂ DEMONSTRATORI | CELEBERRIMO : | FRVCTVOSIS ANNIS PARMENSI IN ACAD[Æ]. | THEOR[Æ] ORDINARIÆ INTERPRETI | EXACTISSIMO : VBIQ TVENDA MORTALIV̂ PRO SANIT[E] | TÀM PHYSICES QVÃ CHYRVRGICES, EDITIS QVÃ PLVRIB[S] EXP[IM]ÉTIS, | PRÆCLARISSIMO : | LAVRENTIVS PORTA OPT[E] DE SE MERITO DOCTORI, | EXHIBENDÃ GRATI ADÃISIGNIFICATI[EM] | H. M. P. | 1622.

Inscription de 19 lignes, gravée en capitales rouges sur une plaque de grès, à droite dans le vestibule de l'Université de Parme, la première ligne en lettres plus grandes. Le second C du mot *chyrurgices*, ligne 14, a été oublié, puis intercalé tout petit. — R. BLANCHARD, 16 avril 1908.

54. — SAINT FRANÇOIS XAVIER. — Peste de Parme, 1656.

CVM FINITIMÆ REGIONES | AVT BELLO AVT PESTILENTIA | VEXARENTVR | CIVITAS PARMENSIS | AD AVERTENDA HÆC MALA | S. FRANCISCVM XAVERIVM | CVIVS PATROCINIVM | ALIÆ IAM VRBES EXPERTÆ ERÀT | IN PATRONVM ELEGIT | MAGISTRATVM GERENTIBVS | D. CÆSARI VANDONO IC D. PYRRHO TALIAFERRO EQ | D. GVIDO ASC[O] SCVUTELLARIO. D. LVDOVICO BERGONZIO | D. ANTONIO RANGONIO. D. IO ANDREA MAYNERIO | D. IOANNE GVASTALLA D. IACOBO MAGNANO. | D. IGNATIO CASTELLO D. CAMILLO CERESIA. | D. IOANNE SLAVOLO D. IVLIO ACCVRSIO | ANNO MDCLVI DIE II DEC : | SERENISS : RANVCII II PARMÆ ET | PLAC[Æ] DVCIS VI. ANNO X.

Inscription de 19 lignes, gravée sur une plaque de marbre noir, les lignes 11 à 16 en lettres plus petites avec initiales plus grandes. Dans l'église Saint-Roch, à Parme. — R. BLANCHARD, 16 avril 1908.

55. — JACOPI, Joseph, † 1823.

MEMORIAE. ET. VIRTUTI | IOSEPHI. IACOPI. MVTIN. | PHILOSOPHI. ET. MEDICI | SODALIS. HONORARII. INSTITVTI. ITALICI | SODALIS.

SOCIETATIS. MEDICAE. PARISIENS. | QVI | ANNOS. NATVS. XXI | PHYSIOLOGIAM ET. ANATOMEN. COMPARATAM | IN. ARCHIGYMN. TICINENSI. TRADIDIT | LAVREAM. DEINCEPS | ADEPTVS | IBID. CLINICEN. CHIRVRGICAM | MVLTA. CVM. LAUDE. EXPLANAVIT | VIR. INGENIO. PRAECELLENS | SCRIPTIS. EDITIS. CLARVS | COMIS. LIBERALIS | EXPLETO. VIX. AETAT. SVAE. A. XXXIV | OBIIT. TICINI. III. ID. IVN. | A. MD CCCXXIII | NE. FILIO. ET FRATRI. OPTATISSIMO | MONVMENTVM. IN. PATRIA. DEESSET | BLANCA. TORIA. IACOPIA. MATER | VIOLANTES. IACOPIA. ZERBINIA. SOROR | EFFVSAE. IN. LACRIMAS. PP.

Inscription de 24 lignes, gravée en lettres capitales sur une plaque de marbre blanc. Dôme de Modène. — R. BLANCHARD, 16 avril 1908.

56. — CHERNOVIZ, Pierre-Louis-Napoléon, 1812-1881.

FAMILLE CHERNOVIZ | PIERRE LOUIS | NAPOLÉON | CHERNOVIZ. | DOCTEUR EN MÉDECINE, NÉ A VARSOVIE | LE 11 SEPTEMBRE 1812 | DÉCÉDÉ A PARIS-PASSY LE 30 AOUT 1881.

Inscription de 7 lignes, sur une tombe du cimetière de Passy, à Paris. Une rue du quartier de la Muette porte le nom de CHERNOVIZ. — ER. WICKERSHEIMER, 2 février 1908.

57. — LARCHER, Joseph-François, 1802-1884.

❀ | LEX EST NON POENA | PERIRE. | DOCTEUR LARCHER JOSEPH FRANÇOIS | LAURÉAT DE L'INSTITUT DE FRANCE | ET DE L'ACADÉMIE DE MÉDECINE DE PARIS | CHEVALIER DE LA LÉGION D'HONNEUR ETC. | NÉ A BRUXELLES (BELGIQUE) LE 2 NOVEMBRE 1802 | MORT A PARIS LE 22 MARS 1884.

Inscription de 8 lignes, sur une tombe du cimetière de Passy, à Paris. — ER. WICKERSHEIMER, 2 février 1908.

58. — L'ÉPÉE (Abbé de), 1712-1789.

L'ABBÉ | DE LEPEE.

Inscription de 2 lignes gravée sur un cartouche placé au-dessous du buste de face de l'abbé de L'Épée, dans l'église Saint-Roch, à Paris.

VIRO | ADMODUM MIRABILI | SACERDOTI DE LEPEE | QUI FECIT | EXEMPLO

SALVATORIS | MUTOS LOQUI | CIVES GALLIOE | HOC | MONUMENTUM DEDICARUNT | AN 1840 | NATUS AN 1712 | MORTUUS AN 1789.

Inscription de 12 lignes sur le socle en plâtre, peint en brun, du buste ci-dessus. De chaque côté de ce socle se tient debout un enfant de bronze, légèrement vêtu, priant. — Cf. n° 59. — Er. Wickersheimer, 26 mars 1908.

59. — L'ÉPÉE (Abbé de), 1712-1789.

A | L'ABBÉ | DE L'ÉPÉE | LES SOURDS-MUETS | SUÉDOIS | RECONNAISSANTS | 1845.

Inscription de 7 lignes, gravée en lettres dorées sur une plaque de marbre noir, sur laquelle se détache en relief une couronne de feuilles de chêne et de laurier. Fixée au mur, à droite du buste de l'abbé de L'Épée, dans l'église Saint-Roch, à Paris. — Cf. n° 58. — Er. Wickersheimer, 26 mars 1908.

60. — BLANCHET, Alexandre-Louis-Paul, 1819-1867.

A LA MÉMOIRE | DE | Mr ALEXANDRE LOUIS PAUL BLANCHET | MÉDECIN ET CHIRURGIEN EN CHEF | DE L'INSTITUTION IMPÉRIALE DES SOURDS-MUETS | OFFICIER DE LA LÉGION D'HONNEUR &c &c | NÉ A SAINT-LÔ LE 16 JANVIER 1819 | ET DÉCÉDÉ A PARIS LE 21 FÉVRIER 1867 | — | FONDATEUR EN 1847 DE LA PREMIÈRE SOCIÉTÉ | GÉNÉRALE D'ASSISTANCE ET DE PATRONAGE | EN FAVEUR DES SOURDS-MUETS DE FRANCE | SOUS LA PRÉSIDENCE DES CURÉS DE St ROCH | FONDATEUR DES PREMIÈRES ÉCOLES PUBLIQUES | ET GRATUITES POUR LES ENFANTS DES DEUX SEXES | SOURDS-MUETS ET AVEUGLES | DES DIVERS ARRONDISSEMENTS DE PARIS | —

Inscription de 16 lignes, les lignes 8 et 16 suivies d'un filet, gravée en lettres dorées sur une plaque de marbre noir fixée au mur, à gauche du buste de l'abbé de L'Épée, dans l'église Saint-Roch, à Paris. — Cf. n°s 58 et 59. — Er. Wickersheimer, 26 mars 1908.

61. — SACHSIUS, Jo. Jac., † 1762.

JO. JACOBUS SACHSIUS | MEDICINAE DOCTOR | CLINICES PROFESSOR | CAPITULI THOMANI DECANUS | PER L. ANNOS MEDICINAM EXERCUIT | ULTRA XL. IN CATHEDRA DOCUIT | ALSATIAE HIPPOCRATES | ORACULUM NATURAE

| MAGNATUM PAUPERUMQUE REFUGIUM | LIBERALIS ET OFFICIOSUS IN OMNES | DECESSUIT ARGENTORATI | D : XVIII : JUN : MDCCLXII. | AETATIS ANN : LXXV.M.VI.D : VIII : EX MARIA SALOME CHRISTIANIA | QUINQUIES PARENS | FILIUS FILIA GENER SUPERSTITES | PATRI ET SOCERO | TOT MERITIS ILLUSTRI | CENOTAPHIUM POSUERE.

Inscription de 19 lignes, gravée en lettres dorées sur un fond noir, sur un bas-relief de plâtre où sont figurés divers ornements funéraires, larmes, tête de mort couronnée de laurier. Dans l'église Saint-Thomas, à Strasbourg. — Er. Wickersheimer, 25 avril 1908.

62. — REISSEISSEN, Fr. Dan., † 1828.

MEMORIAE | FRANCISCI DANIELIS | REISSEISSEN | MEDICI HUMANISSIMI | QUI STUDIIS OPERA FORTUNA | DE CUIBUS ECCLESIA | SUAQUE ARTE | PRAECLARE MERUIT | OBIIT ARGENT. MDCCCXXVIII | D. XXII MAJI AETAT. LV.

Inscription de 10 lignes, gravée en lettres dorées sur la niche gothique de grès rouge, où est placé le buste de Reisseissen, de trois quarts à droite, en marbre blanc, par Ohmacht. Dans l'église Saint-Thomas, à Strasbourg. — Er. Wickersheimer, 25 avril 1908.

63. — HÔPITAL SAINT-CHARLES, à Nancy, 1720.

D. O. M. | MONSIEUR DE LA RALDE ECUIER | EXEMPT DES GARDES DU CORPS | DE S. A. R. A FONDÉ EN CETTE | CHAPELLE UNE MESSE CHAQUE | JOUR ET A PERPÉTUITÉ EN FA = | VEUR DES PAUVRES MALADES | DE CET HÔPITAL LA MESSE DE | CHAQUE VENDREDIS SERA A TOU = | JOURS Â L'INTENTIONN DU S^{r} | FONDATEUR ET POUR CE, IL Â | DONNÉ UNE SOMME PRINCIPALE | DE SIX MILS LIVRES PAR CON = | TRACT DE FONDATION DU 22^{e} | JUIN 1720. PASSÉ PAR DEVANT | LE Sr RICHARD TABELLION | A NANCY.

Inscription de 17 lignes, encadrée d'un filet en creux, sur une plaque de marbre noir, provenant de l'hôpital Saint-Charles de Nancy, démoli en 1889. Au Musée historique lorrain, au palais ducal de Nancy. — Cf. n°s 64 et 65. — Er. Wickersheimer, 26 avril 1908.

64. — HÔPITAL SAINT-CHARLES, à Nancy, 1736.

LE SIEUR CLAUDE THIRION Â LEGUÉ | Â CET HÔPITAL LA SOMME DE 17300. | LIVRES TANT POUR FONDATION Â PERPÉ- | TUITÉ D'UN LIT DE

MALADE QUE POUR | LA RETRIBUTION ANNUELLE DE | 600. LIVRES POUR UN CHIRURGIEN EX- | TRAORDINAIRE SUIVANT LE CONTRACT | RECEU PAR Me TRANCHOT TABEL = | LION GENERAL À NANCY LE 9e MAY 1736.

Inscription de 9 lignes, gravée sur une plaque de marbre noir, provenant de l'hôpital Saint-Charles de Nancy, démoli en 1889. Au Musée historique lorrain, au palais ducal de Nancy. — Cf. n°s 63 et 65. — ER. WICKERSHEIMER, 26 avril 1908.

65. — RELIGIEUSES DE L'HOPITAL SAINT-CHARLES, à Nancy.

ICI REPOSENT | LES CORPS DES SUPÉRIEURES GÉNÉRALES | DE LA CONGRÉGATION DE SAINT-CHARLES | DE NANCY, | DÉCÉDÉES DE 1652 A 1841, | ET DES SŒURS DE LA MAISON-MÈRE, | DÉCÉDÉES DE 1652 A 1792. | CES PRÉCIEUX RESTES ONT ÉTÉ EXHUMÉS | DE LA CHAPELLE ET DES CAVEAUX | DE L'ANCIENNE MAISON-MÈRE | ET HOPITAL S^T^ CHARLES | ET TRANSFÉRÉES AU CIMETIÈRE | DE PRÉVILLE. | LE 27 8BRE 1885. | REQUIESCANT IN PACE. | LEURS CORPS REPOSENT EN PAIX, | ET LEUR SOUVENIR DEMEURE VIVANT | DE GÉNÉRATION EN GÉNÉRATION. | (ECCLE XLIV).

Inscription de 19 lignes, en relief, sur une tombe de marbre blanc, surmontée d'un crucifix, au cimetière de Préville, à Nancy. — Cf. n°s 63 et 64. — ER. WICKERSHEIMER, 26 avril 1908.

66. — BONFILS, François, † 1831.

ICI REPOSE | FRANÇOIS BONFILS, PÈRE | DOCTEUR EN MÉDECINE, | ANCIEN MÉDECIN EN CHEF | DE L'ASILE PUBLIC D'ALIÉNÉS DE MARÉVILLE | ET DE LA MAISON DE SECOURS DE NANCY, | PROFESSEUR HONORAIRE | DE L'ÉCOLE SECONDAIRE | DE MÉDECINE DE NANCY, | MEMBRE DE LA SOCIÉTÉ DES SCIENCES, | LETTRES ET ARTS DE CETTE VILLE, | MEMBRE CORRESPONDANT | DE L'ACADÉMIE NATIONALE DE MÉDECINE | DE PARIS, ETC. ETC. | DÉCÉDÉ LE 12 DÉCEMBRE 1831, | DANS SA 82e ANNÉE. | PRIEZ POUR LUI.

Inscription de 17 lignes, en creux, sur une plaque de marbre fixée à un monument de pierre, surmonté d'une croix et d'un chapiteau où est figuré un œil dans un triangle, au milieu d'un nuage d'où partent des rayons. Au cimetière de Préville, à Nancy. — ER. WICKERSHEIMER, 26 avril 1908.

67. — BONFILS, Joseph-François, † 1831.

JOSEPH FRANÇOIS BONFILS, FILS AÎNÉ | DOCTEUR ET PROFESSEUR EN MÉDECINE, | MÉDECIN DE PLUSIEURS HÔPITAUX, | MEMBRE D'UN GRAND NOMBRE

DE SOCIÉTÉS | SAVANTES, NATIONALES ET ÉTRANGÈRES, ET | PARTICULIÈREMENT DE CELLE DE NANCY, | MORT LE 28 FÉVRIER 1831, | A L'ÂGE DE 33 ANS | —

IL FUT BON FILS. IL FUT BON CITOYEN, BON FRÈRE,
BON PARENT, BON AMI, BON ÉPOUX ET BON PÈRE,
ON VANTAIT SES TALENS, SES MŒURS, SA CHARITÉ.
LE MALHEUREUX LE PLEURE ET BÉNIT SA MÉMOIRE,
HÉLAS. IL VÉCUT PEU, MAIS ASSEZ POUR SA GLOIRE,
TROP PEU POUR SA FAMILLE ET POUR L'HUMANITÉ.

Inscription de 14 lignes, la 8e suivie d'un filet, gravée sur une plaque de marbre fixée à un monument de pierre, surmonté d'une croix et d'un chapiteau où est figuré un œil dans un triangle, au milieu d'un nuage d'où partent des rayons. Au cimetière de Préville, à Nancy. — Er. Wickersheimer, 26 avril 1908.

68. — BONFILS, Jean-Léon, † 1845.

ICI REPOSE AUSSI JEAN LÉON BONFILS. | JEUNE. FRÈRE DU PRÉCÉDENT. | DOCTEUR ET PROFESSEUR EN MÉDECINE. &C | DÉCÉDÉ LE 21 AVRIL 1845. DANS SA 42e ANNÉE.

COMME SON FRÈRE IL EUT DES VERTUS. DES TALENS.
ET S'ASSURA DES DROITS AUX MÊMES SENTIMENS.

Inscription de 6 lignes, gravée sur une plaque de marbre fixée au-dessous de la précédente. — Er. Wickersheimer, 26 avril 1908.

69. — SERRIÈRE, Sébastien, 1775-1836.

DOCTEUR SÉBASTIEN SERRIÈRE | CHEVALIER | DE LA LÉGION D'HONNEUR ETC. | 1775-1836 | ...

Inscription de 4 lignes, gravée sur une tombe de pierre, surmontée d'une croix, au cimetière de Préville, à Nancy. — Er. Wickersheimer, 26 avril 1908.

70. — HUIN, P.-H, 1804-1864.

PRE HTE | HUIN | DOCTEUR EN MEDECINE | ANCIEN FABRICANT | 1804-1864.

Inscription de 5 lignes, en relief, précédée d'une croix, sur une plaque de marbre blanc, fixée sur la face antérieure d'un obélisque de pierre, au cimetière de Préville, à Nancy. — Er. Wickersheimer, 26 avril 1908.

71. — HENRY, J., 1776-1845.

le baron j. henry 1734-1816 | son fils | le docteur | henry | 1776-1845 | ...

Inscription de 5 lignes, en relief, accompagnée d'une croix, sur une tombe de marbre blanc, au cimetière de Préville, à Nancy. — Er. Wickersheimer, 26 avril 1908.

72. — FRANÇOIS, Nicolas, 1773-1850.

✠ | nicolas | françois | ex-vétérinaire | chevalier | de la légion | d'honneur | — | 1773-1850.

Inscription de 7 lignes, les deux dernières séparées par un filet, précédée d'une croix de la Légion d'honneur et gravée en creux sur un obélisque de pierre, au cimetière de Préville, à Nancy. — Er. Wickersheimer, 26 avril 1908.

73. — BENIT, Pierre-Hyacinthe, 1792-1870.

pierre hyacinthe benit | docteur en médecine | chevalier de la légion d'honneur.

Inscription de 3 lignes, en relief, sur la face antérieure du socle du monument de P. A. Benit, au cimetière de Préville à Nancy. Sarcophage de marbre blanc, présentant sur sa face antérieure un caducée et surmonté d'une tête d'ange ailé et d'une croix.

né a sauville (*vosges*) | le 11 mars 1792.

Inscription de 2 lignes en relief, sur la face latérale gauche du socle du même monument.

décédé a nancy | le 2 janvier 1870.

Inscription de 2 lignes, en relief, sur la face latérale droite du socle du même monument.

érigé | par les soins de | l'administration municipale | et du bureau de bienfaisance | le 23 mai 1875.

Inscription de 5 lignes, en creux, sur la face latérale droite du même monument.

A SON BIENFAITEUR | LA VILLE DE NANCY | 1870.

Inscription de 3 lignes, gravée en lettres dorées sur le piédestal de marbre gris du même monument. — ER. WICKERSHEIMER, 26 avril 1908.

74. — SIMONIN, J.-B., 1785-1871.

... | J. B. SIMONIN | DIRECTEUR HONORAIRE | DE L'ÉCOLE DE MÉDECINE | DE NANCY, | CHEVALIER | DE LA LÉGION D'HONNEUR | 16 AOUT 1785-10 7bre 1871.

Inscription de 7 lignes, gravée sur une tombe de pierre, au cimetière de Préville, à Nancy. — ER. WICKERSHEIMER, 26 avril 1908.

75. — SPILLMANN, Eugène, 1833-1883.

EUGÈNE SPILLMANN | MÉDECIN PRINCIPAL DE 1ere CLASSE | MÉDECIN-CHEF | DE LA DIVISION D'ALGER | PROFESSEUR | A L'ÉCOLE DE MÉDECINE | CHEVALIER | DE LA LÉGION D'HONNEUR | OFFICIER D'ACADÉMIE. | 1833-1883.

Inscription de 10 lignes, en relief, sur une tombe de marbre blanc, surmontée d'une croix et où sont figurés le caducée d'Esculape et deux branches de laurier, au cimetière de Préville, à Nancy. — ER. WICKERSHEIMER, 26 avril 1908.

76. — ROUSSEL, Pierre, 1805-1892.

PIERRE ROUSSEL | PROFESSEUR HONORAIRE | A LA FACULTÉ DE MÉDECINE, | CHEVALIER DE LA LÉGION D'HONNEUR. | 1805-1892.

Inscription de 5 lignes, en relief, sur une tombe de marbre blanc, ornée d'une croix, au cimetière de Préville, à Nancy. — ER. WICKERSHEIMER, 26 avril 1908.

77. — PARISOT, Victor, 1811-1895.

... | VICTOR PARISOT | PROFESSEUR HONORAIRE | A LA FACULTÉ DE MÉDECINE | DE NANCY | 1811-1895.

Inscription de 5 lignes, en relief noir, sur une tombe de marbre gris, au cimetière de Préville, à Nancy. — ER. WICKERSHEIMER, 26 avril 1908.

78. — SPIRE, Pierre, 1819-1897.

PIERRE SPIRE | MÉDECIN MAJOR DE 1ère CLASSE | OFFICIER | DE LA LÉGION D'HONNEUR | 1819-1897.

Inscription de 5 lignes, en relief, sur une tombe surmontée d'une croix, au cimetière de Préville, à Nancy. — Er. Wickersheimer, 26 avril 1908.

79. — HEYDENREICH, Albert, 1849-1898.

ALBERT HEYDENREICH | PROFESSEUR | DE CLINIQUE CHIRURGICALE | ET DOYEN DE LA FACULTÉ | DE MÉDECINE | DE L'UNIVERSITÉ DE NANCY | 1849-1898.

Inscription de 7 lignes, en relief, sur une tombe de marbre gris foncé, au cimetière de Préville à Nancy. — Er. Wickersheimer, 26 avril 1908.

80. — FEULARD, Henri-Louis, † 1897.

MONSIEUR LE DOCTEUR FEULARD | HENRI-LOUIS | AGÉ DE 39 ANS.

Inscription de 3 lignes, gravée en lettres dorées et précédée d'une croix, sur une plaque de marbre noir, dans la chapelle Notre-Dame de Consolation, élevée sur l'emplacement du Bazar de la Charité, rue Jean Goujon, 23, à Paris. — Er. Wickersheimer, 3 mai 1908.

81. — ROCHET, Louis-Ernest, † 1897.

MONSIEUR LE DOCTEUR LOUIS-ERNEST ROCHET | AGÉ DE 67 ANS.

Inscription de 2 lignes, gravée en lettres dorées et précédée d'une croix, sur une plaque de marbre noir, dans la chapelle Notre-Dame de Consolation, élevée sur l'emplacement du Bazar de la Charité, rue Jean Goujon, 23, à Paris. — Er. Wickersheimer, 3 mai 1908.

82. — HOSPICE DU CLOITRE SAINT-MERRY, à Paris, 1803.

A LA GLOIRE DE DIEU | LE SAMEDI 9 AVRIL 1803, 19 GERMINAL AN XI, A ÉTÉ CÉLÉBRÉ | EN CETTE ÉGLISE LE SERVICE FUNÈBRE DE Mr LOUIS ESPRIT | VIENNET PRÊTRE ANCIEN CURÉ DE CETTE PAROISSE, | DÉCÉDÉ LE 7 AVRIL ; INHUMÉ A BELLEVILLE PRÈS PARIS. | PÈRE ET PROTECTEUR

DES PAUVRES IL S'EST CONTINUELLEMENT | OCCUPÉ DE LEURS BESOINS : IL A POURVU A L'ÉDUCATION DES | ENFANS, IL A PROCURÉ UN ASILE AUX MALADES, EN FONDANT | AVEC LES SECOURS DE PERSONNES PIEUSES ET CHARITABLES | L'HOSPICE ÉTABLI DANS LE CLOÎTRE S^T-MERY. | PENDANT LES 29 ANNÉES 6 MOIS QU'IL A GOUVERNÉ CETTE | PAROISSE IL N'A CESSÉ DE L'ÉDIFIER PAR SON HUMILITÉ | CHRÉTIENNE, PAR SA PIÉTÉ ET SON ZÈLE DANS L'EXERCICE | DU SAINT MINISTÈRE. | Mr FABRÈGUE SON SUCCESSEUR ET M^r LE MOINE | SON EXÉCUTEUR TESTAMENTAIRE ONT REMPLI UN DEVOIR | D'AMITIÉ EN FAISANT PLACER CETTE INSCRIPTION POUR | TRANSMETTRE A LA POSTÉRITÉ LES VERTUS DE CE RESPECTABLE | PASTEUR | *Priez Dieu pour lui.*

Inscription de 20 lignes, gravée en lettres noires sur une plaque de marbre blanc, dans l'église Saint-Merry, à Paris. — Er. Wickersheimer, 3 mai 1908.

83. — AMOREUX, Pierre-Joseph, 1741-1824.

HIC JACENT EXUVIAE PETRI-JOSEPHI | AMOREUX BELLOQUADRENSIS, CIVIS | MONSPELIENSIS, DENATI A. D. [MDCCCXXIV] | AETATIS SUAE [LXXXIII]. VIR, DUM VIVERET, | BONUS ET PROBUS, MORUM SIMPLEX, | NON IRRELIGIOSUS, VERI AMATOR, | SCIENTIARUM CULTOR, INDEFESSE LABORIOSUS, | MULTUM SCRIPSIT, NONNULLA TANTUM | EVULGAVIT, HONORES RESPUIT, MEDICUS | NON INSCIUS IN MEDICINÀ SILUIT. | PARCE, VIATOR, ORA ET VALE.

Inscription de 11 lignes, composée par Amoreux lui-même, pour être gravée sur sa tombe. — Cf. Castelnau (Junius), *Mémoire historique et biographique sur l'ancienne Société royale des sciences de Montpellier*. Montpellier, Boehm, 1858, in-4°, p. 164-165.

84. — MATTHIOLUS, † 1577.

HERBARVM VIRES NEC RECTIVS EDIDIT ALTER
NEC MAGE TE CLARVS HAC SVPER ARTE FVIT
SI MENS VT CORPVS DEPINGI POSSET IMAGO
VNA DIOSCORIDIS MATTHIOLIQVE FORET.

Inscription de 4 vers, gravée sur le fronton orné de deux blasons d'un monument adossé contre le mur intérieur de la cathédrale de Trente : bas-relief représentant Matthiolus assis devant une table, coiffé d'un bonnet et revêtu d'une robe ; sur la table on remarque une écritoire, des plantes et un livre ouvert, sur la tranche duquel on lit le mot : DIOSCORIDES.

DOM | PETRO ANDREAE MATTHIOLO, SENENSI III CAESARVM | FERDINANDI. MAXIMILIANI. RVDOLFI. CONSILIARIO | ET ARCHIATRO | ET. HIERONYMAE. COMITISSAE. EX. ANTIQVA. ET. ILLVSTRI | CASTELLANORVM. SEV. COMITVM. VARMI. FAMILIA | FERDINANDVS. MATTHIOLVS. CAESARI. FERDINANDO AVS | TRIAE. ARCHIDVCI. ET. IOANI. GEORGIO. SAXONIAE. ELEC | TORI. A. CONSILIIS. ET. CVBICVLIS. MEDICVS | APOSTOLICA. ET IMPERIALI. AVCTORITATIBVS. SACRI. PALA | TII. LATERANEN. AVLAEQ. CAESAREAE. COMES | ET. ARMATAE. MILITIAE. EQVES AVRATVS. | VNA CVM MAXIMILIANO FRATRE | ANNIVERSARIIS PRECIBVS INSTITVTIS | PARENTIS. BENEMERENTISS. PP. ANN. MDCXVII | VIXIT. ILLE. ANN. LXXVII. | ÃN. CHRI. MDLXXVII. OBIIT TRIDENTI | VIX. ILLA. AN. XXXXII | OBIIT. IBIDEM. ÃN. DÑI. MD.LXIX.

Inscription de 19 lignes, gravée dans un cartouche placé audessous du bas-relief.

SAXA QVIDEM ABSVMIT TEMPVS SED TEMPORE NVNQVAM | INTERITVRA TVA EST GLORIA MATTHIOLE.

Inscription de 2 lignes, gravée au-dessous de la précédente. — Er. Wickersheimer, 17 août 1908.

85. — ABERLE, Carl, 1818-1892.

Zur Erinnerung | an den geliebten Gatten u. Vater | Med. Dr Carl Aberle, | EMER. PROFESSOR, K. K. REGIERUNGSRATH. | Leibarzt weil. Jhrer Majestät d. Kaiserin | Carolina Augusta, Ritter des Franz Josef- | Ordens, u. des Ordens der eisernen Krone | III. Klasse, Ehrenbürger d. Stadt Salzburg, | Mitglied mehrer. gelehrten Gesellschaften | u. Vereine etc. etc. | geb. in Salzburg am 6. Feb. 1818, | gest. in Wien am 16. März 1892 | u. begraben im Penzinger Friedhofe | R. I. P.

Inscription de 14 lignes, précédée d'une croix, gravée sur une plaque de marbre blanc d'une sépulture de famille, dans le cimetière de l'église Saint-Sébastien, à Salzbourg (Autriche). — Er. Wickersheimer, 21 août 1908.

86. — PETTENKOFER, Max von, 1818-1901.

MAX V. PETTENKOFER. MDCCC.

Inscription en exergue d'un médaillon de fonte à l'effigie de

Pettenkofer à gauche, sur une fontaine adossée à la façade extérieure de l'Académie royale des sciences de Bavière, à Munich. — Er. Wickersheimer, 22 août 1908.

87. — JACOBI, Louis. † 1871.

L. JACOBI.

Inscription gravée sur un obélisque, dans le cimetière de Schiltigheim (Alsace).

DOCTEUR EN MEDECINE | MEDECIN CANTONAL | CHEVALIER DE LA LEGION D'HONNEUR | MAIRE DE SCHILTIGHEIM | PENDANT LE SIEGE DE STRASBOURG 1870 | SES AMIS DES COMMUNES DE | BISCHHEIM, SCHILTIGHEIM | HOENHEIM, SOUFFELWEYERSHEIM | PFULGRIESHEIM, VENDENHEIM | 1873.

Inscription de 10 lignes, gravée sur la face antérieure du socle de l'obélisque, précédée d'un caducée en relief, disposé verticalement.

LE COMITÉ | AUGUSTE RIEHL | CHARLES RHEIN | DANIEL SCHEER | ABRAHAM DENNIGER.

Inscription de 5 lignes, gravée sur la face postérieure du socle de l'obélisque. — Er. Wickersheimer, 2 septembre 1908.

88. — SCHWEIGHAEUSER, J.-Frédéric, † 1842.

J... FRÉDÉRIC | SCHWEIGHAEUSER | DOCTEUR EN MÉDECINE | DÉCÉDÉ LE 7 MAI 1842 | A L'AGE DE... ANS.

Inscription de 5 lignes, gravée sur une tombe du cimetière Sainte-Hélène, à Strasbourg. — Er. Wickersheimer, 2 septembre 1908.

89. — GOUPIL, Jean-Martin-Auguste, † 1837.

À | LA MÉMOIRE VÉNÉRÉE | DE NOTRE PÈRE | JEAN MARTIN AUGUSTE | GOUPIL | PROFESSEUR À LA FACULTÉ | DE MÉDECINE | CHIRURGIEN MAJOR, PROFESSEUR À L'HOPITAL | MILITAIRE D'INSTRUCTION | DE STRASBOURG, | DÉCÉDÉ À SAINT DIDIER | PRÈS LONS-LE-SAULNIER | LE 19 SEPTEMBRE 1837, | À L'ÂGE DE 37 ANS.

Inscription de 14 lignes, gravée en lettres dorées sur une plaque de marbre blanc d'une sépulture de famille, dans le cimetière Sainte-Hélène, à Strasbourg. — Er. Wickersheimer, 2 septembre 1908.

90. — KÜSS. E., 1815-1871.

A | E. KÜSS | PROFESSEUR A LA FACULTÉ DE MÉDECINE. | MAIRE DE STRASBOURG. | DÉPUTÉ A L'ASSEMBLÉE NATIONALE. | STRASBOURG 1815-BORDEAUX 1871. | SES COMPATRIOTES.

Inscription de 7 lignes, en relief, sur une plaque de bronze, fixée sur un bloc de grès des Vosges dans le cimetière Sainte-Hélène, à Strasbourg. — Küss a été le dernier maire français de Strasbourg ; une rue de cette ville porte son nom. Son *Cours de physiologie*, rédigé par Mathias Duval, a eu de nombreuses éditions ; il a été traduit en plusieurs langues. — Er. Wickersheimer, 2 septembre 1908.

91. — HELD, Th.-Charles, 1813-1879.

TH. CHARLES | HELD | DOCTEUR EN MEDECINE | 1813-1879.

Inscription de 4 lignes, en relief, sur une sépulture de famille, surmontée d'une croix, dans le cimetière Sainte-Hélène, à Strasbourg. — Er. Wickersheimer, 2 septembre 1908.

92. — KLOTZ, Louis, 1834-1887.

LOUIS KLOTZ | DOCTEUR EN MÉDECINE | NÉ A STRASBOURG | LE 23 JUILLET 1834 | DÉCÉDÉ A PARIS | LE 4 OCTOBRE 1887.

Inscription de 6 lignes, en relief, précédée d'une croix, sur une sépulture de famille, dans le cimetière Sainte-Hélène à Strasbourg. — Er. Wickersheimer, 2 septembre 1908.

93. — COZE, Pierre, 1754-1821.

CI GIT | PIERRE COZE | NÉ A AMBLETEUSE DEPT. | DU PAS DE CALAIS | LE 17 AOÛT 1754 | DÉCÉDÉ LE 25 JUIN 1821 | DOYEN ET PROFESSEUR | DE LA FACULTÉ DE MÉDECINE | DE STRASBOURG | PRÉSIDENT DE LA SOCIÉTÉ DE | SCIENCES ARTS ET AGRICULTURE | DE CETTE VILLE | DE L'ACADEMIE ROYALE | DE MÉDECINE | DE LA SOCIÉTÉ ROYALE ET | CENTRALE D'AGRICULTURE | ET AUTRES SOCIÉTÉS SAVANTES | ANCIEN CHIRURGIEN DU ROI | ET MÉDECIN EN CHEF...

Inscription de 19 lignes, la fin de la dernière étant effacée, sur une tombe du cimetière Sainte-Hélène, à Strasbourg. — Er. Wickersheimer, 2 septembre 1908.

94. — **BOECKEL, Eugène, 1831-1900.**

EUGÈNE | BOECKEL | DOCTEUR | EN MÉDECINE | 1831-1900.

Inscription de 5 lignes, en relief, sur une plaque de marbre blanc, recouvrant une sépulture de famille, dans le cimetière Sainte-Hélène, à Strasbourg. — ER. WICKERSHEIMER, 2 septembre 1908.

95. — **BARTH, J.-C., † 1826.**

.J.C : BARTH | DOCTEUR. EN. MÉDECINE | † | LE. 30 | JUILLET | . 1826.

Inscription de 6 lignes, gravée sur une croix de marbre blanc, surmontant une tombe du cimetière Sainte-Hélène, à Strasbourg. — ER. WICKERSHEIMER, 2 septembre 1908.

96. — **BLECH, J.-C., 1763.**

PHILIPP. HEINRICH. HAHN | VON. HOMBOVRG. JOHAN- | ERNST. FERG. GEORG- | CHRISTOPH. FERG. VON | NURNBERG. IEAN PIERRE | SEIDENBOVRG. DE. COBLECE | IEAN. CHRETIEN. BLECH. DE | HANAV. CHRVRGEN. 1763.

Inscription de 8 lignes, gravée sur la tour de la cathédrale de Strasbourg, à l'occasion de la visite de ces personnages. — ER. WICKERSHEIMER, 3 septembre 1908.

97. — **LAVATER, 1741-1801.**

LAFATER.

Inscription gravée sur la tour de la cathédrale de Strasbourg, à l'occasion de la visite de LAVATER [1]. — ER. WICKERSHEIMER, 3 septembre 1908.

98. — **SCHANTÉ, Jean-Adam, 1827-1888.**

JEAN ADAM SCHANTÉ | PHARMACIEN DE 1ere CLASSE | LAURÉAT DE L'ÉCOLE SUP^{re} DE PHARMACIE | 1827-1888. | — | ... | R. I. P.

Inscription précédée d'une croix, gravée sur une plaque de marbre blanc, recouvrant une sépulture de famille dans le cimetière Saint-Urbain, à Strasbourg. — ER. WICKERSHEIMER, 5 septembre 1908.

1. En 1776, d'après BÆDEKER, *Rheinlande*, 15. Auflage, Coblenz, 1868.

99. — **LACAUCHIE, Adolphe-Euclide, 1806-1853.**

ADOLPHE EUCLIDE | LACAUCHIE | AGRÉGÉ DE LA FACULTÉ | DE STRASBOURG | MÉDECIN PRINC. A L'HOP. MILITAIRE | DU ROULE A PARIS | ANC. CHIR. EN CHEF DE L'ARMÉE | D'ITALIE | OFFICIER DE LA LÉG. D'HONNEUR | COMMANDEUR DE L'ORDRE | DE St GREGOIRE LE GRAND | NÉ A PARIS LE 1 MARS 1806 | DÉCÉDÉ A BADEN LE 3 7bre 1853.

Inscription de 13 lignes, gravée en lettres noires sur un monument en grès, surmonté d'une croix au centre de laquelle est figurée une croix d'officier de la Légion d'honneur. Cimetière Saint-Urbain, à Strasbourg. — Er. Wickersheimer, 5 septembre 1908.

100. — **KIRCHDOERFFER, A. — CHOLÉRA à Strasbourg, 1834.**

CI GIT | ANDRÉ KIRCHDOERFFER | AUMONIER | DE L'HOPITAL CIVIL DE STRASBOURG | MORT VICTIME DU CHOLERA | LE 14 AOUT 1834 | A L'AGE DE 41 ANS. | LE BON PASTEUR | DONNE SA VIE POUR SES BREBIS St JEAN 10. 11. | L'ADMINISTRATION | DES HOSPICES CIVILS RECONNAISSANTE | LUI A FAIT ERIGER | CE MONUMENT.

Inscription de 13 lignes, gravée en lettres noires sur un monument en grès, surmonté d'une croix de fonte, dans le cimetière Saint-Urbain, à Strasbourg. — Er. Wickersheimer, 5 septembre 1908.

101. — **CAILLIOT, Eugène, 1800-1868.**

EUGENE CAILLIOT | DOCTEUR EN MÉDECINE | 11 JUIN 1800 — 14 AOUT 1868.

Inscription de 3 lignes gravée sur un monument en grès en forme de cercueil, dans le cimetière Saint-Urbain, à Strasbourg. — Er. Wickersheimer, 5 septembre 1908.

102. — **OSTERTAG, Georges-Adolphe, † 1849.**

A LA MEMOIRE | DE | GEORGES ADOLPHE | OSTERTAG | DOCTEUR EN MEDECINE | DECEDE LE 10 MARS 1849 | A L'AGE DE 80 ANS.

Inscription de 7 lignes, gravée sur le socle d'une colonne surmontée d'une croix en grès, dans le cimetière Saint-Urbain, à Strasbourg. — Er. Wickersheimer, 5 septembre 1908.

103. — LE ROY, Jules-Abel-Marie, † 1870.

JULES ABEL MARIE | LE ROY | MÉDECIN PRINCIPAL DE 1ère CLASSE | CHIRURGIEN EN CHEF DU 1er CORPS | DE L'ARMÉE DU RHIN | OFFICIER DE LA LÉGION D'HONNEUR | DÉCORÉ DES MÉDAILLES DE CRIMÉE | ET D'ITALIE | NÉ A GUER (MORBIHAN) | DÉCÉDÉ A STRASBOURG | LE 10 AOUT 1870 | À L'ÂGE DE 48 ANS. | PRIEZ DIEU POUR LUI.

Inscription de 13 lignes, gravée sur un monument surmonté d'une croix en marbre blanc, dans le cimetière Saint-Urbain, à Strasbourg. — Er. Wickersheimer, 5 septembre 1908.

104. — DUTHEIL, A.-V., 1846-1865.

A. V. DUTHEIL | ELEVE MEDECIN MILITAIRE | NE LE 9 SEPTEMBRE 1846 | A MONTELIMART | DECEDE LE 21 AVRIL 1865 | A STRASBOURG.

Inscription de 6 lignes, précédée de l'insigne du service de santé militaire français, gravée sur une colonne brisée, dans le cimetière Saint-Urbain, à Strasbourg.

SA FAMILLE SES CAMARADES | DE L'ECOLE IMPERIALE DE | SERVICE DE SANTE MILITAIRE.

Inscription de 3 lignes, gravée sur le socle du même monument. — Er. Wickersheimer, 5 septembre 1908.

105. — LEREBOULLET, D.-A., † 1865.

ICI REPOSENT | LE DOCTEUR D. A. LEREBOULLET | DOYEN DE LA FACULTÉ DE SCIENCES | DE STRASBOURG | CHEVALIER DE LA LÉGION D'HONNEUR | DÉCÉDÉ LE 6 OCTOBRE 1865 | A L'AGE DE 61 ANS. | SON ÉPOUSE | ROSALIE LEREBOULLET | NÉE RIEHL | DÉCÉDÉE LE 14 MARS 1884 | A L'AGE DE 74 ANS. | PRIEZ POUR EUX.

Inscription de 13 lignes, gravée sur une plaque de marbre blanc, recouvrant une sépulture de famille, dans le cimetière Saint-Urbain, à Strasbourg. — Er. Wickersheimer, 5 septembre 1908.

106. — COURBASSIER, Émile-Albert, 1846-1868.

ICI REPOSE | ÉMILE ALBERT | COURBASSIER | ELÈVE A L ECOLE IMPle | DU SERVICE DE SANTÉ MILre | AIDE D'ANATOMIE A LA FACULTÉ | DE

MÉDECINE DE STRASBOURG | ET INTERNE | DE L'HOPITAL CIVIL | NÉ LE 21 MAI 1846, | DÉCÉDÉ LE 29 AVRIL 1868.

Inscription de 11 lignes, gravée sur une plaque de marbre blanc, fixée au socle d'une colonne brisée en grès recouvrant une sépulture de famille. Cimetière Saint-Urbain, à Strasbourg. — Er. Wickersheimer, 5 septembre 1908.

107. — SCHURE, J.-F., † 1823.

DEM THEUREN GATTEN | U. VATER | J. F. SCHURE | GEWESENEN ZAHNARZTE | ZU STRASBURG | — | SEIN FÜR ALLES EDLE | EMPFAENGLICHER | UNERMÜDETER GEIST | VERLIESS NACH EINEM | VIELGESEGNETEN WIRKEN | SEINE IRDISCHE HÜLLE | DEN 3 APRIL 1823, | IM ALTER V. 85 JAHREN.

Inscription de 13 lignes, les 5e et 6e séparées par un filet, gravée sur une sépulture en grès, surmontée d'une urne, dans le cimetière de Saint-Gall, à Strasbourg. — Er. Wickersheimer, 8 septembre 1908.

108. — EISSEN, F.-E., † 1875.

F. E. EISSEN | DOCTEUR EN MÉDÉCINE | DÉCÉDÉ LE 22 AOÛT 1875 | À L'ÂGE DE 70 ANS.

Inscription de 4 lignes, gravée sur une sépulture en grès surmontée d'une urne, dans le cimetière Saint-Gall, à Strasbourg. — Er. Wickersheimer, 8 septembre 1908.

109. — PFEFFINGER, Johann, 1758-1813 (?).

HIER RUHET JOHAN PFEFFINGER | DOCTOR MEDICINAE. | GEB. D. 5ten AUGST | 1758. | GEST. D. 15ten DECEMB. | 181..

Inscription de 6 lignes, gravée sur une sépulture de famille, surmontée d'une urne, dans le cimetière Saint-Gall, à Strasbourg. Le millésime de la mort est incomplet (1813 ou 1817). — Er. Wickersheimer, 8 septembre 1908.

110. — CLAUSING, Ferdinand-Geoffroi, 1815-1859.

... | FERDINAND GEOFFROI | CLAUSING | DOCTEUR EN MÉDÉCINE, MÉDECIN CANTONAL | NÉ LE 23 MAI 1815 | DÉCÉDÉ LE 15 JUIN 1859.

Inscription de 5 lignes, gravée sur une plaque de marbre blanc

recouvrant une sépulture de famille, dans le cimetière Saint-Gall, à Strasbourg. — Er. Wickersheimer, 8 septembre 1908.

111. — AMPHITHÉÂTRE D'ANATOMIE DE STRASBOURG, 1711.

THEATRUM | ANATOMICUM | ... | ... | ... | EX | PROCERUM MUNIFICENTIA | ORNATUM INSRUCTUM | MARMORE HOC ORNAT | GRATA HYGEA | cIↃIↃ CCXI.

Inscription de 11 lignes, gravée sur une plaque de marbre noir encadrée d'ornements dans le goût du XVIIIe siècle, sur la façade extérieure de l'hôpital civil de Strasbourg. — Er. Wickersheimer, 12 septembre 1908.

112. — KÜHNE, Carl-August, 1754-1824.

Ruhestäte | Herr. Carl August Kühne der Arzney gelahrtr. | Doctor geb. zu Schaafstädt d. 26. mai 1754. gest. d. 15. Aug. | 1824. | und dessen Gattin Frau Maria Christiane | Fiedes Kühne geb. Seyffert in Leipzig. geb. d. 3. nov : | 1768. gest. d. 28. Juni 1844.

Inscription de 7 lignes, en relief, sur une plaque métallique appliquée contre le mur extérieur de l'ancien cimetière Saint-Jean, à Leipzig. — Er. Wickersheimer, 8 novembre 1908.

113. — WIENECKE. Georg-August, 1794-1869.

HIER RUHEN IN GOTT | UNSERE THEUEREN AELTERN | HERR DR. | Georg August Wienecke | STADTZAHNARZT IN LEIPZIG | GEB. D. 10. JUNI 1794 GEST. D. 16. NOV. 1869 | UND | Frau Johanna Maximiliane | Henriette Wienecke | geb. Otto | GEB. D. 18. AUG. 1807 GEST. D. 21. JANUAR 1868 | Ruhe sanft !

Inscription de 12 lignes, gravée en lettres dorées sur une plaque ovale de marbre blanc et suivie de deux palmes entrecroisées, en creux et dorées. Au nouveau cimetière Saint-Jean, à Leipzig. — Er. Wickersheimer, 18 novembre 1908.

114.— MARGGRAF, Th.-A., 1809-1880.

⁂ | HIER RUHT | unser theurer Bruder | TH. A. | MARGGRAF | homöop. Apoth. | geb. d. 29. Octbr. 1809 | gest. d. 13. Novbr. 1880.

Inscription de 8 lignes, gravée sur la face antérieure d'un monument de marbre noir. Au nouveau cimetière Saint-Jean, à Leipzig.

Der Gerechte wird seines | Glauben leben.

Inscription de 2 lignes, gravée en lettres dorées et suivie de deux palmes entrecroisées également en creux et dorées, sur la face postérieure du même monument. — Er. Wickersheimer, 18 novembre 1908.

115. — DOLEGA, Max, 1864-1899.

IN FRIEDEN ! | MEINEM GELIEBTEN MANNE | MEINER KINDER TREUEM VATER !

Inscription de 3 lignes, gravée au-dessus du relief rectangulaire en bronze représentant Max Dolega, en buste, de profil à gauche, sur un monument de marbre noir. Au nouveau cimetière Saint-Jean, à Leipzig.

DR. MED. MAX DOLEGA | DOCENT A. D. UNIVERSITAET. | * AM 2. APRIL 1864 | † AM 8. JULI 1899.

Inscription de 4 lignes, gravée au-dessous du relief précédent. — Er. Wickersheimer, 18 novembre 1908.

116. — GÜNTHER, Gustav-Biedermann, 1801-1866.

DEM ANDENKEN | DES | GEH. MED. RATH | DR GUSTAV BIEDERMANN | GÜNTHER | PROF. DER CHIRURGIE ZU LEIPZIG | IN DANKBARER VEREHRUNG | GEWIDMET | VON | SEINEN SCHÜLERN | UND DEN MITGLIEDERN DER | ÄRZTLICHEN WITWENKASSE.

Inscription de 12 lignes, gravée au-dessous du médaillon en bronze de Günther, en buste, de profil à droite, sur la face antérieure d'un obélisque de marbre noir. Au nouveau cimetière Saint-Jean, à Leipzig. — Er. Wickersheimer, 18 novembre 1908.

117. — BONNEMAISON, Fr.

IN . MEMORIAM . | FREDERICI . BONNEMAISON . | MEDICI . DOCTORIS . | LUDVICA . CONJUX . | EREXIT . ALTAR . | FENESTRAM . POSUIT . | SACELLUM . PIE . DECORAVIT | A. D. MDCCCLXIX.

Inscription de 8 lignes, dans la deuxième chapelle du bas-côté nord de l'abside de la cathédrale de Quimper. — Dr C. A. PICQUENARD, Quimper, 25 février 1908.

118 — SERVET, Michel, 1511-1553.

LE XXVII OCTOBRE MDLIII | MOVRVT SVR LE BVCHER | A CHAMPEL | MICHEL SERVET | DE VILLENEVVE D'ARAGON | NE LE XXIX SEPTEMBRE MDXI.

Inscription de 6 lignes, gravée sur un monolithe érigé à Champel, près Genève, le 1er novembre 1903. Les lignes 2, 3 et 5 sont en grandes capitales, la ligne 4 en très grandes capitales. — *Chronique médicale*, XV, p. 17, 1908.

119. — MILCENT, Mme M.-M., † 1824. — GROSSESSE EXTRAORDINAIRE.

ICI REPOSE | Mme MARIE-MAGDELEINE MILCENT, | ÉPOUSE DE Mr ÉTIENNE FOURNIER, | DÉCÉDÉE LE 10 MARS 1824, | ÂGÉE DE TRENTE-HUIT ANS. | ELLE FUT LE MODÈLE DES ÉPOUSES | ET LA PLUS SINCÈRE DES AMIES. | SA MORT FUT ACCÉLÉRÉE PAR DE LONGUES SOUFFRANCES | QU'ELLE SUPPORTA AVEC COURAGE. | SA DOUCEUR ET SA BONTÉ L'AVAIENT RENDUE CHÈRE | À TOUS LES MALHEUREUX. | ELLE A PORTÉ DANS SON SEIN | UN ENFANT DOUZE MOIS VIVANT ET SEPT ANS MORT, | AINSI QUE L'ONT CONSTATÉ, APRÈS SON DÉCÈS, | LES DOCTEURS DUBOIS ET BÉLIVIER, | SES MÉDECINS, QUI ONT RETIRÉ CET ENFANT | BIEN CONFORMÉ ET PARFAITEMENT CONSERVÉ. | REPOSE EN PAIX, OMBRE CHÉRIE, | LES LARMES DE TON ÉPOUX ET CELLES DE TA FAMILLE | COULERONT SUR TA TOMBE JUSQU'AU MOMENT | OÙ ILS VIENDRONT TE REJOINDRE.

Inscription de 21 lignes, sur une tombe du cimetière du Père-Lachaise, à Paris. — J.-J. WITKOWSKI, *Histoire des accouchements chez tous les peuples*. Paris, s. d., in-8°, p. 275.

120. — LAËNNEC, R.-Th.-H., 1781-1826.

LAËNNEC.

Inscription sur le devant du piédestal de la statue de LAËNNEC, place Saint-Corentin, à Quimper (Finistère).

A L'INVENTEUR DE L'AUSCULTATION | LAËNNEC RENÉ THÉOPHILE HYACINTE | NÉ A QUIMPER LE 17 FÉVRIER 1781, | MORT A PLOARÉ EN 1826 | PROFESSEUR A LA FACULTÉ DE MÉDECINE DE PARIS | ET AU COL-

LÈGE DE FRANCE | MEMBRE DE L'ACADÉMIE DE MÉDECINE | CE MONUMENT A ÉTÉ ÉLEVÉ | PAR L'ASSOCIATION DES MÉDECINS DE FRANCE | PAR LA BRETAGNE | ET PAR LES MÉDECINS FRANÇAIS ET ÉTRANGERS | MAI 1868.

Inscription de 12 lignes, gravée sur l'arrière du piédestal de la même statue. — Cf. n° 142. — C. A. Picquenard. Quimper, 6 février 1908.

121. — ABERLE, Mathias, 1784-1847.

† | **Dem Andenken des | geliebten Gatten und Vaters |** MATHIAS ABERLE | DOCTORS DER MEDICIN UND CHIRURGIE, | K. K. PROFESSORS DER ANATOMIE, | SENIORS DES MED. CHIR. STUDIUMS ZU | SALZBURG, MITGLIEDES MEHRER GELEHRTEN | GESELLSCHAFTEN, | **geboren den 20. Februar 1784, | gestorben den 5. März 1849.** | — | *« SELIG SIND DIE TOTEN DIE IM HERRN STERBEN, | « VON NUN AN SOLLEN SIE RUHEN VON IHREN MÜHEN : | « DENN IHRE WERKE FOLGEN IHNEN NACH. » OFFENB. XIV, 13.*

Inscription de 14 lignes, les 11e et 12e séparées par un filet, gravée en lettres noires sur une plaque de marbre d'une sépulture de famille, cimetière de l'église Saint-Sébastien, à Salzbourg (Autriche). — Er. Wickersheimer, 21 août 1908.

122. — SUSAN, Joseph August, 1781-1840.

HIER RUHEN DIE GEBEINE DES | WOHLGEBORNEN HERRN HERRN | IOSEPH AUGUST SUSAN | *DR. MED., K. K. KREISARZT, DIRECTOR DES MED. CHYRURG. STUDIUMS | IN SALZBURG ETC | GEB. DEN 12. FEBR. 1781, | GEST. AM 10. MÄRZ 1840. | GEWIDMET VON SEINER TIEFTRAUENDEN GATTIN |* LEOPOLDINE SUSAN, | *GEB. VON GRAFENSTEIN.*

Inscription de 10 lignes, en italiques noires, les lignes 3 et 9 en capitales dorées, précédée d'un caducée en relief disposé horizontalement, sur une plaque de marbre, dans le cimetière de l'église Saint-Sébastien, à Salzbourg (Autriche). — Er. Wickersheimer, 21 août 1908.

123. — HARTENKEIL, J.-J., † 1808.

Ioanni Iacobo Hartenkeil | MEDICINÆ ET CHIRURGIÆ DOCTORI, | SUB | ARCHIEPISCOPO Hieronymo | CHIRURGO PRIMARIO, | SUB ELECTORE

FERDINANDO | CONSILII AC ORDINIS MEDICORUM | DIRECTORI | SUB | IMPERATORE FRANCISCO | CONSILIARIO REGIMINIS ET PROVINCIAE | SALISBURGENSIS ARCHIATRO, | DIVERSARUM QUAE PER EUROPAM FLORENT | ACADEMIARUM SODALI, | EPHEMERIDUM MEDICO = CHIRURGICARUM | JAM INDE AB ANNO MDCCXC | USQUE AD DIEM EMORTUALEM VII IUNII MDCCCVIII | CONCINNATORI AC EDITORI, | HOC PIETATIS MONUMENTUM | POSUERE | AMICI, VIDUA, ET EX SORORE | NEPOTES.

Inscription de 23 lignes, précédée d'un caducée en relief disposé horizontalement, gravée sur une plaque de marbre, dans le cimetière de l'église Saint-Sébastien, à Salzbourg (Autriche). — ER. WICKERSHEIMER, 21 août 1908.

124. — FISCHER, Anton, 1801-1858.

Dem Andenken | des unvergesslichen Gatten | ANTON FISCHER | **Doctors der Medizin, | emer. : Stadtphysikus und | k. k. Directors der Landesfürstl. | Heil u. Versorgungsanstalten | dahier, | geboren zu Landeck in Tirol, | den 21. Juni 1801, | gestorb. den 5. April 1858.**

Inscription de 11 lignes, gravée sur une plaque de marbre d'une sépulture de famille, dans le cimetière de l'église Saint-Sébastien à Salzbourg (Autriche). — ER. WICKERSHEIMER, 21 août 1908.

125. — PARACELSE, 1493-1541.

PHILIPPI | THEOPHRASTI | PARACELSI | *QVI | TANTAM ORBIS FAMAM | EX AVRO CHYMICO* | ADEPTVS | *EST, | EFFIGIES ET OSSA, | DONEC RVRSVS CIRCVMDABITVR PELLE SVA | JOB : C. 19.*

Inscription de 11 lignes, gravée sur une pyramide de marbre gris, surmontée d'une urne et portant en son centre un médaillon peint, représentant PARACELSE en buste, de trois quarts à gauche, dans le cimetière de l'église Saint-Sébastien, à Salzbourg. Le socle de pierre sur lequel repose cette pyramide porte les armes de PARACELSE.

SVB REPARATIONE ECCLESIAE | MDCCLII | *EX SEPVLCHRALI TABE ERVTA | HVC LOCATA SVNT.*

Inscription de 4 lignes, gravée au-dessous du médaillon ci-dessus.

CONDITVR HIC PHILIPPVS | THEOPHRASTVS INSIGNIS | MEDICINE DOCTOR

QVI | DIRA ILLA VVLNERA. LEPRAM | PODAGRAM HYDROPOSIM | ALIAQ. INSANABILIA COR = | PORIS CONTAGIA. MIRIFICA | ARTE SVSTVLIT. AC BONA | SVA IN PAVPERES DISTRI = | BVENDA COLLOCANDAQ. | HONERAVIT. ANNO M. D. | XXXXI DIE XXIIII. SEPTE = | MBRIS VITAM CUM MORTE | MUTAVIT.

Inscription de 14 lignes, gravée sur le socle du monument, au-dessus des armes de PARACELSE.

PAX VIVIS REQVIES | ÆTERNA SEPVLTIS.

Inscription de 2 lignes, gravée sur le socle du monument, au-dessous des armes. — Cf. n° 126. — ER. WICKERSHEIMER, 21 août 1908.

126. — PARACELSE, 1493-1541.

PH. TEOPHRASTUS PARACELSUS | GEB. ZU EINSIEDELN 1493. LEBTE | IN DIESEM HAUSE U. STARB 1541.

Inscription de 3 lignes, gravées en lettres noires sur une plaque de tôle blanche, au-dessous du portrait de trois quarts à gauche de PARACELSE, accompagné de ses armes, qui orne la façade de la maison : Platzl n° 3, à Salzbourg (Autriche). — Cf. n° 125. — ER. WICKERSHEIMER, 21 août 1908.

127. — PIGACHE, 1799-1870.

LE DOCTEUR PIGACHE | NÉ A S^T CLOUD LE 14 MARS 1799 | A ÉTÉ FRAPPÉ ICI MORTELLEMENT | LE 25 SEPTEMBRE 1870 | PENDANT LE SIÈGE DE PARIS.

Inscription de 5 lignes, sur la maison portant le n° 12, rue d'Orléans, à Saint-Cloud (Seine-et-Oise). — Ch. CHANDEBOIS, Paris, 26 juillet 1908.

128. — TURIN, E.-H., 1819-1868.

EUGÈNE HONORÉ TURIN | DOCTEUR EN MÉDECINE ET PHARMACIEN | NÉ LE 24 MAI 1819 DÉCÉDÉ LE | 12 OCTOBRE 1868.

Inscription de 4 lignes, gravée sur une pierre tumulaire en marbre blanc, au-dessous de l'inscription concernant A.-F.-V. CARILIAN. Cimetière de Briançon (Hautes-Alpes). — Cf. n° 244. — R. BLANCHARD, 24 septembre 1889.

129. — CHOLÉRA, Neumarkt-en-Tyrol, 1837.

DEM | ALLGERECHTEN UND GÜTIGEN, | DER MIT ASIATISCHER GEISEL | DIE VÖLKER EUROPENS SCHLUG | SETZTE DIS DENKMAL DER DANK | BARKEIT 1837 | DAS VERSCHONTE NEUMARKT.

Inscription de 7 lignes au-dessus d'une niche contenant une statue de la Vierge, à l'entrée du village de Neumarkt (Tyrol). — Er. Wickersheimer, 17 août 1908.

130. — PELLETIER, 1788-1842, et CAVENTOU, 1795-1877.

AUX PHARMACIENS | PELLETIER ET CAVENTOU | POUR LEUR DÉCOUVERTE DE LA QUININE.

Inscription de 3 lignes, gravée en creux sur la face antérieure du socle d'un monument signé E. Lormier. Paris 1900, à l'angle du boulevard Saint-Michel et de la rue Denfert-Rochereau, à Paris, et représentant Pelletier et Caventou en pied, revêtus de leurs robes de professeur, Caventou tenant à la main un ballon de laboratoire.

SOUSCRIPTION INTERNATIONALE | MDCCCC.

Inscription de 2 lignes, au-dessus de la précédente.

PELLETIER | PROFESSEUR A L'ÉCOLE DE PHARMACIE | 1788-1842.

Inscription de 3 lignes, sur la face latérale gauche du socle du même monument.

CAVENTOU | PROFESSEUR A L'ÉCOLE DE PHARMACIE | 1795-1877.

Inscription de 3 lignes, sur la face latérale droite du socle du même monument.

PAR LEUR PRÉCIEUSE DÉCOUVERTE | PAR LEUR DÉSINTÉRESSEMENT | ILS ONT MÉRITÉ LE TITRE | DE BIENFAITEURS DE L'HUMANITÉ.

Inscription de 4 lignes sur la face postérieure du socle du même monument. — Er. Wickersheimer, 5 juillet 1908.

131. — TARNIER, 1828-1897.

TARNIER | 1828-1897.

Inscription de 2 lignes, en lettres dorées en relief sur le chapiteau d'un monument adossé à la façade de la clinique Tarnier, à l'angle de la rue d'Assas et de l'avenue de l'Observatoire, à Paris. Bas-relief, signé D. PUECH, PARIS 1905, représentant TARNIER debout dans une salle d'hôpital, au chevet d'une accouchée, embrassant son enfant ; à côté du lit une couveuse où est couché un autre nouveau-né.

AV MAITRE QVI CONSACRA SA VIE | AVX MERES ET AVX ENFANTS | SES COLLEGVES SES ELEVES SES AMIS | SES ADMIRATEVRS.

Inscription de 4 lignes, gravée en lettres dorées en creux au-dessous du même monument. — Er. WICKERSHEIMER, 5 juillet 1908.

132. — HENLY, Richard, † 1821.

IN MEMORY OF | RICHARD HENLY F. R. C. S. | WHO DEPARTED THIS LIFE | ON THE 30th OCTOBER 1821 | AGED 53 YEARS | HE WAS APPOINTED SURGEON | OF THE RUSSIAN TROOPS | IN THIS ISLAND IN 1815 | AFTERWARDS | MEDICAL STOREKEEPER TO THE | BRITISH FORCES IN JERSEY | HE ALSO | HELD THE COMMISSION OF | SURGEON OF THE 4th OR SOUTH | BATTERY OF THE ROYAL JERSEY | ARTILLERY | FROM 1808 TO THIS DECEASE | IN 1821.

Inscription de 18 lignes, sur une tombe du cimetière de l'église paroissiale de Saint-Hélier (île de Jersey). — J. DESCAT, Paris, juillet 1908.

133. — SELLIER, J.-P.-P.-M., 1796-1857.

JEAN PIERRE PAUL MARIE | SELLIER | DOCTEUR EN MÉDECINE | NÉ A VARZY LE 10 JANVIER 1796 | MORT A PARIS LE 13 DÉCEMBRE 1857 | HEUREUX CELUI QUI SAIT COMPRENDRE | LE BESOIN DU PAUVRE ET DE L'AFFLIGÉ | LE SEIGNEUR LE DÉLIVRERA | PS. XLI.

Inscription de 9 lignes, sur une tombe du cimetière de Passy, à Paris. — Er. WICKERSHEIMER, 2 février 1908.

134. — VAN SWIETEN, Gérard, † 1772.

GERHARD | B. V. | SWITTEN

Inscription de 3 lignes, gravée sur une pierre tumulaire faisant partie du dallage de la Burgkapelle, à l'église des Augustins, à Vienne (Autriche). VAN SWIETEN était premier médecin de l'impératrice MARIE-THÉRÈSE. — Dr P. DELAUNAY, Le Mans, 15 août 1905.

135. — CANUET, L.-U., 1771-1842, et CANUET, J.-U.-V., 1799-1864.

HIC JACENT BEATAM SPEM SPECTANTES

Inscription dont le sens est complété par les suivantes, au-dessus d'une sépulture de famille du cimetière de Passy, à Paris.

LUDOVICUS URBANUS CANUET | NAT. 3 APR. 1771. DEF. 6 DEC. 1842. | DOCTOR MEDICUS FACULTATIS PARISIENSIS. | IN LEGIONE HONORATORUM | ET IN ALIOS EQUITUM ORDINES COAPTATUS | EX ACADEMIA REGIA MEDICINAE | PLURIMISQUE ALIIS DOCTIS CONVENTIBUS. | HOSPITIORUM PARISIENSIUM MEDICUS | REGIS DOMUS MEDICUS HONORARIUS. | SCHOLARUM PRIMARIARUM INSPECTOR. | SOCIETATIS PROVIDENTIAE CALLOIENSIS PRAESES | ADMINISTRATOR PAUPERUM | PER XXXVII ANNOS.

Inscription de 13 lignes sur une plaque de marbre blanc, au-dessous de la précédente.

JACOBUS URBANUS VICTOR CANUET | NAT. 1 APR. 1799. DEF. 23 NOV. 1864. | DOCTOR MEDICUS FACULTATIS PARISIENSIS. | IN LEGIONE HONORATORUM EQUES | SCHOLARUM PRIMARIARUM INSPECTOR DELEGATUS | IN IMPERII MINISTERIO | NEC NON APUD PUPILLOS SUB IMPERATORII PUERI TUTELIO | MEDICUS ETC. ETC. | TRANSIIT BENEFACIENDO.

Inscription de 9 lignes sur une plaque de marbre blanc, à gauche de la précédente. — ER. WICKERSHEIMER, 2 février 1908.

136. — FAUVEL, Antoine-Sulpice, 1813-1884.

ANTOINE-SULPICE FAUVEL. 1813-1884.

Inscription gravée sur le socle du buste en bronze de FAUVEL, en uniforme d'académicien, qui se détache en avant d'un monument, au cimetière de Passy, à Paris. Sur ce monument en pyramide, est représenté avec le double monogramme : A. Ω., un Serpent enroulé autour d'un flambeau.

DOCTEUR A. FAUVEL | NÉ LE 7 NOVEMBRE 1813 DÉCÉDÉ LE 5 NOVEMBRE 1884 | 1884 VICE-PRÉSIDENT DE L'ACADÉMIE DE MÉDECINE | 1867-1884 INSP. GÉN^{AL} DES SERVICES SANIT^{RES} | DE FRANCE | 1867 MÉDECIN ORD^{RE} DE L'EMPEREUR NAPOLÉON III | MEMBRE DU COMITÉ CONSUL^{TIF} D'HYGIÈNE PUB^{QUE} | MEMBRE DU COMITÉ D'HYGIÈNE ET DU SERVICE MÉDICAL DES HÔPITAUX | 1876 MÉDECIN HONORAIRE DE L'HÔTEL-DIEU |

1847-1866 MÉDN SANIT. DE FRANCE À CONSTANTINOPLE | 1848 MEMBRE DU CONSEIL SUPEUR DE SANTÉ DE | L'EMPIRE OTTOMAN | 1849 PROFESSEUR À L'ÉCOLE IMPLE DE MÉDNE DE | CONSTANTINOPLE | 1877 MEMBRE FONDAT. DE LA SOCIÉTÉ DE MÉDNE | PUBLIQUE ET D'HYGIÈNE PROFESSIONNELLE | 1879 MEMBRE DE LA SOCIÉTÉ D'HYGIÈNE D'ITALIE | MEMBRE HONRE DE L'ACADÉMIE ROYALE DE | MÉDECINE DE BELGIQUE | 1879 MEMBRE DE LA SOCIÉTÉ DES MÉDINS SUÉDOIS | 1855 OFFICIER DE LA LÉGION D'HONNEUR | 1866 GD OFFICIER DE L'ORDRE DE MEDJIDIEH | DE TURQUIE | 1875 DÉCORÉ DE L'ORDRE ST STANISLAS DE RUSSIE | 1875 COMMANDEUR DE L'ORDRE DE LA CONCEPTION DE | PORTUGAL ET DE L'ORDRE DU CHRIST DE PORTUGAL | 1881 DÉCORÉ DE L'ORDRE ROYAL DU ST SAUVEUR DE GRÈCE.

Inscription de 28 lignes, les lignes 3-15 et 16-28 étant disposées sur deux colonnes de 13 lignes chacune, gravée sur une plaque de marbre noir. Même monument. — Cf. n° 137. — ER. WICKERSHEIMER, 2 février 1908.

137. — FAUVEL, Henri-Lucien-Sulpice, 1856-1886.

HENRI LUCIEN SULPICE FAUVEL | CHIMISTE ATTACHÉ À L'ASSAINISSEMENT DE PARIS | PRÉPARATEUR D'HYGIÈNE À L'ÉCOLE DE MÉDECINE | MEMBRE DE LA SOCIÉTÉ DE MÉDECINE PUBLIQUE, MEMBRE DE LA SOCIÉTÉ D'HYDROLOGIE, | NÉ LE 22 JUIN 1856, DÉCÉDÉ DANS L'EXERCICE DE SES FONCTIONS LE 7 MAI 1886.

Inscription de 5 lignes, gravée sur une plaque marbre noir, fixée sur le monument précédemment décrit. — Cf. n° 136. ER. WICKERSHEIMER, 2 février 1908.

138. — BELON, Pierre. 1517-1564.

PIERRE BELON | NATURALISTE | ET | VOYAGEUR | 1517 1564.

Inscription de 5 lignes, gravée en lettres dorées sur une plaque fixée sur la face antérieure du piédestal de la statue en bronze de BELON, due au sculpteur Ch. FILLEUL et inaugurée le 9 octobre 1887 dans le square de la place de la Préfecture, au Mans. BELON est représenté assis sur un fauteuil, en robe et bonnet de docteur, tenant de la main droite un crayon et de la gauche quelques feuillets.

L'HISTOIRE DE LA NATVRE | DES OYSEAVX | PARIS 1555 | La nature et diuersité des poissons | PARIS 1555 | DE ARBORIBVS CONIFERIS |

PARIS 1553 | LES OBSERVATIONS | DE PLVSIEVRS SINGVLARITEZ ET | choses memorables trouuées en Grèce | Asie. Iudée. Egypte. Arabie & autres pays | estranges | PARIS 1553. | LES REMONSTRANCES | SUR LE DEFAVLT DV LABOVR | & culture des plantes. | PARIS 1558.

Inscription de 17 lignes, gravée en lettres dorées sur une plaque fixée sur la face postérieure du piédestal.

SOUSCRIPTION | INTERNATIONALE | 1887 | France. Autriche-Hongrie. | Belgique. Danemark. Égypte. | Espagne. Grande-Bretagne. | Grèce. Hollande. Irlande.

Inscription de 7 lignes, gravée en lettres dorées sur une plaque fixée sur la face latérale gauche du piédestal.

SOUSCRIPTION | INTERNATIONALE | 1887 | Italie. Norwège. Perse. | Portugal. Roumanie. Russie. | Saxe. Serbie. Suède. Suisse. | Syrie. Turquie d'Europe.

Inscription de 7 lignes, gravée en lettres dorées sur une plaque fixée sur la face latérale droite du piédestal.

Le monument de Pierre BELON a été inauguré le 9 octobre 1887 ; le professeur R. BLANCHARD, alors Secrétaire général de la Société Zoologique de France, y a pris la parole au nom de cette Société[1]. — Dr P. DELAUNAY, Le Mans, 28 avril 1908.

139. — ROCHARD, Jules, 1819-1896.

... | DOCTEUR JULES ROCHARD | INSPECTEUR GÉNÉRAL DU SERVICE DE SANTÉ | DE LA MARINE EN RETRAITE | GRAND-OFFICIER DE LA LÉGION D'HONNEUR | ANCIEN PRÉSIDENT DE L'ACADÉMIE DE MÉDECINE. | 1819-1896.

Inscription de 6 lignes, précédée d'une croix et du mot CREDO, sur une tombe du cimetière de Passy, à Paris. — ER. WICKERSHEIMER, 2 février 1908.

140. — LEVASSEUR, de la Sarthe, 1747-1834.

A | LEVASSEUR de la sarthe | EX | CONVENTIONNEL

Inscription de 4 lignes, sur un médaillon circulaire de marbre noir, fixé à la face antérieure d'un obélisque quadrangulaire de

1. Cf. *Bulletin de la Société Zoologique de France*, XII, p. XXIII, 1887.

calcaire blanc, élevée à la mémoire du chirurgien conventionnel LEVASSEUR de la Sarthe. Allée Sainte-Croix, près du rond-point, dans le grand cimetière du Mans.

né | à s[te] croix .·. MANS .·. | le 27 mai | 1747

Inscription de 4 lignes, sur un médaillon circulaire de marbre noir, fixé à la face latérale droite de la pyramide.

décédé | AU MANS | LE 18 7[BRE] 1834

Inscription de 3 lignes, sur un médaillon circulaire de marbre noir, fixé à la face latérale gauche de la pyramide.

SA famille | ET | SES AMIS

Inscription de 3 lignes sur un médaillon circulaire de marbre noir, fixé à la face postérieure de la pyramide.

Au-dessus des inscriptions précitées, quelques motifs en haut relief, sur calcaire blanc. Face antérieure : un dextrochère tenant une épée et issant d'un nuage. Face latérale gauche : un rouleau déployé avec l'inscription :

DROITS | DE· | L'HOMME

Face postérieure : un cartouche entouré de palmes avec l'inscription :

ARMÉE | de | sambre-meuse | bataille de | HONDSCHOOTE | 8 7bre 1793.

Face latérale droite : un Pélican et ses petits, encadrés par une cordelière où pend un insigne maçonnique.

LEVASSEUR était franc-maçon. — Dr P. DELAUNAY. Le Mans, 28 avril 1908.

141. — CONSTANTIN GUÉRI DE LA LÈPRE par les eaux du baptême.

CONSTANTINUS ERAT LEPRA PERCUSSUS UTRAQUE
SED STATIM SACRIS UTRAQUE CEDIT AQUIS.

Inscription de 2 vers, au-dessus d'un des trois compartiments d'un haut relief polychrôme de la Renaissance, adossé à la muraille, auprès des fonts baptismaux, dans le bras méridional du transept de l'église Saint-Remi, à Reims. Ce compartiment représente CONSTANTIN plongé dans une cuve jusqu'à mi-corps, et recevant l'eau lustrale de la main du pape SYLVESTRE. Le deuxième compartiment représente le baptême du Christ par saint Jean ; dans le troisième on voit saint Remi recevant du ciel un vase rempli du saint chrême, pendant qu'il trempe le roi Clovis dans les eaux du baptême. — Dr E. Jeanselme, Paris, mai 1908.

142. — LAENNEC. 1781-1826.

ICI REPOSENT | RENÉ THEOPHILE HYA^{THE} | LAENNEC | MEDECIN DE S. A. R. MME | DUCHESSE DE BERRY | LECTEUR ET PROF^{EUR} ROYAL | EN MÉDECINE | AU COLLÈGE DE FRANCE | PROFESSEUR DE CLINIQUE | À LA FACULTÉ DE PARIS | DE L'ACADÉMIE ROYALE | DE MÉDECINE | CHEV^{R} DE LA LÉG^{N} D'HONNEUR | NÉ A QUIMPER EN 1781 | MORT A KERLOUARNEC | LE 13 AOUT 1826 | ET | D^{ME} JACQ^{E} GUICHARD | SON ÉPOUSE | NÉE A BREST EN 1779 | MORTE A KERLOUARNEC | LE 2 AOUT 1847. | — | PRIEZ POUR EUX.

Inscription de 23 lignes, les deux dernières séparées par un filet, gravée sur la tombe de Laënnec, au cimetière de Ploaré (Finistère).

Le monument mesure 1 mètre 74 de long, sur 75 centimètres de large et 69 centimètres de haut : il consiste en une table rectangulaire en granit de Kersanton, entourée d'un rebord plat de 3 centimètres, et reposant sur un parallélipipède en granit de même origine. Occupant le centre du cimetière, tout près de la grande croix, il domine la baie de Douarnenez. — Cf. n° 120. — Dr P. Mével, Douarnenez, 2 mai 1908.

143. — MARET, Hugues, 1726-1786.

CI GIT | HUGUES MARET DOCTEUR EN MÉDECINE | DE LA FACULTÉ DE MONTPELLIER, MEMBRE DU | COLLÈGE DE MÉDECINE DE DIJON, CENSEUR | ROYAL, ASSOCIÉ..... DE LA SOCIÉTÉ | R^{LE} DE MÉDECINE DE PARIS, MEDECIN DU ROY | ET DE LA GÉNÉRALITE, POUR LES ÉPIDÉMIES, | MÉDECIN DES ÉTATS DE BOURGOGNE, | INSPECTEUR DES EAUX MINÉRALES, | SECRÉTAIRE PERPÉTUEL DE L'ACADÉMIE DES | SCIENCES, ARTS ET BELLES-LETTRES DE DIJON, | PROFESSEUR DE CHIMIE ET | DE MATIÈRE MÉDICALE | CORRESPONDANT DE L'ACADÉMIE ROYALE DES | SCIENCES DE PARIS, MEMBRE DE PLUSIEURS | ACADÉMIES NATIONALES ET ÉTRANGÈRES, | MORT A DIJON LE ONZE JUIN MD CCLXXXVI | ÂGÉ DE CINQUANTE NEUF ANS, | HUIT MOIS ET CINQ JOURS, | ENVOYÉ PAR LE GOUVERNEMENT AU SECOURS | DE LA PAROISSE DE FRESNE S^{T}-MAMETZ, EN | PROIE A UNE ÉPIDÉMIE MEUR-

TRIÈRE, IL A | OUBLIÉ LE SOIN DE SA VIE POUR LA CONSERVER | AUX AUTRES ET APRÈS AVOIR ARRÊTÉ LES | RAVAGES DE CETTE FUNESTE MALADIE PAR LE | PLUS HEUREUX TRAITEMENT. IL Y A SUCCOMBÉ | LUI-MÊME LE X-HUITIÈME JOUR APRÈS SON | RETOUR DANS SA PATRIE, VICTIME D'UN ZÈLE | AUQUEL IL NE MIT JAMAIS DE BORNES | DÈS QU'IL CRUT POUVOIR | LE RENDRE UTILE A L'HUMANITÉ | — | PRIES POUR LE REPOS DE SON AME.

Inscription de 32 lignes, les lignes 31 et 32 suivies chacune d'un filet, aujourd'hui détruite, sur une tombe de l'ancien cimetière de Dijon. — Cf. Henri MARC, *Inscriptions relevées sur les tombes de l'ancien cimetière de Dijon*. Dijon, Jobard, 1899, in-4°, p. 4. — G. DUMAY, secrétaire de l'Académie des sciences, arts et belles-lettres de Dijon, 10 mai 1908.

144. — AILLEBOUST, Pierre, † 1531.

HIC IACET NOBILIS ET SAPIENS PEVRVS | ALLIBOSIUS FRANCISCI REGIS EIUSQUE FILIORUM | CONSILIARIVS ET MEDICVS ORDINARIVS. OBIIT | BELLIFONTIS, REGIA IN DOMO 5 SEPT. 1531.

Inscription de 4 lignes, aujourd'hui détruite, sur une tombe dans l'église Saint-Jean de la Grotte, à Autun. — Cf. H. DE FONTENAY, *Épigraphie autunoise*, I, p. 151.

Pierre AILLEBOUST, né à Autun à la fin du XVe siècle, était docteur de l'Université de Montpellier. — G. DUMAY, Dijon, 10 mai 1908.

145. — DUBLED, Denis, vers 1651.

DENIS DVBLED MRE APRE DAVTVN. 1651

Inscription gravée sur un mortier en laiton, appartenant à M. DUBOIS, pharmacien à Autun. — Cf. H. de FONTENAY, *Épigraphie autunoise*, II, p. 401. — Cf. n° 146. — G. DUMAY, Dijon, 10 mai 1908.

146. — DUBLED, H., vers 1675.

MEDĪNA. DE. TERRA. ORTA EST. VIR. PRVDENS. NON. ABHORREBIT EAM. H. DUBLED. 1675.

Inscription gravée sur un très beau mortier en bronze, aux armes de l'apothicaire DUBLED. Ce mortier qui avait appartenu à la pharmacie de l'hospice d'Autun, a été vendu aux enchères en 1884 et acheté par M. BOUVET, pharmacien à Autun. — Cf. H. de FONTENAY, *Épigraphie autunoise*, II, p. 211. — Cf. n° 145. — G. DUMAY, Dijon, 10 mai 1908.

147. — **HOIN, François. 1766-1813.**

ÉLEVÉ A LA MÉMOIRE | DE | FRANÇOIS HOIN | CHEVALIER DE L'EMPIRE | CHIRURGIEN MAJOR | DE LA GARDE IMPÉRIALE | NÉ À DIJON EN 1766 | MORT À ANVERS EN 1813.

Inscription de huit lignes, aujourd'hui détruite, sur une tombe de l'ancien cimetière de Dijon. — Cf. Henri MARC, *Inscriptions relevées sur les tombes de l'ancien cimetière de Dijon*. Dijon, Jobard, 1899, in-4°, p. 18. — G. DUMAY, Dijon, 10 mai 1908.

148. — **COMBES, Louis, † 1888.**

LOUIS COMBES | MÉDECIN AIDE MAJOR DE 1ÈRE CLASSE | A L'ARMÉE DE LA LOIRE (1870-71) | ADJOINT AU MAIRE DE LYON | DÉCÉDÉ LE 30 AOÛT 1888 | DANS SA 63e ANNÉE | SA VIE LABORIEUSE A ÉTÉ CELLE D'UN | HOMME DE BIEN | HONNEUR A LUI.

Inscription de 9 lignes, sur une tombe du cimetière de Loyasse, à Lyon. — Prof. FLORENCE, Lyon, juin 1908.

149. — **PESTE A LYON, 1348.**

SUB. EJUS. PRAESIDIO | NON ULTRA PESTIS

Inscription de 2 lignes, aujourd'hui cachée par une enseigne, et dont une partie est seule, paraît-il, conservée, montée de la Grande Côte, à Lyon. Ayant succédé à une autre inscription en caractères gothiques datant de 1348, elle était autrefois surmontée d'une statue de saint SÉBASTIEN, patron de la peste, qui pourrait être celle que possède aujourd'hui le Professeur LACASSAGNE. La colline Saint-Sébastien, plus connue sous le nom de Croix-Rousse, n'était pas touchée, assurait-on, par la peste, qui s'arrêtait au point marqué par l'inscription. — Prof. FLORENCE, Lyon, juin 1908.

150. — **HAÜY, Valentin, 1745-1822.**

VALENTIN HAÜY | FONDATEUR DE L'INSTITUTION | DES JEUNES AVEUGLES | 1745-1822.

Inscription de 4 lignes, accompagnant un médaillon de HAÜY, par Hippolyte LEFEBVRE 1906, sur une fontaine élevée à l'entre-croisement des rues Valentin Haüy et Bouchut, à Paris, et ornée également des médaillons de l'ingénieur Georges MULOT, de Rosa BONHEUR et du Dr BOUCHUT. — ER. WICKERSHEIMER, 11 juillet 1908.

151. — BOUCHUT, E., 1818-1891.

DOCTEUR E. BOUCHUT | MÉDECIN DE L'HÔPITAL | DES ENFANTS MALADES | 1818-1891.

Inscription de 4 lignes, accompagnant le médaillon de Bouchut. par F. Michelet 06, sur le monument précédemment décrit. — Er. Wickersheimer, 11 juillet 1908.

152. — ROLET, Ph., vers 1668.

MRE PHRT ROLET, APOTĪ CAÎRE IVRÉ D'AVTVN 1668.

Inscription gravée sur un mortier, appartenant à M. Dubois, pharmacien à Autun. — Cf. H. de Fontenay, *Épigraphie autunoise*, II, p. 402. — G. Dumay, Dijon, 10 mai 1908.

153. — FACULTÉ DE MÉDECINE DE WITTENBERG.

S. MED. FACUL : W : OMNIS MEDELA. A. DEO.

Inscription peinte en noir en exergue sur un ruban blanc, autour de l'emblème de la Faculté (un maître en robe noire et un étudiant en robe rouge, lisant de compagnie), sur la chaire dite de Luther. Aula de l'ancienne Université, à Wittenberg. — Er. Wickersheimer. 21 février 1909.

154. — MUSÉE ANATOMIQUE DE WITTENBERG. 1736.

MUSEVM ANATOMICVM | MVNIFICENTIA | DIVI FRIDERICI AVGVSTI | REG. POLON. ET PR. ELECT. SAXON | DRESENAE INSTITVTVM | GRATIA CLEMENTIAQVE SINGVLARI | FRIDERICI AVGVSTI FILI | REG. POLON. ET PR. ELECT. SAXON | ACADEMIAE VITEMBERG DONATVM | HIC REPOSITVM | RECT. ACAD. D. ABRAH. VATERO | ANATOM. ET BOTAN. P. P. | A. CIↃ IↃ CC XXXVI.

Inscription de 13 lignes, noires, en creux sur une plaque de pierre blanche, entourée d'un cadre ornementé en relief, sous le porche de l'ancienne Université de Wittenberg, à droite en entrant. — Er. Wickersheimer, 21 février 1909.

155. — FLOERCCIUS, Gottfried, 1691-1751.

D. T. O. M. PERENNI. MEMORIAE | D. GODOFREDI FLOERCII. | POT. REG. POL. ET. ELECT. SAX. CONSIL. AUL. | CELS. PRINC. RADZIVIL. MEDICI. PRIMA-

RII | WITTEB. NAT. MDCXCI. DENAT. MDCCLI. | SACRUM. ESSE. LUBENT VIDUA. ET HAE | REDES. SOPHIA CHARLOTTA. NAT. | LEYSER. CHRIST. ELISAB. GEORGI | IO. SOPHIA. FRIDERICA SELTENREIC | ERNEST. GODOFR. CHRI SCHROEDER | P. P.

Inscription de 11 lignes, peinte en or sur un cartouche noir, placé au bas d'un bas-relief, sous le porche de la Stadtkirche, à Wittenberg. Au centre le portrait de FLOERCKUS à l'huile, en buste, de 3/4 à droite ; au-dessus, un enfant tenant une urne, à gauche un vieillard armé d'une faux, à droite une femme pleurant, au-dessous un enfant auprès d'un four de chimiste avec un appareil de distillation, et d'une table chargée d'instruments de chirurgie. Au-dessous du cartouche, des armoiries. — ER. WICKERSHEIMER, 21 février 1909.

156. — SPERLING. Paul-Gottfried, 1652-1709.

DEO TRINVNI | SACRVM | SVAS. HIC EXVVIAS POSVIT. | D. PAVLVS. GODOFREDVS. SPERLINGIVS. | WITTENBERGENSIS. IOANNIS. MAGNI. | ILLIUS. NATVRAE. INTERPRETIS. FILIVS | ANAT. ET. BOTAN. PROF. PVBLICVS. ET. | SERENISS. PR. SERVESTA. ANHALTINI. | ARCHIATER. | MEDICVS. OMNIVM. IVDICIO. PIVS. PRVDENS. | ERVDITVS. FELIX. ET. PROPTER. | SINGVLAREM COMITATEM. SVMMIS. | INFIMISQVE. CHARVS | EXOPTATVSQVE | NATVS. CIↃ IↃCLII. D. XVIII FEBRVARII. | LITERAS SECVLARES LVDO. PORTEN. | SI. ARTEM MEDENDI SCHOLIS. | WEDELIANIS. DEBVIT. | CONIVGIVM. CVM. ANNA SOPHIA KAEMFIA | INIIT. PER XI. ANNOS. FELIX | CONCORS ET BINIS. FILIABVS. | FOECVNDVM | DENATVS. CIↃ IↃ CCIX. D. XXIII. FEBRVARII. | AET. LVIII. PERACERBVM. SVI DESI= | DERIVM. OMNIBVS RELIQVIT. | MONVMENTVM. HOC. PIETATIS. | P. P.

Inscription de 27 lignes, en creux, sur un bas-relief en pierre, surmonté du buste de 3/4 à gauche de SPERLING ; mur extérieur de la Stadtkirche à Wittenberg. — ER. WICKERSHEIMER, 21 février 1909.

157. — GENSLER. Friedrich, 1702-1779.

D. | HOC | FRIDERICUS | GENSLER | MED. D. URBIS | HUIUS SENATOR | AERARII SACRI | CURATOR ET PRAE | FECTURAE REDIT | PUBL. ASSESSOR | NAT. GEDANI | A. MDCCII. D. XXX IUL. | MORT. MDCCLXXIX | D XXIV IANUAR. | — | MOLLITER.

Inscription de 15 lignes, les deux dernières séparées par un filet, gravée sur une pyramide élevée dans le cimetière de Wittenberg.

S. | MEDICINA | PERPETUA | MORTIS | COMMENTATIO | — | F.C. | HERES GESSLERI | CONCORDIA. | LUDOVICA | KRUEGERIA | NATA STOLTZIA.

Inscription de 11 lignes, les lignes 5 et 6 séparées par un filet, sur une autre face de la même pyramide. Sur le piédestal, les armes du défunt et divers emblèmes. — Er. Wickersheimer, 21 février 1909.

158. — LE BLANC, Louis, XVIIIe siècle.

LEBLANC | MAITRE EN | CHIRURGIE.

Inscription de 3 lignes, encadrée d'un filet, gravée sur une plaque de marbre noir mesurant 48 centimètres sur 81 et provenant de la maison habitée par Leblanc, à Orléans. Cette plaque est actuellement au Musée historique d'Orléans, salle lapidaire.

Louis Leblanc, lithotomiste de l'Hôtel-Dieu d'Orléans, était né à Pontoise. Il mourut à Orléans à la fin du XVIIIe siècle. — Cf. n° 159. — Dr Garsonnin, Orléans, 30 juillet 1908.

159. — LEBLANC, Louis, XVIIIe siècle.

LOUIS LEBLANC. DOYEN | PROF. DE LEC. R. DE CHIR. | D'ORLEANS LITH. DE L'HOT. | DIEU. DES AC. DE PARIS, DIJON, | ROUEN, ANGERS, MONTPEL. | CLERMONT-FER. TOULOUSE, | PENSIONÉ DE MS^r LE | DUC D'ORLEANS.

Inscription de 8 lignes, courbes à concavité supérieure, sur un cartouche en bois mesurant environ 25 centimètres sur 20, placé à la partie supérieure du cadre contenant le portrait à l'huile de Leblanc, au siège de la Société des sciences d'Orléans, au-dessus de la cheminée de la salle des séances.

Il existe aussi de Leblanc un portrait en buste, de profil à droite dans un médaillon, gravé par A. de Saint-Aubin, d'après Cochin, en 1750. — Cf. n° 158. — Dr Garsonnin, Orléans, 30 juillet 1908.

160. — PETIT, Antoine, 1722-1794.

BUREAU DE BIENFAISANCE | ANCIENNE SALLE DE CONSULTATIONS GRATUITES DE MEDECINE | FONDATION DU DOCTEUR ANT^NE PETIT 1788.

Inscription de 3 lignes, les deux dernières encadrées par un filet, gravée sur l'imposte de la grande porte d'entrée du Bureau de bienfaisance, rue Dupanloup, à Orléans. — Cf. n° 161. — Dr Garsonnin, Orléans, 30 juillet 1908.

161. — PETIT, Antoine, 1722-1794.

Ici repose | le corps d'ANTOINE PETIT | docteur en médecine de la faculté de Paris | et professeur d'anatomie et de chirurgie au jardin du roi | né à Orléans en 1722 | mort à Olivet le 21 octobre 1794 | et transporté avec pompe | dans ce monument de sa bienfaisance | par les soins de la municipalité d'Orléans | le 22 octobre 1794 | Ses pieuses fondations recommandent sa mémoire | à la reconnaissance et à la vénération de ses concitoyens | — | délibon du bureau de bienfse du 7 aout 1840.

Inscription de 13 lignes, les 10e et 11e séparées par un espace plus large, les 12e et 13e séparées par un filet. Cette inscription est gravée sur une plaque de marbre noir mesurant approximativement 1m10 de hauteur sur 0m70 de largeur, scellée dans le mur qui, au nord, clôture la cour de l'immeuble sis à Orléans, rue Dupanloup, n° 8. — Cf. n° 160. — Dr Garsonnin, Orléans, 4 mars 1909.

162. — PATIN, Guy, 1602-1672.

HANC EFFIGIEM. | GUIDONIS PATIN. dec. an. 1650-51 | hic posvit | GUIDO ERASMUS EMMEREZ EIUS | FILIOLUS DEC. AN. 1721-22.

Inscription de 5 lignes, peinte à la partie inférieure du portrait à l'huile de Guy Patin, en buste, de trois quarts à gauche, dans un ovale, par Antoine Masson. Bibliothèque de la Faculté de médecine de Paris. — N. Legrand, Paris, 5 mai 1909.

163. — DELAROCHE, Louis-Niçolas, † 1849.

Louis Nicolas Delaroche | docteur en médecine | membre de la légion d'honneur | décédé à Passy le 6 mai 1849 | dans sa 81e année.

Inscription de 5 lignes, sur une tombe du cimetière de Passy, à Paris. — Er. Wickersheimer, 2 février 1908.

164. — ENGELBRECHT, † 1861.

... | DR. ENGELBRECHT.

Inscription en relief sur une plaque de bronze. Face antérieure du piédestal d'un obélisque en marbre, élevé à la mémoire de l'équipage de la corvette allemande *Amazone*.

† | KRIEGSCORVETTE | AMAZONE | NOV. MDCCCLXI.

Inscription de 3 lignes, suivie d'une ancre, gravée en lettres dorées sur la face antérieure de l'obélisque.

IHREN GELIEBTEN | KINDERN | DIE TRAUERNDEN | ELTERN.

Inscription de 4 lignes, gravée en lettres dorées au-dessous d'une couronne de lauriers en bronze et au-dessus de trois rosettes dorées en creux. Face postérieure de l'obélisque. Jardin de l'Hôtel des Invalides à Berlin. — Er. Wickersheimer, 14 mars 1909.

165. — DAVIEL, Jacques, 1693-1762.

A | JACQVES DAVIEL | INVENTEVR DE L'EXTRACTION DE LA CATARACTE | — | NÉ A LA BARRE | LE 11 AOVT 1693 | — | MORT A GENÈVE | LE 30 SEPTEMBRE 1762.

Inscription de 7 lignes, gravée sur le devant d'une stèle surmontée d'un buste de Daviel signé : A. Guillox, 1891. Les mots LA BARRE et GENÈVE sont en caractères plus grands ; les lignes 3, 5 et 7 sont suivies d'un filet.

CE MONVMENT A ÉTÉ ÉRIGÉ | LE 13 SEPTEMBRE 1891 | PAR SES COMPATRIOTES | AVEC LE CONCOVRS DE | LA SOCIÉTÉ LIBRE DE L'EVRE | (SECTION DE BERNAY) | DV CONSEIL GÉNÉRAL | DV DÉPARTEMENT DE L'EVRE | ET DV COMITÉ DE LA SOVSCRIPTION | INTERNATIONALE.

Inscription de 10 lignes, gravée à la face postérieure de la stèle du même monument, érigé sur la place publique de La Barre, canton de Beaumesnil (Eure). — L. Bigot, sous-préfet de Bernay, octobre 1909.

166. — LAURENTIUS, Joannes-Georg, 1595-1673.

D. IOANN. GEORG | LAVRENTIVS, | Physicvs. | Natvs. A°. 1595. *1. Oct.* | *Styli Vet°.* | *1669.* | *B. W. fecit.*

Inscription de 7 lignes, peinte à la partie supérieure du portrait en pied de trois quarts à droite du médecin, par BURCHARD WULFF de Lübeck. Hôtel-de-Ville de Lübeck. — ER. WICKERSHEIMER, d'après une photographie.

167. — RIVET, G.-M.-D., † 1883.

VILLE DE PARIS | HOMMAGE RENDU | AUX VICTIMES | DE LEUR DÉVOUEMENT | —.— | GUSTAVE MARIE DÉSIRÉ | RIVET | NÉ A PRASVILLE (*EURE-ET-LOIR*) | INTERNE DES HOPITAUX | DÉCÉDÉ à l'âge de 29 ans le 7 Décembre 1883 | DIPHTHÉRIE.

Inscription de 10 lignes, gravée en lettres dorées sur une plaque de marbre noir, la ligne 1 courbe à concavité inférieure, les lignes 4 et 5 séparées par un filet. Cour principale de l'hôpital de la Charité, à Paris. — ER. WICKERSHEIMER, 28 avril 1909.

168. — TEILHARD DE LATEREISSE, Jules, 1811-1869.

DOCTEUR JULES TEILHARD DE LATEREISSE | ANCIEN REPRÉSENTANT DU PEUPLE | 1811-1869.

Inscription de 3 lignes, sur une tombe du cimetière de Passy, à Paris. — Er. WICKERSHEIMER, 2 février 1908.

169. — LEFOL, Louis-Thomas, † 1879.

CELUI QUI CROIT EN MOI A LA VIE ÉTERNELLE | (St JEAN IV. 47). LOUIS THOMAS LEFOL | DOCTEUR EN MÉDECINE | DÉCÉDÉ A SCEAUX LE 22 MARS 1879 A L'ÂGE DE 77 ANS | DE PROFUNDIS.

Inscription de 7 lignes, la deuxième et la septième en capitales inclinées, sur une tombe du cimetière de Passy, à Paris. — Er. WICKERSHEIMER, 2 février 1908.

170. — FAUST, 1525.

DOCTOR FAVSTVS ZV DIESER FRIST | AVS AVERBACHS KELLER GERITTEN IST AVF EINEM FASZ | MIT WEIN GESCHWINT WELCHES GESEHÈN VIEL MVTTER KIND SOLCHES DVRCH | SEINE SVBTILNE KVNST HAT GETHAN VND DES TEVFELS LOHN EMPFANGEN DAVON. 1525.

Inscription de 4 lignes, en capitales, peinte en haut d'une fresque du premier tiers du XVIIe siècle. FAUST à cheval sur un tonneau. Un tonnelier, un sommelier, sept autres personnages et un petit Chien assistent à cette scène. Cave d'Auerbach, à Leipzig. — Cf. n° 171. — ER. WICKERSHEIMER, 26 février 1909.

171. — FAUST. 1525.

VIVE, BIBE, OBGRAEGARE, MEMOR, FAVSTI HVIVS ET HVIVS | POENÆ. ADERAT. CLAVDO HAEC ASTERAT AMPLA. GRADV. 1525.

Inscription de 2 lignes, en capitales peintes, en haut d'une fresque du premier tiers du XVIIe siècle. FAUST est assis auprès d'une table et boit en compagnie de trois étudiants et de cinq musiciens : un sommelier debout appuyé contre un tonneau, et un petit Chien. Cave d'Auerbach, à Leipzig. — Cf. n° 170. — ER. WICKERSHEIMER, 26 février 1909.

172. — GERLACH, Andreas Christian, 1811-1877.

ANDREAS CHRISTIAN | GERLACH.

Inscription de 2 lignes, en relief, en lettres dorées, sur la face antérieure du piédestal en marbre brun de la statue en bronze de GERLACH, en pied, nu-tête, en redingote, tenant un livre dans la main gauche.

DIE DEUTSCHEN THIERAERZTE | BERLIN 1890.

Inscription de 2 lignes, gravée en lettres dorées sur la face postérieure du piédestal.

otto panzner. fec. | dresden.

Inscription de 2 lignes, gravée sur la face latérale gauche du socle.

gegossen von g. a. bierling. dresden. 1890.

Inscription gravée sur la face latérale droite du socle. Cour de l'École royale vétérinaire, à Berlin. — ER. WICKERSHEIMER, 14 mars 1909.

173. — BOHNE, Johannes, † 1718.

D. JOH. BOHN CHIRUR. & ANAT. PROF. PUBL.

Inscription peinte à la partie supérieure d'un portrait à l'huile, sur toile, de trois quarts à droite. Salle des expéditions de la Bibliothèque de l'Université, à Leipzig. — ER. WICKERSHEIMER, 22 février 1909.

174. — HAHNEMANN, Sam. 1755-1843.

DEM | GRÜNDER DER HOMOEOPATHIE | SAM. HAHNEMANN | GEB. ZU MEISSEN D. 10. APRIL 1755. | GEST. ZU PARIS D. 2. JULI 1843. | VON | SEINEN DANKBAREN SCHÜLERN | UND VEREHRERN.

Inscription de 8 lignes, gravée en lettres dorées sur le piédestal en pierre de la statue en bronze de HAHNEMANN, assis et écrivant sur ses genoux, revêtu d'une pelisse fourrée, par G. STEINHAUSER, 1848, près de l'ancien théâtre, à Leipzig. — ER. WICKERSHEIMER, 2 novembre 1908.

175. — HEINICKE, Samuel, 1729-1790.

SAMUEL HEINICKE | Begründer | des deutschen Taubstummen- | Unterrichts. | gewidmet | von dankbaren Taubstummen | und Taubstummenlehrern.

Inscription de 7 lignes, gravée en lettres dorées sur une plaque de marbre gris, fixée à la face antérieure du piédestal du buste en bronze, de trois quarts à droite de HEINICKE, par M. Z. STRASSEN et C. HÜLLER, 1879, Liebigstrasse, à Leipzig. — ER. WICKERSHEIMER, 28 octobre 1908.

176. — HOPPE, Johannes, 1616-1666.

JOH. HOPPE. PHIL. & MED. DOCT. &. P. P.

Inscription peinte à la partie supérieure d'un portrait à l'huile sur bois, mesurant 46 cm. sur 56, exécuté vers 1650 (?). Salle des expéditions de la Bibliothèque de l'Université, à Leipzig. — ER. WICKERSHEIMER, 22 février 1909.

177. — ITTIGIUS, Johannes, 1607-1676.

DEO. ET. SERENISS. SAX. ELECT. IOH. GEORGIO. BENIGNITER. ANNUENTIB. | AEDES. HAE. PRINCIP. EX. LIBERALI. ET. PIA. DONATIONE. NOB. WOLFG. MEURERI. | VICE. DUCIS. D. XII. IUNII. AŌ. MDCIL. AD ACADEMIAM REDIERUNT. ET. PER. BENE. | FIC. EXEMPTIONIS. AB. [*oneribus quibusd. sal. senat. opidani juribus*] D. XXIX. IUL. AŌ. MDCLII. | BENIGNISSIME. COLLATUM. NOVA. CEPERUNT. INCREMENTA. UTROQ. TEMPO. | RE SCEPTRA. TENUIT. ACADEMICA. RECTOR. D. IOH. ITTIGIUS. FRANC. P. P.

Inscription de 6 lignes, gravée sur un cartouche orné des armes de l'Électeur de Saxe, de deux autres écussons, et de l'emblème de l'Université, encastré dans le mur extérieur d'une maison, Grimmaische Strasse n° 30, à Leipzig, bel échantillon de l'architecture allemande de la Renaissance, en souvenir du don de l'immeuble à l'Université. Inscription complétée d'après S. Stepner, *Laurus lipsiaca*... Lipsiae, 1690, in-4°, p. 308. — Er. Wickersheimer, 28 février 1909.

178. — PLATNER, Ernst. 1744-1818.

MANIBVS | ERNESTI | PLATNERI.

Inscription de 3 lignes, en grandes capitales, gravée sur une plaque de marbre blanc, adossée contre le mur extérieur méridional de l'église Saint-Jean, à Leipzig, où elle marque la tombe du grand physiologiste. — Er. Wickersheimer, 28 février 1909.

179. — SIBERUS, J.-G., né en 1680. hôpital Saint-Jean. à Leipzig.

Marito. et. Parenti. Desideratissim. | IOHANNI GEORGIO SIBERO | Hæreditario in Plaussic | Reipublicæ Lipsiensis senatori | Ædis D. Nic. curat. et xenodoch. Iohann Antist. | optime merito | L annos. nat. AO MDCLXXX D. X. sept. M. | coniux et Liberi | M. H. P. C.

Inscription de 9 lignes, gravée sur un drap mortuaire, figuré au bas d'un monument en marbre blanc, bas-relief représentant le Christ succombant sous la croix. De chaque côté de l'inscription, une femme debout, pleurant; en haut du monument, le Christ assis, jugeant les vivants et les morts. Adossé contre le mur intérieur, à droite en entrant, dans l'église Saint-Jean, à Leipzig. — Er. Wickersheimer, 28 février 1909.

180. — WELSCH, Gottfried, 1618-1690.

D. T. O. M. | ET | DIVIS MANIBVS | D. GOTTFR. WELSCHII LIPS. | MEDICI | SENIS ET CELEBRIS | ACADEMIAE PATRIAE SENIORIS ET | DECEMVIRI | SVAE FACVLTATIS DECANI PERPETVI | THERAPEVTICES PROFESS. UTRORŪ | PRINCIPVM COLLEGIOR. COLLEGIA- | TI, AC CIVITATIS PHYSICI ORDINAR. | NATI, ANNO MDCXIIX. D. XII. NOVEMB. | DENATI AN : MDCXC. D.V. SEPTEMBR. | EIUSQUE | CONIUGIS SUAVISSIMAE | MARIAE ANCKELMANNIAE | NATÆ AN. MDCXXIX. XVI. AVGVST. | DENATAE AN. MDCCV. DIE I. MAII | HOC | EXHIBITORVM BENEFICIOR. MEMOR- | POSUERE | LIBERI SVPERSTITES | MDCCXI.

Inscription de 24 lignes en or sur noir, au centre d'un monument dont le cadre ornementé en albâtre présente 2 écussons, une urne funéraire en haut, un sablier en bas. Chœur de l'Église Saint-Paul, à Leipzig. — Er. Wickersheimer, 7 mars 1909.

181. — WINCKLER, A. † 1675. — Hôpital Saint-Georges, à Leipzig.

V. N. | ANDREÆ WINCKLERO TOPARCHÆ. IN. DOELITZ. | STINZ. ET. STARSIDEL. | SENATORI. LIPSIENSI. GRAVIS = | SVMO. XENODOCHI. GEORGIANI. ANTISTITI. B. MERITISSVMO. | MARITO. EHEV. DESIDERATIS. - | SVMO. ET. SIBI. VIVÆ. | SEPVLTVRAM. HANC. | F. F. | MARIA. ELISABETHA. | NATA. KLEMIA. | A. O. R. M.D.C.LXXV.

Inscription de 12 lignes, en noir sur un drap mortuaire figuré au centre d'un monument en marbre blanc ; mur occidental de la nef, dans l'église Saint-Jean, à Leipzig. Tête de mort et armes.

VIRTUS. POST. FUNERA. SUPERSTES. | SOLE. VIRTUTE. DIS | TINGUIMUR. PARI. NASCIMUR. PARI. | CADIMUS. SORTE.

Inscription de 4 lignes, gravée en exergue du même monument. — Cf. n° 182. — Er. Wickersheimer, 28 février 1909.

182. — WINCKLER, A. † 1675. — Hôpital Saint-Georges, à Leipzig.

D.M.S. | DN. ANDREÆ WINCKLERO | IN. DOLIZ. STINZ. ET. STARSIEDEL LIPS. | SENATOR. XENODOCH. ANTIST. | DEO. ET. PATRIÆ. KARISUMO. | QVEM. | CVRIA. PAVPERES. BONI. OMNES. EREPTUM | DEFLENT. MONUM. HOC. P. C. VIDUA. | MOESTISUMA. | MARIA. ELISABETHA. CLEMIA. | UT. VITÆ. OLIM. SIC. SEPULCHRI. FUTURA. | SOCIA. A. O. R. M.D.C.LXXV.

Inscription de 12 lignes, en noir sur un drap mortuaire figuré au bas d'un monument en albâtre et en marbre gris ; mur du chœur, dans l'église Saint-Jean, à Leipzig. De chaque côté du drap mortuaire une tête de mort ; au-dessus, deux écussons, une statue d'homme aux mains enchaînées, et des sculptures allégoriques. — — Cf. n° 181. — Er. Wickersheimer, 28 février 1909.

183. — HÔPITAL SAINT-JEAN, à Leipzig. 1668.

[AED]ES. HAS. | ET. IM[PROBIS]. COERCENDIS. ET. QVOS. | DESERVIT. SANÆ. MENTIS. VSVRA. | CVSTODIENDIS. | SENATVS. LIPSIENSIS. | SVB. QVINTO. CONSVLATV. | D. CHRISTOPHERI. PINCKERI. ICTI. | DEO. ELECTORI.

CIVIBVS. KARISSVMI. | DE PVBLICO. BENE MERENTISSVMI. | EXTRVI. CVRAVIT. | FABRICATORI. MODERANTIBVS. | IOHANNE. SEIDELIO. | ET. | GEORGIO. VDALRICO. WELSCHIO. | ÆDILIBVS NOSOCOM. AD. D. IOH. ET GEORG. | A. O. R. M.D.C.LXIIX.

Inscription de 16 lignes, en creux, au-dessus d'une des portes de l'ancien hôpital Saint-Jean, à Leipzig. Complétée d'après Corn. GURLITT, *Beschreibende Darstellung der älteren Bau- und Kunstdenkmäler des Königreichs Sachsen. Heft 17 : Stadt Leipzig.* Dresden, Meinhold, 1895, in-8°, p. 99.

M. S. | 1668.

Inscription de 2 lignes, en creux, dans l'encadrement de cette porte. — ER. WICKERSHEIMER, 28 février 1909.

184. — INTRODUCTION DU CAFÉ EN SAXE, 1694.

ZUM AFRICANISCHEN COFFEE BAUM

Inscription en creux sur la corniche, interrompue entre le second mot et le troisième, d'un bas-relief en pierre, qui représente un caféier ; un Turc coiffé d'un turban à longue aigrette est allongé au pied de l'arbre, une cafetière auprès de lui ; il reçoit une tasse des mains d'un enfant vêtu d'une simple écharpe. Ce bas-relief exécuté sur les ordres et aux frais d'AUGUSTE-LE-FORT est placé au-dessus de la porte d'entrée de la maison, Kleine Fleischergasse n° 4 à Leipzig, où ce prince but pour la première fois de ce breuvage nouvellement importé. — ER. WICKERSHEIMER, 23 février 1909.

185. — CRÈCHE A LEIPZIG, 1834.

ERSTE KLEIN KINDER-BEWAHRANSTALT | gestiftet von der Vertrauten Gesellschaft im Jahre 1834.

Inscription de 2 lignes, en lettres noires, en relief, sur la façade extérieure de la crèche, Talstrasse n° 5, à Leipzig. — ER. WICKERSHEIMER, 14 novembre 1908.

186. — CLINIQUE OPHTALMOLOGIQUE DE L'UNIVERSITÉ DE LEIPZIG.

HEILANSTALT für AUGENKRANKE | GESTIFTET | 1820 | ERBAUET | 1882.

Inscription de 5 lignes, en lettres noires en relief, sur la façade extérieure de la clinique ophtalmologique de l'Université, Liebigstrasse n° 14, à Leipzig. — Er. Wickersheimer, 31 octobre 1908.

187. — ÉTUDIANTS EN MÉDECINE ET EN PHARMACIE DE L'UNIVERSITÉ DE LEIPZIG MORTS PENDANT LA GUERRE DE 1870-1871.

IN DEM KRIEGE GEGEN FRANKREICH | 1870 UND 1871 | STARBEN DEN TOD FÜR DAS VATERLAND | UNSERE | COMMILITONEN | ...

Inscription de 5 lignes, dorées en creux, sur la face antérieure du piédestal en marbre gris foncé à chapiteau de marbre blanc, qui supporte une statuette en bronze de l'Allemagne, coiffée de la couronne impériale, une couronne de lauriers dans la main droite et un drapeau dans la main gauche, dans la salle des pas perdus de l'Université, à Leipzig.

...CLEMENS IULIUS HECHT | STUD. MED. GEB. 31. MÄRZ 1848 IN DRESDEN | GEST. 1. OCT. ZU CLAIE VOR PARIS | ...

Inscription de 3 lignes, dorées en creux, sur la face latérale gauche du piédestal du même monument.

... | ERNST IULIUS KÖHLER | STUD. MED. GEB. 23. APRIL 1851 IN DRESDEN | VERW. 2. DEC. BEI BRIE S. M. GEST. 6. FEBR. IN PARIS. | FRIEDRICH RICHARD KRANER | STUD. MED. GEB. 23. APRIL 1849 IN MEISSEN | GEST. 4. NOV. ZU ANNET. | ...

Inscription de 6 lignes, dorées en creux, sur la face latérale gauche du piédestal du même monument.

... | OTTO LOUIS LORENZ | STUD. MED. GEB. 16. OCT. 1849 IN WEISSENFELS | GEF. 2. DEC. BEI BRIE S. M. | ...

Inscription de 3 lignes, dorées en creux, sur la face latérale gauche du piédestal du même monument.

... | FRIEDRICH LEBERECHT MÜLLER | STUD. MED. GEB. 14. APRIL 1847 IN WÖRLITZ. | GEF. 30. NOV. BEI CHAMPIGNY. | ...

Inscription de 3 lignes, dorées en creux, sur la face postérieure du piédestal du même monument.

... | FRANZ ALBERT PAULICK | STUD. PHARM. GEB. 28. APRIL 1847 IN DRESDEN. | GEST. 26. OCT. IN ANNET. | ...

Inscription de 3 lignes, dorées en creux, sur la face postérieure du piédestal du même monument.

HEINRICH ERWIN SCHULZE | STUD. MED. GEB. 27. AUG. 1850 IN BERG-GIESSHÜBEL. | GEF. 2. DEC. BEI BRIE S. M. | ...

Inscription de 3 lignes, gravée en lettres dorées, sur la face latérale droite du même monument. — Er. Wickersheimer, 28 octobre 1908.

188. — HÔPITAL MILITAIRE DE GREIZ, 1870-1871.

Dem Andenken | der im hiesigen Kriegs= | lazareth verstorbenen | tapfern Krieger des glor= | reichen Feldzug's von 1870-71. | Joh. 15. 13. | Niemand hat grössere Liebe denn | die, dass er sein Leben lässt | für seine Freunde.

Inscription de 9 lignes, gravée en noir sur la face antérieure du piédestal d'un obélisque de pierre, où sont inscrits les noms des soldats allemands morts à l'hôpital militaire de Greiz en 1870-71. L'obélisque est surmonté d'un casque, ceint d'une couronne de lauriers; sur les faces latérales du piédestal un bouclier et des glaives croisés sont figurés en relief, rehaussé d'or.

Hier ruhet auch : | Jgfr. Hermine Müller | aus Stargard. | freiwillige Pflegerin im | hiesigen Kriegslazareth, | während und infolge ihres | Dienstes | gestorben d. 4. Novb. 1870. | im 27. Lebensjahre. | — | Matth. 25. 36. | Jch bin Krank gewesen und ihr | seid zu mir gekommen.

Inscription de 12 lignes, les 9e et 10e séparées par un filet, gravée en lettres noires, la 2e ligne en lettres dorées, sur la face postérieure du piédestal du même monument. Cimetière de Greiz principauté de Reuss, ligne aînée). — Cf. n° 189. — Er. Wickersheimer, 22 mars 1909.

189. — HÔPITAL MILITAIRE DE GREIZ. 1870-1871.

A la Memoire | des Soldâts français | Josephe Saunier | décédé le 27. Octobre 1870 | et | Victor Belon | décédé le 22. Janvier 1871.

Inscription de 7 lignes peintes en noir, les lignes 3 et 6 gravées en or, suivie d'un trait horizontal et encadrée d'un filet doré en creux, sur la face antérieure d'un monument surmonté d'une croix.

Et nunc meliorem | patriam appetunt. | Hebr. 11. 16. | — | Erigé par leurs | Compatriotes.

Inscription de 5 lignes, peinte en noir, suivie d'un trait horizontal et entourée d'un filet noir en creux, sur la face postérieure du même monument. Cimetière de Greiz (principauté de Reuss, ligne aînée). — Cf. n° 188. — Er. Wickersheimer, 22 mars 1909.

190. — BLUMENBACH, J. F., 1752-1840.

J. F. Blumenbach | 1770.

Inscription de 2 lignes, en noir, sur une plaque de métal, fixée à la façade extérieure d'une maison habitée par Blumenbach en 1770. Markt, n° 3, à Iéna. — Er. Wickersheimer, mars 1909.

191. — BRENDEL, Zacharias, 1554 (?) — ?

ZACHARIAS BRENDEL, | senior. Phil. et med. D. P. P. | aetatis 65. 1619.

Inscription de 3 lignes, peinte en jaune dans l'angle supérieur droit d'un portrait à l'huile, à mi-corps de trois quarts à droite. Université d'Iéna. — Er. Wickersheimer, mars 1909.

192. — CORNARIUS, Janus, 1500-1558.

IANUS CORNARIUS, MED. D. ET P. P. OBIIT | ienæ 16. martii, 1558.

Inscription de 2 lignes, peinte en blanc à la partie supérieure d'un portrait à l'huile, à mi-corps, de trois quarts à droite. Université d'Iéna. — Er. Wickersheimer, mars 1909.

193. — CZERMAK, J. N., 1828-1873.

J. N. Czermak | 1865-69.

Inscription de 2 lignes, en noir, sur une plaque de métal, fixée à la façade extérieure d'une maison habitée par Czermak de 1865 à 1869. Angle de la Gartenstrasse et de la Kaiser-Wilhelmstrasse, à Iéna. — Er. Wickersheimer, mars 1909.

194. — MILITAIRES DU DUCHÉ D'ANHALT, AYANT APPARTENU AU CORPS DE SANTÉ, MORTS PENDANT LA GUERRE DE 1870-1871.

DER | TAPFERKEIT | UND PFLICHTTREUE | DAS DANKBARE | ANHALT.

Inscription de 5 lignes, gravée en lettres dorées, sur la face antérieure du piédestal d'un monument par Spiess; élevé près de la gare de Dessau (duché d'Anhalt). Statue en bronze d'une femme debout, tenant de la main droite une couronne de chêne, la main gauche posée sur un bouclier aux armes du duché. Les trois autres faces du piédestal, orné de 4 aigles, de 4 croix de fer, et de 4 ours de bronze, portent les inscriptions TOUL, PARIS et BEAUMONT.

Sur un mur en hémicycle, derrière la statue, sont disposées des plaques de marbre gris, où sont gravés en lettres dorées les noms des morts.

Vom | Anhalt. Inf. Regt. No. 93 | I. Bataillon. | ...

| O. Stabs
... Dr. Julius Weife, Hoym, | ...
| u. R. = Arzt

Inscription sur la 5e plaque.

Vom | Anhalt. Inf. Regt. No. 93 | Füfilier-Bataillon. | ..

| Unt. Lazar.
... Carl Marx, Radegaft, | ...
| Gehülfe.

Inscription sur la 13e plaque.

Von verfchieden Truppentheilen. | ...

... | Gefr. Sanit. Det. No 2 IV. Ar. Corps, | Albert Fiedler, Bernburg, | ...

Inscription sur la 16e plaque. — ER. WICKERSHEIMER, 14 février 1909.

195. — ÉTUDIANTS EN MÉDECINE DE L'UNIVERSITÉ D'IÉNA MORTS PENDANT LA GUERRE DE 1870-1871.

Im ersten Jahre des im Schlosse zu Versailles | wiedererrichteten deutschen Reiches | widmet die Universitaet Jena | diese aus erobertem Geschuetz gegossene Tafel | ihren im Kriege gebliebenen Commilitonen zum Gedaechtniss | den Kommenden Geschlechtern zur Mahnung 1871 | ...

Oskar Jonas stud. med. aus Warmbrunn gef. bei Cravant 8 Dec. 1870 | ...

Reinhold Pressler stud. med. aus Muenchenbernsdorf, Sachsen-Weimar, | verw. bei Artenay 2 Dec. gest. zu Lumeau 22 Dec. 1870 |

Max Ratenbacher stud. med. aus Gerstungen, Sachsen-Weimar, | gest. zu Brie-le-Comte 30 oct. 1870 | ...

Inscription en relief, sur une plaque ornée à sa partie supérieure, de la décoration de la croix de fer également en relief, en bronze provenant de canons français. Chœur de l'église de l'Université (Kollegienkirche), à Iéna. — Er. Wickersheimer, avril 1909.

196. — DURIAUX, Cl.-Ch., directeur des hôpitaux militaires français, 1776-1827.

HIER | RUHT | IN GOTT | CLAUDE CHARLES DURIAUX

Inscription de 4 lignes suivie d'une étoile, en relief, sur une croix de fonte.

KÖNIGL. FRANZÖSISCHER | PRINCIPAL-DIRECTOR | DER MILITAIR HOSPITÄLER | UND RITTER DES LILIEN-ORDENS | *** | ER WAR GEBOREN D. 21. NOV. 1776 : | ZU CHÂLONS-SUR-SAÔNE | UND STARB D. 7. AUG. 1827. ZU JENA.

Inscription de 7 lignes, les lignes 4 et 5 séparées par 3 étoiles disposées horizontalement, en relief, sur la face antérieure du piédestal en fonte de cette croix.

DIESES DENKMAL | SETZTE SEINE TRAUERNDE GATTIN

Inscription de 2 lignes, en relief sur la face postérieure du piédestal, dont la face latérale gauche est ornée de la croix de l'ordre du Lys, la droite d'un compas et d'une équerre, également en relief. Cimetière d'Iéna, auprès de l'église catholique. — Er. Wickersheimer, mars 1909.

197. — KIESER, Dietrich-Georg, 1779-1862.

Dietrich Georg | KIESER, | geb. zu Harburg | am 24. August 1779. | geſt. zu Jena | am 11. October 1862. | —· — | Wer auf den geiſt ſäet, | wird von dem Geiſte das | ewige Leben ernten.

Inscription de 9 lignes, les lignes 6 et 7 séparées par un filet, gravée en noir, au-dessous d'un médaillon de Kieser professeur de physiologie à Iéna, en buste de profil à droite. Cimetière d'Iéna. — Er. Wickersheimer, mars 1909.

198. — FRIDERICI, Joh.-Arnold, 1637-1672.

iohann. arnold friderici. altenburgensis. phil : et med. doct. p. p. med. prov : altenb. ætatis. xxix. ao. m. dc. lxvii.

Inscription disposée en ovale, peinte en blanc tout autour d'un portrait à l'huile, à mi-corps, de trois quarts à droite. Université d'Iéna. — Er. Wickersheimer, mars 1909.

199. — GÜNTHER, Christian-Elias-David. 1780-1840.

Hier ruhet | Dr CHRISTIAN ELIAS DAVID GÜNTHER | Inspector der Grosherzoglichen Landesheilanstalten | zu Iena. geb. zu Weimar d. 12 März 1780, | gest. | zu Iena | d. 4 August | 1840.

Inscription de 8 lignes, en relief, sur une croix de fonte. Cimetière d'Iéna. — Er. Wickersheimer, mars 1909.

200. — LUTHER, Paul, 1533-1593.

P. Luther. | 1558.

Inscription de 2 lignes, en noir, sur une plaque de métal fixée à la façade extérieure d'une maison habitée en 1558 par le médecin Paul Luther, fils du réformateur. Neugasse n° 23, à Iéna. — Er. Wickersheimer, mars 1909.

201. — NEANDER, Michael, 1529-1613 ?.

MICHAEL NEANDER, PHI.
ET MED : D. AC. P. P. ÆTATIS 53. 1587.

Inscription de 2 lignes, peinte en blanc à la partie superieure d'un portrait à l'huile, à mi-corps, de trois quarts à droite. Université d'Iéna. — Er. Wickersheimer, mars 1909.

202. — OKEN, Lorenz, 1779-1851.

LORENZ OKEN.

Inscription en métal, en relief, sur le piédestal en pierre du buste en bronze d'Oken, de face.

GEB. ZU BOHLSBACH 1. AUG. 1779

Inscription gravée sur la face latérale gauche du socle.

LEBTE IN JENA 1807-1828

Inscription gravée sur la face antérieure du socle.

STARB ZU ZURICH 11. AUG. 1851

Inscription gravée sur la face latérale droite du socle. Fürstengraben, à Iéna. — Cf. n° 203. — Er. Wickersheimer, mars 1909.

203. — OKEN, Lorenz, 1779-1851.

L. Oken. | 1807-1819.

Inscription en 2 lignes, en noir, sur une plaque de métal, fixée à la façade extérieure d'une maison habitée par Oken de 1807 à 1819. Leutragasse n° 5, à Iéna. — Cf. n° 202. — Er. Wickersheimer, mars 1909.

204. — SCHELHAMMER, Christoph, 1620-1652.

Christophorus Schelhammer. ph. med. d. anat. cheir. bot. p. p. 1651

Inscription peinte en blanc, en 1/2 ovale, à la partie supérieure d'un portrait à l'huile à mi-corps, de trois quarts à droite. Bibliothèque de l'Université, à Iéna. — Er. Wickersheimer, avril 1909.

205. — SCHELHAMMER, Gunther-Christoph, 1649-1716.

Gunther9 Christophor9 Chr. F. Schelamer9 D. | primvm Helmst. nvnc in hac Ac. Med. p. p. o.

Inscription de 2 lignes, en noir, sur un ruban blanc peint à la partie supérieure d'un portrait à l'huile en buste de trois quarts à droite. Bibliothèque de l'Université, à Iéna. — Er. Wickersheimer, avril 1909.

206. — SCHENCK, Eusebius, 1572 (?)-?

EUSEBIUS SCHENCK. MED. D. | et p. p. ætatis 47. 1619.

Inscription de 2 lignes, peinte en blanc à la partie supérieure d'un portrait à l'huile, à mi-corps, de trois quarts à droite, de Schenck tenant des gants dans la main droite, une fleur de la main gauche. Université d'Iéna. — Er. Wickersheimer, mars 1909.

207. — SCHENCK, Johannes-Theodor, 1619-1671.

D. O. M. S. | *IO. THEODORO SCHENCKIO* | EVS. F. DICTO. DE. BURGSTADT | QVI. MAGNA. DEXTERITATIS. ET | SCIENCIÆ. FAMA. MEDICINAM PRIMO. | CHEMNICII. ET. IN AVLIS SCHON | BURGICIS. FECIT. POST IN ACADE | MIA. HAC. ORE SCRIPTISQ. DOCVIT | NATVS. A. C. clↃ. IↃ C. XIX. DEN. LXXI. ÆT. LII. | *ANNA ELISABETHA SOERGELIA* | CONIVGI. BENE. MERENTISS. H. M. P. | HAVE. ANIMA. KARISSIMA.

Inscription de 12 lignes, gravée sur une épitaphe noire ovale, portée par deux Génies ; divers emblèmes (sablier, crâne humain, fruits, armes).

JO | TRYVMPHO | SALVETE DILECTI.

Inscription de 3 lignes, gravée sur fond noir, au-dessus d'une résurrection du Christ, à la partie supérieure du monument. Eglise de l'Université (Kollegienkirche), à Iéna. — Cf. n° 208. — Er. Wickersheimer, avril 1909.

208. — SCHENCK, Johannes-Theodor, 1619-1671.

IOH. THEODORUS ABURGSTADT. ALIAS SCHENCK, EUSEBII FILIUS. MED. D. HAC ANTE PERILLUST. L. L. BARON A SCHONBURGK MED. AULIC. AC CIVIT. CHEMNIC. PHYS. ORDIN. POSTEA ANATO. CHIRUR. ET BOTA. NUNC THEO. P. P. IN ACAD. IENENSI, ÆTATIS ANNO, L.

Inscription peinte en blanc, en ovale autour d'un portrait à l'huile, à mi-corps, de trois quarts à droite. Schenck tient une fleur à la main ; armes. Bibliothèque de l'Université, à Iéna. — Cf. n° 207. — Er. Wickersheimer, avril 1909.

209. — SCHROETER, Joh. Fried., XVIe et XVIIe siècles.

IOHANNES FRI : | DERICUS SCHRÖ | TERŪS MED. ET | I. Ū. D. ET | P. P. NAT9 IENÆ MENSE IŪNIO

Inscription de 4 lignes, peinte en blanc à la partie supérieure d'un portrait à l'huile, à mi-corps, de trois quarts à droite. Université d'Iéna. — Er. Wickersheimer, mars 1909.

210. — SCHROETER. Philipp-Jakob. 1553-?

PHILIPPUS JACOBUS | SCHRÖTERUS MED : D. etc. | natus 8 Julii 1553.

Inscription de 3 lignes, peinte en blanc, dans l'angle supérieur droit d'un portrait à l'huile, à mi-corps, de trois quarts à droite. Au-dessus traces effacées d'une autre inscription. Université d'Iéna. — Er. Wickersheimer, mars 1909.

211. — SCHLEIDEN, 1804-1881.

M. J. Schleiden | 1840-63.

Inscription de 2 lignes, en noir, sur une plaque de métal, fixée à la façade extérieure d'une maison habitée par Schleiden de 1840 à 1863. Neugasse, n° 10, à Iéna. — Cf. n° 212. — Er. Wickersheimer, mars 1909.

212. — SCHLEIDEN, 1804-1881.

SCHLEIDEN | 1804 | 1881 |

Inscription de 3 lignes, en relief, sur un monument en pierre, au centre duquel une niche contient le buste de face, en bronze, de Schleiden, par Taschner. Jardin botanique d'Iéna. — Cf. n° 211. — Er. Wickersheimer, mars 1909.

213. — SIEBERT, Fritz, 1829-1882, et Paul, 1865-1894.

ERBBEGRÄBNISS DER FAMILLE SIEBERT

Inscription à la partie supérieure d'un monument recouvrant un caveau de famille.

··· | Prof. Dr. Fritz Siebert, | Director der Grofsh. S. Irrenheilanstalt, | geb. d. 22. Febr. 1829 zu Würzburg, | gest. d. 26. Mai 1882. |

Paul Siebert, cand. med. | geb. d. 28. Juli 1865, | gest. d. 20. April 1894.

Inscription de 7 lignes, gravée au-dessous de l'inscription précédente. Cimetière d'Iéna. — Er. Wickersheimer, mars 1909.

214. — SLEVOGT, J.-Hadr., 1653-1726.

ÆTERNAS ANIMAS SVO CREATORI | PERITVRVM AVTEM CORP9 TERRÆ REDITVRI | INSTANTIS MORTIS MEMORES CONIVGES | VIVI ADHVC PER DEI

GRAT. AC VALENTES | IO. HADRIANVS SLEVOGTIVS | PAVLI FILIVS | HERED. IN OBERROSLA MED : D. ET. P. P. | ITEMQVE MED. DVC. PROV. | ANNVM LXVI ÆTATIS AGENS | ET VI ANNIS MINOR | MARIA ELISABETHA GERHARDIA | IO. ERNEST. GERHARDI. FIL. IOHANNIS neptis | LAPIDES HOC MONVMENTO | POTERIS SVI MEMORIAM COMMENDARE | VOLVERVNT. | A. O. R. MDCCXIX DIV. IVNII.

Inscription de 16 lignes, gravée, en lettres dorées sur une épitaphe placée entre deux figures de femmes debout. A la partie supérieure du monument, médaillon effacé, et deux Génies. Église de l'Université (Kollegienkirche), à Iéna. — Er. Wickersheimer, avril 1909.

215. — STAHL, Georg-Ernst, 1660-1734.

G. E. Stahl. | Prof. d. Medizin | 1682-1687.

Inscription de 3 lignes, en égyptiennes, en noir, sur une plaque de métal, fixée à la façade extérieure d'une maison habitée par Stahl de 1682 à 1687. Angle de la Rathausgasse et de la Loebdergasse, à Iéna. — Er. Wickersheimer, mars 1909.

216. — STARK, Karl-Wilhelm, 1787-1845.

Karl Wilhelm Stark | Prof : der Medecin, | geb : d : 18 Mai 1787, | gest : d : 15 Mai 1845. | — | ...

Inscription de 4 lignes suivies d'un filet, gravée en noir, sur pierre, sous une porte de mur. Cimetière d'Iéna. — Er. Wickersheimer, mars 1909.

217. — VARUS, Antonius, XVIIe siècle.

ANTONIUS VARUS MED. D. | ET P. P. IN ALMA SALANA.

Inscription de 2 lignes, peinte en blanc à la partie supérieure d'un portrait à l'huile, à mi-corps, de trois quarts à droite. Université d'Iéna. — Er. Wickersheimer, mars 1909.

218. — WEDEL, Georg-Wolffgang, 1645-1721.

D. O. M. S. | ET. | MEMORIAE. PERPET. VIRI. ILLVSTR. ET MAGNIF. | GEORG. WOLFFG. WEDELII. HER. IN SCHWARZA. | MED. DOCT. COM. PAL. CAES. SACR. CÆS. ET. CATHOL. | MAI. VT. ET. EMIN. ELECT. MOG. NEC. NON. SER. SAX. | DVCVM. RESPECTIVE. CONSIL. ETIAM AVLIC. ET ARCHIATR. PRAX. ET CHIM. P. P. ORD. QVI PER. | XLVIII. ANN. MEDICINAM. MAGNA.

FAMAE. | CELEBRITATE. DOCVIT. EAMQVE INVENTIS. | SALVTARIBVS. ORNAVIT. DECIMVM. PRORECTOR. | MAGNIF. PRORECTORATVM. SIMVL. CVM. | VITA. DEPOSVIT. D. VI. SEPT. AÑ. MDCCXXI | VIX. ANN. LXXVI. M. IX. D. XXIV. | LIBERI. ET. NEPOTES. | M. H. P. C.

Inscription de 15 lignes, gravée en noir sur un monument en bois peint en blanc, qui, ainsi que des armes et différentes figures allégoriques, présente dans un médaillon ovale le buste en relief de profil à droite de WEDEL. Chœur de l'église de l'Université (Kollegienkirche), à Iéna. — ER. WICKERSHEIMER, avril 1909.

219. — WEDEL, Ernst-Heinrich, 1671-1709.

Ernest : Heinr : Wedel. | Phil : et Med. Doctor, | eiusdemq;. Profefsor. | Publ. Extraordinar.

Inscription de 4 lignes, peinte en jaune, à droite d'un portrait à l'huile, en buste, de trois quarts à droite. Bibliothèque de l'Université, à Iéna. — ER. WICKERSHEIMER, avril 1909.

220. — HALLER, Albrecht von, 1708-1777.

A. v. Haller. | 1743.

Inscription de 2 lignes, en noir, sur une plaque de métal, fixée à la façade extérieure d'une maison habitée par HALLER en 1743. Bürgelstrasse n° 6, à Wenigenjena, près d'Iéna. — ER. WICKERSHEIMER, mars 1909.

221. — CRANACH, Lucas, 1472-1553.

LUCAS CRANACH | HAUS

Inscription de 2 lignes, gravée, sur pierre, au-dessus de la porte d'entrée de la maison habitée par le peintre et apothicaire Lucas Cranach. Markt, à Weimar. — ER. WICKERSHEIMER, 28 mars 1909.

222. — MÜLLER, Johannes, 1801-1858.

JOHANNES MÜLLER, | geb. zu Coblenz am 14. Juli 1801 | geft : zu Berlin | am 28. April 1858 | als Professor der Phyfiologie. | Errichtet am älterlichen Haufe von feiner Vaterftadt.

Inscription de 6 lignes dorées, gravée au-dessus de la porte d'entrée de la maison natale de MÜLLER. Rue des Jésuites, n° 6, à Coblence. — Cf. n° 223. — ER. WICKERSHEIMER, 12 avril 1909.

223. — MÜLLER, Johannes, 1801-1858.

JOHANNES MÜLLER | 1801-1858.

Inscription de 2 lignes, gravée en lettres dorées sur la face antérieure du piédestal en marbre gris d'une statue en bronze de MÜLLER, en pied, nu-tête, en redingote, tenant un rouleau de papiers.

HANDBUCH DER PHYSIOLOGIE

Inscription gravée sur ce rouleau de papiers.

Dem grossen | Anatomen u. Physiologen | errichtet in seiner Vaterstadt | 1899.

Inscription de 4 lignes gravée sur la face postérieure du piédestal. Place des Jésuites, à Coblence. — Cf. n° 222. — ER. WICKERSHEIMER, 12 avril 1909.

224. — HÔPITAL DU KARLSHOF, A PRAGUE, 1790.

SOLATIO LANGVENTIVM | IOSEPHVS | II. LEOPOLDVS II. | avgvsti. MDCCXC.

Inscription de 4 lignes, gravée en lettres dorées sur une plaque de marbre noir, surmontant, ainsi que les armes de Bohême, le portail de l'hôpital du Karlshof, à Prague. — ER. WICKERSHEIMER, 20 mars 1909.

225. — HÔPITAL GÉNÉRAL DE PRAGUE, 1790-1839.

SALUTI ÆGRORUM EREXERUNT JOSEPHUS II. LEOPOLDUS II. MDCCXC. | AUXIT ET AMPLIFICAVIT FERDINANDUS I. MDCCCXXXIX.

Inscription de 2 lignes dorées, gravée sur une plaque de marbre noire. Façade extérieure de l'hôpital général de Prague. — ER. WICKERSHEIMER, 20 mars 1909.

226. — ŠKODA, Josef, 1805-1881.

ZDE SE NARODIL | PROFESOR JOSEF ŠKODA | DNE 10. PROSINCE 1805.

Inscription de 3 lignes, gravée en or, sur une plaque de marbre noir, à la partie supérieure de laquelle est gravé en or le caducée d'Esculape. Maison en forme de tour, Pražska ulice, n° 19, à Pilsen. — ER. WICKERSHEIMER, 21 mars 1909.

227. — HEIDLER, Karl. 1792-1866.

DEM HOCHVER= | DIENTEN | Dr KARL JOSEF | HEIDLER | EDLEN VON | HEILBORN | DIE DANKBAREN | POLEN 1858.

Inscription de 8 lignes, gravée en lettres dorées sur la face antérieure du piédestal d'un obélisque de pierre, sur la face postérieure duquel est figurée une couronne de chêne en bronze.

CAROLO JOS. HEIDLER | NOBILI DE HEILBORN | MEDICO | VIRTUTIS AQUARUM LOCI | EXPLORATORI ET NUNCIO | AD RECUPERANDAM SALUTEM | INDE AB ANNIS QUADRAGINTA | INNUMERIS | DUCI HUMANISSIMO | GRATI POLONI | M D CCC L XIII.

Inscription de 11 lignes, gravée en lettres dorées sur la face postérieure du piédestal. Promenade, à Marienbad (Bohême). — Er. Wickersheimer, 21 mars 1909.

228. — PUTZ, Franz. 1816-1847.

FAMILIEN | KRIEGELSTEIN | RITTER | VON | STERNFELD | UND | SCHLESINGER.

Inscription de 7 lignes, gravée en lettres dorées sur une plaque de marbre noir, à la partie centrale d'un monument en marbre gris.

... | D^R^ MED. & CHIR. FRANZ PUTZ, GEB. 5. DEZ. 1816 : GEST. 17. MÄRZ 1847 | ...

Inscription gravée en lettres dorées sur une plaque de marbre noir, à gauche de la précédente. Cimetière de Marienbad (Bohême). — Er. Wickersheimer, 21 mars 1909.

229. — HÔPITAL DE MACON. 1773.

TRONC | POUR | LES PAUVRES | DE L'HOTEL- | DIEU | *1773*.

Inscription de 6 lignes, désignant un tronc situé dans le vestibule de l'hôpital de Mâcon, à gauche en entrant. — Ch. Protat, Mâcon, avril 1909.

230. — BOUCHARD, François, 1802-1878.

François BOUCHARD, médecin | 1802-1878.

Inscription de 2 lignes, gravée avec d'autres inscriptions funéraires, sur un tombeau de famille, au cimetière de Mâcon. — Ch. Protat, Mâcon, avril 1909.

231. — THÉNOT, de Mâcon.

AU | DOCTEUR THÉNOT | SES AMIS.

Inscription de 3 lignes, gravée sur la stèle supportant un buste en bronze par DEVENET, au cimetière de Mâcon. — CH. PROTAT, Mâcon, avril 1909.

232. — MARIN, de Mâcon, † 1741.

Mr. MARIN | CHIRURGIEN | DE L'HOPITAL | DE | MÂCON | DÉCÉDÉ LE 30 juin 1741 | *AGÉ DE 70 ANS.*

Inscription de 7 lignes, tracée à l'angle supérieur droit d'un portrait peint à l'huile, appartenant à l'hôpital de Mâcon. — CH. PROTAT, Mâcon, avril 1909.

233. — BUNSEN, R., 1811-1899.

Robert Bunsen | Prof. d. Chemie | 1839-1851.

Inscription de 3 lignes, gravée en lettres dorées, sur une plaque de marbre blanc fixée au-dessus de la porte de la maison habitée par Bunsen, à l'époque où il était professeur à l'Université de Marburg (Prusse). Cette maison porte le n° 9, Elisabethenstrasse. — R. BLANCHARD, 29 août 1909.

234. — FONTAINE PUBLIQUE A FRANCFORT s. M., 1770.

LABRUM HOC AQUARUM | SALIENTIUM | QUOD TEMPORUM INIURIA | CONFRACTUM ESSET | SENATUS POPULUSQUE | FRANCOFURTENSIS | IN PUBLICA COMMODA | RESTITUI ORNARIQUE | FECERUNT.

Inscription de 9 lignes, sur une plaque de bronze placée à la face antérieure d'une fontaine publique de la place Liebfrauenberg, à Francfort-sur-le-Mein. Au-dessous, gravé sur la pierre, on lit à gauche, RENOVIRT | 1869 ; et à droite : 1891.

CURANTIBUS ÆDILIBUS | IO DANAB OLENSCHLAGER SCAB | GOTTLIEBIO ETTLING I. V. L. | IO. GEORGIO RAU SENATORIBUS | ARCHITECTO | IO. ANDREA LIEBHARD | MDCCLXX.

Inscription de 7 lignes, sur une plaque de bronze apposée sur la face postérieure. — R. BLANCHARD, 30 août 1909.

235. — FONDATION CL. THIRION. à Nancy, 1736.

LE SIEUR CLAUDE THIRION À LEGUÉ | À CET HÔPITAL LA SOMME DE 17300. | LIVRES TANT POUR FONDATION À PERPÉ | TUITÉ D'UN LIT DE MALADE QUE POUR | LA RETRIBUTION ANNUELLE DE | 600. LIVRES POUR UN CHIRURGIEN EX- | TRAORDINAIRE SUIVANT LE CONTRACT | RECEU PAR Me TRANCHOT TABEL- | LION GENERAL À NANCY LE 9e | MAY 1736.

Inscription de 10 lignes, gravée sur une plaque de marbre noir, déposée au Musée lorrain, à Nancy (no 45 du catalogue). — R. BLANCHARD, 3 septembre 1909.

236. — MORTON, W.-T.-G. — ANESTHÉSIE PAR L'ÉTHER.

WILLIAM T. G. MORTON | INVENTOR AND REVEALER OF ANESTHETIC INHALATION | BY WHOM PAIN IN SURGERY WAS ARRESTED AND ANNULLED | BEFORE WHOM, IN ALL TIME, SURGERY WAS AGONY | SINCE WHOM, SCIENCE HAS CONTROL OF PAIN.

Inscription de 5 lignes, gravée sur la tombe de William Thomas Greene MORTON au Mount Auburn Cemetery, à Cambridge, Mass. — Cf. no 237. — H. R. STORER, Newport, R. I., décembre 1908.

237. — ANESTHÉSIE PAR L'ÉTHER, Boston, 1846.

TO COMMEMORATE | THE DISCOVERY | THAT THE INHALATION OF ETHER | CAUSES INSENSIBILITY TO PAIN | FIRST PROVED TO THE WORLD | AT THE | MASS. GENERAL HOSPITAL | IN BOSTON | OCTOBER A. D. MDCCCXLVI.

Inscription de 9 lignes gravée sur la face antérieure du monument commémoratif de la découverte de l'anesthésie par l'éther (*Ether Monument*), dans le Jardin public de Boston, Mass.

NEITHER SHALL THERE BE | ANY MORE PAIN | REV.

Inscription de 3 lignes, gravée sur le côté droit du même monument.

IN GRATITUDE | FOR THE RELIEF | OF HUMAN SUFFERING | BY THE INHALING OF ETHER | A CITIZEN OF BOSTON | HAS ERECTED THIS MONUMENT | A. D. MDCCCXLVII. | THE GIFT OF THOMAS LEE.

Inscription de 8 lignes, gravée sur la face postérieure du même monument.

THIS ALSO COMETH FORTH | FROM THE LORD OF HOSTS | WHICH IS WONDERFUL | IN COUNSEL | AND EXCELLENT | IN WORKING. | ISAIAH.

Inscription de 7 lignes, gravée sur le côté gauche du même monument. — Cf. n° 236. — R. H. STORER, Newport, R. I., décembre 1908.

238. — **CLARKE, John, 1609-1676.**

TO | JOHN CLARKE PHYSICIAN | 1609-1676 | FOUNDER OF NEWPORT | AND OF THE CIVIL POLICY OF RHODE ISLAND | — | ERECTED BY THE NEWPORT MEDICAL SOCIETY | DEC. 1885.

Inscription de 7 lignes, les 5e et 6e séparées par un filet, gravée sur une plaque de marbre fixée au mur de l'escalier principal de l'hôtel de la Société historique de Newport, R. I., États-Unis. Lors de l'inauguration de cette plaque de marbre, le Dr H. R. STORER était président de la Société médicale de Newport ; il en est maintenant président à vie.

Né dans le Bedfordshire (Angleterre), le 8 octobre 1609, J. CLARKE prit son grade de docteur à l'Université de Leyde, puis fut médecin à Londres. Il émigra à Boston, Mass., mais en fut chassé en 1638, à cause de ses opinions religieuses. Avec plusieurs autres colons, il acheta aux Indiens l'île d'Aquidneck, maintenant Rhode Island et, en 1639, fut l'un des fondateurs de la ville de Newport. Il fut ensuite pasteur de l'église baptiste, établie à Newport en 1644. Il mourut dans cette ville, le 20 avril 1676. — H. R. STORER, Newport, R. I., décembre 1908.

239. — **DAVIEL, Jacques, 1693-1762.**

A | JACQVES DAVIEL | INVENTEVR | DE L'EXTRACTION DE LA CATARACTE | SA PATRIE | ET L'HVMANITÉ RECONNAISSANTES | 1693-1762.

Inscription de 7 lignes, gravée sur le piédestal de la statue en bronze de DAVIEL, sculptée par A. GUILLOUX, 1890, et dressée sur la place de l'Hôtel de Ville, à Bernay (Eure). Au-dessus de l'inscription, un écusson aux armes de la ville de Bernay, sculpté sur pierre ; en bas, une paire de ciseaux, une curette et une aiguille à cataracte réunis par un ruban, également sculptés sur pierre. — Cf. n° 165. — L. BIGOT, sous-préfet de Bernay, 20 juin 1909.

240. — **LAZEAR, J.-W., 1866-1900.**

IN MEMORY OF | JESSE WILLIAM LAZEAR, | BORN MAY 2, 1866, AT BALTIMORE, | GRADUATED IN ARTS AT | THE JOHNS HOPKINS UNIVER-

SITY IN 1889; | AND IN MEDICINE AT COLUMBIA UNIVERSITY IN 1892 | IN 1895-96 ASSISTANT RESIDENT PHYSICIAN | IN THE JOHNS HOPKINS HOSPITAL. | MEMBER OF THE YELLOW FEVER COMMISSION IN 1900 | WITH THE RANK OF ACTING ASSISTANT SURGEON. | HE DIED OF YELLOW FEVER AT QUEMADOS, CUBA, | 28 OF SEPTEMBER, 1900. | WITH MORE THAN THE COURAGE AND DEVOTION OF | THE SOLDIER, HE RISKED AND LOST HIS LIFE TO SHOW | HOW ITS RAVAGES MAY BE PREVENTED.

Inscription de 15 lignes, gravée sur une plaque de marbre apposée dans le nouvel amphithéâtre chirurgical du Johns Hopkins Hospital, à Baltimore. La rédaction en est due à ELIOT, président de l'Université Harvard, à Cambridge, Mass.

LAZEAR faisait partie, avec A. AGRAMONTE, J. CARROLL et W. REED, de la célèbre commission américaine dont les travaux exécutés à Cuba, en 1900, démontrèrent l'étiologie de la fièvre jaune. Il succomba lui-même à cette redoutable maladie, dont il venait, avec ses collaborateurs, de découvrir le mode de transmission. Il mourut à Los Quemados de Marianao (Cuba), sur le terrain même de ses expériences. Inhumés d'abord au cimetière militaire du camp Columbia, ses restes furent transportés plus tard au London Park Cimetery, à Baltimore. — R. BLANCHARD, 15 octobre 1907.

241. — FODERÉ, F.-E., 1764-1836.

FODERÉ.

Inscription gravée sur le socle d'une statue en bronze. FODERÉ est debout, tête nue, en robe de professeur. La main droite fait un geste de démonstration, la gauche s'appuie sur un livre fermé, qu'elle tient dressé et sur lequel on lit : MÉDECINE | LÉGALE. Ce livre repose sur deux autres, à plat sur une colonne à quatre faces, dont la postérieure porte l'inscription suivante, en 20 lignes, avec filets interposés :

TRAITÉ | DU GOITRE ET DU CRÉTINISME | — | VOYAGE | AUX ALPES MARITIMES | — | ESSAI | DE PHYSIOLOGIE POSITIVE | — | MANUEL | DES GARDES-MALADES | — | TRAITÉ DU DÉLIRE | — | LEÇONS | SUR LES ÉPIDÉMIES | ET L'HYGIÈNE PUBLIQUE | — | ESSAI | HISTORIQUE ET MORAL | SUR | LA PAUVRETÉ DES NATIONS | — | ETC. ETC. | LOUIS ROCHET F[T] | ANNO | MDCCCXLIV.

Sur le côté droit du socle, on lit : FON[DERIE] DE ECK ET DURAND | 1845.

F. E. FODÉRÉ | NÉ EN CETTE VILLE | CRÉATEUR | DE LA | MÉDECINE LÉGALE | PROFESSEUR À STRASBOURG | ETC. | 1764-1836 | MONUMENT ÉRIGÉ EN 1846.

Inscription de 9 lignes, gravée en lettres dorées sur le piédestal de la statue. Celle-ci se dresse sur la place Foderé, à Saint-Jean de Maurienne. La tradition médicale de la famille est actuellement continuée dans cette même ville par le Dr Barnabé FODERÉ, membre de la Société d'histoire et d'archéologie de Maurienne, délégué du Touring-Club de France. — R. BLANCHARD, 15 septembre 1909.

242. — **BERENFELS, Baron G.-Fr.** — **Hôpital de Suse.**

DI GIUSEPPE FRANCESCO | BARONE DI BERENFELS | MAGNIFICO BENEFATTORE DEI POVERI | CHE L'OSPEDALE CIVILE | DI TUTTO IL SUO ACCREBBE | IL MUNICIPIO | CUSTODE | DELLA GRATITUDINE POPOLARE | IL NOME | SULLA CASA DA LUI ABITATA | RAMMEMORA | PERCHE CIASCUNO APPRENDA | NELL'ESEMPLO MAGNANIMO | CARITÀ | PRINCIPIO D'OGNI BENE | — | 1881.

Inscription de 16 lignes, les 15e et 16e séparées par un filet, gravée sur une plaque de marbre blanc apposée sur la façade de la maison portant le n° 25, via Torino, à Suse (Italie). — R. BLANCHARD, 17 septembre 1909.

243. — **STANISLAS DE POLOGNE, duc de Lorraine.**

A | STANISLAS | LE BIENFAISANT | LA | LORRAINE | RECONNAISSANTE | 1831 | MEURTHE — MEUSE — VOSGES.

Inscription de 8 lignes, gravée sur le devant du piédestal de la statue du roi STANISLAS de Pologne, duc de Lorraine, érigée place Stanislas, à Nancy.

HOPITAUX POUR LES PAUVRES. | AUMONES ANNUELLES | DANS LES CAMPAGNES. | SECOURS EN CAS D'INCENDIE, | DE GRÊLE ET D'ÉPIDÉMIE. | FONDATION POUR LES CALCULEUX. | CONSULTATIONS GRATUITES. | SECOURS | AUX MALADES DANS LES VILLAGES. | MAISON DE RETRAITE | POUR LES CURÉS INFIRMES. | CHAMBRE | DE CONSULTATIONS GRATUITES. | BOURSE DE PRÊTS | AUX NÉGOCIANTS.

Inscription de 15 lignes, gravée sur le côté droit du même piédestal.

STANISLAS | LESZCZYNSKI | ROI DE | POLOGNE | DUC | DE LORRAINE | ET | DE BAR | 1737-1766.

Inscription de 8 lignes, la 1re en capitales plus grandes, gravée à la face postérieure du piédestal.

ÉCOLES PRIMAIRES. — COLLÈGES. | PENSIONNATS | POUR LES ORPHELINS. | COLLÈGE ROYAL DE MÉDECINE. | JARDIN BOTANIQUE. | SOCIÉTÉ ROYALE | DES SCIENCES, LETTRES ET ARTS. | BIBLIOTHÈQUE PUBLIQUE. | PLACE ROYALE. | PLACE CARRIÈRE. — PLACE D'ALLIANCE. | FONTAINES PUBLIQUES. — CASERNES. | ARCS DE TRIOMPHE. | CHAPELLE DE BON-SECOURS. | EMBELLISSEMENTS | DE LUNÉVILLE, DE COMMERCY, ETC. | RÉÉDIFICATION DE SAINT-DIÉ.

Inscription de 16 lignes, gravée sur le côté gauche du piédestal. — R. BLANCHARD, 3 septembre 1909.

244. — CARILIAN, A.-F.-V., 1794-1849.

CI GIT | CARILIAN | ANTOINE FRANÇOIS VICTOR | DOCTEUR EN MÉDECINE, | PHARMACIEN EN CHEF | DE L'HAL MRE DE BRIANÇON, | MEMBRE DU CONSEIL GÉNÉRAL | DES HAUTES-ALPES ; | ET MEMBRE CORRESPONDANT | DE L'ACADÉMIE DE MÉDECINE DE PARIS. | NÉ AU CHATEAU QUEYRAS | LE 23 AVRIL | 1794, DÉCÉDÉ À BRIANÇON | LE 10 8bre 1849.

Inscription de 14 lignes gravée sur une plaque de marbre blanc recouvrant une tombe de famille. Au-dessous, l'inscription concernant E. H. TURIN (cf. no 128).

† | AME VERTUEUSE | CŒUR GÉNÉREUX, ET DÉVOUÉ | À SES COMPATRIOTES, | BON PÈRE ET BON ÉPOUX, | REÇOIS LES REGRETS | ET LES LARMES | DE TES ENFANTS, | DE TON ÉPOUSE | ET DE TA FAMILLE ENTIÈRE | QUI TE PORTERONT | UN DEUIL ÉTERNEL.

Inscription de 11 lignes, avec une croix en chef, gravée sur une stèle de marbre blanc, dressée sur la pierre tombale ci-dessus énoncée. Cimetière de Briançon. — R. BLANCHARD, 24 septembre 1889.

245. — FRIDERICI, Johann Arnold, 1637-1672.

IOHANN ARNOLD FRIDERICI. | PHIL. ET MED. D. ANATOM. CHIR. AC | BOTAN. P. P. ET HORT. MED. PRÆFECT. | IEN. NAT. ALTENBURGI. M. DC. XXXVII. | D. XXIV. IUN. DENAT. IENAE. D. XXVII. MAIJ. | ANNO M. D. CLXXII.

Inscription de 6 lignes, gravée en lettres dorées sur un monument au centre duquel se trouve le portrait à l'huile, de FRIDERICI à mi-corps et de trois quarts à droite. Armes et différents emblèmes rappelant la profession du défunt : squelette, homme écorché, amphithéâtre, instruments de chirurgie, etc.

FERENDA | PRAESENTIA | SPERANDA | MELIORA.

Inscription de 4 lignes, gravée en lettres dorées à la partie supérieure du monument. Église de l'Université (Kollegienkirche), à Iéna. — ER. WICKERSHEIMER, avril 1909.

246. — PHARMACIE A WEIDA, 1666.

*** | HANC OFFIC. MED. | A. 1666 SUMMA AUCT. CONDIT. | A. 1687 NOVO PRINCIPIS BENEF. ORNAT. | AB A. 1803 SCHMIDTIOR. CUR. ADD. | PERPETUO SERVET DEUS !

Inscription de 5 lignes, précédée de 3 étoiles disposées horizontalement, en creux, en or, sur une plaque de marbre noir ovale, apposée à la façade extérieure d'une pharmacie.

*** | ZUM GEDENKTAGE | DES HUNDERTJÄHRIGEN BESITZES | DIESES HAUSES DER FAMILIE SCHMIDT | GEWIDMET VON TREUEN VEREHRERN | AM 25. JULI 1903.

Inscription de 5 lignes, précédée de trois étoiles disposées horizontalement, gravée en lettres dorées sur une plaque semblable à la précédente. Même maison, en face de l'hôtel de ville, à Weida (Saxe-Weimar). — H. SCHMIDT, pharmacien à Weida, 2 avril 1909.

247. — HUBERT, Étienne, † 1614.

STEPHANO HUBERTO AURELIO CONSILLIARIO MEDICO REGIO ARABICÆ LINGUÆ PRIMO | PROFESSORI ET LINGUARUM ORIENTA | LIUM SECRÆTARIO INTERPRETI QUI AB | HENRICO MAGNO FRANC. ET NAVAR. | REGE CHRISTIANISS. AD MAURITANIÆ | IMPERATOREM MISSUS SUAM LEGATIO | NEM HONORIFICE PERFUNCTUS LINGUAM | ARABICAM DIDICIT ROMÆ EXCOLUIT | REVERSUS SEPULTAM IN GALLIA EX | CITAVIT ET IN VICINAS REGIONES | PROPAGAVIT OBIITQ. ANNO ÆTATIS SUÆ 47 REPARATÆ SALUTIS 1614 | JUNII DIE 20. | FRANCISCUS HUBERTUS FRATER REGIS | CONSILIARIUS ET RATIONUM REGIARUM AUDITOR PARENTABAT.

Inscription de 14 lignes gravée sur une plaque de marbre noir apposée dans le fond de l'église des Jésuites, anciennement église

Saint-Samson, à Orléans. D'après un recueil d'épitaphes rédigé pour Roger de GAIGNIÈRES vers la fin du XVIIe siècle ou le commencement du XVIIIe (Bibliothèque Nationale, manuscrit français 8229, fol. 102), BRAINNE[1] confirme qu'Étienne HUBERT, médecin d'HENRI IV, fut enterré dans l'église Saint-Samson. — Dr GARSONNIN, Orléans, 7 mars 1909.

248. — COLLÈGE DE MÉDECINE D'ORLÉANS, 1744.

COLLEGIUM | MEDICORUM | 1744.

Inscription de 3 lignes dans un cadre ornementé dans le goût du XVIIIe siècle (fig. 4), gravée sur une plaque carrée en marbre blanc,

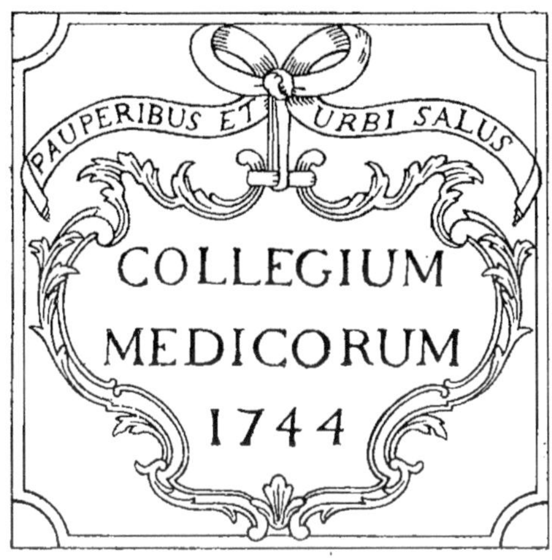

FIG. 4.

ayant 47 centimètres de côté et provenant du Bureau des consultations gratuites, installé en 1744, près des Buttes, au coin des rues d'Angleterre et du Four-à-Chaux, à Orléans, sous les auspices du duc d'ORLÉANS. Cette plaque est actuellement au Musée historique d'Orléans, salle lapidaire.

PAUPERIBUS ET URBI SALUS.

Inscription sur un ruban figuré à la partie supérieure de la plaque précédemment décrite. — Cf. la vignette ornant la couverture et le titre du *Corpus*. — Dr GARSONNIN, Orléans, 30 juillet 1908.

1. BRAINNE, *Les hommes illustres de l'Orléanais*, I, p. 281.

249. — COLLÈGE DE CHIRURGIE D'ORLÉANS, 1745.

Collegium | Chirurgorum | A. D. *MDCCCXLV*.

Inscription de 3 lignes gravée sur une plaque de marbre noir mesurant 43 centimètres sur 76, provenant d'une maison de la rue du Pommier Rouge, à Orléans, occupée autrefois par le Collège de chirurgie et devenue le siège de la Société des sciences. Cette plaque est actuellement conservée par la Société des sciences, qui l'a fixée au-dessus de la porte de sa bibliothèque. — Dr Garsonnin, Orléans, 30 juillet 1908.

250. — MAILLOT, Mathieu, † 1616.

A la perpetuelle Memoire de honorable homme | Mathieu Maillot en son vivant chirurgien de feu | Monseigr le Compte de Mongomery ayant | attainct laage de 47. ans deceda le 5e Janvier | 1616. delaissant sa chere espouse Marie de Claire | qui a fait poser ceste Espitaphe | Priez Dieu pour son Ame | E. Evesham fecit.

Inscription de 8 lignes, gravée en lettres dorées sur une plaque de marbre noir de 18 sur 44 centimètres, provenant dit-on de la région d'Évreux, et actuellement déposée au Musée historique d'Orléans. — Dr Garsonnin, Orléans, 30 juillet 1908.

251. — GUÉRISON DE LOUIS XIV, 1658.

D. O. M. Anna Avstriaca Galliæ et Navarræ Regina | memor redditæ salvtis filio karissimo, | Lvdovico XIV. Regi christianissimo, (qvem | apvd Gerosiacvm navale, anno 1658 | febrientem, divae Radegvndis patrocinio | mœrens addixerat lampadem argenteam | div noctvqve inextingvibilem tvmvlo | tantæ liberatricis appendit, dvasqve in hac | Regia ecclesia missas de proprio D. | Radegvndis in æternvm solemni ritv | singvlis diebvs XXIX. ivnii. et XIII. ivlii. | celebrandas dote præstita, constitvit, | svoqve nomine Regivm (qvi tvnc erit) | in senatv Pictaviensi protopatronvm | hisce votivis misteriis adesse ivssit. | cæteraqve peragi volvit, qvæ avtographo | diei XIII. septembris ann. 1658 continentvr | Suit trois fois un monogramme constitué par les lettres A L enchevêtrées et surmontées de la couronne royale.

Inscription de 18 lignes, gravée en lettres dorées sur une plaque de marbre noir placée à gauche en descendant à la crypte de l'église Sainte-Radégonde, à Poitiers. — R. Blanchard, 5 octobre 1909.

252. — BAD NEUENAHR.

SALUTI ET SOLATIO AEGRORUM.

Inscription placée au fronton de la vaste marquise en fer qui précède la buvette ou Trinkhalle, à Bad Neuenahr (Prusse Rhénane).

1857 | Zur Erinnerung an | FRANZ EGON GRAF von FUERSTENBERG STAMMHEIM zu STAMMHEIM | erster Präsident des Verwaltungsrathes | FRANZ PETER ADAMS JUSTIZRATH zu COBLENZ | JOSEPH von GROOTE KANZLER des ERZSTIFTES COELN zu COELN | WILHELM ALEXANDER FREIHERR von HOEVEL zu AHRWEILER | GEORG KREUZBERG KAUFMANN zu AHRWEILER | CLEMENS FREIHERR von WALDBOTT BASSENHEIM BORNHEIM zu COBLENZ | Errichtet 1883.

Inscription de 10 lignes, gravée en lettres dorées sur une grande plaque de marbre blanc qui occupe le fond de la buvette, au-dessous des bustes de l'Empereur et de l'Impératrice d'Allemagne. — R. BLANCHARD, 26 août 1909.

253. — HAÜY, Valentin, 1745-1822.

À LA MÉMOIRE DE VALENTIN HAUY | ANCIEN INTERPRÈTE DU ROI | DE L'AMIRAUTÉ DE FRANCE ET DE L'HOTEL DE VILLE, | CHEVALIER DE L'ORDRE IMPÉRIAL DE S^T WLADIMIR | NÉ A S^T JUST EN PICARDIE LE XIII NOVEMBRE MDCCXLV | MORT A PARIS LE XVIII MARS MDCCCXXII ; | INVENTEUR DES MÉTHODES ET DES PROCÉDÉS | EMPLOYÉS POUR L'ÉDUCATION DES AVEUGLES ; | IL ÉTABLIT D'ABORD À SES FRAIS CETTE ÉCOLE | FONDÉE ENSUITE À SA PRIÈRE PAR LOUIS XVI EN MDCCXCI. | PROPAGÉE DEPUIS EN RUSSIE ET AUTRES ÉTATS DE L'EUROPE | SUIVANT L'IMPULSION DONNÉE PAR L'INVENTEUR FRANÇAIS.

Inscription de 12 lignes, gravée en lettres dorées sur une plaque de marbre noir, encastrée dans le mur du chœur, à gauche, de la chapelle de l'Institution nationale des Jeunes Aveugles, 56, boulevard des Invalides, à Paris.

Le village de Saint-Just en Picardie, ci-dessus dénommé, porte actuellement le nom de Saint-Just-en-Chaussée (Somme). — Cf. nos 150, 254 et 255. — R. BLANCHARD, 1909.

254. — HAÜY. Valentin. 1745-1822.

A | VALENTIN HAÜY | 1745-1822.

Inscription de 3 lignes gravée sur le piédestal d'une statue en marbre blanc, dressée dans la cour d'honneur de l'Institution des Jeunes Aveugles. 56. boulevard des Invalides. à Paris.

HAÜY est debout, la tête penchée, la main droite relevée et l'index appuyé contre la joue, dans l'attitude de la réflexion. Il regarde attentivement et avec compassion un jeune garçon aveugle. qui est assis à ses pieds, les cheveux longs, un livre ouvert sur les genoux. Sur la page gauche. on lit HAÜY en lettres à fort relief. pour rappeler le système d'impression en saillie inventé par HAÜY. Le jeune aveugle ainsi figuré n'est autre que LESUEUR. précédemment rencontré par HAÜY sous le porche d'une église : de la main gauche, il lit les caractères tracés sur la page droite. Derrière lui. un globe terrestre et trois livres superposés. Sur le côté gauche du socle, on lit : BADION DE LATRONCHÈRE | 1858. — Cf. n°s 150. 253 et 255. — R. BLANCHARD, 1909.

255. — INSTITUTION DES JEUNES AVEUGLES. à Paris.

1784. VALENTIN HAUY. | Communique à quelques enfants aveugles, réunis | rue Coquillière. ses procédés d'instruction.

1785. FONDATION de L'INSTITUTION. | Sous les auspices de la Société philantropique. | rue Notre-Dame-des-Victoires.

1786. UN EXERCICE PUBLIC | des élèves de l'institution a lieu à Versailles. | en présence de LOUIS XVI | et de sa cour.

1791. L'INSTITUTION est mise à la charge de l'Etat | et réunie dans les bâtiments | des Célestins. à l'institution des Sourds-muets.

1795. le Gouvernement transfère l'institution | dans la maison de Ste Catherine. rue des Lombards. | et crée une bourse gratuite par Département.

1801. l'Institution devient une annexe | de l'hospice des quinze-vingts | Sous le titre d'Aveugles de deuxième classe

1812. PAINGEON. ancien élève de l'Institution, | et lauréat du Concours général. est nommé | Professeur de Mathématiques. au lycée d'Angers.

1815. l'institution, séparée de l'hospice | des Quinze-Vingts par

LOUIS XVIII, est classée | parmi les établissements généraux de bienfaisance.

1816. TRANSLATION DE L'INSTITUTION | dans les bâtiments de l'ancien | séminaire St-Firmin, rue Saint-Victor.

1829. UNE DONATION TESTAMENTAIRE | de madame Champion, Vve Vignette, | crée huit bourses gratuites à l'institution.

1838. LOI du 18 juillet, rendue sous le règne | de LOUIS PHILIPPE Ier, statuant érection | de nouveaux bâtiments destinés à recevoir l'institution.

1839. le 22 juin, la première pierre | de cet édifice a été posée par | le Ministre des travaux publics.

1843. L'INSTITUTION | est transférée dans cet édifice et le nombre | des bourses gratuites est porté à 120.

Treize inscriptions, de 3 lignes chacune, peintes autour du balcon de la salle des actes publics, à l'Institution nationale des Jeunes Aveugles, 56, boulevard des Invalides, à Paris. — Cf. nos 150, 253 et 254. — R. BLANCHARD. 1909.

256. — HÔPITAL COCHIN, Paris.

D. O. M. | HIC | QUIESCUNT MORTALES EXUVIÆ | JOANNIS DIONYSII COCHIN, | SACRÆ THEOLOGIÆ DOCTORIS, ET HUJUS ECCLESIÆ | PER ANNOS VIGINTI SEX | RECTORIS; | QUI | GREGIS SUI | MORUM SANCTITATE, FORMA; | DOCTRINÂ, LUMEN; | SOLLICITUDINE, PASTOR; | ELEEMOSYNIS, PATER; | LABORIBUS ET MORBIS JAM CONFECTUS, | SUIS PAUPERIBUS | HOSPITIUM PECULIARE, PROPRIIS SUMPTIBUS | ÆDIFICARE CŒPIT; | SPONTANEA FIDELIUM LARGITATE ADJUTUS | PERFECIT; | VIXQUE OPERE CONSUMMATO, | REGNUM MISERICORDIBUS AB ORIGINE MUNDI | PARATUM POSSESSURUS, | OBDORMIVIT IN DOMINO, | DIE TERTIA JUNII A. D. 1783, | ÆTATIS SUÆ 57. | OPTIMO PASTORI PAROCHIA MOERENS POSUIT. | .— |

AU PIED DU CHŒUR, SONT DÉPOSÉS LES RESTES MORTELS DE MESSIRE JEAN DÉNYS COCHIN, | DOCTEUR DE SORBONNE, CURÉ DE CETTE PAROISSE PENDANT 26 ANS, FONDATEUR DE | L'HOPITAL QUI PORTE SON NOM.— — — CETTE ÉPITAPHE A ÉTÉ RESTAURÉE | PAR LES SOINS DE SES ARRIÈRE PETITS-NEVEUX, ET DE M. MARTIN DE NOIRLIEU, | CURÉ DE St JACQUES DU HAUT-PAS.—1844.

Inscription de 31 lignes, les 5 dernières en capitales plus petites, les 26e et 31e suivies chacune d'un filet, gravée sur une plaque de marbre blanc, à gauche de la porte de la sacristie, dans l'église Saint-Jacques du Haut Pas, à Paris. — Er. Wickersheimer, 11 juin 1909.

257. — MAUDUYT DE LA GRÈVE, Philippe, † 1745.

ACADEMICORUM IURIUM VINDICI AC DEFENSORI | ACERRIMO CLARISSIMO VIRO PHILIPPO | MAUDUYT DE LA GRÈVE REGIS CONSILIARIO | IN SALUBERRIMA FACULTATE DOCTORI | PERITISSIMO AC SERENISSIMI LUDOVICI | ARMANDI BORBONII PRINCIPIS DE CONTI | HUIUSCE PROVINCIÆ GUBERNATORIS | ACCEPTISSIMI MEDICO FIDISSIMO OB | SINGULARIA IN UNIVERSITATEM PICTAVI = | ENSEM MERITA, HOC PERENNE GRATI | ANIMI MONIMENTUM PONENDUM STATUERE | EIUSDEM UNIVERSITATIS RECTOR ET | PROCERES SOLENNI DECRETO DIEI | DECIMÆ QUINTÆ MENSIS MARTII ANNO | DOMINI MILLESIMO SEPTINGENTESIMO | VIGESIMO PRIMO.

Inscription de 16 lignes, gravée en lettres dorées « sur un morceau de marbre noir long d'environ trois pieds sur deux pieds de largeur, ayant pour ornement les armes de l'Université [de Poitiers] dans le haut, et celles de M. Mauduyt dans le bas ». Se trouve aujourd'hui chez M. David Barnsby, ancien directeur de l'École de médecine de Tours.

Ph. Mauduyt ayant, en 1719, à l'occasion d'un procès, rendu d'importants services à l'Université, celle-ci décida « que pour perpétuer le souvenir du bienfait rendu par ce médecin, on devait le consigner sur une table de marbre, et le graver en lettres d'or, laquelle serait placée dans la salle des Jacobins, lieu des assemblées de l'Université, qu'en outre les enfants et descendants dudit sieur Mauduyt seraient admis aux grades dans quelque faculté que ce pût être sans payers aucuns droits. » Extrait des *Affiches du Poitou* du 7 mai 1778, signé De La Mazière, docteur en médecine. — Dr Jablonski, Poitiers, 10 mai 1908.

258. — HOPITAL DE LA PITIÉ, PARIS. 1613.

HOPITAL DE LA PITIÉ | FONDÉ EN 1613.

Inscription de 2 lignes, gravée en lettres dorées sur une plaque de marbre noir, au-dessus de la porte d'entrée de l'hôpital de la Pitié, rue Lacépède no 1, à Paris. — Er. Wickersheimer, 8 mai 1909.

259. — AUDIER, J. — Hospice de Briançon, 1870.

DONNÉ | A L'HOSPICE CIVIL | DE | BRIANÇON | PAR | MADAME JOSÉPHINE AUDIER | 15 AVRIL 1870.

Inscription de 7 lignes, en relief sur une plaque de bronze scellée sur la façade d'une maison de la Grande rue, à Briançon. Cette maison, située au-dessous de l'immeuble portant le n° 64 de cette même rue, en était d'abord distincte ; elle y a été réunie et maintenant les deux façades se confondent.

L'immeuble commun, portant le n° 64, a été longtemps le siège de l'hospice-hôpital et d'un pensionnat de jeunes filles ; des religieuses de l'ordre des Trinitaires y vivaient en communauté et avaient pour mission, les unes de soigner les malades, les autres de faire l'éducation des jeunes filles. En 1897, l'hospice-hôpital fut transféré à la villa Aline (cf. n° 262) avec les sœurs hospitalières, qui continuent d'y résider encore. Des sœurs enseignantes continuèrent de diriger le pensionnat, jusqu'à ce que, par suite de la dissolution des congrégations, elles aient dû émigrer à Oulx (Italie) avec leurs élèves. Actuellement, l'immeuble abrite l'école des filles. La porte donnant sur la rue est surmontée d'un bas-relief en chêne sculpté, représentant à gauche saint Sébastien, à droite saint Roch avec son Chien ; le centre est occupé par une couronne de chêne dans laquelle se lit, en quatre lignes : HIC EST | DOMVS | DEI | 1714 ; un ange plane au-dessus. — R. Blanchard, septembre 1908.

260. — CHANCEL, J.-J.-L., 1779-1837.

A LA MÉMOIRE DE NOTRE PÈRE | JEAN J^{ph} LOUIS CHANCEL | NÉ LE 20 DÉCEMBRE 1779 | MORT LE 18 FÉVRIER 1837.

Inscription de 4 lignes sur un monument portant l'inscription : SEPULTURE | DE LA FAMILLE CHANCEL | —1855— | . Cimetière de Briançon.

J.-J.-L. Chancel, pharmacien à Briançon, eut pour fils Paul, Évariste et Marius Chancel, industriels dans cette même ville. — Cf. nos 261 et 262. — R. Blanchard, septembre 1908.

261. — LES FRÈRES CHANCEL. — Hospice de Briançon, 1870.

DONNÉ A L'HOSPICE CIVIL | DE BRIANÇON | PAR | M$_R$ & MME PAUL CHANCEL | M^R & MME EVARISTE CHANCEL | M^R & MME MARIUS CHANCEL | 3 MARS 1870.

Inscription de 7 lignes, en relief sur une plaque de bronze scellée sur la façade d'une maison située au n° 67, Grande rue, à Briançon. Cette maison, donnée par les frères Chancel, est louée actuellement par l'hospice civil, moyennant un prix de 800 francs par an, à la municipalité de Briançon, qui y loge le principal du collège communal et y a installé la bibliothèque publique.

Les trois frères Chancel, fils de Jean-Joseph-Louis Chancel (1779-1837), pharmacien à Briançon (cf. n° 260), étaient à la tête d'une très importante usine de schappe dans la même ville. Le plus jeune, Marius (1827-1880), dont je suis le gendre, fut le fondateur de cette industrie, qui devint très florissante, grâce à son audacieuse intelligence et à son grand sens des affaires ; il appela bientôt ses frères à y participer ; il était chevalier de la Légion d'honneur. — Cf. n°s 260 et 262. — R. Blanchard, septembre 1908.

262. — CHANCEL, Marius. — Hospice de Briançon, 1896.

VILLA ALINE | Fondation Marius Chancel | 1896.

Inscription de 3 lignes, gravée en lettres dorées sur une plaque de marbre rouge scellée sur la façade de la villa Aline, regardant l'avenue Marius Chancel, et surmontée d'un médaillon en bronze par J. Chaplain († 1909) [1], représentant Marius Chancel tourné de trois quarts à gauche (fig. 5).

L'hospice de Briançon a été longtemps installé *intra muros*, dans un vieil immeuble où se trouvait d'autre part le pensionnat des jeunes filles (cf. n° 259). Frappée de l'insalubrité d'une telle installation et des dangers d'une telle promiscuité, Mme Marius Chancel, née Olympe-Éléonore Berthelot (de Guillestre), veuve d'un éminent industriel [2], résolut de doter Briançon d'un nouvel hospice, en même temps que d'une institution de religieuses gardes-malades, destinées à aller soigner gratuitement les malades à domicile. Elle désirait, par cette fondation, perpétuer le souvenir de son mari et de sa fille Aline, tous deux décédés prématurément, après une longue et cruelle maladie. Elle avait acheté dans

1. Dans ses études sur l'œuvre de Chaplain, publiées par la *Gazette numismatique* I-IV, 1897-1900, F. Mazerolle a omis de mentionner cette œuvre remarquable.

2. Marius Chancel, né à Briançon le 1er août 1827, mort à Cannes le 21 janvier 1880, chevalier de la Légion d'honneur, fonda à Briançon une très importante usine de schappe, qui, sous son intelligente et ardente direction, prospéra considérablement : il ne tarda pas à convier ses deux frères aînés, Paul et Évariste (cf. n°s 260 et 261), à participer à son œuvre. Grâce à lui, le pauvre pays du Briançonnais, alors sans industrie ni commerce et sans communications par chemin de fer avec les pays voisins, a connu enfin la prospérité.

ce but un vaste terrain, dans une situation magnifique, et allait commencer les travaux de construction, quand le Conseil général des Hautes-Alpes mit en vente le domaine de la Tour, jusqu'alors occupé par la sous-préfecture.

Ce domaine occupe un emplacement exceptionnel, d'où l'on jouit du plus beau panorama des Alpes françaises ; il comprend de vastes bâtiments, qu'il était facile de réparer et d'adapter aux besoins d'un hôpital ; Mme M. Chancel l'avait d'ailleurs habité autrefois et c'est là qu'elle avait donné le jour à sa fille Aline († 20 août 1889). Pour ces diverses raisons, l'acquisition en fut faite, par un acte en date du 8 décembre 1892.

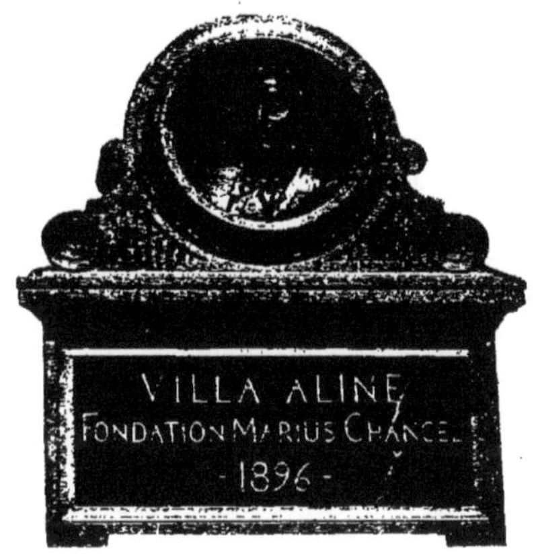

Fig. 5.

Mme M. Chancel fit exécuter des travaux considérables de restauration et d'aménagement et fit faire notamment une installation complète pour trente lits. Elle ajouta au domaine primitif un terrain de 937 mètres carrés et fit donation du tout à l'hospice civil, par un acte en date du 20 septembre 1893, passé en l'étude de Me A. Blanchard, notaire à Briançon. Au début de cet acte, Mme M. Chancel fait la déclaration suivante :

Dans le but de perpétuer dans le pays le souvenir de mes regrettés défunts, M. Marius Chancel, mon mari, et Mlle Aline Chancel, ma fille, j'ai décidé de fonder une institution de sœurs gardes-malades, destinées à aller soigner les malades à domicile. A cet effet, j'offre à l'hospice civil de Briançon de lui donner en toute propriété :

1° L'immeuble que je possède au lieu dit *la Tour*, servant actuellement de sous-préfecture, avec les bâtiments, jardins et vergers qui en dépendent, ainsi qu'une bande de la prairie n° 901 du plan cadastral, suivant le plan qui sera joint à l'acte à intervenir;

2° Une somme de quarante mille francs destinée à subvenir à l'entretien des sœurs gardes-malades.

Cette donation sera faite aux conditions suivantes :

1° Les sœurs gardes-malades seront au nombre de quatre au minimum.

2° Elles appartiendront à un ordre religieux, de préférence à l'ordre des Trinitaires.

Toutefois, la Commission administrative de l'hospice civil aura la faculté de choisir l'ordre religieux le plus à sa convenance. Et si, par impossible, tout ordre religieux venait à être supprimé en France, l'hospice serait tenu d'assurer quand même le fonctionnement du service des gardes-malades.

3° Les sœurs gardes-malades devront aller soigner les malades à domicile, nuit et jour, sans distinction de religion. Ceux qui sont dans une situation précaire seront soignés gratuitement. Ceux qui sont dans une situation aisée pourront être tenus à une rétribution, si la Commission le juge nécessaire.

4° Les sœurs gardes-malades seront logées dans l'immeuble donné...

8° Afin d'arriver à séparer l'un de l'autre le pensionnat de jeunes filles et l'hôpital, suivant le désir exprimé si souvent par les autorités et par la population briançonnaises, l'hôpital devra être installé dans l'immeuble donné par Mme Marius CHANCEL. Toutefois, cette installation n'est pas une condition absolue de la donation. Mais Mme Marius CHANCEL exige que l'immeuble en question soit à perpétuité affecté à un établissement hospitalier et reste inaliénable.

9° Sur la façade principale de l'édifice sera apposée une plaque de marbre portant cette inscription: *Hospice civil de Briançon. — Fondation Marius Chancel. — Villa Aline*. De même, l'inscription *Villa Aline* sera gravée sur le portail d'entrée.

Le domaine ainsi offert à l'hospice civil de Briançon prit donc le nom de *Villa Aline*. Par suite des améliorations et aménagements dont il a bénéficié, il représente une somme supérieure à 150.000 francs. A cette somme s'ajoute le capital de 40.000 fr. produisant 1200 fr. de rente sur l'État, pour l'entretien des sœurs gardes-malades.

Par une délibération en date du 4 octobre 1893, la Commission administrative de l'hospice accepta la donation qui lui était faite. Le préfet des Hautes-Alpes ratifia cette délibération par un arrêté en date du 21 novembre et, le 3 décembre 1893, la Commission signa l'acte d'acceptation en l'étude de Me A. BLANCHARD, notaire.

Cet acte porte la signature de MM. VAGNAT, maire, président; ALLEMAND, AUDOYER, J. BRUN, R. FAURE et Fr. MERLE, membres; A. CHALLIER et N. BOMPARD, témoins, requis. Il y est dit que les membres de la Commission administrative « ont déclaré accepter formellement et avec la plus vive reconnaissance la donation ci-dessus relatée et ce, sous les conditions imposées par Mme CHANCEL, donatrice, lesquelles seront ponctuellement et très fidèlement exécutées ».

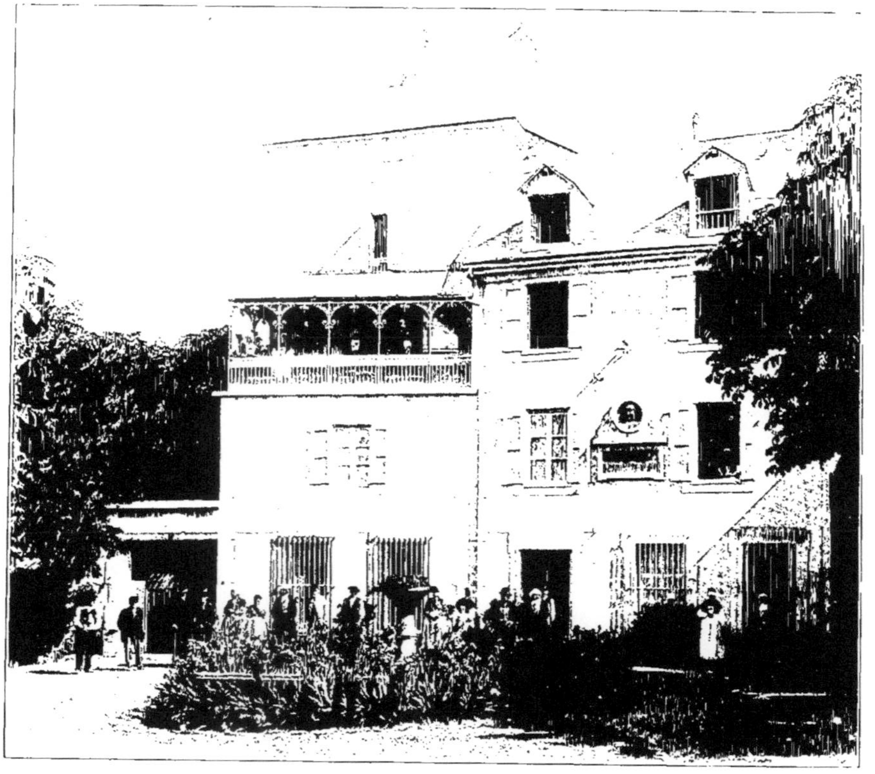

VILLA ALINE, HOPITAL CIVIL DE BRIANÇON

BIENFAISANCE

FONDATION MARIUS CHANCEL
HOPITAL
CIVIL
TRANSFÉRÉ A LA
VILLA ALINE
LE 17 DÉCEMBRE
1896
BRIANÇON

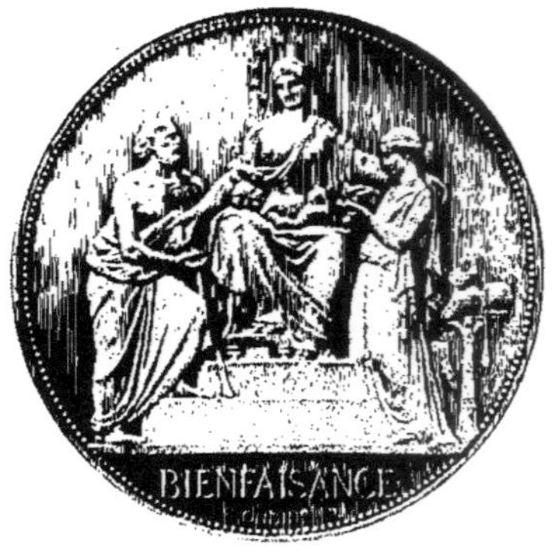

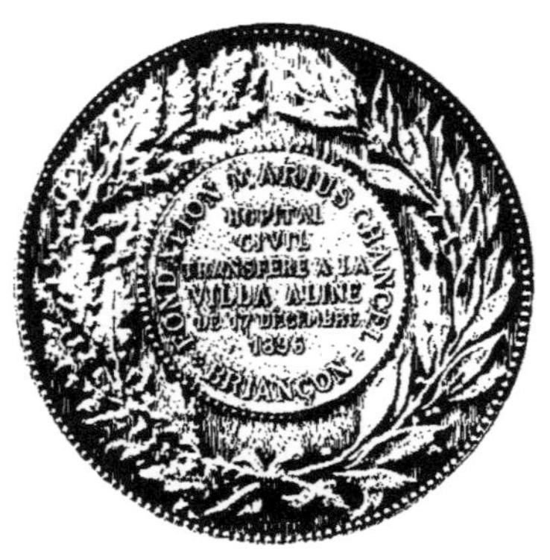

MÉDAILLE COMMÉMORATIVE DE L'INAUGURATION
DE LA VILLA ALINE, A BRIANÇON.

La communauté des sœurs Trinitaires, dont la maison-mère est à Valence, fut aussitôt invitée à désigner les quatre sœurs gardes-malades. Celles-ci furent installées provisoirement à l'hospice *intra muros*, en attendant l'achèvement des travaux. Enfin, le 17 décembre 1896, jour de la sainte Olympe, la Commission administrative prit possession de la Villa Aline, y installa les sœurs gardes-malades et y transféra l'hôpital-hospice.

Depuis lors, les gardes-malades n'ont cessé d'être occupées et de rendre à la population briançonnaise des services inappréciables. Elles vivent en communauté avec les sœurs Trinitaires de l'hôpital-hospice, mais restent totalement étrangères au service de celui-ci : elles ont pour mission d'aller soigner les malades à domicile, de nuit comme de jour. Elles se rendent chez toute personne qui les appelle, dans l'étendue de la commune de Briançon, sans distinction d'âge, de sexe ou de religion. Leurs soins sont entièrement gratuits, quelle qu'en soit la durée ; toutefois, une rétribution de deux francs par jour et de deux francs par nuit, qui tombe dans la caisse de l'hospice, est acceptée des personnes assez fortunées pour payer cette somme.

L'éminent sculpteur en médailles, M. CHAPLAIN, membre de l'Institut, reçut de Mme CHANCEL la commande d'un médaillon de son mari, médaillon destiné à orner la façade de la Villa Aline. Comme il fallait s'y attendre, l'éminent artiste fit une œuvre remarquable, d'une parfaite ressemblance, bien que d'après des documents photographiques. L'inauguration du médaillon et de l'inscription l'accompagnant eut lieu le 6 septembre 1897.

Pour perpétuer le souvenir de cette donation et dans le but de rendre un légitime hommage à Mme M. CHANCEL, la femme généreuse et bienfaisante dont je m'honore grandement d'être le gendre, j'ai fait frapper une médaille dont voici la description :

Face. — Une femme, vêtue à l'antique et symbolisant la Bienfaisance, est assise de face sur un trône surélevé de deux marches ; elle est coiffée d'un long voile ; sa tête est entourée de neuf étoiles ; sur ses genoux dort un enfant nu, auquel elle vient de donner le sein ; l'épaule et le sein droits sont encore découverts. A sa droite se tient debout un vieillard barbu et chauve, vêtu à l'antique, le torse nu ; il s'appuie de la main gauche sur un long bâton ; il tend la main droite, dans laquelle la Bienfaisance laisse tomber des pièces de monnaie ; il a le pied gauche relevé et appuyé sur la première marche du trône. A gauche de la Bienfaisance se tient debout une jeune femme également vêtue à l'antique, tête nue, cheveux réunis en arrière en un chignon ; elle a la jambe droite pliée, le genou reposant sur la seconde marche du trône ; de ses deux mains, elle tient un livre ouvert, dans lequel elle semble lire. Derrière elle, on aperçoit une jeune femme couchée sur une table d'opération ; derrière, un vase de forme antique ou une lampe à deux mèches. A l'exergue : BIENFAISANCE | OUDINÉ.

Revers. — Couronne formée d'une branche de Chêne à gauche et d'une branche de Laurier à droite, réunies en bas par un nœud de ruban, au-dessous duquel on lit : H. DUBOIS. Dans la couronne, un cercle en grènetis, large de 26mm. On lit, en 8 lignes : FONDATION MARIUS CHANCEL | HÔPITAL | CIVIL | TRANSFÉRÉ A LA | VILLA ALINE | LE 17 DÉCEMBRE | 1896 | BRIANÇON.

Les lignes 1, 5 et 8 sont en grandes capitales, les lignes 1 et 8 forment un cercle. Les lignes 2, 3 et 4 sont en moyennes capitales ; la ligne 7 en petites capitales.

Module 51mm.

Cette médaille, dont il n'existe que des exemplaires en argent, a été distribuée par mes soins, en outre des membres de ma famille et de quelques amis, au maire et aux adjoints de Briançon, ainsi qu'à tous les membres de la Commission administrative de l'hospice civil. De plus, deux exemplaires, réunis sous un même cadre et se présentant respectivement par la face et le revers, ont été offerts par moi à la municipalité de Briançon ; ils ornent la salle des mariages.

Plus tard encore, Mme M. CHANCEL fit à l'hospice un nouveau don de 20.000 fr., en un titre de 600 fr. de rente sur l'État, destiné à l'entretien de la Villa Aline. La commission administrative accepta cette donation par une délibération en date du 1er septembre 1899. Il s'ensuit que la *Fondation Marius Chancel* s'élève à un total qui dépasse 210.000 francs.

Enfin, lorsqu'en 1907, le Conseil municipal de Briançon résolut de donner des noms à un certain nombre de voies jusqu'alors sans désignation, le nom d'*Avenue Marius Chancel* fut attribué à la rue qui, partant de la chaussée, dite désormais Avenue de la République, aboutit à la Villa Aline et la côtoie sur toute sa longueur.

263. — TILLAUX, P.-J., 1834-1904.

P. J. TILLAUX | DIRECTEUR DE L'AMPHITHEATRE D'ANATOMIE | DES HOPITAUX | DE 1868 A 1890 | PROFESSEUR DE CLINIQUE CHIRURGICALE | A LA FACULTE DE MEDECINE DE PARIS | PRESIDENT DE L'ACADEMIE DE MEDECINE | GRAND OFFICIER DE LA LEGION D'HONNEUR | 1834-1904 | SES ELEVES ET SES AMIS.

Inscription de 10 lignes, la 1re en lettres plus grandes, la 4e en lettres plus petites, gravée en lettres d'or sur le pié-

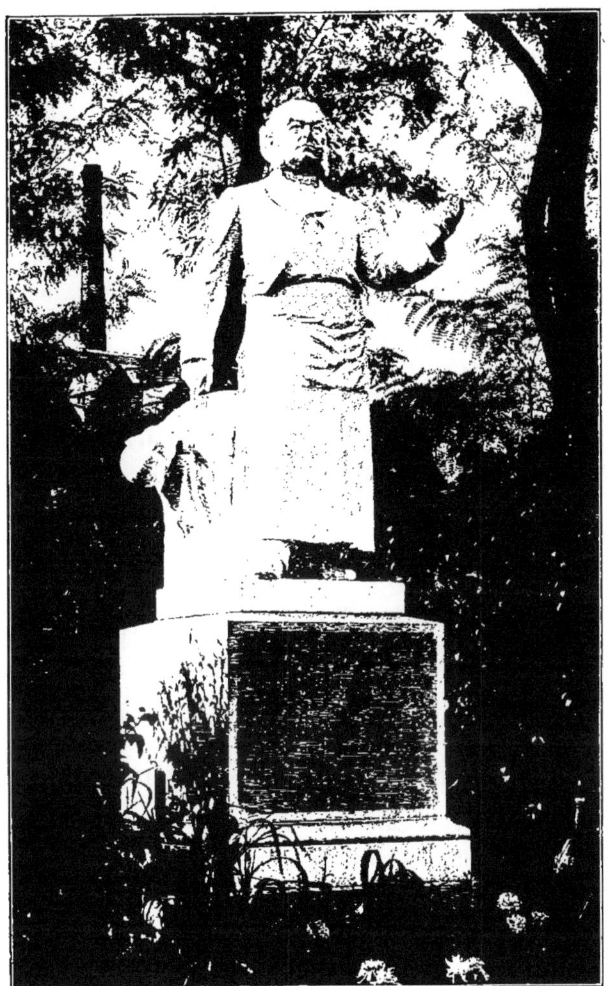

Fig. 6.

destal d'une statue en marbre blanc, portant à gauche, sur le socle : J. C. CHAPLAIN. Le professeur Paul-Jules TILLAUX est représenté debout, la tête nue et levée, la redingote boutonnée et protégée par un tablier à large poche. La main droite est abaissée, l'index sur le sternum d'un écorché, couché sur une table de dissection et représenté seulement dans sa partie antérieure. Le bras gauche est levé, l'index en l'air, dans un geste de démonstration.

Cette superbe statue (fig. 6) est d'une très belle allure; c'est la dernière œuvre de Jules CHAPLAIN († 1909), auquel on doit aussi une magnifique médaille de TILLAUX. La tête est d'une ressemblance parfaite, mais le corps est un peu grêle et court. Le monument est placé dans la cour de l'Amphithéâtre d'anatomie des hôpitaux ou Amphithéâtre de Clamart, 17, rue du Fer-à-Moulin, non loin du Jardin des plantes. L'inauguration a eu lieu le 7 octobre 1909. — R. BLANCHARD, 7 octobre 1909.

264. — DAMASCÈNE, Jean, † 1648.

HIC JACET JOANNES DAMASCENUS | JOANNIS BAPTISTÆ MEDICI ROMANI FILIUS | SECUNDA ROMÆ MORATUS | EPITAPHIUM. | NUTRICEM NIGRAM NECIS NUNTIAM | NUPERRIME NUNCUPANS | NUDI NOVELLI NOX NITOREM NOXIA | NIGRESCIT | NOTESCAT NENIÆ NECI NUPSI | NIDUM NOSCITE NOSTRUM.

Inscription de 10 lignes, aujourd'hui détruite, gravée sur une feuille de cuivre, placée en 1648 dans l'église collégiale d'Autun. — Cf. Dr GUYTON, Recherches historiques sur les médecins et la médecine à Autun. *Mémoires de la Société éduenne*, II, 1873, p. 45. — G. DUMAY, Dijon, 10 mai 1908.

265. — BRUNAT, Adrien, milieu du XVIIe siècle.

ADRIEN..... | CHIRURGIEN... | D'AUTUN... | DAME...

Inscription de 4 lignes, sous le second porche de l'auberge qui occupe l'emplacement du couvent des Cordeliers, à Autun. Elle ne peut s'appliquer qu'à Adrien BRUNAT. — Cf. Dr GUYTON, *Loco citato*, III, 1874, p. 134. — G. DUMAY, Dijon, 10 mai 1908.

266. — ASPHYXIE PAR LE GAZ D'ÉCLAIRAGE, Strasbourg, 1841.

DENKMAL DER FREUNDSCHAFT | DEN AM 2. JENNER 1841. | DURCH GAZ ERSTICKTEN. | —

Inscription de 3 lignes suivies d'un filet, gravée sur le socle d'un obélisque en grès rouge, où sont représentées une croix et cinq urnes funéraires, sur chacune desquelles sont inscrits le nom et l'âge de chacune des personnes asphyxiées :

F. J. BERINGER | 47. JAHR
F. J. BERINGER | 16. J.
L. CH. BERINGER | 15. JAHR
ANASTAS LEMAN | 18. JA
M. L^se^ BERINGER—4. JAHR

Cimetière Saint-Urbain, à Strasbourg. — ER. WICKERSHEIMER, 5 septembre 1908.

267. — GEGENBAUR, Carl, 1826-1903.

C. Gegenbaur | 1855-73.

Inscription de 2 lignes, peinte en lettres noires sur une plaque de métal, fixée à la façade extérieure d'une maison habitée par GEGENBAUR de 1855 à 1873. Vor dem Thor n° 1, à Iéna. — ER. WICKERSHEIMER, mars 1909.

268. — CRÈCHE DE CHAILLOT, près Paris, 1844.

LA PREMIÈRE CRÈCHE | INSTITUÉE À CHAILLOT LE 14 NOV. 1844 | PAR LE FONDATEUR DES CRÈCHES | A ÉTÉ TRANSFÉRÉE EN 1868 | PAR SES SOINS | DANS CETTE MAISON OÙ SE TROUVE | LE PREMIER BERCEAU DE L'ŒUVRE | — | HOMMAGE DE RECONNAISSANCE | NOV. 1894-50me ANNIVERSAIRE.

Inscription de 9 lignes, les 7e et 8e séparées par un filet, gravée sur une plaque de marbre blanc, dans la cour de la crèche paroissiale de Saint-Pierre de Chaillot, avenue Victor-Hugo, n° 117, à Paris. — ER. WICKERSHEIMER, 22 mai 1909.

269. — BROCA, Paul, 1824-1880.

PAVL BROCA | FONDATEUR | DE LA | SOCIÉTÉ D'ANTHROPOLOGIE | PROFESSEUR | À LA | FACULTÉ DE MÉDECINE | DE PARIS | SÉNATEVR | — | 1824-1880 | —

Inscription de 10 lignes, les 9e et 10e suivies chacune d'un filet, gravée sur la face antérieure du piédestal en pierre calcaire, de la statue en bronze de BROCA, en pied et mesurant un crâne humain. Boulevard Saint-Germain, à Paris.

Paul Choppin. 1886. Signature du sculpteur, qui était sourd-muet, gravée sur le côté droit du socle.

CETTE STATVE | a été érigée | par | Sovscription Vniver-selle | sovs les Avspices | de la | Société d'Anthropologie | de Paris | — | le 30 Juillet | 1887 | —

Inscription de 10 lignes, les 8e et 10e suivies chacune d'un filet, gravée sur la face postérieure du piédestal. — Er. Wickersheimer, 10 juin 1909.

270. — INSTITUTION DES SOURDS-MUETS, à Paris, 1841.

regard des eaux d'arcueil | a l'usage de l'institut | des sourds-muets | réédifié en l'année m dccc xli

Inscription de 4 lignes, gravée au-dessus d'une porte de l'Institution des sourds-muets, rue Denfert-Rochereau, à Paris.

Après le dernier mot de la ligne 2, se trouve le mot national presque effacé, à la place d'un autre mot plus effacé encore, et complètement illisible. — Er. Wickersheimer, 11 juin 1909.

271. — COLLÈGE DE PHARMACIE, à Paris.

ædifIcIvm. | mvnIfIcentIa. nIcolaI. HOVEL. | collegIo. pharmacevtIco. | datvm. an. m.c.lxxxvii [1] | vetvstate. dIlapsvm. stvdIIs. exIgvvm. | ex ære. scolastIco. | a. curatorIbvs. | restItvtvm. et. dIlatatvm. | an.dom. | m.d.ccc.xxxv.

Inscription de 10 lignes, gravée sur une plaque de marbre blanc, aujourd'hui dans l'escalier menant à la bibliothèque de l'École supérieure de pharmacie, à Paris.

plaque provenant de l'ancienne | école de pharmacie rue de l'arbalète

Inscription de 2 lignes, gravée en lettres dorées sur une plaque de marbre gris, placée au-dessous de la précédente. — Er. Wickersheimer, 11 juin 1909.

272. — HÔPITAL BOUCICAUT, à Paris.

a | Madame Bovcicavt | ❀ | en légvant tovt ce qvi | restera de ma fortvne à | l'Administration la plvs | pvissante povr assister les | malhevrevx, mon vniqve | pensée a été de venir

1. Erreur de l'inscription. C'est m.d.lxxxvii qu'on devrait lire.

AVSSI | VTILEMENT QVE POSSIBLE AV | SECOVRS DES SOVFFRANTS ET | DES MISÉRABLES | EXTRAIT DV TESTAMENT

Inscription de 12 lignes, les lignes 2 et 3 séparées par un fleuron, en creux, sur la face antérieure du piédestal du buste en pierre, de face, de Mme BOUCICAUT. Cour de l'hôpital Boucicaut, à Paris. Cet hôpital fut inauguré le 1er décembre 1897 par le président de la République FÉLIX FAURE. A sa mort, le 8 décembre 1887, Mme BOUCICAUT, directrice et fondatrice des *Magasins du Bon Marché*, laissait une fortune de 41 millions. Son testament disposait de la majeure partie de cette somme en faveur d'œuvres de bienfaisance et confiait à l'Assistance publique le soin d'affecter le surplus à la construction d'un hôpital à Paris. A la fin de 1892, le jury du concours ouvert pour cette construction entre tous les architectes français, adopta les plans des architectes LEGROS, père et fils. Les travaux ont duré quatre ans et ont coûté plus de trois millions. L'hôpital contient cent cinquante-deux lits ; le service de surveillance y est assuré par les religieuses Augustines de l'Hôtel-Dieu. — ER. WICKERSHEIMER, 13 juin 1909.

273. — CREVAUX, Jules, 1847-1882.

A | JULES | CREVAUX

Inscription de 3 lignes à la face antérieure d'un monument composé d'un socle et d'une pyramide en pierre surmontée d'un buste en marbre du Dr CREVAUX, portant la signature de BENOÎT GODET.

MÉDECIN DE 1re CLASSE | DE LA MARINE | OFFICIER | DE LA LÉGION D'HONNEUR | ET DE L'INSTRUCTION PUBLIQUE | CHEVALIER | DE LA COURONNE D'ITALIE

Inscription de 7 lignes à la face gauche.

NÉ A LORQUIN | EN 1847 | MORT SUR LE PILCOMAYO | EN 1882 | MASSACRÉ | AVEC SA MISSION | PAR | LES INDIENS TOBAS |
MONUMENT ÉLEVÉ PAR | SOUSCRIPTION PUBLIQUE | SOUS LES AUSPICES DE LA | SOCIÉTÉ DE GÉOGRAPHIE | DE L'EST | 1885

Inscription de 8 + 6 lignes à la face postérieure.

EXPLORATIONS : | 1868 | GUYANE | 1877 | MARONI, YARI | 1878-1879 | YARI, OYAPOCK | PUTUMAYO, YAPURA | 1880-1881 | GUAYABERO (RIOLESSEPS) | ORÉNOQUE

Inscription de 11 lignes à la face droite.

Ces inscriptions sont gravées sur la pyramide. Le socle, à quatre faces, forme une quadruple fontaine dont les jets sortent de quatre mascarons représentant les principaux types d'Indiens étudiés par Crevaux. Le monument, de six mètres de hauteur, est placé au milieu d'un bassin garni de plantes aquatiques. Jardin botanique de la ville de Nancy. — P. Pillement, 5 octobre 1909.

274. — INSTITUT ANATOMIQUE DE NANCY.

L'INSTITUT ANATOMIQUE | DE LA | FACULTÉ DE MÉDECINE | DE | NANCY | A ÉTÉ INAUGURÉ LE 28 JUIN 1896 | EN PRÉSENCE DE | M. M^rs | —
BARTHOU, Ministre de l'Intérieur | BOUCHER, M^tre du Comm^ce et de l'Ind^ie | LIARD, Direct^r de l'Enseig^ent Sup^r | —

Mrs Gasquet, Recteur | Mrs Stehelin, Préfet
Heydenreich, Doy^n | Maringer, Maire.

Mr Jasson, Architecte.

Inscription de 16 lignes, les 8e et 9e, 11e et 12e, séparées par un filet, les 12e et 15e séparées verticalement par un filet, gravée en lettres dorées sur une pierre fixée au mur, dans la cour de l'Institut anatomique de la Faculté de médecine, à Nancy. — P. Pillement, 14 octobre 1909.

275. — ANCIEN HÔPITAL SAINT-JULIEN, à Nancy.

Cy devāt gist mess^re Iean Andre | pbre natif de Flavigny qui deceda | le 23e aoust. 1632. leq^l a doñé | six vingtz frans a cest hospital | pōr luy estre dict tous les ans | une messe basse avec le depro= | fōdis. et collecte, au iō^r de son | deces, ou au^e plus prochain a la | coñodite de la maison. Item six | vingtz frans. a la paroisse de | Flavigny. pō^r luy estre. d^t trois | messes, avec un nocturne des | vigilles qui se dirōt. a perpetuité | pō^r le salut de sō Ame & celles | de ses pere, mere, freres, sœurs | & amys trespassez, & ce a mes | me. iō^r de sō deces ou plus pro= | chain. priez Dieu pō^r sō Ame.

Inscription de 18 lignes, gravée sur une plaque de marbre noir (h. 30^cm × l. 24^cm) provenant de l'ancien hôpital Saint-Julien de Nancy. Actuellement au Musée lorrain, à Nancy. Dans la ligne 13, le t et l'é sont conjoints. — P. Pillement, 10 octobre 1909.

276. — BLONDLOT, N., 1808-1877.

N. BLONDOT ✠ | PROFESSEUR | A LA FACULTÉ | DE MÉDECINE | 1808-1877 | — | J. C. MICHEL | SON ÉPOUSE | 1825-1895

Inscription de 8 lignes, les 5e et 6e séparées par un filet, en relief sur une plaque de marbre blanc fixée sur un monument en pierre, en forme de catafalque surmonté d'une urne. Cimetière de Préville, à Nancy. — P. PILLEMENT, 11 octobre 1909.

277. — CALLOT, François, † 1689.

AU DEVANT ET IOIGNANT CETTE PIERRE | EST INHUMÉ F. CALLOT MEDECIN QUI | MOURUT AAGÉ DE 75 ANS LE 24e DU | MOIS DE IANVer 1689 | IL vous demande par charité, | un Requiescat in pace. Amen.

Inscription de 6 lignes, gravée sur une pierre dans un cadre rectangulaire allongé (0,97 × 0,41). Les deux A du mot AAGÉ sont conjoints. Dans le coin inférieur gauche, se trouvent des armoiries dégradées, martelées sans doute à la Révolution, de même que l'inscription. On peut cependant y reconnaître, surmonté d'un armet de profil avec lambrequins, un écu offrant un chevron, accompagné au bas d'un *meuble* indistinct (tête de Licorne). Cette inscription provient de l'ancien hôpital Saint-Julien, aujourd'hui démoli. Actuellement au Musée lorrain, à Nancy. — Cf. Léon GERMAIN, La famille des médecins Callot. *Bulletin de la Soc. d'archéologie lorraine*, 1901. — P. PILLEMENT, 10 octobre 1909.

278. — CHATELAIN, J.-V., 1804-1867.

J. V. CHATELAIN | MÉDECIN PRINCIPAL | DES HÔPITAUX MILITAIRES | OFFICIER | DE LA LÉGION D'HONNEUR | 1804-1867.

Inscription de 6 lignes, en relief, sur une tombe de marbre blanc, au cimetière de Préville, à Nancy. — P. PILLEMENT, 8 octobre 1909.

279. — CHAUDRON, Ch.-Ed., 1795-1850.

ICI REPOSENT LES CENDRES | DE . . . | . . . | . . . | — | DE CHARLES EDOUARD | CHAUDRON | CHEVALIER | DE LA LÉGION D'HONNEUR | DOCTEUR EN MÉDECINE | CHIRURGIEN EN CHEF | DES AMBULANCES | DE L'ARMÉE | ET DES HÔPITAUX | MILITAIRES. | 1795-1850.

Inscription de 15 lignes, les 4e et 5e séparées par un filet, en relief, sur une sépulture de famille en marbre blanc, au cimetière de Préville, à Nancy. — P. PILLEMENT, 8 octobre 1909.

280. — CORBIN, J.-L., 1804-1884.

JEAN LOUIS CORBIN | MÉDECIN MAJOR EN RETRAITE | CHEVALIER DE LA LÉGION | D'HONNEUR | 1804-1884.

Inscription de 5 lignes, en relief, sur une tombe de marbre blanc, au cimetière de Préville, à Nancy. — P. PILLEMENT, 9 octobre 1909.

281. — COZE, P.-L., 1819-1896.

PIERRE LÉON COZE | PROFESSEUR | À LA FACULTÉ DE MÉDECINE | CHEVALIER | DE LA LÉGION D'HONNEUR | STRASBOURG-NANCY | 13 OCTOBRE 1819-4 OCTOBRE 1896 | R.I.P.

Inscription de 8 lignes, en relief, sur une tombe de marbre blanc, au cimetière de Préville, à Nancy. — P. PILLEMENT, 11 octobre 1909.

282. — DESCAMPS, A.-E., 1839-1882.

ARMAND ETIENNE DESCAMPS | DOCTEUR ES-SCIENCES | PROFESSEUR | À L'ÉCOLE SUPÉRIEURE | DE PHARMACIE DE NANCY | NÉ À VALENCIENNES | LE 21 FÉVRIER 1839, | DÉCÉDÉ À NANCY | LE 13 FÉVRIER 1882 | — | QU'IL REPOSE EN PAIX.

Inscription de 10 lignes, les 9e et 10e séparées par un filet, gravée sur une tombe de pierre, au cimetière de Préville, à Nancy. — P. PILLEMENT, 12 octobre 1909.

283. — DESVIGNES, Fr.-H.-G., 1782-1857.

FRANÇOIS HUBERT GUY | DESVIGNES, | MÉDECIN PRINCIPAL D'ARMÉE, | MEMBRE | DE LA LÉGION D'HONNEUR | ET DE L'ORDRE | DU SAUVEUR DE GRÈCE. | 21 8bre 1782. | 27 MARS 1857.

Inscription de 9 lignes, précédée d'une croix, gravée sur une tombe en pierre, au cimetière de Préville, à Nancy. — P. PILLEMENT, 12 octobre 1909.

284. — ENGEL, Ch.-L., 1821-1880.

CHARLES LOUIS ENGEL | PROFESSEUR | À LA FACULTÉ | DE MÉDECINE | DE NANCY | 1821-1880.

Inscription de 6 lignes, précédée d'une croix, gravée sur une tombe en pierre.

LES ÉTUDIANTS | DE LA FACULTÉ DE MÉDECINE | DE NANCY | À LEUR REGRETTÉ MAÎTRE | LE PROFESSEUR ENGEL.

Inscription de 5 lignes, gravée sur une plaque de marbre blanc fixée sur la croix du même monument. Au cimetière de Préville, à Nancy. — P. PILLEMENT, 11 octobre 1909.

285. — FAUVERT, A., 1834-1874.

ANDRÉ FAUVERT | AIDE MAJOR DE 1RE CLASSE | 1834-1874.

Inscription de 3 lignes, en relief, sur une tombe de marbre blanc, au cimetière de Préville, à Nancy. — P. PILLEMENT, 13 octobre 1909.

286. — FIX, Laurent, 1818-1849.

ICI REPOSENT JEAN FIX, | NÉ LE 4 MARS 1779 | À VILGOTHEIM (BAS-RHIN) | DÉCÉDÉ À NANCY | LE 4 MARS 1862 | — | MARIE ANNE JOLY, SON ÉPOUSE | NÉE LE 6 JUILLET 1786, | DÉCÉDÉE LE 4 MAI 1850. | — | LAURENT FIX, LEUR FILS, | DR EN MÉDECINE, | CHEVALIER DE LA LÉGION | D'HONNEUR, CHIRURGIEN MAJOR | DU 34ème REGt DE LIGNE, | ENLEVÉ À 31 ANS À LA SCIENCE | À SA FAMILLE, | À SES NOMBREUX AMIS, | LE 17 JUILLET 1849 | CURÆ LEVES LOQÜUNTUR, | INGENTES STUPENT. —

Inscription de 19 lignes, les 5e et 6e, 8e et 9e séparées par un filet, en relief sur une tombe en marbre blanc. Plus bas, on lit :

PRIEZ DIEU POUR LEURS AMES.

Au cimetière de Préville, à Nancy. — P. PILLEMENT, 9 octobre 1909.

287. — FRAISSE, Frédéric, 1821-1886.

FREDERIC FRAISSE | PHARMACIEN, | PRÉSIDENT HONORAIRE DE LA SOCIÉTÉ | DE PHARMACIE DE LORRAINE, | ANCIEN SECRÉTAIRE Gal DE LA SOCIÉTÉ | D'AGRICULTURE DE NANCY, | ENTREPOSEUR DES TABACS. | 1821-1886

Inscription de 8 lignes, en relief, sur un monument de marbre au cimetière de Préville, à Nancy. — P. PILLEMENT, 12 octobre 1909.

288. — GODRON, D.-A., 1807-1880.

D. A. GODRON | CORRESP[t] DE L'INSTITUT, | DOYEN DE LA FACULTÉ | DES SCIENCES, | OFF[r] DE LA LÉGION | D'HONNEUR. | 1807-1880 | — | ...

Inscription de 7 lignes, en relief, sur une tombe en marbre blanc, au cimetière de Préville, à Nancy. GODRON était docteur en médecine ; il avait été directeur de l'École de médecine de Nancy. Il mourut le 16 août 1880. — P. PILLEMENT, 13 octobre 1909.

289. — GRANDMOUGIN, Félix, 1847-1896.

FELIX GRANDMOUGIN | MÉDECIN MAJOR DE 1re CLASSE | 1847 ✠ 1896.

Inscription de 3 lignes, en bronze, sur une tombe en granit, au cimetière de Préville, à Nancy. — P. PILLEMENT, 11 octobre 1909.

290. — DE HALDAT DU LYS, Ch.-N.-Al., † 1852.

A LA MÉMOIRE | DE CHARLES NICOLAS ALEXANDRE | DE HALDAT DU LYS, | MEMBRE CORRESPONDANT | DE L'INSTITUT, | SECRÉTAIRE PERPÉTUEL | DE L'ACADÉMIE DE STANISLAS, | RESTAURATEUR DE L'ÉCOLE | DE MÉDECINE DE NANCY, | PROFESSEUR ÉMÉRITE | DE SCIENCES PHYSIQUES, | DÉCÉDÉ A NANCY LE 26 NOVEMBRE 1852, | DANS SA 83e. ANNÉE.

Inscription de 13 lignes, en relief, sur une plaque de marbre blanc de forme trapézoïdale, fixée sur un monument funéraire surmonté d'une croix. Au cimetière de Préville, à Nancy. — P. PILLEMENT, 9 octobre 1909.

291. — LALLEMENT, Edmond, 1838-1889.

DOCTEUR EDMOND | LALLEMENT, | PROFESSEUR | A LA FACULTÉ DE MÉDECINE | DE NANCY, | CONSEILLER MUNICIPAL, | 1838-1889.

Inscription de 7 lignes, en relief, sur une tombe de marbre blanc, au cimetière de Préville, à Nancy. — P. PILLEMENT, 8 octobre 1909.

292. — LEMOINE, Joseph, 1772-1848.

JOSEPH LEMOINE | DOCTEUR | EN MÉDECINE | CHEVALIER | DES ORDRES | DE LA LÉGION D'HONNEUR, | DE St VLADIMIR | DE RUSSIE | ET DU MÉRITE | D'AUTRICHE. | 13 MARS 1772 | 4 DÉCEMBRE 1848.

Inscription de 12 lignes, en relief, à la face postérieure d'une colonne surmontant une tombe en marbre blanc, au cimetière de Préville, à Nancy. — P. PILLEMENT, 2 octobre 1909.

293. — LEMOINE, J.-B., 1796-1870.

J. B. LEMOINE, | DOCTEUR EN MÉDECINE. | ANCIEN MAIRE DE NANCY. | 14 MAI 1796 ✠ 6 MAI 1870.

Inscription de 4 lignes, la dernière avec une croix de la Légion d'honneur séparant les deux dates, en relief, sur une tombe en marbre blanc, au cimetière de Préville, à Nancy. — P. PILLEMENT, 2 octobre 1909.

294. — LEMOINE, J.-E., 1824-1881.

JOSEPH EUGÈNE | LEMOINE, | DOCTEUR EN MÉDECINE | MÉDECIN DES PRISONS | ET DE L'ÉCOLE FORESTIÈRE. | 27 AVRIL 1824-31 AOÛT 1881.

Inscription de 6 lignes, en relief, sur une tombe en marbre blanc, au cimetière de Préville, à Nancy. — P. PILLEMENT, 9 octobre 1909.

295. — LEURET, François, 1797-1851.

ICI REPOSENT LES CORPS | *D'ANTOINETTE GENEVIEVE LEURET*, | DÉCÉDÉE LE *25 9bre 1835*, ÂGÉE DE *27* ANS, | *JOSEPH LEURET*, ANCIEN BOULANGER, | DÉCÉDÉ LE *22* JANVIER *1838*, ÂGÉ DE *69* ANS, | *FRANÇOIS LEURET*, DOCTEUR, MÉDECIN | EN CHEF DE L'HOSPICE DE BICÊTRE, | CHEVALIER DE LA LÉGION D'HONNEUR, | DÉCÉDÉ À NANCY LE *6* JANVIER *1851*, | À L'ÂGE DE *53* ANS. | *PIERRE LEURET* DÉCÉDÉ À LAXOU | LE *7* FÉVRIER *1864* À L'ÂGE DE *68* ANS | *PRIEZ DIEU POUR LE REPOS* | *DE LEURS ÂMES.*

Inscription de 14 lignes, gravée en lettres dorées sur une plaque de marbre noir fixée sur un monument en pierre surmonté d'une croix, au cimetière de Préville, à Nancy.

François LEURET, dont les travaux sur la folie sont très connus, était né à Nancy en 1797. — P. PILLEMENT, 9 octobre 1909.

296. — LORTA, 1791-1873.

LE DOCTEUR LORTA, | CHIRURGIEN MAJOR | EN RETRAITE, | CHEVALIER | DE LA LÉGION D'HONNEUR | 1791-1873.

Inscription de 6 lignes, en relief, sur une tombe de marbre blanc, au cimetière de Préville, à Nancy. — P. PILLEMENT, 9 octobre 1909.

297. — MAILLOT, Édouard, † 1880.

A LA MÉMOIRE DE | NOTRE JEUNE MAITRE | DE CONFÉRENCES | EDOUARD MAILLOT | DÉCÉDÉ LE 17 9bre 1880 | À L'ÂGE DE 27 ANS | LES PROFESSEURS | ET LES ÉLÈVES DE | L'ÉCOLE DE PHARMACIE.

Inscription de 9 lignes, précédée d'une croix, en relief sur une plaque de marbre blanc fixée sur une tombe de pierre, au cimetière de Préville, à Nancy. — P. PILLEMENT, 11 octobre 1909.

298. — MOLARD, Paul, 1823-1890.

PAUL MOLARD | MEDECIN PRINCIPAL | D'ARMÉE | COMMANDEUR DE | LA LÉGION D'HONNEUR | 1823-1890.

Inscription de 6 lignes, en lettres de bronze, précédée d'une croix, sur une tombe de granit, au cimetière de Préville, à Nancy. P. PILLEMENT, 12 octobre 1909.

299. — MOYE, Eugène, 1828-1878.

EUGÈNE MOYE | DOCTEUR EN MÉDECINE | 1828-1878.

Inscription de 3 lignes, en relief et précédée d'une croix sur une plaque de marbre blanc, fixée sur une tombe en pierre, au cimetière de Préville, à Nancy. — P. PILLEMENT, 11 octobre 1909.

300. — MOYE, J.-G., 1822-1896.

JOSEPH GORDIAN MOYE | ANCIEN INTERNE | DE L'HOPITAL DE STRASBOURG | NÉ LE 10 MARS 1822 | MORT LE 10 JUILLET 1896.

Inscription de 5 lignes, en relief, au-dessous de la précédente, sur une plaque de marbre blanc, fixée sur une tombe en pierre, au cimetière de Préville, à Nancy. — P. PILLEMENT, 11 octobre 1909.

301. — NÉRET, C.-S., 1791-1855.

C. S. NÉRET | DOCTEUR EN MÉDECINE | MÉDECIN DE L'HOPITAL | St CHARLES. | 1791-1855.

Inscription de 5 lignes, en relief, sur une plaque de marbre blanc fixée sur une tombe en pierre, au cimetière de Préville, à Nancy. — P. PILLEMENT, 9 octobre 1909.

302. — **PARISOT, Emile, 1829-1892.**

DOCTEUR ÉMILE PARISOT | PROFESSEUR ADJOINT | A LA FACULTÉ DE MÉDECINE | DE NANCY | 1829-1892.

Inscription de 5 lignes en relief sur une plaque de marbre blanc fixée sur la croix d'une sépulture de famille, au cimetière de Préville, à Nancy. — P. Pillement, 13 octobre 1909.

303. — **PAULLET, D.-N., 1764-1840.**

✝ | DOMINIQUE NICOLAS | PAULLET | ANCIEN CHIRURGIEN | EN CHEF ADJOINT | DE LA GARDE IMPÉRIALE | OFFICIER | DE LA LÉGION D'HONNEUR | 1764-1840.

Inscription de 8 lignes, précédée d'une croix, en relief, sur une tombe de marbre blanc, au cimetière de Préville, à Nancy. — P. Pillement, 8 octobre 1909.

304. — **PIROUX, Joseph, 1800-1884.**

J^h PIROUX | NÉ A HADIGNY | (VOSGES) | FONDATEUR | DIRECTEUR | DE L'INSTITUTION | DES SOURDS-MUETS | DE NANCY | EN 1828 | CHEVALIER DE LA | LÉGION D'HONNEUR | 1800-1884 | *FIDES SPES CARITAS.*

Inscription de 13 lignes, en relief, sur un obélisque en granit rose, au-dessous d'un médaillon en bronze représentant Piroux de profil. Sépulture de famille au cimetière de Préville, à Nancy. — P. Pillement, 9 octobre 1909.

305. — **PIROUX, Anatole, 1832-1889.**

ANATOLE | PIROUX | DOCTEUR | EN MÉDECINE | 1832-1889.

Inscription de 5 lignes, en rouge, gravées sur la face latérale gauche d'un obélisque en granit rose, au cimetière de Préville, à Nancy. — P. Pillement, 12 octobre 1909.

306. — **RAMEAUX, J.-Fr., 1805?-1878.**

JEAN FRANÇOIS RAMEAUX | PROFESSEUR | AUX FACULTÉS DE MÉDECINE, | DE STRASBOURG ET DE NANCY | CHEVALIER | DE LA LÉGION D'HONNEUR, | OFFICIER DE L'UNIVERSITÉ. | 180.-1878 | — | SES COLL... .M... ET ELEVES.

Inscription de 9 lignes, gravée sur un monument de pierre. Le dernier chiffre de la date de naissance est effacé, c'est un 3 ou un 5. La dernière ligne est séparée des précédentes par un filet et à demi effacée (probablement *ses collègues, amis et élèves*). Au cimetière de Préville, à Nancy. — P. PILLEMENT, 12 octobre 1909.

307. — RELIGIEUSES DE L'HÔPITAL MILITAIRE de Nancy.

LES FILLES | DE LA CHARITÉ | DE S[T] VINCENT DE PAUL | — | HÔPITAL MILITAIRE.

Inscription de 4 lignes, les 3e et 4e séparées par un filet, gravée sur une croix de pierre portant un Christ en bronze, au-dessus duquel est gravée l'inscription suivante : SPES | UNICA. Au cimetière de Préville, à Nancy. — P. PILLEMENT, 12 octobre 1909.

308. — RITTER, Eugène, 1837-1884.

E	R
A. EUGÈNE	RITTER
AGRÉGÉ DE	STRASBOURG
PROFESSEUR	DE CHIMIE
À LA FACULTÉ DE	MÉDECINE DE NANCY
DOCT. ÈS SCIENCES	OFF. D'INST. PUBLIQUE

Inscription de 6 lignes, gravée sur un cartouche placé à la face antérieure d'un monument de pierre. L'inscription est séparée dans sa hauteur par un Serpent à trois têtes, en relief. La situation de ce Serpent, dont les têtes sont tournées vers la droite, est figurée ici par un trait vertical. Au-dessus du cartouche, est sculptée dans la pierre une toque de professeur ; au-dessous, une couronne et une palme. Sous la couronne est gravée l'inscription suivante, en 3 lignes :

SES COLLEGUES DE LA FACULTÉ DE MÉDECINE | ET DE L'ECOLE SUPERIEURE DE PHARMACIE | SA VEUVE.

Sur la face latérale gauche du monument, on lit :

A | STRASBOURG 1837.

Sur la face latérale droite :

Ω | NANCY 1884.

Au cimetière de Préville, à Nancy. — P. PILLEMENT, 12 octobre 1909.

309. — **DE SCHACKEN, M.-Fr., 1793-1876.**

MARIE FRANÇOIS | DE SCHACKEN, | DOCTEUR EN MÉDECINE, | CHEVALIER DE LA | LÉGION D'HONNEUR. | 1793-1876.

Inscription de 6 lignes, précédée d'une croix, en relief sur une tombe de marbre blanc, au cimetière de Préville, à Nancy. — P. Pillement, 11 octobre 1909.

310. — **SIBUT, Adolphe, 1865-1899.**

ADOLPHE SIBUT | MÉDECIN MAJOR | CHEVALIER DE LA LÉGION D'HONNEUR | DÉCÉDÉ A LIBREVILLE (*CONGO FRANÇAIS*) | 1865-1899.

Inscription de 5 lignes, en lettres de bronze fixées sur une tombe de granit, au cimetière de Préville, à Nancy. — P. Pillement, 12 octobre 1909.

311. — **SIMONIN, J.-B.-Edmond, 1813-1884.**

JEAN BAPTISTE EDMOND | SIMONIN | DIRECTEUR HONORAIRE | DE L'ÉCOLE DE MÉDECINE | SECRÉTAIRE PERPÉTUEL | DE L'ACADÉMIE DE STANISLAS | CHEVALIER | DE LA LÉGION D'HONNEUR, ETC. | 1813-1884.

Inscription de 9 lignes, gravée en lettres dorées sur une plaque de marbre blanc. Au-dessus de l'inscription, se trouvent des armoiries : *d'argent à la bande engrêlée de gueules.* Dans une chapelle, au cimetière de Préville, à Nancy. — P. Pillement, 9 octobre 1909.

312. — **SIMONIN, J.-B.-Adolphe, 1819-1868.**

J.-B. ADOLPHE SIMONIN, | DOCTEUR EN MÉDECINE, | NÉ LE 19 JUIN 1819, | DÉCÉDÉ LE 21 AOÛT 1868.

Inscription de 4 lignes, gravée sur une tombe en pierre, au cimetière de Préville, à Nancy. — P. Pillement, 9 octobre 1909.

313. — **SPILLMANN, Martin, 1800-1886.**

MARTIN SPILLMANN | DOCTEUR EN MÉDECINE. | 1800-1886.

Inscription de 3 lignes, en relief, sur une tombe de marbre blanc, au cimetière de Préville, à Nancy. — P. Pillement, 13 octobre 1909.

314. — TOURDES, Gabriel, 1810-1900.

DOCTEUR GABRIEL TOURDES | DOYEN HONORAIRE | DE LA FACULTÉ DE MÉDECINE | PROFESSEUR | DE MÉDECINE LÉGALE | AUX FACULTÉS | DE STRASBOURG ET DE NANCY. | NÉ À STRASBOURG | LE 21 JANVIER 1810 | DÉCÉDÉ À NANCY | LE 26 JANVIER 1900.

Inscription de 11 lignes, gravée sur une tombe de pierre, au cimetière de Préville, à Nancy. — P. PILLEMENT, 11 octobre 1909.

315. — VAUTRIN, J.-P.-G., 1838-1880.

J. P. GUSTAVE VAUTRIN | DOCTEUR EN MÉDECINE, | PROFESSEUR D'OPHTHALMOLOGIE, | DIRECTEUR DE LA CLINIQUE | OCULAIRE, LIBRE, DE NANCY. | 16 OCTOBRE 1838-1er JUIN 1880.

Inscription de 6 lignes, en relief, sur une tombe de marbre blanc, au cimetière de Préville, à Nancy. — P. PILLEMENT, 11 octobre 1909.

316. — VOIZARD, G.-F., 1848-1892.

ICI REPOSENT | GASTON-FERDINAND VOIZARD | MÉDECIN MAJOR DE 1RE CLASSE | AU 35EME DE LIGNE | NÉ A SCY (MOSELLE) LE 19 AOUT 1848 | DÉCÉDÉ À BELFORT LE 29 AVRIL 1892.

Inscription de 6 lignes, gravée en lettres dorées sur une plaque de marbre fixée à un monument de pierre, au cimetière de Préville, à Nancy. — P. PILLEMENT, 12 octobre 1909.

317. — WEISS, Jules, 1825-1886.

Dr JULES WEISS | CHEVALIER | DE LA LÉGION D'HONNEUR | 1825-1886.

Inscription de 4 lignes, en relief, sur une tombe de marbre blanc.

IL NE REVIENDRA POINT VERS NOUS, | MAIS NOUS IRONS VERS LUI ! | II Samuel XII, 23.

Inscription de 3 lignes, en relief, à la face antérieure du même tombeau. Au cimetière de Préville, à Nancy. — P. PILLEMENT, 11 octobre 1909.

318. — ABATTOIRS DE PARIS, 1808.

Le II décembre. M. D. CCC. VIII. | NAPOLEON le grand Empereur des Français, Roi d'Italie | Protecteur de la Confédération du Rhin | voulant, | pour l'avantage des habitans de Paris, éloigner de l'intérieur | de la ville, tout ce qui peut nuire à la salubrité de l'air | a ordonné | l'établissement de six vastes tueries près des barrières. | La première pierre de l'une des nouvelles tueries | a été posée le II. décembre M. D. CCC. VIII. | V^e année du règne de sa MAJESTÉ | — | par S. E. Emmanuel Crétet, | comte de l'empire, commandant de la légion d'honneur, | ministre de l'intérieur | en présence | de Nicolas, Thérèse, Benoit, Frochot, conseiller d'état | commandant de la légion d'honneur, | chevalier de l'ordre royal de la couronne de fer, | préfet du dép^t. de la seine. | de Louis, Nicolas, Pierre, Joseph, Dubois, | commandant de la légion d'honneur, | comte de l'empire, conseiller d'état à vie, | chargé du IIIe arrondissement de la police générale, | préfet de police du dép^t. de la seine. &c. | des membres du bureau du commerce de la boucherie. | Aubé (jean louis) sindic. | Didier (maurice) adjoint. | Fromant (jean baptiste) adj. | Roussel (jacques) adj. | Leprompt (pierre mathurin) adj. | Lesbroussarts (françois) adj. | Hardy (pierre claude) adj.. | Feugueur (michel denis) doyen d'age. | des membres du comité des architectes chargés de l'exécution | Heurtier (jean françois) membre de l'institut, président | Belanger (françois joseph) | Happe (celestin joseph) | et Gauché (françois tranquille) | Margana (françois), et Caylus (pierre) commissaires. | Combaut (pierre) inspecteur aux boucheries.

Inscription de 40 lignes, les 11e et 12e séparées par un filet, gravée sur une plaque de métal, autrefois déposée dans les fondements de l'abattoir, aujourd'hui conservée au musée Carnavalet, à Paris. — Cf. n° 319. — Er. Wickersheimer, 25 juillet 1909.

319. — ABATTOIRS DE PARIS, 1810.

Sous le Règne | de NAPOLÉON le Grand, | Empereur des Français, Roi d'Italie ; | Protecteur de la Confédération du Rhin ; | Médiateur de la Confédération Suisse ; | Toujours Victorieux : | Le 2 avril 1810 | Année Mémorable ! | où les Espagnes révoltées | furent soumises ; | Jour plus mémorable encore ! | où par son Hymen avec Marie-Louise d'AUTRICHE, | NAPOLÉON,

Empereur Magnanime | (Que Dieu lui accorde une Postérité nombreuse !) | réunit deux Nations | Longtems divisées, | Consolida la Paix du Continent : | et fonda les plus chères espérances de la France : | La premiere Pierre de ce grand Edifice, | L'un des cinq Abatoirs de la Ville de Paris, | a été posée | Par son Excellence Jean Pierre de MONTALIVET, | Comte de l'Empire, Grand Croix de la Légion d'honneur | Ministre de l'Intérieur. | En présence de Nicolas Thérèse Benoit FROCHOT, Conseiller d'État, | Grand Officier de la Légion d'honneur | Chevalier de l'ordre Royal de la Couronne de Fer. | Préfet du Dép^{t} de la Seine, Comte de l'Empire | de Louis Nicolas Pierre Joseph Dubois, Conseiller d'Etat | Commandant de la Légion d'honneur, Comte de l'Empire | Chargé du 4e Arrondissement de la Police générale | Préfet de Police du Dép^{t} de la Seine &c. | d'Eugène Balthazar Crescent BERNARD de moussigneres | Chevalier de l'Empire, Maire du 8me Arron^{t} de Paris. | Denis F^{ois} Bagnard, Com^{re}. de Police d^{on} de Popincourt | DES MEMBRES | du Comité des Architectes chargés de l'exécution : | Jean François Heurtier, de l'institut de France Président, | Joseph François Belanger, Celestin Joseph Happe,..... | Pierre Joseph Leloir, François Tranquille Gauché, Pierre Garrez | {[1] Directeurs | des | travaux. | DES MEMBRES | du Bureau de Commerce de la Boucherie | Jean Louis Aubé, Syndic | Maurice Didier, Jacques Roussel, Pierre Mathurin Leprompt,... | François les Broussarts, Pierre Claude Hardi, René François Bary.{[2] | adjoints. | Michel Denis Feugueur, Doyen d'Age. | François Margana, Pierre Claus, Commissaires. | Pierre Combault, Inspecteur aux Boucheries.

Inscription de 52 lignes, gravée sur une plaque de métal, autrefois déposée dans les fondements de l'abattoir, aujourd'hui conservée au musée Carnavalet, à Paris. — Cf. n° 318 ; non 402. — Er. Wickersheimer, 25 juillet 1909.

320. — BERNARD, Claude, 1813-1878.

DANS CE LABORATOIRE | A TRAVAILLÉ | DE 1847 A 1878 | CLAUDE BERNARD | PROFESSEUR de MÉDECINE | AU COLLÈGE DE FRANCE.

1. L'accolade s'applique aux deux lignes précédentes.
2. Idem.

Inscription de 6 lignes, gravée en lettres dorées sur une plaque de marbre blanc. Rez-de-chaussée du Collège de France, à l'angle de la place Marcellin Berthelot et de la rue Saint-Jacques à Paris. — Cf. n° 321 ; non 402. — Er. Wickersheimer, 31 juillet 1909.

321. — BERNARD, Claude, 1813-1878.

A CLAUDE BERNARD | SES COLLÈGUES SES AMIS SES DISCIPLES.

Inscription de 2 lignes, gravée sur la face antérieure du piédestal en pierre de la statue en bronze de Claude Bernard, en pied ; auprès de lui un tabouret où l'on voit différents appareils, et un chien préparé pour une expérience, ainsi qu'une feuille sur laquelle on lit :

GLYCOGÉNIE | DIABÈTE | NERFS VASO-MOTEURS | SUBSTANCES TOXIQUES | LIQUIDES DIGESTIFS | MÉDECINE EXPÉRIMENTALE | PHYSIOLOGIE GÉNÉRALE | UNITÉ DE LA VIE | DÉTERMINISME | COLLÈGE DE FRANCE | FACULTÉ DES SCIENCES | MUSEUM D'HISTOIRE | NATURELLE | ACADÉMIE DES SCIENCES | ACADÉMIE FRANÇAISE | ACADÉMIE DE MÉDECINE | SOCIÉTÉ DE BIOLOGIE.

Inscription de 17 lignes, les 8 dernières lignes étant disposées sur 2 colonnes de 4 lignes chacune, séparées par un filet vertical.

Eug. GVILLAVME | 1885

Inscription de 2 lignes, gravée sur la face latérale droite du socle.

THIÉBAUT. FRÈRES. Fondeurs.

Inscription gravée sur la face latérale gauche du socle. Devant la principale porte du Collège de France, place Marcellin Berthelot, à Paris. — Cf. n° 320. — Er. Wickersheimer, 31 juillet 1909.

322. — HOSPICES CIVILS DE LYON, 1649.

MAISON LEGUEE | AUX HOSPICES CIVILS DE LYON | PAR | Mr COME GONNET | BOURGEOIS DE LYON | DECEDE EN 1649.

Inscription de 6 lignes, gravée sur une plaque de marbre blanc, rue Mercière 2, à Lyon. — Cf. nos 323 et 324. — Er. Wickersheimer, 13 septembre 1909.

323. — HOSPICES CIVILS DE LYON, 1651-1683.

DONATEURS | DES | MAISONS DÉMOLIES | EN | 1880 | —

| JACQUES MOYRON | BARON DE SAINT TRIVIER | 1651 | — | LOUIS PONCHON | 1683 | —

Inscription de 10 lignes, les 5e, 8e et 10e suivies chacune d'un filet, dorées en creux, sur une plaque de marbre noir, apposée sur une maison vis-à-vis de la chapelle de l'Hôtel-Dieu, place de l'hôpital, à Lyon.

MAISON | RECONSTRUITE | PAR LES | HOSPICES CIVILS | DE | LYON | EN | 1881.

Inscription de 8 lignes, dorées en creux, sur une plaque de marbre noir ; même maison. — Cf. nos 322 et 324. — ER. WICKERSHEIMER, 13 septembre 1909.

324. — HOSPICES CIVILS DE LYON, 1830.

MAISON LEGUEE | AUX HOSPICES CIVILS DE LYON | PAR Mlle MARGUERITE | BERTHON FROMENTAL | RENTIERE | DECEDEE A LYON | EN 1830.

Inscription de 7 lignes dorées en creux, encadrée d'un filet, sur une plaque de marbre noir, place Bellecour, no 17, à Lyon. — Cf. nos 322 et 323. — ER. WICKERSHEIMER, 20 septembre 1909.

325. — MALADIE DE CLOVIS, vers 500.

CIRCA ANNUM DOMINI D | CHLoDoVEUS QUI PRIMUS E FRANCORUM REGIBUS CHRISTO | NOMEN DEDIT GRAVISSIMO RENUM DOLORE VEXATUS B | MARTHÆ SEPULCHRVM SVPLEX ACCESSIT EOQUE PLENAM | RETULIT SANITATEM — IN PERPETUAM REI MEMORIAM | B MARTHÆ ET LOCo TARASC III MIL SPATIUM IN GIRO | TERRAM VILLAS CASTRA DEDIT SVI ANNVLI CHIROGRAFO NE LAICALI POTESTATI SVBDERETUR PRÆCEPIT

Inscription de 7 lignes, gravée sur une plaque de marbre blanc veiné de gris. Crypte de l'église Sainte-Marthe, à Tarascon. — ER. WICKERSHEIMER, 15 septembre 1909.

326. — HÔTEL-DIEU DE BEAUNE, fondé en 1443.

HOTEL-DIEU | FONDÉ EN 1443 | PAR NICOLAS ROLIN | CHANCELIER DE BOURGOGNE | ET | GUIGONE DE SALINS | SON ÉPOUSE.

Inscription de 7 lignes, gravée sur une plaque de marbre. Façade extérieure de l'Hôtel-Dieu de Beaune.

hostel dieu. | 1443

Inscription de 2 lignes, dorées, en relief, au-dessus du porche. — Er. Wickersheimer, 20 septembre 1909.

327. — HOSPICE DE LA CHARITÉ DE BEAUNE, fondé en 1645.

HOSPITA. PVPILLIS. DOMVS. HÆC. FVNDATVR.EGENIS.
PROVIDA. QVAM. PIETAS. ERIGIT. IPSA REGIT.

Inscription de 2 vers, gravée au-dessus de la grande porte de l'hospice de la Charité, à Beaune. — Er. Wickersheimer, 20 septembre 1909.

328. — LITTRÉ, Émile, 1801-1881.

ÉMILE LITTRÉ | AUTEUR | DU GRAND DICTIONNAIRE | DE LA | LANGUE FRANÇAISE | NÉ À PARIS | LE 1 FÉVRIER 1801 | EST MORT | DANS CETTE MAISON | LE 2 JUIN 1881

Inscription de 10 lignes, gravée sur une plaque de marbre blanc fixée à la maison portant le n° 44 de la rue d'Assas, au coin de la rue de Fleurus, à Paris. — Er. Wickersheimer, 22 juin 1909.

329. — CHOLÉRA A BEAUNE, 1833.

VIRGINI DEIPARÆ | URBIS PATRONÆ, | OPE CUJUS | HORRENDA LUE, | QUÆ JAM PERMULTAS | GALLIÆ PROVINCIAS | DEPOPULABAT, | BELNA SERVATA FUIT, | SACRUM HOC ALTARE, | SPONTANEIS SUMPTIBUS | EXSTRUCTUM, | CIVES PII ET GRATI | DICARUNT, | ANNO SALUTIS | M.DCCC.XXXIII.

Inscription de 15 lignes, gravée en lettres dorées sur une plaque de marbre blanc. dans l'église Notre-Dame, à Beaune, auprès d'un autel édifié par Étienne Clerc, curé-archiprêtre, ainsi qu'en témoigne une autre inscription. — Er. Wickersheimer, 21 septembre 1909.

330. — HUBERT, Étienne, 1568-1614.

STEPHANO HUBERTO AURELIO CONSILLIARIO MEDICO REGIO ARABICÆ LINGUÆ PRIMO | PROFESSORI ET LINGUARUM ORIENTA | LIUM SECRETARIO INTERPRETI QUI AB | HENRICO MAGNO FRANC. ET NAVAR. | REGE CHRISTIANISS. AD MAURITANIÆ | IMPERATOREM MISSUS SUAM LEGATIO | NEM

HONORIFICÈ PERFUNCTUS LINGUAM | ARABICAM DIDICIT ROMÆ EXCOLUIT | REVERSUS SEPULTAM IN GALLIA EX | CITAVIT ET IN VICINAS REGIONES | PROPAGAVIT OBIITQ. ANNO ÆTATIS SUÆ 47 REPARATÆ SALUTIS 1614. | JUNII DIE 20.

FRANCISCUS HUBERTUS FRATER REGIS | CONSILIARIUS ET RATIONUM REGIARUM AUDITOR PARENTABAT.

Inscription de 14 lignes, aujourd'hui disparue, sur une épitaphe de marbre noir, dans l'église des Jésuites, anciennement église Saint-Samson, à Orléans. Cette épitaphe, qui, d'après le manuscrit français 8229, folio 102, de la Bibliothèque Nationale, se serait trouvée « à droite dans le fond de l'église, en entrant par la grande porte », aurait été accompagnée de sa traduction en hébreu et en grec, également en arabe, d'après le Dr GARSONNIN.

Étienne HUBERT, né à Orléans en 1568, fut premier médecin du roi HENRI IV, et chargé par ce prince de plusieurs missions diplomatiques, dont une auprès du sultan du Maroc. Après avoir refusé les offres de son ami SCALIGER, qui désirait l'attirer en Hollande, HUBERT revint exercer la médecine à Orléans, jusqu'à sa mort en 1614.

Son épitaphe fut signalée, mais non reproduite, en 1850, par BRAINNE dans *Les hommes illustres de l'Orléanais*, I, p. 281. — L. AUVRAY, bibliothécaire à la Bibliothèque Nationale, Paris, 8 mars 1909.

331. — ÉGLISE DE LA SCIENCE CHRÉTIENNE, à Boston.

THE FIRST CHURCH OF CHRIST SCIENTIST. | ERECTED ANNO DOMINI, 1894. | A TESTIMONIAL TO OUR BELOVED TEACHER, THE REVEREND MARY BAKER EDDY ; | DISCOVERER AND FOUNDER OF CHRISTIAN SCIENCE ; AUTHOR OF ITS TEXT-BOOK, | SCIENCE AND HEALTH WITH KEY TO THE SCRIPTURES ; PRESIDENT OF | THE MASSACHUSETTS METAPHYSICAL COLLEGE, AND THE FIRST PASTOR OF THIS DENOMINATION.

Inscription de 6 lignes, gravée extérieurement sur l'abside de la Première Église de la Science chrétienne, à Boston, Mass. (États-Unis).

A cette première église, devenue trop petite pour le flot des fidèles, en a été récemment annexée une autre, de style byzantin-roman, qui n'est que l'extension de la précédente. Sa façade est, entre autres, percée d'une rosace représentant une couronne royale.

traversée d'une croix oblique entourée de rayons, puis de cette inscription circulaire, en 2 lignes :

HEAL THE SICK, RAISE THE DEAD | CLEANSE THE LEPERS, CAST OUT DEMONS.

Au-dessous :

THIS EDIFICE ERECTED | ANNO DOMINI 1904 | IS AN EXTENSION OF | THE FIRST CHURCH OF CHRIST | SCIENTIST | ERECTED ANNO DOMINI 1894 | A TESTIMONIAL | TO OUR BELOVED TEACHER | THE REVEREND MARY BAKER EDDY | DISCOVERER AND FOUNDER | OF CHRISTIAN SCIENCE | AUTHOR OF ITS TEXT BOOK | SCIENCE AND HEALTH | WITH KEY TO THE SCRIPTURES | PRESIDENT OF THE | MASSACHUSETTS METAPHYSICAL COLLEGE.

Inscription de 16 lignes, gravée sur le pignon de la nouvelle église de la Science chrétienne, à Boston. — R. BLANCHARD, 20 août 1907.

332. — UNIVERSITÉ COLUMBIA, à New York.

HVIVS . COLLEGII . OLIM . REGALIS . NVNC . COLUMBIAE . DICTI | REGIO . DIPLOMATE . AN . DOM . MDCCLIIII . CONSTITVTI | IN . HONOREM . DEI . OPTIMI . MAXIMI | ATQ . IN . ECCLESIAE . REIQ . PUBLICAE . EMOLVMENTVM | PRIMVS . HIC . LAPIS . POSITVS . EST | SEPT . DIE . XXVII . AN . DOM . MDCCCCV.

Inscription de 6 lignes gravée sur l'une des pierres de la façade intérieure du bâtiment Hamilton, Université Columbia, à New-York.

KING'S . COLLEGE . FOUNDED . IN . THE . PROVINCE . OF NEW-YORK . | BY . ROYAL . CHARTER . IN . THE REIGN . OF . GEORGE . II . | PERPETUATED . AS . COLUMBIA . COLLEGE . BY . THE . PEOPLE. OF . THE . STATE . OF . NEW . YORK . | WHEN . THEY . BECAME . FREE . AND . INDEPENDENT. MAINTAINED . AND . CHERISHED . FROM . GENERATION . TO . GENERATION . | FOR. THE . ADVANCEMENT . OF . THE . PUBLIC . GOOD . AND . THE . GLORY . OF . ALMIGHTY. GOD.

Inscription de 5 lignes gravée au fronton de la bibliothèque.

ERECTED FOR THE STUDENTS | THAT RELIGION AND LEARNING | MAY GO HAND IN HAND AND | CHARACTER GROW WITH KNOWLEDGE.

Inscription de 4 lignes, gravée au fronton de Earl Hall, bâtiment servant de club et de salle de lecture aux étudiants.

FOR THE ADVANCEMENT OF | NATURAL SCIENCE | « SPEAK TO THE EARTH | AND IT SHALL TEACH THEE ».

Inscription de 4 lignes gravée sur une plaque de marbre apposée sur la façade du bâtiment Schermerhorn, bâti en 1897 et consacré aux sciences naturelles. — R. BLANCHARD, 26 août 1907.

333. — BAIRD, Sp.-F., 1823-1887.

IN . MEMORY . OF | SPENCER : FULLERTON : BAIRD | U. COMMISSIONER . OF . FISHERIES . 1871-1887 | BORN . 1823 : DIED . AT WOODS . HOLE . 1877 | — | THE : AMERICAN : FISHERIES : SOCIETY | PLACES . THIS . TABLET . IN . APPRECIATION . OF | HIS . INESTIMABLE . SERVICES . TO | ICHTHYOLOGY . PISCICULTURE. AND . THE . FISHERIES | 1902.

Inscription de 9 lignes, les 4e et 5e séparées par un filet, en relief sur une plaque de bronze fixée à une pierre de granit, en forme de borne et posée dans la pelouse, à gauche en entrant dans le jardin de l'U. S. Fish Commission, à Wood's Hole, Mass. (États-Unis). — R. BLANCHARD, 24 août 1907.

334. — HOLMES, John, 1836-1903.

JOHN HOLMES | BORN 1836-DIED 1903 | INSTRUCTOR AND LECTURER | ON OVARIAN TUMORS 1881-1902 | PIONEER IN ABDOMINAL SURGERY.

Inscription de 5 lignes à la partie inférieure d'une grande plaque de bronze portant en relief le médaillon de HOLMES tourné de profil à droite, tête nue, vêtu d'un pardessus à large col. Au-dessus du médaillon : VERITAS. A sa gauche : B. L. | PRATT | 1906.

Dans la salle inférieure du Musée Warren d'anatomie, Harvard medical school, à Boston, Mass. (États-Unis). — R. BLANCHARD, 20 août 1907.

335. — BROSSE, Guy de la, 1586-1641.

GUY DE LA BROSSE | DONT LA MORT ME COMBLE D'ENNUI. | SI SON CORPS EST COUVERT | DE TERRE | J'ESPÈRE QUE SON NOM | NE LE SERA | NE LE SERA JAMAIS D'OUBLI.

Inscription de 7 lignes tracées au charbon sur la muraille du caveau où fut déposé le cercueil de Guy de la Brosse, décédé le 31 août 1641, fondateur du Jardin des plantes médicinales, actuellement Muséum d'histoire naturelle. Ce caveau se trouvait dans les fondations d'une chapelle attenant aux bâtiments du jardin et démolie en 1797. L'inscription portait la signature de Louise de la Brosse, nièce de Guy de la Brosse et mère du célèbre Fagon. En 1797, le cercueil fut transporté dans l'un des sous-sols de l'ancien cabinet de zoologie; il y resta jusqu'au 28 novembre 1893, veille du jour où A. Milne-Edwards, alors directeur du Muséum, le fit déposer dans la nouvelle Galerie de zoologie, dans le caveau creusé sous l'escalier du côté nord.

GUY DE LA BROSSE | 1586-1641 | FONDATEUR ET PREMIER INTENDANT | DU JARDIN DES PLANTES.

Inscription de 4 lignes, gravée sur une plaque de marbre blanc scellée dans la muraille, au-dessus de la porte du caveau où repose définitivement la dépouille mortelle de Guy de la Brosse.

GUY | DE LA BROSSE | FONDATEUR | ET PREMIER INTENDANT | DU JARDIN DES PLANTES | MORT AU JARDIN LE 31 AOUT 1641 | SES RESTES | CONSERVÉS DANS LES | ANCIENNES GALERIES | DE ZOOLOGIE | ONT ÉTÉ DÉPOSÉS | DANS CE CAVEAU | LE 29 NOVEMBRE 1893.

Inscription de 13 lignes gravée sur une plaque de marbre noir, placée au-dessus du cercueil. — Cf. A. Milne-Edwards, Translation et inhumation des restes de Guy de la Brosse et de Victor Jacquemont faites au Muséum d'histoire naturelle, le 29 novembre 1893. *Nouvelles Archives du Muséum*, IV, 1894.

336. — JACQUEMONT, Victor, 1801-1832.

VICTOR JACQUEMONT | BORN IN PARIS | 8TH AUGUST 1801 | ARRIVED AT CALCUTTA | IN MAY 1829 | AND AFTER TRAVELLING | THREE AND A HALF | YEARS IN INDIA | EXPIRED AT BOMBAY | ON THE 7TH DECR 1832.

Inscription de 10 lignes gravée sur une pierre debout, marquant la sépulture de V. Jacquemont dans le cimetière de Bombay. Ses restes furent exhumés le 26 février 1881, puis transportés au Muséum de Paris, où ils furent provisoirement déposés dans l'un des sous-sols de l'ancien Cabinet de zoologie. Ils y restèrent jusqu'au 28 novembre 1893, veille du jour où A. Milne-Edwards, alors directeur du Muséum, les fit déposer dans le caveau du vestibule sud de la nouvelle Galerie de zoologie.

VICTOR JACQUEMONT | 1801-1832 | VOYAGEUR DU MUSÉUM | D'HISTOIRE NATURELLE.

Inscription de 4 lignes gravée au-dessus de la porte du caveau où repose maintenant la dépouille mortelle de V. JACQUEMONT.

VICTOR | JACQUEMONT | VOYAGEUR DU MUSÉUM | D'HISTOIRE NATURELLE | NÉ A PARIS LE 8 AOUT 1801 | MORT A BOMBAY | LE 7 DÉCEMBRE 1832 | SES RESTES | EXHUMÉS A BOMBAY | LE 23 FÉVRIER 1881 | APPORTÉS AU MUSÉUM | LE 26 AVRIL 1881 | ONT ÉTÉ DÉPOSÉS DANS CE CAVEAU | LE 29 NOVEMBRE 1893.

Inscription de 14 lignes, gravée sur une plaque de marbre noir placée au-dessus du cercueil. — Cf. A. MILNE-EDWARDS, Translation et inhumation des restes de Guy de la Brosse et de Victor Jacquemont faites au Muséum d'histoire naturelle, le 29 novembre 1893. *Nouvelles Archives du Muséum*, IV, 1894.

337. — HÔPITAL JÉSUS DE NAZARETH, à Mexico, 1527.

HOSPITAL | DE LA LIMPIA CONCEPCIÓN | DE MARIA SANTISIMA | Y JESÚS NAZARENO. | EL MÁS ANTIGUO DE LA NACIÓN | FUNDADO | EN ESTE SITIO FAMOSO EN LA | GENTILIDAD CON EL NOMBRE DE | HUITZILLAN | HÁCIA EL AÑO DE 1527. | RENOVADO Y RESTABLECIDO EN | EL DE 1838.

Inscription de 12 lignes gravée sur une pierre fixée entre deux balcons sur la façade orientale de l'Hôpital Jésus de Nazareth, attenant à l'église du même nom, à Mexico. Cet hôpital est la propriété des ducs DE MONTELEONE, descendants de FERNAND CORTEZ. — Cf. J. GALINDO Y VILLA, Apuntes de epigrafia mexicana. *Memorias y revista de la Sociedad cientifica « Antonio Alzate », Mexico*, V, p. 304, 1891-1892.

338. — LIEBIG, Justus, 1803-1873.

JUSTUS | LIEBIG

Inscription de 2 lignes, en relief sur le piédestal de marbre, supportant le buste de LIEBIG de face en bronze. Place de la gare, à Darmstadt. LIEBIG est né à Darmstadt et fut de 1824 à 1852 professeur extraordinaire, puis ordinaire à l'Université hessoise de Giessen. — Er. Wickersheimer, 22 octobre 1908.

339. — FRÈRE et GUIEYSSE, Eugène.

MAISON MICHEL SEDAINE | À LA MÉMOIRE | DES DOCTEURS FRÈRE | ET EUGÈNE GUIEYSSE.

Inscription de 4 lignes, sur une plaque apposée à la maison portant le n° 47 de la Grande Rue, à Saint-Prix (Seine-et-Oise). — Dr Ch. Chandebois, Paris, 31 juillet 1909.

340. — DURAND DE LAUR, Ch.-J.-R., aumônier de la Salpêtrière, † 1855.

ICI REPOSE LE COEUR | DE CHARLES JOSEPH RAPHAËL DURAND DE LAUR | ANCIEN VICAIRE GÉNÉRAL DE TARBES, | CHEVALIER DE LA LÉGION D'HONNEUR; (CHOLÉRA DE MDCCCXLIX), | PREMIER AUMÔNIER DE LA SALPÊTRIÈRE, PENDANT XXVII ANS; | DÉCÉDÉ LE XI MAI MDCCCLV, À L'ÂGE DE LVIII ANS. | PASTEUR VÉNÉRABLE, DOUX, CHÉRI DE TOUS, | IL S'EST EXPOSÉ À LA MORT COMME UN AUTRE SAINT-CHARLES, | POUR LE SALUT DE SON TROUPEAU. | BONUS PASTOR ANIMAM SUAM DAT PRO OVIBUS SUIS. | REQUIESCAT IN PACE.

Inscription de 11 lignes, gravée en lettres dorées sur une plaque de marbre gris, encadrée d'un filet doré. Chapelle de la Salpêtrière, à Paris. — Er. Wickersheimer, 29 août 1909.

341. — BURDIN, Claude, 1777-1858.

Claude BURDIN, | *MEMBRE DE L'ACADÉMIE DE MÉDECINE* | DÉCÉDÉ LE 14 AVRIL 1858 | ÂGÉ DE 81 ANS. | — | ANTOINETTE MARIE AIMÉE | MIONNET, | VEUVE EN PREMIÈRES NOCES | DE DENIS FRÉNOIR, | EN SECONDES NOCES | DU DOCTEUR CLAUDE BURDIN, | DÉCÉDÉE LE 17 JANVIER 1868 | À L'ÂGE DE 83 ANS. | ...

Inscription de 12 lignes, les 4e et 5e séparées par un filet, gravée sur une sépulture de famille. Cimetière d'Auteuil, à Paris. — Er. Wickersheimer, 21 novembre 1909.

342. — CABANIS, P.-J.-G., 1757-1808.

FAMILLE CABANIS | ICI REPOSENT | RÉUNIS DANS LE MÊME CERCUEIL | Charlotte Félicité GROUCHY | Veuve CABANIS | DÉCÉ-

DÉE LE 29 OCTOBRE 1844 | DANS SA 77ÈME ANNÉE | ET LE CŒUR DE SON ÉPOUX | PIERRE JEAN GEORGES CABANIS | MEMBRE DE L'INSTITUT DE | FRANCE ET DU SÉNAT, | DONT LE CORPS EST DÉPOSÉ | AU PANTHÉON ET QUI DÉCÉDA | LE 6 MAI 1808 | À L'ÂGE DE 51 ANS.

Inscription de 15 lignes, précédée du caducée d'Esculape, gravée sur une tombe du cimetière d'Auteuil, à Paris. — ER. WICKERSHEIMER, 21 novembre 1909.

343. — KIMPTON, Francis Bond, † 1842.

SACRED | TO THE MEMORY | *OF* | FRANCIS BOND KIMPTON, | MEMBER OF THE ROYAL | COLLEGE OF SURGEONS OF LONDON, | WHO DIED AT AUTEUIL | OF A RAPID DECLINE | ON THE 9TH OF JUNE 1842, | AGED 28 YEARS. | HE WAS EDUCATED AT THE UNIVERSITY | OF BONN, AND AT KING'S COLLEGE LONDON | AND HAD JUST QUALIFIED HIMSELF | FOR THE MORE ARDUOUS DUTIES | OF HIS PROFESSION | HE WAS WELL KNOWN | AND ESTEEMED AT ST GEORGE'S, | WESTMINSTER AND THE LOCK | HOSPITALS; AT THE TWO LATTER | OF WHICH, HE HAD OFFICIATED | AS HOUSE SURGEON.

Inscription de 21 lignes, gravée sur une plaque de marbre blanc, à la face antérieure d'un monument de style gothique. Cimetière d'Auteuil, à Paris. — ER. WICKERSHEIMER, 21 novembre 1909.

344. — LECOINTE, Charles-Édouard, 1816-1875.

CHARLES ÉDOUARD LECOINTE | *DOCTEUR EN MÉDECINE DES FACULTÉS* | *DE BELGIQUE ET DE PARIS* | NÉ À PARIS LE 24 JUIN 1816 | DÉCÉDÉ À PARIS LE 4 MARS 1875.

Inscription de 5 lignes, gravée sur une sépulture de famille. Cimetière d'Auteuil, à Paris. — ER. WICKERSHEIMER, 21 novembre 1909.

345. — MAISON DE RETRAITE CHARDON-LAGACHE.

LES FILLES DE LA CHARITÉ | de la maison | DE RETRAITE CHARDON-LAGACHE.

Inscription de 3 lignes, gravée sur une pierre tombale ornée d'une grande croix en relief. Cimetière d'Auteuil, à Paris. Cf. 357, 358, 359. — ER. WICKERSHEIMER, 21 novembre 1909.

346. — STUART-COOPER, † 1850.

ICI REPOSE | EBÉNEZER STUART-COOPER, | DOCTEUR MÉDECIN | DE LA FACULTÉ DE PARIS, | CHEVALIER | DE LA LÉGION D'HONNEUR, | EX CHEF DE CLINIQUE DE L'HÔTEL DIEU, | DÉCÉDÉ À PARIS | LE 3 FÉVRIER 1850, | À L'ÂGE DE 46 ANS. | — | REGRETTÉ | DE SES NOMBREUX AMIS.

Inscription de 12 lignes, les 10e et 11e séparées par un filet, gravée sur une plaque de marbre blanc fixée sur un monument du cimetière d'Auteuil, à Paris.

SÉPULTURE | STUART-COOPER

Inscription de 2 lignes, gravée sur l'urne en pierre qui surmonte le monument. — ER. WICKERSHEIMER, 21 novembre 1909.

347. — TEXIER, Henri, 1877-1900.

... | HENRI TEXIER, | ÉTUDIANT EN MÉDECINE, | PRÉPARATEUR À LA FACULTÉ DES SCIENCES DE LYON, | 18 JUILLET 1877 † 20 AVRIL 1900.

Inscription de 4 lignes, gravée sur une sépulture de la famille BAGROS TEXIER. Cimetière d'Auteuil, à Paris. — ER. WICKERSHEIMER, 21 novembre 1909.

348. — TRIBE, Edward-Samuel, † 1878.

IN MEMORIUM [*sic*] | EDWARD SAMUEL TRIBE | SURGEON GENERAL IN THE BRITISH ARMY | DIED AT PARIS 16TH JANUARY 1878 | AGED 61 YEARS. | AFTER 35 YEARS ACTIVE SERVICE IN INDIA

Inscription de 6 lignes, gravée au-dessous d'une croix en relief, sur une tombe du cimetière d'Auteuil, à Paris. — ER. WICKERSHEIMER, 21 novembre 1909.

349. — FONDATION TRONSON DU COUDRAY, en faveur des malades de la paroisse Saint-Eustache, 1531.

LE XXIII JUIN MDXXXI | LES PREMIERS MTRES & GOUVERNEURS | DE LA CONFRÉRIE DE NE DE DE BON-SECOURS | PAR PERMISSION DE MMRS LES MARGLIERS | ONT FAIT APPOSER CE TABLEAU | FAISANT SAVOIR QUE NOBLE DAMELLE | CLAUDE ROUILLÉ VVE DE J. TRONSON | SGNR DV COUDRAY, PUIS RELIGIEUSE | PROFESSE DE LA VISITATION | A DONNÉ PAR TESTAMENT

3200# | À CETTE CONFRÉRIE P^{R} ASSISTER | LES PAUVRES MALADES & FAIRE | INSTRUIRE DE PAUVRES P^{TES} FILLES | DONNANT L'EXEMPLE DE L'IMITER | IN. MEMORIÂ. ÆTERNÂ. ERIT. JUSTUS.

Inscription de 15 lignes, gravée en lettres dorées sur une plaque de marbre noir; en tête, armes. Chœur de l'église Saint-Eustache, à Paris. — Er. Wickersheimer, 22 novembre 1909.

350. — CUREAU DE LA CHAMBRE, Marin, 1595-1669.

ICI REPOSE | LE CORPS DE MESSIRE MARIN | CUREAU DE LA CHAMBRE. | CONS^{R} DU ROY EN SES CONS^{LS} D'ÉTAT | MEDECIN ORDINAIRE DE S. M^{TÉ} | DE MONSEIGNEUR SEGUIER. | CHANCELIER DE FRANCE. | ET DE LA GRANDE CHANCELLERIE. | QUI DÉCÉDA | LE 29 NOVEMBRE 1669. | ÂGÉ DE 74 ANS ET DEMY. | PRIEZ DIEU POUR SON ÂME. | SPES JUSTORUM | IMMORTALITATE PLENA EST.

Inscription de 14 lignes, gravée en lettres dorées sur une plaque de marbre noir ; en tête, armes (d'argent au chevron d'azur accompagné de trois flammes de gueules), et deux caducées d'Esculape. Chœur de l'église Saint-Eustache, à Paris. — Er. Wickersheimer, 22 novembre 1909.

351. — AMBULANCE DE LA TRINITÉ, à Paris, 1870-1871.

DIEU EST CHARITE | SOUS L'INSPIRATION DE CETTE PAROLE | L'EGLISE DE LA TRINITE | FUT CONVERTIE EN AMBULANCE | DURANT LE SIEGE DE PARIS | ET LES FIDELES DE LA PAROISSE | SE FAISANT FRERES ET SŒURS DE CHARITE | Y PRODIGUERENT LEURS SOINS | AVEC LE PLUS RELIGIEUX DEVOUEMENT | AUX NOBLES VICTIMES | DE NOTRE HEROIQUE RESISTANCE | 1870-1871.

Inscription de 12 lignes, gravée en lettres rouges sur une plaque de marbre blanc, fixée au deuxième pilier, du côté droit. Église de la Trinité, à Paris. — Er. Wickersheimer, 26 novembre 1909.

352. — MOREL, Louis, † 1879.

ici reposent | Louis MOREL, médecin. | DÉCÉDÉ LE 22 JUILLET 1879, | DANS SA 70ÈME ANNÉE | — | MADAME VILLERMET. | NÉE LOUISE MARIE MOREL, | DÉCÉDÉE LE 20 OCTOBRE 1882, | À L'ÂGE DE 44 ANS.

Inscription de 8 lignes, les 4e et 5e séparées par un filet, gravée sur une tombe ornée d'une croix sur laquelle est gravée l'inscription : FAMILLE Dr MOREL.

La tombe est également ornée d'un buste en bronze de face, sur le socle duquel est gravée l'inscription : DR : MOREL. — Cimetière d'Auteuil, à Paris. — ER. WICKERSHEIMER, 19 décembre 1909.

353. — HÉLOUIS, Angélique. — Choléra de 1832 à Auteuil.

ANGÉLIQUE | HÉLOUIS | 18 JUILLET 1832, | 63 ANS. | — | VICTIME | DE SON DÉVOUEMENT | CHOLÉRA DE 1832.

Inscription de 7 lignes, les 4e et 5e séparées par un filet, gravée sur une tombe surmontée d'une croix. Cimetière d'Auteuil, à Paris. — ER. WICKERSHEIMER, 19 décembre 1909.

354. — GONDRET, Louis-François, 1776-1855.

ICI | REPOSENT | LOUIS FRANÇOIS GONDRET, | *DOCTEUR EN MÉDECINE, | NÉ A AUTEUIL. LE 12 JUILLET 1776, | DÉCÉDÉ A PARIS, LE 10 SEPTEMBRE 1855. | VIVEMENT REGRETTÉ DES SIENS | ET DE SES NOMBREUX AMIS* | ....

Inscription de 8 lignes, gravée sur une plaque de marbre blanc; monument en pierre, surmonté d'une croix, au cimetière d'Auteuil, à Paris. — ER. WICKERSHEIMER, 19 décembre 1909.

355. — DARDONVILLE, Hippolyte, † 1833.

... | À LA MÉMOIRE DE | HIPPOLYTE | DARDONVILLE | DOCTEUR EN MÉDECINE | DÉCÉDÉ A CHARLEVILLE | LE 27 FÉVRIER 1833 | À L'ÂGE DE 46 ANS.

Inscription de 7 lignes, gravée sur une tombe de pierre ornée d'une croix en relief. Cimetière d'Auteuil, à Paris. — ER. WICKERSHEIMER, 19 décembre 1909.

356. — BOULLAY, Charles-Victor, † 1859.

CHARLES VICTOR BOULLAY. | *DOCTEUR EN MÉDECINE.* | ANCIEN INTERNE DES HOPITAUX DE PARIS, | PROPRIÉTAIRE ET DIRECTEUR DE L'ÉTABLISSEMENT | HYDROTHÉRAPIQUE D'AUTEUIL. | NÉ À MORTAGNE (ORNE), | DÉCÉDÉ À AUTEUIL LE 15 AOUT 1859, | À L'AGE DE 35 ANS ! | — | ...

Inscription de 8 lignes, gravée en lettres noires sur une plaque de marbre blanc, à l'intérieur d'une chapelle qui surmonte un caveau de famille du cimetière d'Auteuil, à Paris. Le fronton de cette chapelle porte l'inscription : FAMILLE BOULLAY. — ER. WICKERSHEIMER, 19 décembre 1909.

357. — CHARDON, Pierre, † 1845.

PIERRE CHARDON, | DOCTEUR EN MÉDECINE | DÉCÉDÉ LE 13 MARS 1845 | DANS SA 80ÈME ANNÉE.

Inscription de 4 lignes, gravée en lettres noires sur une plaque de marbre blanc, à l'intérieur d'une chapelle qui surmonte un caveau de famille du cimetière d'Auteuil, à Paris. Le fronton de cette chapelle porte, en 2 lignes, l'inscription : FAMILLE | CHARDON-LAGACHE. — Cf. nos 345, 358 et 359. — ER. WICKERSHEIMER, 19 décembre 1909.

358. — MAISON CHARDON-LAGACHE, à Paris.

PIERRE AUGUSTE MARIE ALFRED | CHARDON, | NÉ LE 6 AVRIL 1807 | DÉCÉDÉ LE 12 JUILLET 1879. | — | MARIE PAULINE LAGACHE | VVE CHARDON | NÉE LE 10 FÉVRIER 1811 | DÉCÉDÉE LE 4 DÉCEMBRE 1887.

Inscription de 8 lignes, les 4e et 5e lignes séparées par un filet, gravée en lettres noires sur une plaque de marbre blanc, à l'intérieur de la chapelle décrite précédemment. Cimetière d'Auteuil, à Paris.

MAISON DE RETRAITE | CHARDON-LAGACHE.

Inscription de 2 lignes, peinte au bas d'un vitrail transparent représentant cet établissement. La maison de retraite Chardon-Lagache, ouverte aux vieillards des deux sexes depuis 1863, occupe la vaste propriété, à l'angle des rues Wilhem et du Point-du-Jour, où était jadis l'hôtel seigneurial des abbés de Sainte-Geneviève et le siège de leur haute justice. — Cf. nos 345, 357 et 359. — ER. WICKERSHEIMER, 19 décembre 1909.

359. — CHARDON, Alphonse, 1802-1872.

... | Alphonse CHARDON | Docteur en médecine | 1802-1872 | ...

Inscription de 3 lignes (sans doute à l'intérieur de la chapelle précédemment décrite). Cimetière d'Auteuil, à Paris. Alphonse-

Jean-Alexandre Chardon, né à Auteuil le 28 février 1802, mort le 5 septembre 1872, était le père de Chardon-Lagache. — Cf. nos 345, 357 et 358. — Cf. G. Bertin, Le cimetière d'Auteuil. *Bull. de la Soc. historique d'Auteuil et de Passy*, VI, p. 108, 1908.

360. — BALLIEU, Joseph-Marc, 1783-1830.

Joseph-Marc BALLIEU | docteur en médecine de la Faculté de Paris | 1783-1830.

Inscription de 3 lignes, gravée sur une tombe du cimetière d'Auteuil, à Paris. — Cf. G. Bertin, *Loco citato*, p. 159.

361. — GOUPIL, P.-J.-C.-M., † 1809.

... | Ici repose | Pierre-Jean-Charles-Michel GOUPIL | ancien membre du Collège de Pharmacie de Paris, | décédé dans cette ville le 14 novembre 1809 | dans la 79e année de son âge. | La perte que ses enfants, ses parents et ses amis ont si | vivement ressentie, a causé le regret de | tous ceux qui l'ont connu.

Inscription de 8 lignes, gravée sur une tombe du cimetière d'Auteuil, à Paris.

Extrait des registres de l'état civil de la ville de Paris :

« 2e Mairie. Du Mardi quatorze novembre mil huit cent neuf, heure de midi, acte de décès de *Pierre-Jean-Charles-Michel GOUPIL*, ancien pharmacien, âgé de soixante-dix-huit ans, né à Argentan (Orne), décédé ce matin à six heures, rue Helvétius, n° 25, division de la butte des Moulins, veuf de Marie-Jeanne Picard. Les témoins ont été Auguste-Marie Goupil, pharmacien, âgé de quarante-trois ans, demeurant même maison, fils du défunt, et François-Xavier Bréon, commissaire de police, de la division de la Fraternité, demeurant quai d'Orléans, n° 24, île Saint-Louis, cinquante-deux ans... » — Cf. G. Bertin, *Loco citato*, p. 159.

362. — RAUSSIN, L.-J., 1721-1798.

Louis-Jérome Raussin Professeur en Medecine dans les Ecolles de Reims, né le 26 juin 1721 à Hautviller, marié le 15 janvier 1748, peint le 20 janvier 1750 par Mr Martilly, Bach. en méd.

Inscription tracée au dos du portrait au pastel de L.-J. Raussin, en buste, de trois quarts à droite, coiffé d'une perruque blanche, en robe rouge avec l'épitoge de fourrure et le rabat.

Marie-Elisabeth Blanchon née à Cormontreuil proche Reims le 23 avril 1728, mariée le 15 janvier 1748, peinte le 16e fevrier 1750 par M. R. Martilly, Bach. en médecine.

Inscription tracée au dos du portrait au pastel de Mme Raussin. Les deux portraits qui appartiennent au docteur O. Guelliot (de Reims), mesurent chacun 35 centimètres sur 30; les inscriptions sont de la main de Joseph, fils de Louis-Jérôme Raussin.

Le peintre Robert-André-Louis Martilly, originaire de Varennes (Meuse), fut reçu docteur à Reims le 22 avril 1750 et devint médecin de l'île de Ré, où il mourut après une vie quelque peu agitée. — Cf. Dr Octave Guelliot, *La fin de la Faculté de médecine de Reims*. Reims, L. Monce, 1909, in-8°, p. 8.

363. — LARBRE, Pierre, XVIIIe siècle.

EX ARBORE SALUS

Inscription aujourd'hui détruite, que Pierre Larbre, chirurgien de l'Hôtel-Dieu de Reims en 1734, fit peindre sur la porte de sa maison, en même temps que le Christ sur l'*arbre* de la Croix, le sang précieux coulant de son côté. — Cf. O. Guelliot, *Loco citato*, p. 26.

364. — MUSEUX, Nicolas, 1714-1783.

Je retranche et j'embellis.

Inscription que Nicolas Museux, l'inventeur de la pince qui porte toujours son nom, fit peindre sur un tableau en forme d'enseigne, où étaient représentés un arbre et un jardinier.

Cet emblème ne satisfit pas Robin, rival de Museux. « N'eût-il pas été plus original de représenter le chirurgien dans son cabinet (*Museum*), occupé à soigner un patient avec cette explication : *In Museo salus ?* ». — Cf. O. Guelliot, *Loco citato*, p. 27.

365. — FACULTÉ DE MÉDECINE DE REIMS.

Scholæ Medicorum a duobus Antoniis institutæ.

Inscription gravée en lettres dorées sur une plaque de marbre noir, qu'Antoine de Beauchesne fit placer au-dessus de la porte de la Faculté de médecine de Reims, vers 1612.

L'expression *les deux Antoine* désigne Antoine Fournier, évêque de Basilite, primicier de l'Église de Metz, mort en 1610, et son neveu Antoine de Beauchesne, bienfaiteurs de la Faculté. — Cf. O. Guelliot, *Loco citato*, p. 51.

366. — MAILLY, N. de, † 1753 — Faculté de médecine de Reims.

N. DE MAILLY | *Docteur en Sorbonne, Bienfaiteur* | *de la Faculté de Médecine de Reims. — 1754.*

Inscription de 3 lignes, sur un cartouche accompagnant le portrait du chanoine Nicolas de Mailly, fils de Nicolas de Mailly, docteur régent de la Faculté de médecine de Reims en 1668, mort en 1724. Les portraits du père et du fils sont conservés à l'École de médecine de Reims.

Le chanoine Nicolas de Mailly légua à la Faculté de médecine de Reims, par testament du 3 juillet 1753, un bâtiment et un jardin « pour y faire cultiver des plantes médicinales ». Au-dessus des deux portes, on devait placer une inscription rappelant ce don, dont la valeur était estimée 2.000 livres. — Cf. O. Guelliot, *Loco citato*, p. 105.

367. — LE COMPER, Pierre, † 1649.

Ætatis suæ. 38. Anno 1626.

Inscription peinte sur le portrait de Pierre Le Comper, à l'École de médecine de Reims.

Le médecin est debout, en robe noire et collerette blanche ; il porte la moustache et la mouche. La main droite tient une fleur d'Aconit, la main gauche, un livre ; à côté, un crâne. — Cf. O. Guelliot, *Loco citato*, p. 108.

368. — FACULTÉ DE MÉDECINE DE REIMS, Bienfaiteurs.

Charles de Lorraine, *Cardinal Archevêque* | *Fondateur de l'Université de Reims, 1548*

Antoine Fournier | *Chanoine de Reims, Évêque de Basilite, 1532-1610* | Antoine de Beauchène, *son neveu* | *Chanoine de Reims* | *Bienfaiteurs de la Faculté de Médecine.*

Inscriptions, la première de 2 lignes, la seconde de 5 lignes, sur deux cartouches placés dans les locaux de l'École de médecine de

Reims, lors de leur inauguration, le 22 décembre 1853. — Cf. O. Guelliot, *Loco citato*, p. 109.

369. — PASTEZ, Pierre, † 1578 (?)

.P. PASTEZ. RETHELIEN- | SIS DOCTOR MEDICVS | ME FACVLTATI DONAVIT | ANO DÑI. 1577.

Inscription de 4 lignes, gravée sur la face antérieure d'un coffre en chêne, porté sur quatre pieds et orné de deux pilastres cannelés, encore garni de son primitif cadenas, de 66 cm. de long, sur 44 cm. de large et 42 cm. de haut; les pieds mesurent 23 cm. Ce coffre était destiné à conserver les archives de la Faculté; il figura en 1895 à l'Exposition historique de la médecine rémoise, et fut donné l'année suivante par M. Théodore Maldan à l'École de médecine de Reims.

Pierre Pastez fut l'un des trois professeurs nommés par le chancelier à l'origine de la Faculté (3 février 1550). — Cf. O. Guelliot, *Loco citato*, p. 109-110.

370. — LA GRANDE JEANNETTE, Reims, † 1786.

LA | GRANDE JEANNETTE | *Pendue à Rheims* | *Le onze février* | *1786*.

Inscription de 5 lignes sur le crâne d'un squelette conservé dans les collections de l'École de médecine de Reims et ayant servi aux démonstrations anatomiques à l'ancienne Faculté de médecine de Reims.

Jeanne Delozanne, dite la *Grande Jeannette*, avait pris part à l'assassinat de sept personnes en 1785. — Cf. O. Guelliot, *Loco citato*, p. 115-117.

371. — CAQUÉ, J.-B.-P.-H., 1751-1805.

J. B^{te} P. H. CAQUÉ | DOCTEUR EN MÉDECINE, NÉ A RHEIMS | MORT le 3 septembre 1805, A L'AGE DE 54 ANS | DONATEUR à la ville de RHEIMS de la propriété | d'une ferme, à MARS-SOUS-BOURQ (Ardennes) | POUR LE RÉTABLISSEMENT À RHEIMS | de L'ÉCOLE de MATHÉMATIQUES et de DESSIN.

Inscription de 7 lignes, peinte sur un cartouche, au bas du portrait de Caqué, de trois quarts à gauche, par le peintre rémois

Alexandre. Musée de Reims. — Cf. n° 372. — Cf. O. Guelliot, *Loco citato*, p. 150.

372. — CAQUÉ, J.-B.-P.-H., 1751-1805.

CETTE VASTE ENCEINTE | Fut désignée en 1786 et 1793 | Pour la Sépulture commune | Des Habitants de Rheims | Par J. B. P. H. *Caqué*, *Médecin* | Il y repose depuis le 5 7bre 1805 | *Requiescat in pace.*

Inscription de 7 lignes, gravée sur une plaque de cuivre, de 47 cm. de haut sur 38 cm. de large, fixée au mur extérieur du cimetière du Nord, à Reims. En bas, le nom du graveur : *Ferat*, *Rheims.* — Cf. n° 371. — Cf. O. Guelliot, *Loco citato*, p. 151.

373. — NOËL, Nicolas, 1746-1832.

ICI REPOSENT | Mr NICOLAS NOEL | MEDECIN DECEDE LE 11 MAI | 1832 | ET DAME JEANNE FRANÇOISE | ANGELIQUE CAQUE | SON EPOUSE DECEDEE LE | 20 JUILLET 1834 | *De profundis*

Inscription de 9 lignes, gravée sur une tombe indiquée par une simple pierre debout, cintrée et découronnée de la croix qui la surmontait. A droite de la porte d'entrée, au cimetière du Nord, à Reims.

Nicolas Noël était non pas médecin, mais chirurgien ; il avait épousé la sœur de Caqué, docteur régent de la Faculté de médecine de Reims. — Cf. O. Guelliot, *Loco citato*, p. 151-152.

374. — DEMANCHE, Gérard-Alexandre, 1755-1808.

A LA MEMOIRE | DE | GERARD ALEXANDRE | DEMANCHE | DOCTEUR EN MEDECINE | DECEDE LE 3 MAI 1808 | AGÉ DE 52 ANS | — | *Ægrotis subveniendo morte occubuit*

Inscription de 8 lignes, les 7e et 8e séparées par un filet, gravée sur une tombe du cimetière du Nord, à Reims.

ICI REPOSE | A COTÉ DE SON MARI | MARIE-LOUISE | QUICHERON, VEUVE DE | GERARD ALEXANDRE | DEMANCHE | DÉCÉDÉE LE 5 MAI 1825 | AGÉE DE 63 ANS | SON COEUR FUT MIS A DE | CRUELLES ÉPREUVES, | L'AMOUR MATERNEL | SOUTINT SES FORCES | ET TOUTE SA VIE | FUT CONSACRÉE A | SES ENFANTS.

Inscription de 15 lignes, gravée sur la même tombe.

Demanche, dont l'École de médecine de Reims conserve le portrait, fut victime de son dévouement aux malades. Une épidémie de typhus régnait à Boult-sur-Suippe ; il alla donner ses soins à la population, contracta la maladie et mourut. — Cf. O. Guelliot, *Loco citato*, p. 155.

375. — FAMINE EN BERRY, CHAMPAGNE ET PICARDIE, 1662.

A la gloire de Dieu | et à la Mémoire Eternelle | d'Anne Marie Martinozzi | Princesse de Conty. | Qui détrompée du Monde dès l'aagede | XIX ans vendit toutes ses pierreries pour | nourrir durant la famine de M.DC.LXII. | les pauvres de Berry, de Champagne et de | Picardie. pratiqua toutes les austérités que | sa santé put souffrir. Demeurée veuve à | l'aage de XXIX ans. consacra le reste de sa | vie à élever en Princes Chretiens les Princes | ses enfans, et à maintenir les lois tempo= | relles et Ecclesiastiques dans ses Terres. se | reduisit à une dépense tres modeste. restitua | tous les biens dont l'acquisition luy fut sus- | pecte jusqu'à la somme de D. CCC. mil li= | vres. distribua toute son espargne aux | pauvres dans ses Terres, et dans toutes les | parties du Monde, et passa soudainement | à l'éternité après XVI. ans de perseverance | le IV. Fevrier M.DC.LXXII. aagee de | XXXV. ans. | Priez Dieu pour Elle. | Louis Armand de Bourbon Prince de Conty et François | Louis de Bourbon Prince de La Roche-sur-Yon ses enfans | ont posé ce Monument.

Inscription de 27 lignes, disparue, autrefois gravée en lettres noires sur une plaque de marbre blanc, au-dessous d'un monument de l'église Saint-André-des-Arcs, à Paris, aujourd'hui démolie. D'après une gravure de Charpentier. — Cf. *Épitaphier du Vieux Paris*, I, p. 11.

376. — MOREAU, Pierre, XVe siècle.

Cy gist noble femme Ambroise Charlemaigne, native de Mehung-sur-Yevre, femme de feu noble homme maistre Pierre Moreau, en son vivant docteur en medecine, conseiller et premier medecin du roy Charles VIIIe, laquelle trespassa le xxive jour de may, l'an m d lix. — Priez Dieu pour elle.

Aussy gist honnorable homme et sage maistre Robert Charle-

MAIGNE, SON FRERE, EN SON VIVANT PROCUREUR DU ROY AUDICT LIEU DE MEHUNG, LEQUEL TRESPASSA AUDICT AN, LE X^E JOUR DE JUING, EN CESTE VILLE DE PARIS OU IL ESTOIT VENU POUR VOIR SA SŒUR. — PRIEZ DIEU POUR LUY.

Epitaphe disparue, autrefois gravée devant l'œuvre de l'église Saint-André-des-Arcs, à Paris, aujourd'hui démolie. Armes : MOREAU : d'argent au chevron d'azur, chargé d'une fleur de lis d'or et de deux roses d'argent, et accompagné de trois croix de Jérusalem d'or. CHARLEMAGNE : d'argent à la fasce de gueules, accompagnée de trois têtes d'Aigle arrachées de sable. — *Ibidem*, I, p. 23.

377. — PRÉCOMTAL, Jean de, † 1590.

HIC JACET JOHANNES A PRATOCOMITALI, VULGO PRECONTAL, NOBIL[1] GENERE NATUS, IN CELEBRI DOMINI MICHAELI MONTE, AVIS ET MAJORIBUS DELPHINATUS INDIGENIS, QUIBUS NOMEN ARCI IN RHODANO ; STATU DE SUO OLIM [EXERCUIT] MECHANICAM QUIDEM SED NOBILITER ET LIBERALITER ARTEM, QUIPPE NON IN VILI ET APERTA OFFICINA, SED IN AULA REGIS CHIRURGIAM PROFESSUS, ET GRATISSIMUS QUATUOR REGIBUS CHRISTIANISSIMIS, HENRICO II°, FRANCISCO II°, CAROLO IX°, HENRICO III°, A QUO BARBICHIRURGIS TOTIUS GALLIÆ PRIMUS CENSOR DATUS EST ; QUATUOR FILIOS ET DUODECIM FILIAS EX GENOVEFA GAMBEA UXORE [SUSCEPIT] ; TANDEM QUUM ET... UNIVERSA GALLIA FLAGRARET BELLIS CIVILIBUS, MAXIMO CUM OMNIUM BONORUM DOLORE OBIIT, ANNO A PARTU VIRGINIS M D XC, NONIS SEPTEMBRIS. HIC QUOQUE SITA EST GENOVEFA GAMBEA, MARITO [SOCIATA] IN TUMULO UT FUIT OLIM IN THALAMO ; QUÆ IN VIDUA DOMO CONJUGI CARISSIMO DUODEVIGINTI ANNOS SUPERVIA, C XIX EX SE SUISQUE FILIOS ET FILIAS SUPERSTITES VIDIT. QUÆ MORIENS HUIC ÆDI SACRÆ IN QUA RENATA, NUPTA ET SEPULTA, DEDIT, LEGAVIT DECEM LIBRAS ANNUI ET PERPETUI REDDITUS, UT CONJUGIS HOMINUMQUE PIE DEFFUNCTORUM ANIMIS PRECES DEO FUNDARENTUR. OBIIT ANNO M DC VIII, DIE XII^A MAII. — ROBERTUS A PRATOCOMITALI, REGIUS APUD ABRINCAS CRIMINUM INQUISITOR, PATRI MATRIQUE BENEMERITIS MŒRENS POSUIT.

Épitaphe disparue, jadis située au-dessous de la chaire dans l'église Saint-André-des-Arcs, à Paris, aujourd'hui démolie.

CY GIST NOBLE PERSONNE JEHAN PRECONTAL, VIVANT BARBIER ET CHIRURGIEN DU ROY, ET DAME GENEVIEFVE GAMBE, LESQUELS TRESPASSERENT C'EST ASSAVOIR LEDICT PRECONTAL LE V^E SEPTEMBRE M D XC, ET

LADICTE GENEVIEFVE GAMBE LE XIIE DE MAY M DC VIII. — PRIEZ DIEU POUR EULX.

Inscription formant bordure de la dalle funéraire. Armes : PRÉCOMTAL : D'azur à trois fleurs de lis d'or posées en fasce. GAMBE : D'azur au Mouton passant d'argent. — *Ibidem*, I, p. 24-25.

378. — FOUBERT, Henri, † 1632.

CY GISSENT NOBLE HENRY FOUBERT, EN SON VIVANT BARBIER ET VALLET DE CHAMBRE ORDINAIRE DE TROIS ROYS, HENRI III, HENRI IV ET LOUIS XIII, ET MARGUERITTE DE PRECONTAL SA FEMME.

Inscription disparue, autrefois gravée sur une tombe de l'église Saint-André-des-Arcs, à Paris, aujourd'hui démolie.

CY GIST NOBLE HOMME HENRY FOUBERT, VIVANT BARBIER ET VALLET DE CHAMBRE DU ROY, AYANT CY-DEVANT SERVY TROIS ROYS, SCAVOIR HENRI III, HENRI IV ET LOUIS XIII PENDANT LIII ANNÉES ; LEQUEL A FONDÉ PAR SON TESTAMENT EN L'EGLISE DE CEANS A PERPETUITÉ PAR CHASCUNE SEPMAINE UNE MESSE BASSE DE *REQUIEM* ET PAR CHASCUN AN DEUX SERVICES COMPLETS ET SOLEMPNELS AVEC *VIGILES, LAUDES* ET *RECOMMANDASSE*, LESQUELS OBITS SE DOIBVENT DIRE L'UN LE XIE D'AOUST ET L'AULTRE LE XIIE JANVIER, DONT MESSIEURS LES MARGUILLIERS DE L'ŒUVRE DE LADICTE EGLISE SE SONT CHARGEZ MOYENNANT XCL DE RENTE RACHETABLE AU DENIER VINGT QUE LEDICT SIEUR FOUBERT A POUR CE LEGUÉE ET LAISSÉE A LADICTE FABRICQUE DE CEANS, A PRENDRE SUR LA MAISON APPARTENANT AUDICT FOUBERT ET A DAME MARGUERITTE DE PRECONTAL SA FEMME, SISE A LA RÜE SAINCT-ANDRÉ, FAISANT L'UN DES COINGS DE LA RÜE GIST-LE-CŒUR, SELON ET AINSY QU'IL EST PLUS AU LONG CONTENU AU CONTRACT DE LA DELIVRANCE DUDICT LEGS FAICT ENTRE LESDICTS SIEURS MARGUILLIERS ET LADICTE DAME PRECONTAL, PASSÉ PAR DEVANT GERMAIN TRONSON ET CLAUDE DAUVERGNE, NOTTAIRES ET GARDENOTTES AU CHASTELET DE PARIS, LE VIIIE JOUR DE MAY M DC XXXIII, ET DECEDA AAGÉ DE LXXX ANS LE XIE JOUR D'AOUST M DC-XXXII.

ET PAR AULTRE CONTRACT RECEU PAR LESDICTS TRONSON ET DAUVERGNE, LEDICT VIIIE DE MAY M DC XXXIII, LADICTE MARGUERITTE DE PRECONTAL A FAICT PAREILLE FONDATION QUE LEDICT DEFFUNCT SIEUR FOUBERT SON MARY DE MESSES ET OBITS POUR ESTRE CELEBREZ EN LADICTE EGLISE A PERPETUITÉ ET DIRE L'UN DESDICTS OBITS LE XIIE

JOUR DE MAY ET L'AULTRE AU JOUR DE SON DECEDS, MOYENNANT PAREILLE RENTE ASSIGNÉE PAREILLEMENT SUR LADICTE MAISON. LAQUELLE [DAME] DE PRECONTAL DECEDA LE... JOUR DU MOIS DE... M DC... — PRIEZ DIEU QU'IL AYT LEURS AMES.

Inscription gravée en lettres d'or sur une plaque de marbre fixée au pilier qui se trouvait devant la tombe. Armes : D'argent à trois pensées de sinople issant d'un cœur de gueules ; au chef d'azur chargé d'une étoile d'argent. *Alias* : De gueules à la tige de sinople surmontée d'une étoile d'or. — *Ibidem*, I, p. 25-26.

379. — HÔPITAL FONDÉ PAR FRANÇOIS DE MONTHOLON, 1543.

D. O. M. — FRANCISCO MONTHOLONÆO, PATRI, FRANCIÆ PROCANCELLARIO, QUI DUCENTA LIBRARUM MILLIA RUPELLANIS AD STRUENDUM VALETUDINARIUM REDDIDIT, EAQUE A FRANCISCO I° REGE SIBI DATA DEO FŒNERAVIT. OBIIT VILLA COSTEREA M D XLIII.

Inscription disparue, autrefois gravée sur un mausolée en pierre et marbre, adapté au mur de la chapelle Saint-François, sur lequel étaient les bustes des deux François de MONTHOLON, le père et le fils, anciens gardes des sceaux de France. Église Saint-André-des-Arcs, à Paris, aujourd'hui démolie. Armes : D'azur au Mouton d'or, accompagné en chef de trois quintefeuilles d'argent. — *Ibidem*, IV, p. 34-35.

380. — TRIBOULLEAU, Michel, † 1714.

D. O. M. — ICI REPOSENT LES CORPS DE MICHEL TRIBOULLEAU, MAISTRE CHIRURGIEN JURÉ ET CHIRURGIEN-MAJOR DES GARDES-FRANÇOISES, HOMME AUSSY DISTINGUÉ PAR LA CANDEUR DE SES MŒURS QUE PAR SA SOLIDE PIETÉ ET PAR SA CHARITÉ INEPUISABLE ENVERS LES PAUVRES QUE PAR SA PROFONDE CAPACITÉ DANS L'ART DE CHIRURGIE, OU IL A EXCELLÉ ET OU IL S'EST DISTINGUÉ ENTRE LES PLUS HABILES DE SON SIECLE ; IL EST MORT PLEIN D'ANNÉES ET DE BONNES ACTIONS LE II JUILLET M DCC XIV ; ET DE DEMOISELLE ANNE RAYMOND, SON ESPOUSE, FEMME D'UNE PIETÉ EXEMPLAIRE ET DIGNE IMITATRICE DES VERTUS DE SON MARY, DECEDÉE LE XIII AOUST M DCC I. LEDIT SIEUR TRIBOULLEAU A FONDÉ A PERPETUITÉ EN CETTE EGLISE, PAR ACTE PASSÉ DEVANT LANGE ET SAVALETTE, NOTAIRES AU CHASTELET, LE XXI AVRIL M DCC III, UNE MESSE HAUTE DE *REQUIEM*, LE XIII AOUST, JOUR DU DÉCÈS, ET UNE MESSE

BASSE AUSSY DE *REQUIEM* LE XXVII JUILLET, JOUR DE LA NAISSANCE DE LADITE DEMOISELLE SA FEMME ; UNE MESSE DE DEVOTION LE XIII MAY JOUR DE LA NAISSANCE DE MARIE ANNE DE BONNY, SA PETITE-FILLE, QUI SERA DE *REQUIEM* APRES SON DECES, ET LA BENEDICTION DU SAINT CIBOIRE, AVEC L'ANTIENNE *AVE VERUM* ET UN *DE PROFUNDIS* AVANT LADITE BENEDICTION, LES JOURS DE PASQUES ET DE PENTECOSTE ET LES DEUX JOURS QUI SUIVENT CHACUNE DESDITES FESTES,— PRIEZ DIEU POUR LE REPOS DE LEURS AMES.

Inscription disparue, autrefois gravée sur une tombe dans le chœur de l'église de l'hospice du Petit Saint-Antoine, à Paris, aujourd'hui démolie. Armes : D'azur à une tour d'or, maçonnée et ajourée de sable, au chef d'argent chargé de trois casques de gueules, tarés de profil. — *Ibidem*, I, p. 116.

381. — RA, Catherine, † 1539. — Abbaye de Saint-Antoine-des-Champs, à Paris.

CY GIST NOBLE ET DEVOTTE FILLE, SEUR CATHERINE RA, RELIGIEUSE ET INFIRMIERE DE CEANS QUI TRESPASSA L'AN M D XXXIX, LE XXE JOUR DU MOIS D'AOUST, FESTE DE SAINCT BERNARD. — PRIEZ POUR SON AME ET POUR TOUS TRESPASSEZ.

Inscription disparue, autrefois gravée sur une tombe du cloître de l'abbaye royale de Saint-Antoine-des-Champs, à Paris, aujourd'hui démolie. — *Ibidem*, I, p. 144.

382. — ESCHARD, Michel, † 1685 (?)

PAR CONTRACT PASSÉ PAR DEVANT AUMONT ET TORINON, CONSEILLERS DU ROY ET NOTAIRES A PARIS, LE 1ER DECEMBRE M DC LXXXV, APPERT AVOIR ESTÉ FONDÉ EN CETTE EGLISE A PERPETUITÉ, A L'INTENTION ET POUR LE REPOS DES AMES DE DEFFUNTS MICHEL ESCHARD, MARCHAND EPICIER ET APOTHIQUAIRE ORDINAIRE DE LA REINE, JURÉ MOLEUR DE BOIS ET BOURGEOIS DE PARIS, ET DE CATHERINE GUILLOIS, SA FEMME, UNE MESSE BASSE PAR CHACUN JOUR A DIX HEURES DU MATIN, SCAVOIR LE LUNDY, MERCREDY ET VENDREDY A LA CHAPELLE SAINT-NICOLAS DE TOLENTIN, ET LE MARDY, JEUDY ET DIMANCHE A LA CHAPELLE DE NOTRE DAME DES SEPT DOULEURS, ET DEUX SERVICES PAR CHACUN AN AU GRAND AUTEL, A DIX HEURES DU MATIN, LES XXX AOUST ET XIX JANVIER, JOURS DU DECEDS DESDITS MICHEL ESCHARD ET CATHERINE GUILLOIS, ET LE TOUT

AUX CHARGES ET MOYENNANT LA SOMME PORTÉE AUDIT CONTRAT. — PRIEZ DIEU POUR LEURS AMES.

Inscription disparue, autrefois gravée dans le vestibule de l'église du couvent des Augustins déchaussés, à Paris, aujourd'hui démoli. — *Ibidem*, I, p. 229.

383. — DESHAIS-GENDRON, Claude, † 1750.

D. O. M. | HIC SITUS EST | CLAUDIUS DESHAIS GENDRON, | FACULTATIS MONSPELIENSIS DOCTOR, | ET PHILIPPI AURELIANENSIUM DUCIS, | REGNI MODERATORIS, | MEDICUS ORDINARIUS ; | VIR IN SANANDIS MORBIS PERITUS | ET EFFICAX, | INGENIO MAGNO RECTOQUE, | ANTIQUA RELIGIONE, VIRTUTE AC FIDE ; | AFFABILIOR EGENO QUAM DIVITI, | CUM ET ÆGRITUDINES SIMUL ET PAUPERIEM DEPELLERET. | CONTEMPTOR OPUM ET GRATIÆ ; | FAMÆ PERTÆSUS INGENTIS, | QUÆ VEL INVITUM IN SECESSU SECUTA EST. | IBI NEQUICQUAM LATENS, IPSO NOMINE PRODITUS ; | QUANTUM POTUIT TAMEN SUBDUCERE SE EX OCULIS, | ÆTERNUM LUMEN CONTEMPLANS | OBTUTU IRRETORTO, | ET OPUS NATURÆ ET SUMMI ARTIFICIS MANUM | PRÆVIA RELIGIONIS FACE ASSIDUE RIMATUS, | VITAM ET SIBI ET ALIIS UTILEM EXPLEVIT, | COELO MATURUS SENEX. | VIXIT ANNOS LXXXVII. OBIIT | DIE 3A SEPTEMBRIS 1750. — REQUIESCAT IN PACE.

Inscription disparue, de 26 lignes, autrefois gravée sur une plaque de cuivre fixée au mur de la chapelle Sainte-Geneviève, dans l'ancienne église paroissiale d'Auteuil, aujourd'hui démolie. Elle a été rédigée par LE BEAU, secrétaire perpétuel de l'Académie des inscriptions et belles-lettres. — *Ibidem*, I, p. 254-255.

384. — NICOLAÏ, Jean, administrateur de l'Hôtel-Dieu de Paris, † 1624.

LE COEUR DE MESSIRE JEHAN DE NICOLLAI, CHEVALIER, CONSEILLER DU ROY EN SES CONSEILS D'ESTAT, PREMIER PRESIDENT EN SA CHAMBRE DES COMPTES DE PARIS, ADMINISTRATEUR DE L'HOSTEL DIEU ET DIRECTEUR DES BONNES FILLES DE L'AVE MARIA DE CESTE MAISON, A ESTÉ MIS DESSOUBS CESTE EPITAPHE, SANS ELOGE, SUIVANT SON TESTAMENT. — PRIEZ DIEU POUR L'AME DUDICT SEIGNEUR, DECEDÉ LE DERNIER JOUR DE MAY M DC XXIV. — LE CORPS DUDICT SEIGNEUR EST ENTERRÉ DANS L'EGLISE SAINCT MEDERIC.

Inscription disparue autrefois gravée sur une lame de marbre noir devant le maître-autel de l'église du couvent des Filles de l'Ave-Maria, à Paris, aujourd'hui démolie. — *Ibidem*, I, p. 273-274.

385. —MONANTHEUIL, Henri, † 1606.

A. ☧ Ω. — ... | HENRICUS MONANTHOLIUS, HIERONYMI GULONII SOCER, MATHEMATICARUM ARTIUM PROFESSOR REGIUS MEDICÆ SCHOLÆ PARISIENSIS DOCTOR DECANUSQUE, DIFFICILLIMIS TEMPORIBUS ET REGI ET PATRIÆ ADDICTISSIMUS, POST VARIOS IN ARISTOTELEM ATQUE HIPPOCRATEM LABORES, DUM MATHESIM UNIVERSAM EDERE PARAT, FATO INTERCEPTUS, OBIIT ANNO M DC VI, ÆTATIS LXX. | ...

Inscription disparue, autrefois gravée sur une table de marbre blanc, encadrée d'une bordure en marbre de diverses couleurs et ornée dans le bas de trois écussons disposés en cul-de-lampe. Collatéral du chœur de l'église Saint-Benoît, à Paris, aujourd'hui démolie. Sur la même table d'autres inscriptions relatives à Jean et Madeleine DAURAT, Nicolas, Jérôme et Nicolas GOULU, Thierry, Catherine et Charlotte MONANTHEUIL, Jeanne MARCÈSE. Armes des MONANTHEUIL : De... au chevron de... accompagné de trois têtes de.... — *Ibid.*, I, p. 353-354.

386.—VAILLANT, Jean-Foy † 1706 et Jean-François † 1708.

D. O. M. | JOHANNI FOY VAILLANT, | BELLOVACO, DOCTORI MEDICO, | LUDOVICI MAGNI ANTIQUARIO, | CENOMANENSIUM DUCIS CIMELIARCHO, | REGIÆ INSCRIPTIONUM AC NUMISMATUM | ACADEMIÆ SOCIO, | VIRO FAMÂ NOMINIS TOTÂ EUROPÂ CELEBERRIMO, | SUMMIS PRINCIPIBUS PROBATISSIMO, | QUI HOC SUB LAPIDE, | UNÀ CUM CARISSIMÂ CONJUGE LUDOVICÂ ADRIEN, | CONTUMULARI VOLUIT. | OBIIT XXIII OCT. M DCC VI, ÆTATIS LXXV. | ET | JOHANNI FRANCISCO FOY VAILLANT, JOHANNIS FILIO, | DOCTORI MEDICO PARISIENSI, | EJUSDEM ACADEMIÆ SOCIO, | PATERNORUM STUDIORUM ÆMULO, | DE RE ANTIQUARIÂ BENE MERITO ; | A QUO SPERANDA FUERANT NON PAUCA, SI DIUTURNIOR | EI VITA CONTIGISSET. | OBIIT XVII NOVEMB. M DCC VIII, | ÆTATIS XLIV. | MARIA LUDOVICA FOY VAILLANT, | AMANTISSIMIS PARENTIBUS | FRATRIQUE DULCISSIMO, | EX HUJUS TESTAMENTO, | HOC MONUMENTUM PONI CURAVIT. | REQUIESCANT IN PACE.

Inscription disparue, de 29 lignes, autrefois gravée sur une dalle de pierre, près de l'entrée du collatéral, du côté droit. Église Saint-Benoît, à Paris, aujourd'hui démolie. Armes : Coupé : 1 d'azur au coq d'or ; 2 d'or à la grappe de raisin de sinople. — Cf. F. de Guilhermy, *Inscriptions de la France du Ve siècle au XVIIIe*..., I, p. 110-111.— *Épitaphier du Vieux Paris*, I, p. 357.

387. — LE RICHE, Albéric, † 1405.

Hic jacet vir eximiæ probitatis ac scientiæ saniquе judicii, magister Albericus Divitis, quondam archidiaconus Atrebatensis, ac illustrissimi principis domini ducis Aurelianensis physicus, qui obiit, factus [doctor] Parisius in Facultate medicinæ, anno Domini M CCCC V, XIII mensis maii.

Inscription disparue, autrefois gravée sur une tombe plate ornée de l'effigie du défunt, qui se trouvait dans le collatéral du côté droit de l'église du collège des Bernardins, à Paris. — Cf. *Épitaphier du Vieux Paris*, II, p. 22.

388. — RIBEYRETTE, Antoine de, † 1660.

Hic jacent | Antonius de Ribeyrette, regia | consiliis, regisque necnon serenissimi principis | Condæi medicus ordinarius. Obiit ætatis anno LXXXVII, | VIII° maii M DC LX. | Maria Quedarne uxor obiit ætatis anno XLIV, IX jan | uarii M DC LIX. | Eorum posteri, | Carola de Cartigny, neptis, obiit ætatis anno II°, cum | VI mensibus, XVII° novembris M DC LXXIV. Godefridus de Cartigny, nepos, obiit ætatis anno XVIII°, | XV° novembris M DC LXXXIII.

Inscription de 11 lignes, disparue, autrefois gravée sur une tombe plate, devant la chapelle de Sainte-Anne, dans l'église du couvent des Blancs-Manteaux, aujourd'hui démolie. Armes : D'argent au chevron de gueules, accompagné de trois palmes de sinople, celles du chef affrontées.

Adsta, viator et communi fato | condolens, secundæ vitæ felicitatem adprecare | illustri feminæ Mariæ Quedarne, quæ, | bellovacensis origine, christianis virtutibus, | clara morum suavitate insignis et fide conjugali | præcellens, morte præmatura abrepta est, anno | M DC LIX, mensis januarii die IX, ætatis anno | XLIV. | Eodem tumulo consepultus jacet antiquæ | pietatis vir, Antonius de Ribeyrette, vesunensi | Petrocoriorum regione oriundus, prædictæ Mariæ | conjux, cujus societate diuturni matrimonii | munere impleto, hoc charissimæ uxori, amoris | simul et mœroris posuit monumen-

TUM, IN QUO | HUJUS VITÆ CONDITIONE EXACTA, AMBO EAMDEM | IMMORTALITATIS VICEM EXPECTANT. OBIIT ANNO | M DC LX, MENSIS MAII DIE VIII, ÆTATIS ANNO | LXXXVII. | ORATE PRO EIS.

Inscription de 19 lignes, disparue, autrefois gravée sur une lame de marbre blanc ovale, encadrée de moulures et ornée dans le haut d'un écusson et dans le bas d'une tête de mort, qui se trouvait appliquée à la muraille, au-dessus de la tombe. — *Ibidem*, II, p. 81.

389. — VAUTIER. François, † 1652.

FRANCISCUS VAUTIER, ARCHIATRORUM COMES, LATET HIC, QUI DIVINÆ ARTIS CLARITUDINE INNOTUIT OMNIBUS, SEMPER NOTISSIMUS IPSE SIBI, ANTIQUAM ARELATENSIS IMPERII GLORIAM RESTITUENS NATALIBUS SUIS, PALAM FECIT PERFECTIS MEDICIS DEBERI JUS REGNANDI ETIAM IN REGES. OBIIT M DC LII.

Inscription disparue, autrefois gravée sur une tombe plate de marbre noir, au bas des degrés du maître-autel, du côté droit. Chœur de l'église du couvent des Carmélites du faubourg Saint-Jacques, à Paris, aujourd'hui démolie. — *Ibidem*, II, p. 164.

390. — HECQUET, Philippe, 1661-1737.

HIC JACET | PHILIPPUS HECQUET, DOCTOR REGENS | IN FACULTATE MEDICINÆ PARISIENSI, | NATUS APUD ABBATIS VILLAM, | ANNO CHRISTI 1661, DIE II FEBRUARII. | PIE AC DILIGENTER A PARENTIBUS EDUCATUS, | TOTUM SE MEDICÆ ARTIS STUDIO DEDIT. | EAM PRIMUM, | DOCTOR IN FACULTATE REMENSI FACTUS, | IN PATRIA EXERCUIT. | MOX, ACCENSUS DESIDERIO DOCTRINÆ AMPLIORIS, | PARISIOS VENIT ; | IBI STUDIUM MEDICUM CUM INSIGNI LAUDE EMENSUS, | NOBILIOREM DOCTORIS GRADUM ADEPTUS EST. | EVOCATUS IN REGII PORTUS SOLITUDINEM | UT ILLUSTRI FEMINÆ OPEM MEDICAM PRÆBERET, | INTUS, FORIS, ÆGROTANTES PER ANNOS QUATUOR ASSIDUA ET FELICI OPERA CURAVIT. | EXINDE, DOCTRINA ET PIETATE, NON OPIBUS, AUCTIOR, | PARISIOS REDIIT. QUANTUM PERTINACI LABORE ET LONGO | MEDICINÆ USU PROFECERIT, | TESTANTUR PLENA MEDICÆ ERUDITIONIS OPERA QUÆ ELUCUBRAVIT. | DECANUS SUÆ FACULTATIS ANNO 1712 ELECTUS, | RE DIU ET MATURE CUM SELECTIS DOCTORIBUS PERPENSA, | SALUBERRIMUM MEDICINÆ CODICEM INSTITUIT. | ANNO

1727 INGRESSUS IN HANC CARMELITARUM | DOMUM, | QUAM UT MEDICUS, PER ANNOS 32 JAM REXERAT, | RELIQUUM VITÆ TEMPUS | IN ORATIONE, JEJUNIO ET CONTINUA MORTIS MEDITATIONE, | VINI CARNISQUE ABSTINENS, TRANSEGIT. | PAUPERES ÆGROTOS, A QUIBUS NUNQUAM NON CONSULEBATUR, | PLURIBUS MEMBRIS E DIUTINO MORBO CAPTUS, | AT IDEM ANIMO ET MENTE INTEGER AC VALENS, | PECUNIA ET CONSILIO USQUE ADJUVIT. TANDEM, PENE PAUPER IPSE, CŒLEBS OBDORMIVIT IN DOMINO, | ANNO ÆTATIS SUÆ 76, CHRISTI 1737, DIE APRILIS XI.

Inscription de 35 lignes, disparue, autrefois gravée sur une tombe, dans la nef de l'église du couvent des Carmélites du faubourg Saint-Jacques, à Paris, aujourd'hui démolie. — *Ibidem*, II, p. 167-168.

391. — CREIL, Michel de, † 1528.

CY GIST MICHEL DE CREIL, EN SON VIVANT DOCTEUR REGENT DE LA FACULTÉ DE MEDECINE, LEQUEL TRESPASSA LE VIIIE JOUR DE JUING M D XXVIII.

Inscription disparue, autrefois en bordure d'une tombe plate de pierre, avec l'effigie du défunt en habit de docteur. Devant l'autel de la chapelle de Saint-Henri; église du couvent des Grands-Carmes de la place Maubert, à Paris, aujourd'hui démolie. — *Ibidem*, II, p. 204.

392. — OUDERC, Bernard, † 1682.

HIC JACET FRATER BERNARDUS COUDERC, CARMELITA THOLOSANUS, IN HOC CONVENTU PHARMACOPOLA PERITISSIMUS, SUOPTE INGENIO MEDICARUM PLANTARUM ET ARBUSTORUM NOTITIA CLARISSIMUS UTQUE CHARITATE ERGA OMNES STUDIOSISSIMUS. OBIIT DIE XVIII FEBRUARII, ANNO M DC LXXXII.

Inscription disparue, autrefois gravée sur une tombe, dans le cloître du couvent des Grands-Carmes de la place Maubert, à Paris, aujourd'hui démoli. — *Ibidem*, II, p. 216.

393. — CREIL, Eudes de, † 1466.

CY DEVANT GIST HONNORABLE DAME JEHANNE LA GUIBETTE, FILLE DE FEU HONNORABLE HOMME MAISTRE ODO DE CREIL, EN SON VIVANT DOCTEUR ENMEDECINE, ET FEMME DE FEU HONNORABLE HOMME MERY GUIBET, EN SON

VIVANT ADVOCAT AU PARLEMENT, QUI TRESPASSA LE IVe JOUR D'OCTOBRE M CCCC LXXXVI. — DIEU AIT L'AME D'ELLE ET DE TOUS VRAIS TRESPASSEZ.

Inscription disparue, autrefois gravée sur une tombe, dans le cloître des Grands-Carmes de la place Maubert, à Paris, aujourd'hui démoli. — Cf. n° 398. — *Ibidem*, II, p. 215.

394. — FRAGUIER, François, † après 1630.

CY DESSOUBS GISSENT LES CORPS DE DEFFUNCTS FRANÇOIS FRAGUIER, APPOTHICAIRE DE CEANS ET [DE] JEANNE LE CONTE, SA FEMME. — PRIEZ DIEU POUR EULX.

Inscription disparue, autrefois gravée sur une pierre tombale. Chœur de l'église du couvent des Carmes-Billettes, aujourd'hui église luthérienne des Billettes, à Paris.

LES RELIGIEUX, PRIEUR ET CONVENT, PRESENS ET A VENIR, DE L'EGLISE ET MONASTERE DE CEANS SONT TENUS A PERPETUITÉ DE FAIRE DIRE, CHANTER ET CELLEBRER EN LADICTE EGLISE AU MAISTRE AUTEL, POUR ET A L'INTENTION DE HONNORABLE HOMME FRANÇOIS FRAGUIER, MAISTRE APPOTHICAIRE ET ESPICIER, BOURGEOIS DE PARIS ET APPOTHICAIRE DUDICT MONASTERE, ET DE JEANNE LE CONTE, JADIS SA FEMME, PAR CHASCUN AN, DEUX *OBITS*, SÇAVOIR A CHASCUN D'ICEULX *VIGILES* A TROIS LEÇONS, *LIBERA* ET *DE PROFUNDIS* AVEC LES ORAISONS ACCOUSTUMÉES, PLUS A CHASCUN D'ICEULX UNE HAULTE MESSE, ET A LA FIN D'ICELLE LESDICTS RESPONS *LIBERA* ET *DE PROFUNDIS* AVEC LESDICTES ORAISONS, LESQUELLES SERONT CHANTÉES SUR LA SEPULTURE DUDICT FRAGUIER ET LE CONTE, SA FEMME, PAR CELUY QUI AURA CELLEBRÉ LADICTE HAULTE MESSE, ASSISTÉ DES DIACRE ET SOUBZDIACRE; POUR LESQUELS DIRE ET CELLEBRER LES DESSUSDICTS RELIGIEUX FOURNIRONT TOUT CE QUI SERA NECESSAIRE ET A LEURS DESPENS; LE PREMIER DESQUELS *OBITS* SERA CHANTÉ ET CELLEBRÉ LE DERNIER JOUR D'AOUST, JOUR DU DECEDS DE LADICTE LE CONTE, QUI FUT EN L'ANNÉE M DC XXVII, ET L'AUTRE LE....., JOUR DU DECEDS DUDICT FRAGUIER, FONDATEUR, LE TOUT MOYENNANT ET POUR LES CAUSES CONTENUES AU CONTRACT DE FONDATION FAICT ENTRE LESDICTES PARTIES, PASSÉ PAR DEVANT DE BEAUVAIS ET COLLÉ, NOTAIRES, LE XVE JOUR DE JUIN M DC XXX. — REQUIESCANT IN PACE.

Inscription, sur un pilier du chœur, au-dessus de la tombe.

Armes. Fraguier. De... à la rose en abîme de... accostée de deux épis de... surmontée d'un cœur de... et soutenue d'une grappe de raisin de.... Le Comte : De... au chevron de.., accompagné en chef de deux étoiles de... et en pointe d'un croissant de... — *Ibidem*, II, p. 230-231.

395. — HÔPITAL SAINTE-CATHERINE, à Paris, 1624.

In nomine Domini Amen. — A la memoire de deffuncte honnorable femme [Marie] Coise, femme de honnorable homme Nicolas Ladvocat, vivant bourgeois de Paris, laquelle deceda le XXI may M DC XXIV et gist au meilleu du choeur de ceste eglise, devant que de mourir ayant fait une grande charité a cest hospital de quatre mil livres pour une fois payée, a la charge que les pere, mere et religieuses dudict hospital seront tenus de dire ou faire dire et cellebrer une messe tous les jours, a perpetuité, pour le repos de ladicte deffuncte et de tous ses parens et amis trespassez. — Priez Dieu pour elle.

Inscription disparue, autrefois gravée sur une table de marbre ornée de trois écussons, qui était placée au bas de la nef, dans la chapelle haute de l'hôpital Sainte-Catherine, à Paris, aujourd'hui démoli. Armes : Lavocat : D'azur au lion d'or; au chef cousu de gueules, chargé de trois croissants d'argent. Coise : D'azur au chevron d'or, accompagné de trois molettes du même. L'écusson gravé au bas de la pierre était : D'azur au lion d'or soutenant de sa patte dextre une croisette d'argent et accompagné d'un besant d'or à chaque canton de chef. — Cf. n° 396. — *Ibidem*, II, p. 258.

396. — HÔPITAL SAINTE-CATHERINE, à Paris, 1499.

Estienne de Quincy, jadis espicier et bourgeois de Paris, a donné et laissé en son testament a l'hospital de ceans soixante six sous, six deniers parisis de rente perpetuelle, laquelle ledict Estienne prenoit chascun an sur une maison assise en la grande rue Sainct Denys, au coing de la rue Trousse Vache, qui est a present Pierre Le Boucher, pour dire ou faire dire et cellebrer une messe de *Requiem* tous les premiers lundys de chascun mois et aussy donner et distribuer le premier lundy du mois, apres icelle messe, quatre deniers aux pauvres, pour Dieu, pour le salut

ET REMEDE DE L'AME DE LUY, DE SES PARENS ET AMYS TRESPASSEZ, ET AD CE FAIRE OU FAIRE FAIRE LES PERE, MERE, FRERES ET SOEURS SE SONT TENUZ ET OBLIGEZ PAR LETTRE OBLIGATOIRE SUR CE FAICTE ET PASSÉE. CE FUT FAICT L'AN M CCCC XCIX, LE XVIE JOUR DE DECEMBRE. — PRIEZ DIEU POUR SON AME.

Inscription disparue, autrefois gravée sur une table de pierre fixée à un pilier, du côté de la rue. Chapelle basse de l'hôpital Sainte-Catherine, à Paris, aujourd'hui démoli. — Cf. n° 395. — *Ibidem*, II, p. 259.

397. — SAINCTYON, Antoine de, XVe siècle.

CY DEVANT, SOUBS CESTE TUMBE PROCHAINE, GIST NOBLE HOMME MAISTRE ANTHOINE DE SAINCTYON, EN SON VIVANT DOCTEUR REGENT EN MEDECINE EN L'UNIVERSITÉ DE PARIS, LEQUEL DECEDA L'AN M CCCC..... LE MERCREDY XIE JOUR DU MOIS DE MAY.

CY DEVANT GIST NOBLE FEMME MARIE LA MALAISÉE, FEMME DUDICT MAISTRE ANTHOINE DE SAINCTYON, LAQUELLE TRESPASSA LE JEUDY XIXE DUDICT MOIS DE MAY M CCCC LXVIII.

Inscription disparue, autrefois placée au-dessus de l'autel ; chapelle Saint-Joseph dans le chœur de l'église du prieuré de Sainte-Catherine du Val des Écoliers, à Paris, aujourd'hui démolie. Armes. SAINCTYON : D'azur à la croix losangée d'or et de gueules, cantonnée de quatre cloches d'or bataillées de sable. MALAISÉ : D'azur à la croix engrêlée d'argent, cantonnée de quatre taus d'or. — *Ibidem*, II, p. 285-286.

398. — CREIL, Eudes de, † 1466.

CY GIST HONNORABLE HOMME ODO DE CREIL, EN SON VIVANT DOCTEUR REGENT A PARIS EN LA FACULTÉ DE MEDECINE, QUI TRESPASSA EN L'AN M CCCC LXVI.

Inscription disparue, autrefois gravée sur une tombe de pierre, au bas de la nef, devant la chapelle Sainte-Marguerite, près du bénitier. Église du couvent des Célestins, à Paris, aujourd'hui démolie. Armes : D'azur au chevron d'or, accompagné de trois clous de la Passion du même. — Cf. n° 393. — *Ibidem*, II, p. 359.

399. — QUINTAINE, Nicolas, † 1661. — Hôpitaux de Paris.

In nomine Domini. Amen. | Maistre Nicolas Quintaine, de la ville de Cons | tances en Normandie, prestre, bachelier en theo | logie et greffier de l'Université de Paris, a enseigné 18 | ans les lettres humaines et la philosophie dans le col | lege de Harcourt, est décédé en sa 71e année, le 17 decembre | 1661, curé de Sainct Pierre de Challiot, fauxbourg de la | Conference, à laquelle eglise il a laissé le depost de | son corps et les marques suivantes de sa pieté et plusieurs | autres contenues en son testament, passé par devant Huart | et Muret, notaires, le 15e decembre 1661. | Le sieur testateur a donné à la cure de Challiot l'arpent | de terre qu'il a acquis de ses deniers, faict clorre de murail | les et faict planter en vignes et arbres, avec son terceau | hors ledict jardin, qu'il a aussi acquis et delaissé à ses succès | seurs curés, pour en jouir à perpetuité, à condition de payer | annuellement 30 livres tournois à l'œuvre et fabricque de ladicte eglise, | et de chanter et faire chanter aussi par chacun an, à | perpetuité, en ladicte eglise, 2 messes hautes de *Requiem* pour | l'âme du testateur et de ses parens et bienfaicteurs, | la premiere au jour anniversaires de son decedz, qui fut le 17, ou | le jour de son inhumation, qui fut le 19e decembre 1661 ; l'autre | le 17 ou 18 juin, six mois après, et ainsi d'an en an ; et en chas | cune desdites messes seront dictes les oraisons *Deus qui inter* | *apostolicos sacerdotes ; Deus veniæ largitor* et *Fidelium*, avec un | nocturne de l'office des morts et les Laudes, et à la fin | des messes *Libera*, *De profundis*, avec lesdictes oraisons ; seront | lesdictes messes annoncées au prosne le dimanche precedent ; ses | successeurs feront sa priere aux 4 bonnes festes de l'année ; | sera fourni par la fabrique 2 cierge[s] et autres choses ne | cessaires pour la celebration desdicts services, et 20 sols pour chasque | messe aux deux ecclesiastiques qui aideront à chanter les | services. | De plus a donné par sondict testament à ceste eglise 100 livres, une fois payé[es], | et 3 cens livres pour ayder à faire bastir la chapelle de Saincte | Hipolite, martire. | Plus a fondé une bource dans le college dudict Harcourt, pour y faire | estudier un de ses parens ou un pauvre de la province. | Il a fondé à

PERPETUITÉ UN CATECHISME TOUS LES DIMENCHES DANS | L'EGLISE DE SAINCT NICOLAS DE CONSTANCES, LIEU DE SA NAISSANCE. | LEDICT SIEUR TESTATEUR A DONNÉ PLUS DE CINQ MIL LIVRES AUX PRISONS, HOSPITAUS | ET MONASTAIRES DE PARIS, POUR PARTICIPER À LEURS PEINES ET PRIERES ET À | CELLES DE CEUX QUI LISENT À CESTE INTENTION, [QUI] DIRONT PAR CHARITÉ, POUR LE REPOS | DE SON AME, UN *PATER* ET *AVE* ET UN *REQUIESCAT IN PACE*. AINSI SOIT-IL.

Inscription disparue de 43 lignes, autrefois gravée sur une table de marbre noir, encadrée par une bordure de marbre blanc semée de larmes, ornée dans le bout d'un écusson (de... au chêne de..., accompagnée de deux palmes de...) Se trouvait dans l'église Saint-Pierre de Chaillot, à Paris. — *Ibidem*, II, p. 433-434.

400. — GARBE, Jean, † 1388.

[HIC JACET] JOANNES GARBA, DE MARLA, IN MEDICINA DOCTOR ET CAROLI VI PRIMUS MEDICUS, REMENSIS ET LAUDUNENSIS CANONICUS ET HUJUS [CAPELLE] PALATII, QUI OBIIT DIE XIV MARTII, ANNO [M CCC LXXXVIII].

Inscription disparue, autrefois gravée en bordure d'une tombe, dans le chœur de la Sainte-Chapelle basse, à Paris.

CY GIST HOMME DE BONNE MEMOIRE MAISTRE JEHAN GARBE, DICT DE MARLE, DOCTEUR EN MEDECINE, CHANOINE DE L'EGLISE DE LAON ET DE CESTE EGLISE, AUMOSNIER DU ROY, QUI TRESPASSA LE XIV MARS M CCC LXXXVIII.

Inscription disparue, autrefois gravée au milieu de la tombe. — *Ibidem*, II, p. 471.

401. — PAVILLY, Jean de, † 1327.

HIC JACET MAGISTER JOHANNES DE PAVILLIACO, CONDAM NOVIOMENSIS, | SENONENSIS, ARIENSIS ECCLESIARUM ET HUJUS CAPELLE CANONICUS, | CLARE MEMORIE LUDOVICI ET PHILIPPI LONGI, REGUM FRANCIE ILLUSTRIUM, | PHIS[IC]US, QUI OBIIT ANNO DOMINI M CCC XXVII, VIII DIE JUNII. ORATE PRO EO.

Inscription de 4 lignes gravée sur la bordure coupée aux angles par des médaillons d'une tombe plate de pierre à l'entrée de la nef, avec la représentation du défunt vêtu d'une chasuble, la tête nue, et tenant un calice ; le visage et les mains sont formés par des incrustations de marbre blanc. Cette effigie est abritée sous une arcade trilobée. Sainte-Chapelle, à Paris. — *Ibidem*, II, p. 472.

402. — BERNARD, Claude † 1641. — Hôpital de la Charité, à Paris.

Cy gist messire Claude Bernard, dit le pauvre prestre, decedé a Paris, le samedy XXIII mars M DC XLI.

Inscription disparue, qui était gravée sur une tombe levée au milieu de la chapelle de l'hôpital de la Charité, à Paris, vis-à-vis de l'autel. Elle était ornée de la statue du défunt agenouillé et revêtu du costume ecclésiastique, en terre cuite coloriée, sculptée par Antoine Dubois. Armes : D'or au cœur au naturel enflammé de gueules, chargé du monogramme I H S de sable.

Claude Bernard appartenait à une ancienne famille de Bourgogne, et son père était conseiller au Parlement de Dijon. — *Ibidem*, II, p. 511.

403. — FONTENAY de, Pierre, XVe siècle.

Cy gist Pierre de Fontenay, espicier et apothicquaire et bourgeois de Paris, l'un des....., qui demeuroit au coing de la....., en la grande rue Sainct Denis, qui trespassa l'an de grace M CCCC.... Priez Dieu pour luy.

Inscription disparue, gravée sur une tombe, devant la porte du cloître qui donnait accès dans le chœur des Pères. Couvent des Chartreux de Vauvert à Paris, aujourd'hui démoli. — *Ibidem*, III, p. 75-76.

404. — CHOART, François, † 1679. — Hôpitaux de Paris.

Cy devant gist Mre. Francois | Choart, vivant coner. du roy en ses | conseils, me. ordre. de sa chambre des | comptes, administrateur de l'hostel | Diev, et des incvrables, directevr de | l'hospital gnal et des enfans trovvez, de | cedé le 17e. octobre 1679. aagé de 82 ans 2. mois | *Requiescat in pace.*

Inscription disparue de 8 lignes, gravée sur une table de marbre noir enchâssée dans le piédestal de la première croix de pierre que l'on trouvait à l'entrée du cimetière du couvent des Chartreux de

Vauvert, à Paris. Armes : d'or au chevron d'azur accompagné de trois merlettes de sable. — *Ibidem*, III, p. 87-88.

405. — LA PEYRONIE, François de, † 1747.

PIIS MANIBUS FRANCISCI DE LA PEYRONIE, PRIMARII GALLIARUM CHIRURGI REGIQUE A MEDICIS CONSULTATIONIBUS, CUJUS CORPUS IN REGIA VERSALIARUM PAROCHIA JACET, COR VERO IN ISTA REQUIESCIT. SEPTUAGESIMUM AGENS ÆTATIS ANNUM OBIIT, VII KALENDAS MAII M DCC XLVII.

Inscription disparue, gravée sur une table de marbre fixée au piédestal du petit monument funéraire que l'Académie de chirurgie avait fait élever sur le côté droit de la nef de l'église Saint-Côme et Saint-Damien, à Paris, contre le second pilier, presque vis-à-vis du banc des chirurgiens.

Ce monument, œuvre du sculpteur Vinache, se composait d'un piédestal en forme de gaine, partie en marbre vert-campan et partie en rouge du Languedoc, qui soutenait une urne accompagnée de guirlandes de cyprès et d'attributs des Sciences et de la Chirurgie en bronze. Un médaillon de marbre avec le buste de LA PEYRONIE était fixé au sommet du piédestal, devant l'urne qu'il cachait à demi. A droite du médaillon, un petit génie sculpté en bronze, debout sur le piédestal, tenait un miroir d'une main et montrait de l'autre un globe fleurdelisé, posé à ses pieds. Cet ensemble reposait sur un soubassement de marbre décoré d'un cartouche aux armes de LA PEYRONIE, timbré de la couronne comtale : d'azur à la bande d'or chargée de trois poires au naturel de gueules posées les tiges en haut, dans le sens de la bande.

HOC GRATI ANIMI SUMMA VENERATIONIS PERENNE MONUMENTUM, CELEBERRIMO ARTIS MAGISTRO, PROVIDO ACADEMIÆ MODERATORI, EXTRUENDUM CURAVIT PARISIENSE CHIRURGORUM COLLEGIUM, ANNO M DCC XLIX.

Inscription disparue, gravée sur une plaque de cuivre, de l'autre côté du pilier, vis-à-vis l'oratoire de Saint-Côme ; elle était surmontée d'un cartouche aux armes des chirurgiens sculpté en bronze : d'azur à trois vases d'or, à la fleur de lis en abîme soutenue par une couronne d'étoiles, le tout d'or. — *Ibidem*, III, p. 174-176.

406. — MALPEINES, M.-A.-L. de, † 1768. — Hôpitaux de Paris.

Marcus Antonius Leonard de Malpeines, in castellana Parisiorum curia consiliarivs, ægrorum hospitii utriusque administrator, antiquæ religionis ac fidei tenax, in magistratu integer, in consuetudine carus amicis, sine conjugio castus, qui intervalla negotiorum otio dispunxit eleganti, vir plurimarum litterarum plurimarumque linguarum uniusque in Christo sapientiæ, obiit iii idus maii, anno m dcc lxviii.

Pietatis monumentum avunculo carissimo, ad sacrum fontem fidejussori, Daniel Marcus Antonius Chardon, Regi a consiliis et a supplicibus libellis, lugens posuit.

Inscription disparue, gravée sur une table de marbre noir surmontée d'une urne funéraire entourée de bandes de cyprès, qui se trouvait dans la chapelle de la Vierge, de l'église Saint-Côme et Saint-Damien, à Paris, aujourd'hui démolie. — *Ibidem*, III, p. 186.

407. — INFIRMERIE DU GRAND COUVENT DES CORDELIERS, à Paris, 1341

Madame Jeanne, Royne de France et de Navarre, jadis espouse de Charles, Roy desdits royaumes, fils du Roy Philippe le Bel, et laquelle fut fille de noble prince monsieur Louys, jadis comte d'Evreux, fils du Roy de France, fonda l'an 1341 ceste double infirmerie, avec la chapelle double qui est joignant, a l'usage des pauvres freres malades, et non pas des maistres et bacheliers, selon qu'il est plus a plein contenu en certaines lettres sur ce faictes, lesquelles ledit convent a ordonné estre leues deux fois chacun an publicquement en convent, afin que ladite ordonnance soit gardée perpetuellement, sans enfraindre, selon la devotion parfaicte de ladite dame Royne. Priez pour eux.

Inscription disparue, gravée sur une plaque de marbre, fixée au mur de la chapelle basse de l'infirmerie du grand couvent des Cordeliers, à Paris. Cette infirmerie, construite au bout du jardin du couvent, comprenait deux étages avec une double chapelle. Le seul des bâtiments du couvent qui subsiste encore aujourd'hui est son réfectoire, dans le rez-de-chaussée duquel est installé le Musée Dupuytren. — *Ibidem*, III, p. 233-234.

408. — BAUDART, André, † 1590.

Cy gist honnorable homme Andri Baudart, vivant appothicquaire ordinaire du Roy en l'artillerie, qui trespassa le xve jour du mois d'aoust, l'an m d xc. Cy gist honnorable femme Geneviefve Yon, sa femme, laquelle trespassa le xiiie jour de janvier m dc viii. — Priez Dieu pour eulx et pour tous les trespassez.

Inscription disparue, gravée en bordure sur une tombe plate, sous les orgues, au bas de la nef de l'église du prieuré de Sainte-Croix-de-la-Bretonnerie, à Paris, aujourd'hui démolie.

Saxum hoc optimi viri Andreæ Baudart in hac civitate pharmacopei fidelissimi ossa [tegit], qui e vita decessit anno Domini m d xc, augusti xv^a.

Ejus quoque castissima conjux, Genovefa Yon, hic jacet, quæ naturæ tributum solvit, anno Domini m dc viii, januarii xiii°.

In quorum memoriam unicus eorum filius, Renatus Baudart, hoc tumulum apponi curavit, qui obiit.....

Inscription disparue, gravée au milieu de la tombe. — *Ibidem*, III, p. 446.

409. — BAUDART, Helye.

Cy gist honnorable homme Helye Baudart, marchant espicier, appothicaire et bourgeois de Paris, qui trespassa le.....

Inscription disparue, gravée sur une tombe plate de pierre, à l'entrée du cloître, près de l'église du prieuré de Sainte-Croix-de-la-Bretonnerie, à Paris, aujourd'hui démoli. — *Ibidem*, III, p. 455.

410. — CADOT, Robert, † 1525.

Cy gist honeste persone maistre | Robert Cadot en son vivant maistre Cirurgien juré à paris lequel tres | passa le viij jour de juing | lan mil v^c xxv priez dieu pour lui.

Inscription de 4 lignes, aujourd'hui disparue, gravée en bordure d'une tombe de l'église haute du prieuré de Saint-Denis-de-la-Chartre, à Paris, démoli en 1810. C'était une tombe plate de pierre, avec l'effigie du défunt revêtu du costume professionnel, robe, manteau et collet d'hermine, les mains jointes, dans l'encadrement d'une arcade en plein cintre, soutenant deux petits anges. La bordure était coupée aux angles par des écussons aux armes du collège des chirurgiens : D'azur à trois vases d'or, à la fleur de lis en abîme soutenue par une couronne d'étoiles, le tout d'or. — *Ibidem*, III, p. 496-497.

411. — PERRAULT, Claude, 1613-1688.

D. O. M. — Petrus Perrault, causarum in supremo Senatu patronus, hic sepultus est, anno Domini m dc lii. Quocum Paschasia Le Clerc, conjux amantissima, post annum duodecimum deposita est. Ibidem Maria, filia jucundissima, ante annum xiv condita fuerat. His Nicolaus Perrault, presbyter, doctor et socius sorbonicus, Mariæ frater, adjungi peroptavit, anno m d lxii. Ejusdem voti impos Joannes, causarum patronus, frater natu major, Burdigalæ jacet, ubi obiit anno m dc lxix. Petrus vectigalium quæstor generalis apud Parisienses, Claudius, medicus parisiensis et Carolus, regiorum ædificiorum cognitor, piis parentum, fratrum et sororis manibus bene precantes, titulum sepulchro posuere, anno m dc lxxiv.

Inscription détruite, qui était gravée sur une table de marbre blanc , soutenue par un génie tenant un flambeau renversé, sculpté par François Girardon ; contre l'un des piliers de l'entrée du chœur de l'église Saint-Étienne-du-Mont, à Paris.

Armes : Perrault : D'azur à la licorne saillante d'argent. Le Clerc : D'argent à l'écusson de gueules en abîme chargé d'un écusson d'or. — *Ibidem*, III, p. 631.

412. — BARBAY, Pierre, † 1664.

D. O. M. | Magistro Petro Barbay, abbavillæo | sui sæculi genio, | Academiæ | parisiensis ornamento, | philosophiæ, medicæ, matheseon, theologiæ, | doctrinarum fere omnium laude celebri. | Qui, postquam Parisiis philosophiam per annos | quatuordecim summo cum honore, | maxima auditorum frequentia publice docuit, | confectis tandem stipendiis, miles emeritus, | cum summo bonorum omnium dolore | migravit ad Superos, | die 2ᴬ septembris anno 1664. | Sui mœrentes posuere. | Requiescat in pace.

Inscription de 16 lignes, aujourd'hui disparue, qui était gravée sur une table de marbre noir, fixée au premier pilier de la chapelle de Saint-Roch. Collatéral du chœur de l'église Saint-Étienne-du-Mont, à Paris. — *Ibidem*, III, p 634.

413. — MORIN, J.-B., 1583-1656.

Hic | jacet | cadaver | Joannis Baptistæ | Morini, francopolitani | doctoris medici et regii | Parisiis mateseon professoris. | Care viator, gnare communionis | sanctorum, ora pro fidelibus deffunc | tis in Purgatorio detentis, donec | ab omni labe ac cicatrice peccati | liberentur. Felix nondum eris | cum ad illorum lugubrem simul | que beatam sortem adveneris. | Obiit anno reparatæ salutis M DC LVI, die VI novembris ; | natus erat anno M D LXXXIII, die XXII februarii. | Monumentum hoc quod vir doctissimus sibimet ipse conscripserat, extrui ac | adornari curavit Guillelmus Tronson, Regi ab interiorbus consiliis et secretis, singularium erga se | atque familiam studiorum et amicitiæ deffuncti memor.

Inscription de 19 lignes, aujourd'hui disparue, qui était gravée sur une table de marbre, fixée au mur, près de la sacristie de l'église Saint-Etienne-du-Mont, à Paris. — *Ibidem*, III, p. 640.

414. — THOGNET, Nicolas, † 1642.

Passant, qui que tu sois, arreste et considere
Qui gist soubs ce tombeau.
Tu sauras que Thognet par un secret mystere
Ce monde abandonna pour en prendre un plus beau.
Son art et son sçavoir garantissoient les hommes
Bien souvent de mourir.
Mortels, pensez a vous dans le siecle ou nous sommes :
Puisque Thognet n'est plus, qui pourra vous guerir !
Requiescat in pace.

Inscription de 8 vers et 1 ligne, aujourd'hui disparue, qui était gravée sur une table de marbre fixée au second pilier, derrière la chaire de l'église Saint-Étienne-du-Mont, à Paris. Armes : de gueules à trois Vaches couchées d'or. — *Ibidem*, III, p. 647.

415. — PIÈTRE, Simon, † 1616.

SIMON PIETRE | DOCTOR | MEDICUS PARISIENSIS, | VIR PIUS ET PROBUS, | HIC SUB DIO SEPELIRI VOLUIT | UT NE MORTUUS CUIQUAM NOCERET, | QUI VIVUS OMNIBUS PROFUERAT.

SIMON PIETRE QUI FUT JADIS
DOCTEUR MEDECIN DE PARIS,
D'UNE PROBITÉ SINGULIERE,
A VOULU QUE SON CORPS FUT MIS
AU MILIEU DE CE CIMETIERE,
CRAIGNANT AILLEURS DE FAIRE TORT
DANS UNE PLACE MIEUX CHOISIE,
ET QU'AYANT FAIT À TOUS DU BIEN PENDANT SA VIE
IL NE PUT NUIRE APRES SA MORT.

Inscription de 7 lignes et de 9 vers, aujourd'hui disparue, qui était gravée sur une tombe du cimetière de l'église Saint-Étienne-du-Mont, à Paris. — *Ibidem*, III, p. 657-658.

416. — FORNE DE CHERVILLE, M.-M. — Hôpital de la Charité, à Paris, 1708.

CY DEVANT REPOSE LE CORPS DE | MATHIEU MARIE FORNE, S^R DE CHERVILLE, | DECEDÉ LE 7 OCTOBRE 1708. | LEQUEL À FONDÉ EN CET HÔPITAL | DE LA CHARITÉ DE PARIS UNE MESSE | BASSE DE REQUIEM PAR CHACUN JOUR | DE L'ANNÉE, À PERPETUITÉ, POUR LE | REPOS DE SON AME. | ET À AUSSY FONDÉ UN LICT AU DIT | HÔPITAL SOUS LE TITRE DE S^T. MATHIEU, | MOYENNANT LA SOMME DE TRENTE MIL | LIVRES QUE LED. S^R. FORNE DE CHERVILLE | A DONNÉ AUD. HÔPITAL, CÕME IL EST | PLUS AU LONG ENONCÉ AUX CONTRATS | DE DONNATION, SÇAVOIR L'UN PASSÉ | PARDEVANT ROYER ET NAVARRE, NO^RES. | AU CHÂTELET DE PARIS, LE 19 SEPTEMB. | 1700. ET L'AUTRE PASSÉ PAR DEVANT | LE COURT ET BAILLY, AUSSY NO^RES. AUD. | CHLET, LE 13 AOUST 1705. | *REQUIESCAT IN PACE.* | CETTE ÉPITAPHE A ÉTÉ POSÉ PAR LES SOINS | DU SIEUR JEAN JACQUES FORNE SON NEVEU | ET SON EXECUTEUR TESTAMENTAIRE.

Inscription de 24 lignes, gravée sur une plaque de marbre blanc, découpée en 1/2 cercle dans le haut, encadrée par une bordure de pierre et ornée à sa partie supérieure des armes du défunt : d'azur à un fourneau d'argent.

Cette plaque qui se trouvait dans la chapelle de l'hôpital de la

Charité, à Paris, est aujourd'hui fixée sous le porche de cet hôpital, à droite en entrant. — ER. WICKERSHEIMER, 21 décembre 1909.

417. — JOULET, François. — Hôpital de la Charité, à Paris, 1623.

MESSIRE FRANÇOIS IOVLET CON^ER. ET AVMOSNIER DV ROY | NOSTRE SIRE PAR CONTRACT DE DONAON FAICTE ENTRE | VIFZ ET INSINVÉE, PASSÉ PARDEVANT CLAVDE DAVVERGNE ET | GERMAIN TRONSON, NO^RES. AV CLET DE PARIS, LE 4. IVILLET | 1623, A DONNÉ A LHOSPITAL DE LORDRE DE LA CHARITÉ DV | BIENHEVREVX IEHAN DE DIEV ESTABLY AV FAVXBOVRG S^T. | GERMAIN DES PREZ, MIL LIVRES DE RENTE, FAISANTZ PARTIE | DE PLVS GRANDE RENTE CONSTITVÉE PAR MESS^RS LES PREVOST | DES MARCHANTZ ET ESCHEVINS DUD^T. PARIS AVX SIEVRS | CONTES PALATINS PAR CONTRACT PASSÉ PARDEVAT LANDRY | ET BERGERON, NOTAIRES AVDIT CHLET A PRENDRE SUR LES | GRENIERS A SEL DES GENERALITEZ DOVLTRE SEINE ET | YONNE PICARDIE ET CHAMPAGNE, LAD^E. DONATIÖ FAICTE | A LA CHARGE QVE LED^T. HOSPITAL ET LESD^Z RELIGIEVX, NY | LEVRS SVCCESSEVRS, NE POVRROT POVR QVELQVE CAVSE | ET PRETEXTE QVE CE SOIT, HYPOTHEQVER, VENDRE | ENGAGER, ALIENER OV AVLTREMENT DISPOSER, LESDITZ | MIL LIVRES DE RENTE, ET OULTRE A LA CHARGE DE LES | REMPLOYER EN AULTRES HERITAGES OV RENTES AV PROFIT DVDIT HOSPITAL, EN CAS DE RACHAPT.

Pour memoire duquel don
Cette table a esté faicte.
Dieu face au dit sieur pardon
Et en Paradis le mette
requiescant in pace.

Inscription de 19 lignes, 4 vers et 1 ligne, gravée sur une plaque de marbre noir, dont le cadre de pierre est incrusté de marbre rouge et noir. Autrefois dans la chapelle de l'hôpital de la Charité ; aujourd'hui fixée sous le porche de cet hôpital, à droite en entrant. JOULET fut enterré au couvent des Chartreux de Vauvert. — ER. WICKERSHEIMER, 19 décembre 1909.

418. — WINSLOW, Jacques-Bénigne, † 1760.

D. O. M. | HIC JACET | IN SPEM BEATÆ IMMORTALITATIS | *JACOBUS = BENIGNUS WINSLOW*, | PATRIA DANUS, COMMORATIONE GALLUS, | ORTU ET GENERE NOBILIS, NOBILIOR VIRTUTE ET DOCTRINA ; | PARENTIBUS LUTHERANIS NATUS, | HÆRESIM, QUAM INFANS IMBIBERAT, VIR

EJURAVIT, | ET, ADNITENTE ILLI EPISCOPO MELDENSI | JACOBO=BENIGNO BOSSUETIO, | CUJUS NOMEN BENIGNI IN CONFIRMATIONE SUSCEPIT, | AD ECCLESIAM CATHOLICAM EVOCATUS, | STETIT IN EJUS FIDE, VIXIT SUB EJUS LEGE, | OBIIT IN EJUS SINU, | VIR ÆQUE VERAX ET PIUS | IN PAUPERES SUMME MISERICORS | NULLÂQUE ERRORIS AUT VITII PRAVITATE AFFLATUS. | REGIUS LINGUARUM TEUTONICARUM INTERPRES, | SALUBERRIMÆ FACULTATIS PARISIENSIS DOCTOR REGENS | ILLUM MEDICÆ ARTIS ET PRÆSERTIM ANATOMICÆ | DOCTOREM AC PROFESSOREM PERITISSIMUM | REGIA ERUDITORUM SOCIETAS BERLINI, | REGIA SCIENTIARUM ACADEMIA LUTETIÆ | SOCIUM COMMUNI SUFFRAGIO ELEGERE, | ET UTRÂQUE DIGNISSIMUM | EJUS SCIENTIA ILLUSTRATUS ORBIS | PUBLICO JUDICIO COMPROBAVIT. | VITA EXCESSIT V. NON. APR., AN. SAL. MDCCL [1], ÆTATIS XCI. | PIO CONJUGI ET PARENTI | VXOR ET LIBERI HOC MONUMENTUM | MŒRENTES POSUERE.

Inscription de 31 lignes, gravée sur une plaque de marbre blanc, appliquée sur l'un des murs du petit cloître, derrière l'abside, de l'église Saint-Étienne-du-Mont, à Paris. Cette épitaphe se trouvait autrefois dans l'église Saint-Benoît, aujourd'hui démolie. — ER. WICKERSHEIMER, 21 décembre 1909.

419. — BACKISCH, Hans, † 1604. — Hôpital de Freyberg.

ANNO 1604. DEN 1. JVNY VORMITTAGE FVR 10. VHR IST IN HERRN CHRISTO SEELIG EINGESCHLAFFEN, DER EHRENVEHSTE VND WOLWEISE H. HANS BACKISCH HOSPITALMEISTER VND DES RAHTS ALHIER SEINES ALTERS 64. IAR, GOTT VERLEIE IN, VND VNS ALLEN EINE FRÖLICHE AVFFERSTEHVNG.

Inscription de l'église de Saint-Nicolas, à Freyberg (Saxe). — Cf. GRÜBLER, *Loco cit.*, II, p. 51-52.

420. — BAILLY DE BLOIS, † 183. [?].

AU | DOCTEUR BAILLY | DE BLOIS.

Inscription de 3 lignes, gravée dans un écusson sur la face antérieure du socle du buste en bronze de trois quarts à gauche de BAILLY.

MORT LE 16 JUILLET 183. | AGÉ DE 42 ANS | — | SA FAMILLE ET SES AMIS | — |

1. WINSLOW est mort le 3 avril 1760.

Inscription de 3 lignes, les lignes 2 et 3 suivies chacune d'un filet, gravée au-dessous de la précédente.

LA GRÈCE | RECONNAISSANTE | DE SES SOINS | ET DE SON DÉVOUEMENT | L'AVAIT PLACÉ | AU RANG DE SES SAUVEURS | ET DE SES ENFANTS | —

Inscription de 7 lignes, suivie d'un filet, gravée sur la face latérale gauche du socle.

LA SCIENCE | QUE SES TRAVAUX | ENRICHISSAIENT, L'HUMANITÉ | DONT IL SOULAGEAIT | LES SOUFFRANCES | DÉPLORENT ÉGALEMENT | SA PERTE | —

Inscription de 7 lignes, suivie d'un filet, gravée sur la face latérale droite du socle. Cimetière Montmartre, à Paris. — Er. Wickersheimer, 27 mars 1910.

421. — BARBOTEAU, Louis. — Hôpital de la Charité, à Paris, 1667.

Ad majorem Dei gloriam. | Louis Barboteau, conseiller du Roy, control | leur general de la tresorerie de sa maison, | ayant vescu en tout honeur et pieté | et remply d'un zelle ardent a l'aug | mentation du service divin, a fondé | a perpetuité en cet hospital de la Charité | un lict en la salle d'iceluy ou est l'image | Sainct Louis, pour y recevoir, loger, nourir | et faire pencer et assister un pauvre, | comme les autres malades dudit hospital ; | le choix et presentation duquel | pauvre malade appartiendra a celuy qui | portera le nom dudict sieur Barboteau, ses | descendans et autres de la famille d'icelui | feu sieur Barboteau, toutesfois et quant | la place vaquera, selon qu'il est énoncé | au contract de ce passé entre les | reverends pere[s] religieus, prieur et | convent de cet hospital et les | executeurs testamentaire[s] dudict sieur | Barboteau, par devant de Saint Jean | et Levesque, notaire[s], le 20 mai 1667. | Priez Dieu pour son ame.

Inscription de 24 lignes, gravée sur une table de marbre blanc avec encadrement de pierre incrustée de marbre noir, autrefois dans la chapelle de l'hôpital de la Charité à Paris. — *Epitaphier du Vieux Paris*, II, p. 307.

422. — BAUDIN, A., † 1801-1851.

A | ALPHONSE BAUDIN | REPRÉSENTANT DU PEUPLE | MORT EN DÉFENDANT | LE DROIT ET LA LOI | LE 3 DÉCEMBRE | 1851 | SES CONCITOYENS | 1872.

Inscription de 9 lignes, gravée sur le socle d'un monument du cimetière Montmartre, à Paris, statue en bronze par MILLET, représentant BAUDIN couché, la poitrine découverte, portant les insignes de représentant du peuple, le front marqué de la blessure d'une balle, la main droite appuyée sur une table brisée sur laquelle on lit : LA LOI. — ER. WICKERSHEIMER, 20 mars 1910.

423. — BOUCHER, M.-S., † 1768. — Hôpital général de Reims.

CY DEVANT | REPOSE LE CORPS | DE MARIE SIMONE | BOUCHER SUPERIEURE DE | LA COMMUNAUTÉ DE L'HOPITAL | GENERAL AGÉE DE 50 ANS | DECEDÉE LE 12 MARS | 1768 | REQUIESCAT IN PACE | —.

Inscription de 9 lignes, entourée d'un double filet, avec une tête de mort au bas, gravée sur un marbre noir en forme de losange de 43 centimètres, encastrée dans le pavé de la première travée de la grande nef de l'église Saint-Maurice, à Reims. Le prieuré contigu à cette église occupé par les Jésuites de 1615 à 1762, fut transformé ensuite en hôpital de la Charité. — Cf. *Répertoire archéologique de l'arrondissement de Reims*, fasc. 2, p. 103-104.

424. — DAI....., Jean, † 1573.

.............lemêt....
.............frere jean dai...
...reles vertus, non la choſe....
.....en luy vivant, faict une.....
.....le ciel tout jaloux de terre la....
[Du·con] vent de Beauvais frere lay fut.....
.....ais jcy et ailleurs a montre ſa....
...u fer, Chirurgien a toute choſe
[De co]rps, d'age, deſprit tant noblement
[Que Di]eu le veut avoir comme il ar.....
[Pou]r ſerviteur dhonneur en ſō palais...
treſpaſſa l'an mil v^{c}lxxiii, le viiie de Sſeptembre. | [requieſcat] in pace.

Inscription mutilée, gravée sur une table de pierre qui provient du cloître du grand Couvent des Cordeliers à Paris, et qui est actuellement conservée au Musée historique de la ville de Paris, à l'hôtel Carnavalet. — ER. WICKERSHEIMER, 26 décembre 1909.

425. — DESAIN, Claude, † 1676.

CY GIST Me CLAVDE DE SAIN, NATIF | DE REIMS, DOCTEVR EN MEDECINE, LE | QVEL APRÈS AVOIR EXERCÉ ET SERVI | LE PVBLIQVE QVARANTE TROIS ANS | & DECEDÉ A RETHEL LE 20 MARS 1676 | AAGÉ DE 68 ANS | ET DAMOISELLE NICOLE LE CLERCQ | SA FEMME | ET SES ENFANTS | PRIEZ DIEV POVR LEVRS AMES.

Inscription de 10 lignes, gravée sur une plaque en marbre noir de 85 centimètres de hauteur sur 64 centimètres de largeur, appliquée au pilier de la tour, sous la tribune des orgues, dans l'église de Rethel. Un écusson entouré de feuillages, surmonte le texte et des larmes sont dessinées aux angles de la plaque. Cet écusson est parti à dextre : à une plume en pal avec deux raisins sur les côtés, et deux étoiles en chef ; à senestre : à un croissant en pointe et une étoile en chef. — Cf. H. JADART et L. DEMAISON, *Loco citato*, p. 46-47.

426. — DUWEZ, Jean, † 1467. — Lèpre.

Cy devant [gist] venerable et | discrette [personne] maistre Jehan | Duwez natif de laval de morecy | es potetz pbre chanoine de Reims | et jadis cure de Vge lequel trespassa | ou XXVIe **jor de juillet de la de gre. | nre sr** MIL CCCC.LX.VII. **priez p. luy.**

Inscription de 7 lignes, gravée sur une pierre calcaire de 0^{m} 60 de hauteur sur 0^{m} 62 de largeur, au musée lapidaire de cette ville. Une particularité intéressante de l'existence de ce chanoine, c'est qu'il mourut de la lèpre en 1467, sans avoir cessé d'appartenir au chapitre, dans le préau duquel il fut inhumé. — Cf. Catalogue du Musée lapidaire rémois. *Travaux de l'Académie de Reims*, XCV.

427. — L'ÉPÉE, abbé de, † 1789.

LE NOM DE L'ABBÉ DE L'ÉPÉE | PREMIER FONDATEUR | DE L'ÉTABLISSEMENT DES | SOURDS MUETS SERA PLACÉ | AU RANG DE CEUX DES CITOYENS | QUI ONT LE MIEUX MÉRITÉ DE | L'HUMANITÉ ET DE LA PATRIE.
DÉCRET DE L'ASSEMBLÉE CONSTITUANTE | DU 21 JUILLET 1789.

Inscription de 9 lignes, les 2 dernières en caractères plus petits, gravée sur une plaque de marbre blanc, rue Thérèse n° 23, à Paris.

L'ABBÉ DE L'ÉPÉE | INSTITUTEUR DES SOURDS MUETS | OUVRIT SON ÉCOLE EN 1760 | DANS UNE MAISON | AUJOURD'HUI DÉMOLIE | DE LA RUE DES MOULINS | OU IL MOURUT | ENTOURÉ DE SES ÉLÈVES | LE 23 DÉCEMBRE 1789.

Inscription de 9 lignes, gravée sur une plaque de marbre blanc, fixée à côté de la précédente. — Cf. nos 58 et 59. — ER. WICKERSHEIMER, 19 janvier 1910.

428. — HORN, G., 1630-1663. Hôpital de Freyberg.

DEO et MEMORIÆ | CLAR. DOCT. atq; PRVDENTISSIMI | DNI GODOFREDI HORNII INS OBERECHAAT | I. V. Cand. Reip. Freib. Senator. Xenodochiq. | Curatoris | OPTIME MERITI | QUI EX | ANTIQVA HORNIORVM PATRITIORVM | PROSAPIA | *NATVS* ANNO CHRISTI MDCXXX d. 24. | Febr. PLAVIAVARISCI | PATRE EXC. Dn. D. Caſp. Hornio Poliatro | Freib. celebeR. | MATRE Clariſſ. Matrona Anna Leutneria | EDVCATVS in omni pietate & virtute | FREIBERGÆ | PEREGRINAT9 ad Æternitatem per hoc mundi | Theatrum | HOSPES Annos XXXIII. Septimanas 13. | MARITVS Nobiliſſimæ Catharinæ Eliſabethæ | Pfretzſchneriæ annos VIII. Hebdom. 32. Diesq; 4. | PARENS Liberorvm V. | Anteambulantis : Saræ-Sophiæ | Superſtit. { [1] Caſpar-Heinrici, Nicol Godofredi, | Chriſtiani-Sigismundi, Annæ Eliſabethæ POSTHVMÆ | SIC MUNDO VIXIT, VT SE VIXISSE HAVD | POENITEAT | SIC MVNDO VALEDIXIT IMMVNDO, VT | MVND9 IAM GAVDEAT | Singulis n. ſe probavit IN VITA Imitab. IN | MORTE v. Admirabilem | Nam, quod MIRERIS, MORTEM quam Saepe | detractant Senes | IN IPSO ÆTATIS ET DIGNITATIS FLORE | Sub { [2] Moeſtiſſimo Matris Ejulatu | Dulcissimo Maritæ Amplexu | Miſerabiliſſimo Sobolis Aſpectu | Fortiſſimo Embryonis Gemitu | MINANTEM provocavit animoſiſſime | MORANTEM Suſpiravit avidiſſime | MATVRANTEM trivmphavit beatiſſime | DENAT9 fide in CHRISTUM plenus A. C. | MDCLXIII. d. 18. MaI quadrI Hor. 3. pom. | Matri nunc Mœror, Coftæ Clamor, Liberis | Lacryma | Omnibus, dum vixit, Delicium, dum vicit, | Suſpirium | Sibi v. Suſpiriorum

1. Accolade pour les 2 lignes suivantes.
2. Accolade pour les 4 lignes suivantes.

Suorum Impetrator | feliciſſimus | VRNÆ INFRA COLLOCATÆ | Quoad Partem, quam Terræ debet, | ILLATVS Anno et Mense dictis Die v. 21. | Honorificentiſſime. | = | *TEXTVS ROMAN. VIII.* 32. 34 | QVIS ACCVSABIT ADVERSVS ELECTOS DEI ? | DEVS EST QVI IVSTIFICAT. QVIS EST, QVI | CONDEMNET ? CHRISTVS EST QUI MOR- | TVVS EST, IMO VERO QVI ETIAM SVSCI- | TATVS EST, QVI ETIAM EST AD DEX- | TRAM DEI, QVI ETIAM INTER- | PELLAT PRO NOBIS.

Inscription de 62 lignes, la 54e suivie d'un double filet. Cloître de la cathédrale de Freyberg (Saxe). — Cf. GRÜBLER, *Loco citato*, I, p. 229-232.

429. — JÖSTELIUS, Melchior, 1559-1611.

MELCHIOR IösTELIVS PHIL. ET V. MEDICINÆ DOCTOR CELEBERRIMVS MATHEM. SVP. IN ILLVSTRI VITEBERGENSIVM ACADEMIA PROFESSOR P. SVÆ ÆTATIS PRÆSTANTISSIMVS, EMERITISSIMVS etc. NATVS EST *DRESDÆ HERMVNDVRORVM*, ANNO MDLIX. D. X. APRILIS. S. V. PIE PLACIDEQVE IN CHRISTO *DENATVS FREIBERGÆ* ANNO MDCXI. D. XIII. IVNII H. VII. MATVT. ÆTATIS SVÆ LII. II. MENS. III. D. etc. HEIC HONESTISSIMA SEPVLTVRA AD-TECTVS, LÆTISSIMVM CHRISTI ADVENTVM EXSPECTAT.

Inscription du cloître de la cathédrale de Freyberg (Saxe).

PHIL. I. V. 23. | CVPIO DISSOLVI, ET ESSE CVM | CHRISTO

Inscription de 3 lignes, auprès d'un écusson sculpté au-dessous de l'inscription précédente.

M. I. D.

Inscription gravée sur la dalle funéraire. — Cf. GRÜBLER, *Loco citato*, I, p. 328-329.

430. — LARREY, Dominique, 1766-1842.

« MR LARREY UN SOUVERAIN EST BIEN HEUREUX » | « D'AVOIR AFFAIRE À UN HOMME TEL QUE VOUS » | —.— | DÉDIÉ AU BARON HIPPOLYTE LARREY | CHIRURGIEN ORDINAIRE DE L'EMPEREUR | MÉDECIN EN CHEF DE L'ARMÉE D'ITALIE.

Inscription de 5 lignes, les 2e et 3e séparées par un filet, gravée en lettres dorées sur le socle d'une statuette en bronze de Napoléon Ier, debout, tenant une lorgnette de sa main droite, la main gauche appuyée sur un tambour.

NAPOLÉON 1ER —

Inscription gravée aux pieds de cette statuette. Musée de l'armée,

Hôtel des Invalides, à Paris. N° D. e. 10 du catalogue. — Er. Wickersheimer, 16 janvier 1910.

431. — LASFAUX, J.-M.-C., † 1826.

ICI REPOSE | J. M. C. LASFAUX, MÉDECIN. | MORT LE 5 FÉVRIER 1826. | PHILOSOPHE AIMABLE ET MODESTE | AIMER FUT SON BONHEUR | ET SA VERTU. | RICHE DES SEULS TRÉSORS | DE LA SCIENCE | IL N'UTILISA SON SAVOIR | QU'AU PROFIT DE L'HUMANITÉ. | LES HABITANS DE VAUGIRARD | RECONNAISSANS | ONT CONSACRÉ CETTE PIERRE | A SA MÉMOIRE.

Inscription de 14 lignes, gravée sur une tombe du cimetière de Vaugirard, à Paris. —Er. Wickersheimer, 13 mars 1910.

432. — LAVOISIER, 1743-1794.

ANTOINE LAURENT | LAVOISIER | 1743-1794 | FONDATEUR DE LA CHIMIE MODERNE | — | SOUSCRIPTION INTERNATIONALE MISE SOUS LE PATRONAGE | DE L'ACADEMIE DES SCIENCES | MR BERTHELOT SECRETAIRE PERPET^UEL POUR LES SCIENCES PHYSIQUES | ·1900·

Inscription de 8 lignes, les lignes 4 et 5 séparées par un filet, gravée en or sur une plaque de marbre noir, fixée à la face antérieure du piédestal de la statue en bronze de Lavoisier, place de la Madeleine à Paris. Le monument porte la signature : *E. Barrias 1900*, gravée sur la face latérale gauche du socle, et dans l'angle inférieur droit de la plaque de marbre précédemment décrite, la double signature :

E. BARRIAS SCULPTR | A. GERHARDT ARCHTE.

Lavoisier est représenté debout, le bras droit étendu, la main gauche posée sur un guéridon où se trouvent une balance et un appareil de chimie.

ANALYSE ET SYNTHESE DE L'AIR | — | COMPOSITION DES OXYDES ET DES ACIDES | — | COMPOSITION DE L'EAU | — | THEORIE DE LA COMBUSTION | — | RESPIRATION ET CHALEUR ANIMALE | — | PERMANENCE DU POIDS DE LA MATIERE | ET DES CORPS SIMPLES | — | NATURE IMPONDERABLE DE LA CHALEUR | ET SON ROLE EN CHIMIE | —

Inscription de 9 lignes, suivies chacune d'un filet sauf les lignes 6 et 8, gravée en or sur une plaque de marbre noir, fixée à la face postérieure du piédestal.

VICQ D'AZIR GUITON DE MORVEAU MONGE BERTHOLLET LAPLACE LAMARCK LAGRANGE CONDORCET LAVOISIER.

Inscriptions en creux au bas d'un relief en bronze, fixé à la face latérale gauche du piédestal, et désignant les personnages d'une scène où on voit LAVOISIER expliquant à l'Académie des sciences ses expériences sur la composition de l'air.

En creux sur un tableau figuré sur ce relief, à côté de la figure d'un appareil de chimie, cette inscription :

Calcination du Plomb dans l'air | au verre ardent.

A la face latérale droite du piédestal, est fixé un relief en bronze, représentant LAVOISIER dans son laboratoire, occupé à une expérience, sa femme, assise auprès d'une table et écrivant, et un garçon de laboratoire.

LAVOISIER Mme LAVOISIER.

Inscription en creux, au bas de ce relief, et désignant deux des personnages. — ER. WICKERSHEIMER, 30 mai 1909.

433. — LEXCELLENT, Ch.-V. 1831-1880.

FAMILLE LEXCELLENT | ... | CHARLES VICTOR LEXCELLENT | DOCTEUR MÉDECIN | NÉ À BRUNOY, SEINE ET OISE, | LE 9 JANVIER 1831, | DÉCÉDÉ LE 16 JUIN 1880, | IL FUT LE SOUTIEN DES SIENS | ET L'AMI DES PAUVRES.

Inscription de 1+7 lignes, la première décrivant un arc de cercle à concavité inférieure, gravée sur une tombe du cimetière de Vaugirard, à Paris.

AU | DOCTEUR | LEXCELLENT.

Inscription de 3 lignes, gravée sur le socle du buste de trois-quarts à droite de LEXCELLENT, signé : A. MILAN 1881.

ENLEVÉ JEUNE ENCORE | AUX AMIS QUI LE PLEURENT | ACTIF, PLEIN DE TALENT, | MODESTE ET GÉNÉREUX | IL EUT LE SORT FATAL | DE CES HOMMES QUI MEURENT | MARTYRS DU DÉVOUEMENT | À TOUS LES MALHEUREUX.

Inscription de 8 lignes (4 vers), gravée sur un médaillon ovale, au-dessous de l'inscription précédente. — ER. WICKERSHEIMER, 13 mars 1910.

434. — LOUIS, Louis, commencement du XIXe siècle.

LOUIS LOUIS OFFICIER DE SANTÉ. FAIT LAN DIX.

Inscription gravée sur une pierre avec encadrement au-dessus de la porte d'entrée de la maison n° 15 de la rue de Neufbourg, à Béthe-niville (Marne). — Cf. *Répertoire archéologique de l'arrondissement de Reims*, fasc. 10, p. 99.

435. — MARLOT, Nicaise, † 1597.

CY GIST HONORABLE, HOMME | Me NICAISE. MARLOT. EN. SON | VIVANT DOCTEUR, CELEBRE | EN MEDECINE QUI. TRESPASSA | LE 20 IOUR, DE SEPTEMBRE | 1597 PRIEZ DIEU | POUR SON | AME.

Inscription de 8 lignes, gravée sur une plaque de cuivre jaune de 18 centimètres de hauteur sur 29 centimètres de largeur, au bas de laquelle on a gravé à droite un personnage priant à genoux, et à gauche un écusson ovale portant les armoiries de Nicaise Marlot. Cet écusson ne donne pas les armoiries exactes de la famille Marlot qui, d'après l'armorial rémois, sont d'*argent à trois merlettes de sable*. Le chevron, l'étoile et les tiges fleuries ou fruitées constituent une brisure personnelle au docteur Marescot. Cette plaque qui provient de l'église ou du cimetière de la Madeleine de Reims, est actuellement conservée au musée de cette ville. — Cf. *Répertoire archéologique de l'arrondissement de Reims*, fasc. 2, p. 191-193.

436. — MATTHAEI, Tobias, † 1648.

IEHOVÆ S. | Sub hoc Monumento Mortales | ſunt conditæ reliquiæ, | Viri clariſſ. et Experientiſſ. | Dn. TOBIÆ MATTHAEI, | MED. DOCT. ET PRACT. FELICIS. | Poſtquam CHRISTO et Creatori, et Redem- | ptori Suo animam, deuote reddidit, | immortalem, | Prid. Non. MaI. | ANNO ÆTAT. XXXIII. | SALVT. REPAR. MDCXLVIII. | Vtramque fortunam expertus multifarie. | Nunc ipſi mors finis malor. omnium, Labor. | meta, imo portus Beatitud. | Huic Viator, quem lugent omnes Boni, | nec tu male adprecare, ſique plura | de illo ſcire aues, | FAMAM CONSVLE, | Tanti n. Viri encom. tam breue Epitaph. | haut capit. Interea | IVSTI MEMORIA IN PACE. | FREIBERGÆ A. C. vtſ.

Inscription de 23 lignes. Église Saint-Pierre, à Freyberg (Saxe). — Cf. Grübler, *Loco citato.*, II, p. 44.

437. — MEUSNIER, Anthoine, † 1617.

CY DEVANT GIST HONORABLE HOMME Me ANTHOINE | MEVSNIER, VIVANT DOCTEVR EN MEDECINE, QVI TREPASSA | LE 17e JOVR DE SEPTEMBRE 1617, ET De MAGDELEINE | DABLENCOVRT SA FEMME QVI TRESPASSA LE..... | REQVIESCANT IN PACE. AMEN.

Inscription de 5 lignes, gravée sur une plaque en marbre noir, qui se trouvait sous l'autel de la chapelle des fonts baptismaux avant les récentes réparations. Église de Rethel. — Cf. H. JADART et L. DEMAISON, *Monographie de l'église de Rethel (Ardennes)*. Paris, A. Picard, 1899, in-8°, p. 43.

438. — MÖLLER, Andreas, 1598-1660.

D.O.M.S. | Docti Indoctique, Opulenti ac Pauperes, | Vnum omnes habent EPITAPHIVM, | quod illis Mofes fcripfit : | ET MORTVVS EST ! | Habet Idem | eheu ! | Vir Nobiliff. Excellentiff. atque Experientiffimus | ANDREAS MOLLERVS PEGAVIVS | Philofoph. et Medic. Doct. famigeratif. Philologus | et Poëta Cæfar. Clariff. Phificus Ordinarius, Chro— | nographus atque Bibliothecarius meritis fuis | in Freiberg. Rempubl. Graviffimus, | Nemini moleftus, Suis charus, Omnibus | honoratus ; | Verbo : BONVS | Natvs PegavI | D. XXII. Mart. A. S. R. cIↄ Iↄ XCIIX. | DN. M. ANDREA ARCHIDIACONO PE- | GAVIENSI | Clariffimi inter Eruditos Nominis Viro, PATRE | Nec non | SALOME, FŒMINA INTEGERRIMA | Dn. M. PETRI HENI Embdenienfis Superintend. | General. Filia, MATRE | Non fine fuo, at contra omnium Bonorum | Votum | In Salvatore CHRISTO | expirat placide | D. XII. Calend. | Mortalesque exuvias hic deponit compofite | IV. Non. Februar. A. O. R. cIↄ Iↄ CLX. | Ætat. Anno LXII. | Cæterum | Monumentum hoc | Pietatis Honoris ac Memoriæ perennantis ergo | AVO DESIDERATISSIMO | erectum eft | nomine | IOHANNIS-ANDREÆ WANCKELI | Nepotis moeftiffimi minorennis | Luge colluge, | Lector, quicunque es, | ita voluit iuuent, | Virtus Avi, Nepotis dolor ! | et vt | Moriens viuas | Viue vt moriturus.

Inscription de 48 lignes, gravée sur une pyramide de pierre. Cloître de la cathédrale de Freyberg (Saxe).

MORS IANVA VITÆ CELSO MENS Æ- | THERE GAVDET.

Inscription de 2 lignes gravée au-dessus de la précédente. — Cf. GRÜBLER, *Loco citato*, I, p. 260-262.

439. — MONTYON, baron de, 1733-1820.

LE BARON DE MONTYON | BIENFAITEUR DES HOPITAUX DE PARIS | FONDATEUR DES PRIX DE VERTU | NE A PARIS LE 26 DECEMBRE 1733 | EST MORT DANS CETTE MAISON | LE 29 DECEMBRE 1820.

Inscription de 6 lignes encadrée d'un filet, gravée sur une plaque de marbre blanc, sur la façade extérieure de la maison portant le n° 23 de la rue de l'Université, à Paris. — ER. WICKERSHEIMER, 20 janvier 1910.

440. — MÖSTEL, Th., 1565-1622.

Der Ehrnvesthe auch Ehrnwolgeachte vnd Namhafftige . Herr Theophilus Möstel, Bürger vnd Apothecker alhier, ist geboren zu Dresden, den 26. July im Jahr 1565, vnd nach⸗dem er LVII. Jahr 14. Wochen vnd 1. Tag auff dieser Welt gelebet. Ist er den 2. Novemb. des 1622. Jares, am Freytag, zu abent vmb 7. Uhr Seliglichen, verschieden, sein Cörper ruhet vnter diesem Stein, dem Gott am Tage der Erlösung, eine froliche Aufferstehung, zum Ewigen Leben, verleihen wolle.

Inscription du cloître de la cathédrale de Freyberg (Saxe).

Psalm 4. | Ich liege vnd schlaffe gantz mit Frieden denn | allein du HErr hilffst mir, das ich | sicher wohne.

Inscription de 4 lignes, gravée au-dessous des armes accompagnant l'inscription précédente. — Cf. GRÜBLER, *Loco citato*, I, p. 318-319.

441. — PARMENTIER, A.-A., 1737-1813.

ANTOINE-AUGUSTIN PARMENTIER | AGRONOME | NÉ LE 17 AOUT 1737 | A MONTDIDIER EN PICARDIE | EST MORT DANS CETTE MAISON | LE 17 DECEMBRE 1813

Inscription de 6 lignes, gravée sur une plaque de marbre blanc ; façade extérieure de la maison portant le n° 68 de la rue du Chemin-vert, à Paris. — ER. WICKERSHEIMER, 2 janvier 1910.

442. — PAYEN, † 1870.

... | * | 1870. ACHAT DE LA | COLLECTION DU | DOCTEUR PAYEN | RELATIVE A MONTAIGNE.

Inscription de 4 lignes, précédée d'un astérisque, gravée sur une plaque de marbre blanc, placée à droite du bureau des bibliothécaires. Salle des imprimés de la Bibliothèque nationale à Paris.

Le docteur PAYEN, fervent admirateur de MONTAIGNE, a laissé à la Société de chirurgie un beau portrait de l'anatomiste anglais CHESELDEN, peint par RICHARDSON. — ER. WICKERSHEIMER, 31 décembre 1909.

443. — PLEISNER, Paul, † 1637.

I. C. I. | PAVL PLEISNER. PH. et MD. DR. | COM. PAL. CÆS. PHYS. ORD. PR. | EXP. XXVII. AVG. MDCXXXVII.

Inscription de 4 lignes. Cloître de la cathédrale de Freyberg (Saxe). — Cf. GRÜBLER, *Loco citato*, II, p. 378-379.

444. — RENAUDOT, Théophraste, 1586-1653.

THEOPHRASTE RENAVDOT | 1586-1653

Inscription de 2 lignes, gravée sur la face antérieure du piédestal en pierre calcaire, de la statue en bronze de Théophraste RENAUDOT, par A. BOUCHER 1892, rue de Lutèce, à Paris. Le médecin journaliste est représenté assis auprès d'une table à écrire. Sur la face antérieure du piédestal est sculpté un coq déployant ses ailes au soleil levant.

LA GAZETTE | 30 MAI 1631

SEVLEMENT FERAY-JE VNE PRIERE | AVX PRINCES ET AVX ESTATS | ESTRANGES DE NE PERDRE POINT | INVTILEMENT LE TEMPS A VOVLOIR | FERMER LE PASSAGE A MES | GAZETTES VEV QUE C'EST VNE | MARCHANDISE DONT LE COMMERCE | NE S'EST JAMAIS PV DEFFENDRE | ET QVI TIENT CELA DE LA NATVRE | DES TORRENTS QV'IL SE | GROSSIT PAR LA RESISTANCE

Inscription de 2 + 11 lignes, gravée sur la face latérale gauche du piédestal.

CONSVLTATIONS | CHARITABLES

IL FAVT QVE EN VN ESTAT | LES RICHES AYDENT AVX PAVVRES | SON HARMONIE CESSANT LORSQV'IL | Y A PARTIE D'ENFLEE OVTRE MESVRE | LES AVTRES DEMEVRANT ATROPHIEES

Inscription de 2 + 5 lignes, gravée sur la face latérale droite du piédestal.

SOVSCRIPTION PVBLIQUE | 4 JVIN 1893

ICY RVE DE LA CALANDRE | AV GRAND COQ | S'ELEVAIT LE BVREAV D'ADRESSE | OV | THEOPHRASTE RENAVDOT | FONDA LA GAZETTE ET LES | CONSVLTATIONS CHARITABLES | POVR LES PAVVRES MALADES.

Inscription de 2 + 8 lignes, gravée sur la face postérieure du piédestal. — Er. Wickersheimer, 20 février 1910.

445. — SCHWAB, Conrad, † 1576 [?]

IN MEMORIAM CONRADI **Schwaben** SENIORIS, PARENTIS SVI CHARISSIMI ANNO LXXVI. DIE XXI. MARTY IN CHRISTO PIE DEFVNCTI, HANC CONVEXAM TEMPLI PARTEM PINGENDO ILLVSTRARI CVRAVIT FILIVS IPSIVS MICHÆL.

CONRADVS **Schwab** RITE PERITVS IN ARTE MEDENDI
CHIRVRGVS CVNCTIS FERRE PARATVS OPEM :
HIC HABVIT SEDEM, ATQVE PEPENDIT AB ORE DOCENTIS
INQVE FIDE DIDICIT, QVÆ VIA AD ASTRA FERAT.
FILIVS ISTIVS MICHÆL, SEDIS ET HÆRES.
HIC ANIMAM VERBO RECREAT IPSE DEI.
ERGO PATRI HOC PINXIT MONVMENTVM ET PIGNVS AMORIS.
POSTERITAS EIVS, POSSIT VT ESSE MEMOR.

Inscription de l'église Saint-Nicolas à Freiberg (Saxe) ; à côté armes peintes sur le mur, avec les initiales M. S. C. et la date 1627. — Cf. Grübler, *Loco citato*, II, p. 114-115.

446. — SÜTPHEN, Stephan von, 1601-1666.

CHR. | SERVAT. SACR. ET. MEM. | VIRI | STEMMATIS NOBILITATE. ET. EXPERI- | ENTIA. VNDIQVAQ. CELEBRATISS. | D. STEPHANI. A SVTPHEN. SEN. | MEDICI LITHOTOMI. OPHTHALMICI. | HIC. NATVS. GOSLARIÆ SAX. | A. S. cIↃ IↃ CI. A. D. XI. KAL. APR. | CONIVX. FACTVS. CVM. SIBYLLA. | HAS-CHIA. | AN. ÆR. CHR. cIↃ IↃ XXIIX. | FREIBERG. HERMVNDVROR. | PARENS. IX. LIBERORVM. | V. NOBILIORIS. | IV. SEQVIORIS. SEXVS. | AVVS. VII. NEPOTVM. | VITÆ. ET. HONORVM. SATVR. | PIE. DENATVS. FREIBERGÆ. | PRID. KAL. QUINCTIL. cIↃ IↃ CLXI. | CVM TVLISSET. SECVM EX. SECULO. | ANN. LXV. HEBD. XIV. D. II. | — | CHRISTIAN. A. SVTPHEN. FIL. | I. V. D. | LVCTV. AC. DESIDER. CONFVSVS. | CVM. SOROR. SVPERST. VNIC. | PATRI. VENERAND. | H. M. P. C. | — | IOBI XIX. | SCIO QVOD REDEM- | PTOR MEVS | VIVIT.

Inscription de 32 lignes, les 22e et 28e suivies chacune d'un filet. Cloître de la cathédrale de Freyberg (Saxe).

Symbolum | TANDEM BONA | CAVSA TRI- | VMPHAT.

Inscription de 4 lignes, à côté d'armes peintes sur bois au-dessus de l'inscription précédente. — Cf. GRÜBLER, *Loco citato*, I, p. 343-345.

447. — SYLVIUS, Jacobus (Jacques DUBOIS), 1478-1555.

Sylvius hic situs est, gratis qui nil dedit unquam,
Mortuus, et gratis quod legis ista dolet.

Inscription de 2 vers, tracée au charbon sur les murs de l'église où eurent lieu les funérailles de cet anatomiste, qu'il ne faut pas confondre avec Franciscus Sylvius (cf. n° 448). Il était professeur à l'Université de Paris ; il a été enterré au cimetière des étudiants pauvres, à Paris.

448. — SYLVIUS, Franciscus (François de le BOË), 1614-1672.

FRANCISCUS DELEBOE SYLVIUS, | MEDICINAE PRACTICAE PROFESSOR, | TAM HUMANAE FRAGILITATIS | QUAM OBREPERTIS PLERISQUE MORTIS MEMOR, | DE COMPARANDO TRANQUILLO INSTANTI CADAVERI | SEPULCHRO | AC DE CONSTITUENDA RUENTI CORPORE DOMO | AEQUE COGITABAT SERIO. | LUGDUNI BATAVORUM | MDCXLV.

Inscription de 10 lignes, gravée sur le monument funéraire où repose ce célèbre anatomiste, auquel on doit la découverte de la scissure cérébrale, de l'artère et de l'aqueduc qui portent son nom. Dans le chœur de l'église Saint-Pierre, à Leyde.

449. — THEVRAULT, Regnauld, † 1567.

HIC JACET | RENALDUS THEVRAULT | HUJVS ECCLESIÆ PRESBITER | CANONICUS QUI A | FUNDATIONE UNIVERSITATIS | REMENSIS FUIT FACULTATIS | MEDICÆ PRIMUS DOCTOR | OBIIT 12° AUGUSTI 1567 | REQUIESCAT IN PACE.

Inscription de 9 lignes, gravée sur une pierre calcaire avec moulure cintrée du haut, de 63 centimètres de hauteur, de 49 centimètres de largeur et de 10 centimètres d'épaisseur. Les caractères ont pu être refaits au XVIIe siècle. Provient du cloître de Notre-Dame de Reims, retrouvée dans un chantier et donnée par Ch. LORIQUET au musée lapidaire, vers 1868. — Cf. Catalogue du Musée lapidaire rémois. *Travaux de l'Académie de Reims*, XCV.

450. — THORSCHMIDT, D., 1574-1633.

XP. | *DANIEL THORSCHMIDT FREIBERGENSIS | PHILOS. ET MEDIC. DOCTOR PHYSICVS | ORDINARIVS IN PATRIA PER ANN. XXXII. | QVICQVID MORTALE HABVIT IN HOC | CVBICVLVM DEPONI IVSSIT | OBIIT ANNO CHRISTIANO* CIↃIↃCXXXIII *| MENS. SEPT. D. XXII. ÆTAT. ANN. LX. | DANIEL 12. VERS 13. | CHARE DEO DANIEL NVNC VADE | QVIESCE, RESVRGE.*

Inscription de 11 lignes gravée sur une plaque de laiton. Cathédrale de Freyberg (Saxe). — Cf. Grübler, *Loco citato*, I, p. 181-182.

451. — WENDLER, Christian-Adolf, 1783-1862.

Hier wurde | Theodor Körner | nach seiner Verwundung | b / Kitzen (17. Juni 1813) | von der | Dr Wendlerschen Familie | liebevoll gepflegt. | — | Körner-Verein | Leipzig.

Inscription de 9 lignes, les 7e et 8e séparées par un filet, entourée d'un ovale doré en creux et gravée en lettres dorées sur une plaque de marbre gris, fixée à la face antérieure d'une pierre irrégulière, à l'angle du Rathaus-Ring, et de la Rudolphstrasse, à Leipzig.

Wendler a été professeur de clinique à l'Université de Leipzig ; il est enterré dans l'ancien cimetière Saint-Jean de cette ville, dans un caveau de famille orné d'une belle grille de fer forgé, au bout de l'allée qui, de l'entrée principale du cimetière, se dirige vers la droite. Son portrait figure dans les collections du comité historique de Leipzig. — Er. Wickersheimer, 31 octobre 1908

452. — DISETTE A RETHEL, 1783.

A la mémoire de messire Pierre Pillas, curé-doyen de Rethel-Mazarin, Bachelier en Sorbonne, conseiller clerc au Présidial de Sedan, lequel après avoir gouverné cette Église avec zèle et sagesse l'espace de 36 ans, du 28 juin 1745 à 1781, s'est retiré à Sedan, sa patrie, où il est décédé le 4 octobre 1783, âgé de 70 ans.

Infatigable dans ses travaux apostoliques, affable envers tous, consolateur des affligés, hospitalier, libéral, il fut le père des pauvres et a laissé parmi nous la mémoire en bénédiction.

Dans les années de pénurie, sa charité n'avait pas de bornes ; ses greniers se vuidèrent dans ceux de l'Hôpital général, son bois se consuma dans le foyer du pauvre, son vin le soutint dans ses maladies, ses vêtements et son linge l'habillèrent et ses nombreux septiers de froment furent distribués aux familles les plus indigentes DANS L'HIVER *de 1783, le plus rigoureux qui se soit* IAMAIS FAIT *ressentir. Tels sont les dernie*RS TRAITS *du pasteur* VENERABLE, *auquel le Bureau de Fabri*QVE A FAIT *ériger ce monument, en témoi*GNAGE DE *son amour, de ses regrets et* DE SA *reconnoissance.*

. *Dispersit dedit pauperibus,* JVSTITIA EIVS*manet in sæculum sæculi.*

Ps. CXI, 9.

C'est par les soins de MM. Paté, curé-doyen, De Clèves, Vuibert et Camus, conseillers de cette paroisse, que ce marbre a été posé l'an 1784.

Inscription gravée sur une plaque de marbre blanc, autrefois placée au-dessus du grand bénitier près du portail de l'église de Rethel, arrachée et mutilée en 1793 ; ses fragments ont servi, lors des réparations de l'église, vers 1796 à paver l'abside de la basse-nef du Prieuré (ancienne chapelle de Saint-Pierre) où l'on retrouve encore quelques parties du texte, notamment celles qui sont rétablies ici en capitales. Une portion de l'épitaphe a été reproduite en 1871 sur la muraille du sanctuaire, au-dessus des stalles du côté de l'épître. — Cf. H. Jadart et L. Demaison, *Loco citato*, p. 54-55.

453. — EAUX DE KUKUS en Bohême.

Vivo fonti, aquae
Vivae, deiparae
In caelos assumptae
Sit honor et virtus !

Inscription de 4 vers, autrefois gravée au-dessus du portail de la chapelle de l'Assomption, édifiée à Kukus (Bohême) en 1697.

Quisquis ab his remeas, ut spero, valentior undis,
Ne fonti desit festa corona, vide !
Si pro fonticulo reddetur gratia fonti,
Digna corona Deo, digna coronis erit.

Inscription de 4 vers, autrefois gravée sur une plaque, placée à la sortie de l'établissement thermal de Kukus, édifié en 1704. — Cf. K. Schnee, Die Kunstschätze von Kukus in Böhmen. *Programme du gymnase allemand de Brünn*, 1908-1909, p. 1-15.

454. — FONTAINES PUBLIQUES, Ay, 1811.

A M^{RS} J. F. BIGOT ET V. NITOT | 1811. FONDATEURS DES FONTAINES 1865. | LA VILLE D'AY RECONNAISSANTE.

Inscription de 3 lignes, gravée sur la plaque de pierre qui surmonte la fontaine placée à l'angle des rues Jeanson et de la Crayère, à Ay (Marne). — Cf. *Répertoire archéologique de l'arrondissement de Reims*, fasc. 9, p. 41.

455. — HÔPITAL DE RETHEL, 1683.

CY GIST HONORABLE HOMME JEAN ROHART | MARCHAND DRAPIER, FILS DE JEAN ROHART AVSSY | MARCHAND DRAPIER ET DE GERARDE BARAQVANT | LEQVEL APRÈS AVOIR PASSÉ PAR TOVTES LES | CHARGES PVBLIQVES DE CETTE VILLE A FONDÉ | VNE MESSE HAVTE EN CETTE PAROISSE AV | JOVR DE SON DECÈS ET VN SALVT LE JOVR DE | PASQVES FLEVRY DE CHASCVNE ANNÉE POVR | QVOI IL A LÉGVÉ MIL LIVRES A LA FABRIQUE ET TREIZE | CENS LIVRES A L'HOPITAL, A CHARGE D'VNE | MESSE BASSE AVDIT HOPITAL ET DE FAIRE | APPRENDRE TOVS LES ANS DES MESTIERS | A VN GARÇON ET A VNE FILLE, COMME | AVSSY DEVX CENS LIVRES AVX PP. MINIMES | A LA CHARGE D'VNE MESSE HAVTE, VIGILES ET | AVTRES PRIÈRES ET PLVSIEVRS LEGS | CHARITABLES PAR SON TESTAMENT DV 10 | OCTOBRE 1678, PASSÉ DEVANT Mr PONCE | DVBVS NO^{re} ET SON COMPAGNON, EST | DECEDÉ AGÉ DE 57 ANS, LE 23 MARS 1683. | PRIEZ DIEV POUR SON AME.

Inscription de 21 lignes, gravée sur une plaque de marbre noir de 85 centimètres de hauteur sur 90 centimètres de largeur, fixée au mur du fond de la nef de la paroisse, près de l'escalier des orgues, à Rethel. — Cf. H. JADART et L. DEMAISON, *Loco citato*, p. 48-49.

456. — HÔPITAL SAINTE-MARIE-MADELEINE, à Avenay (Marne), 1204.

✝EN : LAN : DE : GRACE : MIL : II : CENS : & QVATRE : VINS : & IV | LAISA : BAVDVINS : HALES : A LOTEL : DE : CEANS : XXV : S | DE : RANTE : CHASCVN : AN : A TOVS IOVRS ; SOR : I : PRE : QVIL | AVOIT : A : AI : POVR : ACHETER : DOV : BOS : A : POVRES : CHAV | FER : PRIES : POVR : SAME.

Inscription de 5 lignes en lettres gothiques, capitales et onciales de la fin du XIIIe siècle, gravée sur une pierre calcaire très dure de 30 centimètres de haut sur 1^m 40 de large, qui sert de linteau à la petite porte ouvrant sur la rue, à gauche de la cour de l'école des filles, à Avenay (Marne). L'inscription complétée par MM. GIVELET, JADART et DEMAISON, rappelle la fondation faite en 1204 par Bauduin HALES, en faveur de l'ancien hôpital d'Avenay, dont l'école de filles occupe aujourd'hui l'emplacement. — Cf. *Répertoire archéologique de l'arrondissement de Reims*, fasc. 9, p. 119-121.

457. — HOTEL-DIEU DE PARIS, an XII.

Le premier vendémiaire AN XII de la Rép. Franç. | Ve année du *Consulat de* NAPOLEON BONAPARTE, | la première pierre de ce portique de l'Hôtel-Dieu a été posée | *Par* Jean Antoine CHAPTAL, *Ministre de l'Intérieur*, | *en présence des Membres du Conseil Général des Hospices*, | N. T. B. Frochot, *Président, Préfet du Département*, | L. Dubois, *Préfet de Police*, F. J. J. Bigot de Préameneu, | A. G. Camus, B. Delessert, C. Daguesseau, | J. B. Debelloy, A. Duquesnoy, E. C. Fieffé, | J. A. Mourgue, A. A. Parmentier, E. Pastoret, | L. T. Richard d'Aubigny, M. A. Thouret, | J. F. Maison *Secrétaire Génal* | *Et de la Commission administrative* | L. F. J. Alhoy, P. B. Desportes, C. F. Duchasnoy, | J. J. Fesquet, J. C. Lemaignan, | J. CH. Léveville *Secrétaire* | *Econome* L. C. Pitre. | *Architecte de ce monument* : M. M. Clavareau.

Inscription de 18 lignes gravée en creux sur une plaque de cuivre, autrefois déposée dans les fondements de l'édifice, aujourd'hui conservée au musée Carnavalet, à Paris. — ER. WICKERSHEIMER, 6 juin 1909.

458. — HÔTEL DES INVALIDES, PARIS.

BIENFAITEURS | DE L'HOTEL | DES INVALIDES.

Inscription de 3 lignes, gravée en lettres noires sur une plaque de marbre blanc. Musée de l'armée, Hôtel des Invalides, à Paris.

MADELLE EMILIE TRINQUET | FILLE DE NICOLAS TRINQUET, | CHEF DU 3ÈME BATAILLON | DE LA 36ÈME DEMI-BRIGADE, | TUÉ LE 19 BRUMAIRE AN IV, | A LAISSÉ SA FORTUNE, | AUX INVALIDES DES ARMÉES FRANÇAISES | COMME SOUVENIR DE SON PÈRE. | 1856.

Inscription de 9 lignes, gravée en lettres noires sur une plaque de marbre blanc, placée au-dessous de la précédente.

DON ANONYME | D'UNE SOMME DE 3000FS | LA RENTE DESTINÉE A SECOURIR | LES VEUVES D'INVALIDES. | 1844. | — | MARÉCHAL GÉRARD

| DON DE 12000^{FS}. | PLACÉS EN RENTES SUR L'ETAT | SECOURS AUX VEUVES D'INVALIDES. | 1852. | GÉNÉRAL DE DIVISION SAHUC | DON DE 10000^{FS}. | PLACÉS EN RENTES SUR L'ETAT | SECOURS AUX VEUVES D'INVALIDES. | 1855. | — | LEGS FARDOUX | DE 270^{FS}. DE RENTES SUR L'ETAT | À RÉPARTIR ENTRE LES INVALIDES | LES PLUS DIGNES. | 1877.

Inscription de 20 lignes, sur 2 colonnes de 10 lignes chacune, les 5e et 6e, les 15e et 16e séparées par un filet, gravée en lettres noires sur une plaque de marbre blanc, placée à côté de la précédente.

BARON CAZEAUX | COLONEL MAJOR DE L'HOTEL DES INVALIDES | LEGS DE 200^{FS}. DE RENTES 3°/° SUR L'ETAT | EN FAVEUR DE L'INVALIDE LE PLUS MÉRITANT. | —1883. | —

Inscription de 5 lignes, suivie d'un filet, gravée en lettres noires sur une plaque de marbre blanc, placée à côté de la précédente. — ER. WICKERSHEIMER, 16 janvier 1910.

459. — LÉPREUX GUÉRI PAR SAINT MARTIN, Paris, vers 384.

ANNO CIRCITER 384 | APUD PARISIOS, VERO, DUM | (S^{TUS} MARTINUS) PORTAM CIVITATIS ILLIUS, | MAGNIS SECUM TURBIS EUNTIBUS, | INTROIRET, LEPROSUM MISERABILI | FACIE, HORRENTIBUS CUNCTIS, OSCULATUS | EST, ATQUE BENEDIXIT, STATIMQUE | OMNI MALO EMUNDATUS EST, POSTERO | DIE AD ECCLESIAM VENIENS NITENTI | CUTE GRATIAS PRO SANITATE QUAM | ACCEPERAT AGEBAT. | SULPICIUS SEVERUS | IN LIBRO DE VITA B^{ti} MARTINI || VERS L'AN 384 | DANS LE TERRITOIRE DE PARIS, | COMME S^{T} MARTIN ENTRAIT PAR LA | PORTE DE CETTE VILLE ACCOMPAGNÉ | D'UNE GRANDE FOULE, IL BAISA ET BÉNIT | EN EXCITANT UNE HORREUR GÉNÉRALE, | UN LÉPREUX AFFREUSEMENT DÉFIGURÉ. | CELUI-CI GUÉRI AUSSITÔT DE TOUT MAL | VINT LE LENDEMAIN A L'ÉGLISE, LA PEAU | ABSOLUMENT NETTE, RENDANT GRÂCES | POUR SA SANTÉ RECOUVRÉE. | SULPICE SÉVÈRE | DE SON LIVRE DE LA VIE DE St MARTIN.

Inscription de 26 lignes disposée sur 2 colonnes de 13 lignes chacune séparées par un filet vertical, et gravée en lettres rouges sur une plaque de marbre blanc. Chapelle derrière le maître-autel de l'église Saint-Nicolas-des-Champs, à Paris.

A gauche au-dessus d'un autel, un relief représentant cette scène, saint Martin y étant représenté à pied, en costume d'évêque.

cette | CHAPELLE | *est Dédiée en l'honneur* | *de* St *MARTIN.* | *le Bas-relief sur l'Autel* | *représente* | *ce Saint Guérissant* | *un Lépreux en entrant* | *dans Paris.* | *HENRY I*[er] *ROI* | *de France fit bâtir* | *l'Eglise de* St *Martin* | *des Champs Près* | *la Porte de la Ville* | *Pour Conserver la* | *Mémoire de* | *ce Miracle.*

Inscription de 17 lignes peinte en noir sur un panneau de bois, fixé au mur droit de la même chapelle, au-dessous d'un tableau à l'huile signé *Ernest Michel 1893* et représentant saint Martin à cheval, fendant son manteau de son glaive afin de le partager avec un pauvre. — ER. WICKERSHEIMER, 6 juin 1909.

460. — MALADES DE LA PAROISSE DE SAINT-PAUL, à Paris.

+ | TRONC | POUR LES PAUVRES | MALADES DE LA | PAROISSE DE SAINT | PAUL | POUR LE PAIN DES | PAUVRES HONTEUX | ET POUR LA | SUBSISTANCE DES | PAUVRES ENFANTS | AU LAIT

Inscription de 11 lignes, précédée d'une croix, gravée en lettres dorées sur une plaque de marbre noir, qui est actuellement conservée au musée Carnavalet, à Paris. — ER. WICKERSHEIMER, 2 janvier 1910.

461. — MÉDECINS ENTERRÉS dans l'église Saint-Étienne-du-Mont et dans l'abbaye de Saint-Victor, à Paris.

A LA MÉMOIRE DES PERSONNAGES CÉLÈBRES ENTERRÉS DANS LES ÉGLISES.

Inscription peinte en or sur bois brun, au-dessus d'une série de panneaux rectangulaires en bois noir.

ÉGLISE ET CIMETIÈRE S. ÉTIENNE DU MONT | — | ... | SIMON PIETRE, CÉLÈBRE MÉDECIN MORT EN MDCXVI. | ... | NICOLAS THOGNET, CÉLÈBRE CHIRURGIEN, | MORT EN MDCXLII. | ... | JEAN BAPTISTE MORIN, PROFESSEUR AU COLLEGE DE FRANCE, | MORT EN MDCLVI. | ... | PIERRE BARBAY, PROFESSEUR DE PHILOSOPHIE, | MORT EN MDCLXIIII. | ... | TOURNEFORT, CÉLÈBRE BOTANISTE, MORT EN MDCCVIII. | ... | WINSLOW, DE L'ACADÉMIE DES SCIENCES, MORT EN MDCCLX.

Inscription peinte en or sur le 2e de ces panneaux.

ABBAYE DE S[T] VICTOR | — | ... | OBIZON MÉDECIN DE LOUIS LE GROS | ...

Inscription peinte en or sur le 5e de ces panneaux. Église Saint-Étienne-du-Mont, à Paris. — Er. Wickersheimer, 21 décembre 1909.

462. — MÉDECINS DONATEURS du Musée historique de la Ville de Paris.

VILLE DE PARIS. | MVSÉE CARNAVALET | — | DONATEURS

Inscription gravée en tête de deux plaques de marbre blanc, à droite et à gauche de l'entrée, sous le porche de l'hôtel Carnavalet, rue de Sévigné, à Paris.

... | Dr Capitan | ... | Baron Larrey | Dr. Levraud | ...
Inscription gravée sur la première de ces plaques.
... | Dr F. Raspail | ...

Inscription gravée sur la deuxième de ces plaques. — Er. Wickersheimer, 2 janvier 1910.

463. — RABELAIS, François, † 1553.

François RABELAIS | NÉ À CHINON | EST MORT | DANS UNE MAISON | DE LA RUE | DES JARDINS ST PAUL. | LE 9 AVRIL 1553

Inscription de 7 lignes, gravée sur une plaque de marbre, fixée à la façade extérieure d'une maison formant le coin du quai des Célestins et de la rue des Jardins-Saint-Paul, à Paris, qui porte le n° 2 de cette rue. — Er. Wickersheimer, 26 décembre 1909.

464. — HÔPITAL COCHIN, à Paris.

D. O. M. | HIC | QUIESCUNT MORTALES EXUVIÆ | JOANNIS DIONYSII COCHIN, | SACRÆ THEOLOGIÆ DOCTORIS, ET HUJUS ECCLESIÆ | PER ANNOS VIGINTI SEX | RECTORIS ; | QUI | GREGIS SUI | MORUM SANCTITATE, FORMA ; | DOCTRINA, LUMEN ; | SOLLICITUDINE, PASTOR ; | ELEEMOSYNIS, PATER ; | LABORIBUS ET MORBIS JAM CONFECTUS, | SUIS PAUPERIBUS | HOSPITIUM PECULIARE, PROPRIIS SUMPTIBUS | ÆDIFICARE CŒPIT ; | SPONTAMNEA FIDELIUM LARGITATE ADJUTUS | PERFECIT ; | VIXQUE OPERE CONSUMMATO, | REGNUM MISERICORDIBUS AB ORIGINE MUNDI | PARATUM POSSESSURUS, | OBDORMIVIT IN DOMINO, | DIE TERTIA JUNII A. D. 1783, | ÆTATIS SUÆ 57 | OPTIMO PASTORI PAROCHIA MŒRENS POSUIT. | .— |

AU PIED DU CHŒUR, SONT DÉPOSÉS LES RESTES MORTELS DE MESSIRE JEAN DÉNYS COCHIN, | DOCTEUR DE SORBONNE, CURÉ DE CETTE PAROISSE PENDANT 26 ANS, FONDATEUR DE | L'HOPITAL QUI PORTE SON NOM. — — — CETTE ÉPITAPHE A ÉTÉ RESTAURÉE | PAR LES SOINS DE SES

ARRIÈRE PETITS-NEVEUX, ET DE M. MARTIN DE NOIRLIEU, | CURÉ DE S[T] JACQUES DU HAUT-PAS. — 1844. | —

Inscription de 31 lignes, les 5 dernières en capitales plus petites, les 26e et 31e suivies chacune d'un filet, gravée sur une plaque de marbre blanc, à gauche de la porte de la sacristie, dans l'église Saint-Jacques du Haut Pas, à Paris. — Er. Wickersheimer, 21 juin 1909.

465. — BAUDIN, A., 1801-1851.

DEVANT CETTE MAISON | EST TOMBÉ GLORIEUSEMENT | JEAN-BAPTISTE-ALPHONSE-VICTOR | BAUDIN | REPRÉSENTANT DU PEUPLE | POUR LE DÉPARTEMENT DE L'AIN | TUÉ LE 3 DÉCEMBRE 1851 EN DÉFENDANT | LA LOI ET LA RÉPUBLIQUE

Inscription de 8 lignes, gravée en lettres dorées sur une plaque de marbre noir, le mot BAUDIN entre deux palmes ; façade extérieure de la maison portant le n° 151 du faubourg Saint-Antoine, à Paris. Baudin avait été médecin avant de s'occuper de politique.

BAUDIN | REPRESENTANT DU PEUPLE | 1801 — 3 DECEMBRE 1851

Inscription de 3 lignes, gravée sur le piédestal en pierre de la statue en bronze de Baudin, debout sur une barricade, le chapeau dans la main droite, à peu de distance de la maison devant laquelle il est tombé ; angle de la rue Traversière et du faubourg Saint-Antoine, à Paris. — Er. Wickersheimer, 2 janvier 1910.

466. — HÔTEL DES INVALIDES, PARIS.

LUDOVICUS MAGNUS | MILITIBUS REGALI MUNIFICENTIA | IN PERPETUUM PROVIDENS | HAS ÆDES POSUIT, AN. M.DC.LXXV.

Inscription de 4 lignes, au-dessous d'un relief représentant Louis XIV à cheval, au-dessus de la porte d'entrée de l'Hôtel des Invalides, à Paris. — Er. Wickersheimer, 16 janvier 1910.

467. — BENEWITZ, O.-Th. Hôpital de Freyberg, 1649-1700.

HERR M. OTTO THEODORVS BENEWITZ | HOSPITAL-PFARR, HERNACH FRVH- | PREDIGER ZV S. NICOL. WARD GEB. | AO 1649. D. 8. STARB D. 7. APRILIS | AO. 1700. SEINES ALTERS 51. IAHR | ZEVGETE 4. KINDER VND HINTER- | LIESS. SOHN THEODOR. GOTTLOBEN.

Inscription de 7 lignes. Église Saint-Nicolas, à Freyberg (Saxe). — Cf. Grübler, *Loco citato*, II, p. 110.

468. — BEAUDE, J.-P., 1800-1874.

—ICI REPOSENT | ... | JEAN PIERRE BEAUDE | DOCTEUR EN MÉDECINE, | MEMBRE DU CONSEIL DE SALUBRITÉ, | INSPECTEUR DES EAUX MINÉRALES, | CHEVALIER DE LA LÉGION D'HONNEUR | NÉ À PARIS LE 23 NIVÔSE AN 8 | (11 JANVIER 1800) | DÉCÉDÉ À PARIS LE 10 AVRIL 1874. | —.—

Inscription de 1+8 lignes, suivie d'un filet, gravée sur une tombe surmontée d'une croix. Cimetière Montmartre, à Paris. — ER. WICKERSHEIMER, 20 mars 1910.

469. — BEAUDET, Michel, † 1852.

ICI | REPOSE | MICHEL BEAUDET. | DOCTEUR | EN MÉDECINE | DÉCÉDÉ LE 4 | JUIN 1852. | AGÉ DE 62 ANS | *FILS DE* | JEAN BAPTISTE | BEAUDET. | PARTI VOLONTAIRE | AN 92. | MORT À ARCOLE. | REGRETTÉ | DE SA FAMILLE | ET D'UNE AMIE | SINCÈRE | PRIEZ POUR LUI.

Inscription de 19 lignes, gravée sur un monument en forme de pyramide. Cimetière Saint-Vincent, à Paris-Montmartre. — ER. WICKERSHEIMER, 10 avril 1910.

470. — BOBILLIER, Cl.-A., † 1839.

ICI | REPOSENT | CLAUDE ADRIEN BOBILLIER, | DOCTEUR EN MÉDECINE, | MAÎTRE ÈS-ARTS DE L'UNIVERSITÉ | DE PARIS, | MEMBRE DES CI-DEVANT COLLÈGE | ET ACADÉMIE DE CHIRURGIE DE PARIS | CHIRURGIEN DE PREMIÈRE CLASSE | AUX ARMÉES, | MÉDECIN DU BUREAU DE CHARITÉ | DU SIXIÈME ARRONDISSEMENT | DÉCÉDÉ LE 12 JANVIER 1839 | ...

Inscription de 13 lignes gravée sur un monument surmonté d'une croix. Cimetière Montmartre, à Paris. — ER. WICKERSHEIMER, 20 mars 1910.

471. — BOUILLON-LAGRANGE, Edme, † 1844.

A | EDME BOUILLON-LAGRANGE, | DIRECTEUR DE L'ÉCOLE DE PHARMACIE DE PARIS, | MEMBRE DE L'ACADÉMIE ROYALE DE MÉDECINE, | ET DU CONSEIL DE SALUBRITÉ ETC. ETC. | DÉCÉDÉ À PARIS DANS SA 80ME ANNÉE, | LE 23 AOÛT 1844. | — | LES PROFESSEURS ET AGRÉGÉS | DE L'ÉCOLE DE PHARMACIE. | —

Inscription de 9 lignes, les lignes 7 et 9 suivies chacune d'un filet, gravée sur une tombe du cimetière Montmartre, à Paris. — Er. Wickersheimer, 27 mars 1910.

472. — CADOLU, Geneviève de. — Hôpital de la Charité, Paris, 1705.

Dame Genevieve de Cadolu, | veuve de monsieur de La Planche, | conseiller en la Cour des monnoies, | a, par son testament, fondé a | perpetuité en cet[t]e eglise | une messe basse tous les premiers | lundy[s] des mois, pour les âmes | du Purgatoire, dont a été | passé contrat entre messi | eurs les presidens Brunet | et du Tillet, madame la mar | quise de Villarceaux et les religieux de cet hô | pital, devant ledit Le Fevre, | notaire, le 25e juin 1705. | Priez Dieu pour son ame.

Inscription de 15 lignes, gravée sur une table de pierre, qui se trouvait autrefois dans la chapelle de l'hôpital de la Charité, à Paris. — *Epitaphier du Vieux Paris*, II, p. 509.

473. — CAPITAINE, L.-F., † 1811, et H.-F., † 1880.

louis felix | CAPITAINE | Dr médecin | professeur | agrégé à l'école | de médecine de paris | décédé | le 20 janvier 1811, | à 31 ans. | *il fut homme de bien.*

si vous cherchez son corps, il repose en ces lieux.
si vous cherchez son âme, au ciel levez les yeux.

— | Hippolyte Félix | CAPITAINE | ancien médecin de marine | décédé à paris le 3 février 1880. | à l'âge de 42 ans.

Inscription de 17 lignes, les 12e et 13e séparées par un filet, gravée sur une colonne brisée. Cimetière Montmartre, à Paris. — Er. Wickersheimer, 20 mars 1910.

474. — CARON, J.-Ch.-F., † 1824.

a mon bon père | — | J. CH. F. CARON, docteur | ancien chirurgien | aide-major des invalides, | prévot et administrateur | du collège de chirurgie, | chirurgien en chef | de l'hospice du sud. | décédé le 18 aout 1824. | agé de 85 ans. | — | ...

Inscription de 10 lignes, les 1re et 10e suivies chacune d'un filet, sur un monument surmonté d'une urne au cimetière Montmartre, à Paris. — Er. Wickersheimer, 27 mars 1910.

475. — CHAMPAIGNE, C.-S. de. — Guérison miraculeuse, 1662.

Christo vni medico | animarvm et corporvm | Soror Catharina Svsanna de | Champaigne post febrem. 14. mensi | vm contvmacia et magnitvdine | symptomatvm medicis formidatam | intercepto motv dimidii fere cor | poris, natvra iam fatiscente medicis | cedentibvs, ivnctis cvm matre | Catharina Agnete precibvs punc^{to} | temporis perfectam sanitatem | consecvta, se itervm offert. | Philippvs de Champaigne hanc | imaginem tanti miracvli, et | lætitiæ svæ testem | apposvit. | a° 1662.

Inscription de 17 lignes, peinte en lettres noires sur un tableau provenant de l'église de l'abbaye de Port-Royal, à Paris, actuellement au musée du Louvre, grande galerie, salle VI, travée E, n° 1934.

Ce tableau où Philippe de Champaigne a représenté sa fille, sœur Catherine-Suzanne, paralytique, accomplissant une neuvaine avec la mère Catherine-Agnés ARNAUD, passe pour le chef-d'œuvre du grand artiste. — Cf. P. DELAUNAY, *La Maternité de Paris*. Paris, J. Rousset, in-8°, 1909; p. 18-19.

476. — CHARCOT, J.-M., † 1893.

DOCTEUR JEAN MARTIN CHARCOT | PROFESSEUR | À LA FACULTÉ DE MÉDECINE DE PARIS | MEMBRE DE L'INSTITUT. | MORT AUX SETTONS (NIÈVRE) LE 16 AOÛT 1893 | A L'AGE DE 67 ANS.

Inscription de 6 lignes, gravée sur une plaque de marbre blanc, placée au-dessous de celle portant l'épitaphe de H. LIOUVILLE. dans une chapelle du cimetière Montmartre, à Paris. — ER. WICKERSHEIMER, 23 mars 1910.

477. — CHARMOLUE, Robert, XVe siècle.

Deo et nature reddo simplicia |
Acta convolita sunt Deo gratia |
Robertus Charmolue medicus |
Suessionem diocesus.

Inscription de 4 lignes, trouvée dans l'ancienne église Saint-Germain et déposée actuellement au Musée des Antiquaires de l'Ouest (n° 716 du catalogue). Il existait une famille CHARMOLUE à Soissons au XVIe siècle, d'après le catalogue de LEDAIN. — P. RAMBAUD, Poitiers, décembre 1909.

478. — CHEVANDIER, A.-D., 1822-1893.

ANTOINE DANIEL CHEVANDIER | DOCTEUR EN MÉDECINE, | DÉPUTÉ DE LA DRÔME 1871-1892, | SÉNATEUR DE LA DRÔME 1892-1893. | NÉ LE 27 MAI 1822. | DÉCÉDÉ LE 9 JANVIER 1893. | — | ...

Inscription de 6 lignes, suivie d'un filet, gravée sur une plaque de marbre blanc, dans une chapelle du cimetière Montmartre, à Paris. — ER. WICKERSHEIMER, 24 mars 1910.

479. — CLERC DE MOLIÈRES, J. de- Hospice de Tarascon.

A LA MEMOIRE | DE | J. DE CLERC DE MOLIERES | FONDATEUR DE CET HOSPICE | — | XXII MAI MDCCCLXI.

Inscription de 5 lignes, les 4me et 5me séparées par un filet, gravée sur une pierre encastrée au-dessus de l'entrée de la chapelle de l'hospice civil de Tarascon. Au-dessus, la statue en pierre de l'abbé J. de Clerc de Molières, portant au bas du socle, à droite, la signature LIOTARD | DE LAMBESC | 1861. — R. BLANCHARD, 24 mars 1910.

480. — CARETTE. A.-N., † 1848.

AUGUSTE NICOLAS CARETTE, | DOCTEUR EN MÉDECINE | ANCIEN JUGE DE PAIX, | DÉCÉDÉ LE 2 JANVIER 1848, | A L'AGE DE 74 ANS.

Inscription de 5 lignes, gravée sur une tombe du cimetière de Vaugirard, à Paris. — ER. WICKERSHEIMER, 13 mars 1910.

481. — CAMBAY, F.-H.-J., 1805-1881 et Ch.-A.-J., 1808-1891.

FAMILLE CAMBAY | ... | FÉLIX HUBERT JOSEPH | CAMBAY, | DOCTEUR EN MÉDECINE | CHEVALIER DE LA LÉGION D'HONNEUR | FONDATEUR D'UNE AMBULANCE | EN SA DEMEURE | DURANT LE SIÈGE DE PARIS. | 1805-1881. — | ... | CAMBAY | CHARLES ALEXANDRE JOSEPH. | MÉDECIN PRINCIPAL DE 1re CLASSE | EN RETRAITE, | OFFICIER DE LA LÉGION D'HONNEUR | 1808-1891. | —

Inscription de 1+8+6 lignes, gravée sur une tombe du cimetière de Vaugirard, à Paris. — ER. WICKERSHEIMER, 13 mars 1910.

482. — CHEZAL, J.-Ph., † 1891.

... | JACQUES PHILIPPE CHEZAL | *SECRÉTAIRE* | *DU MUSÉUM D'HISTOIRE NATURELLE* | DÉCÉDÉ LE 23 AVRIL 1891 | DANS SA 61ÈME ANNÉE. |

Inscription de 5 lignes, suivie d'un filet, gravée sur une tombe du cimetière de Vaugirard, à Paris. — Er. Wickersheimer, 13 mars 1910.

483. — AULAGNIER, A.-Fr., 1839.

... | ALEXIS FRANÇOIS | AULAGNIER | MEMBRE DE L'ACADÉMIE | DE MÉDECINE | ET DE LA LÉGION D'HONNEUR | DÉCÉDÉ A PARIS | LE 31 X^BRE 1839 | — | ...

Inscription de 7 lignes, suivie d'un filet, gravée sur une tombe du cimetière Montmartre, à Paris. — Er. Wickersheimer, 27 mars 1910.

484. — CORRET, Th.-O., † 1782. — Maison de l'Enfant-Jésus, à Paris.

Cy Git. | Repose. le. Corps. du. | Vénérable. pere Thomas | Olivier. Corret. | ancien. Jesuitte. | missionnaire. Mort. en | Odeur. de. Saintetè. | a la. Royale. Maison. | de l'Enfant. Jesus. | le. 17 Octobre 1782. | agé. de. 80. ans. | *Requiescat in pace.*

Inscription de 12 lignes, gravée sur une dalle de pierre de 1m85 de hauteur sur 0m89 de largeur, accompagnée, dans le bas, d'une tête de mort avec des ossements croisés et des larmes, autrefois dans la chapelle de l'Enfant-Jésus, transférée en 1859 dans la chapelle des Jésuites de la rue de Sèvres, à Paris, et placée derrière le maître-autel. — Cf. F. de Guilhermy, *Inscriptions de la France*, I, p. 680-681 et *Épitaphier du Vieux Paris*, III, p. 565.

485. — DELAHAYE, R. — Hôtel-Dieu et Incurables, XVIIe siècle.

CY. GIST | RENÉ. DELAHAYE. SEIGNEUR | DE. UAUDETART. ET. D'ISSY EN | PARTIE. UIUANT. UALET. DE. CHAMBRE | DES. ROYS. HENRY 4E. ET. LOUYS 13E. ADMI | NISTRATEUR. DE. L'HOTEL. DIEU. ET. DES. IN | CURABLES. BIENFAITEUR. DE. CETTE | EGLISE | ET. ENCOR..... MRE CLAUDE. DE. LA. | HAYE. SEIGNEUR. DE. UAUDETART. ET | D'ISSY. EN. PARTIE. ESCUIER. CONER MRE | D'HOSTEL ORDRE DU. ROY. ET. DE. LA. FEÜE | REINE. LE. QUEL. EST DECEDÉ. LE... | .... | PRIEZ. DIEU. POUR. LE. REPOS | DE. LEURS. AMES.

Inscription de 16 lignes, gravée sur une dalle de 2 mètres de longueur sur 1m10 de largeur, placée à la dernière travée du bas-côté septentrional, et aujourd'hui recouverte en partie par le marchepied d'un autel ; encadrement ovale, formé d'enroulements ; au-dessus du texte, un écusson usé, sur lequel on distingue cependant des fleurs de lis ; au-dessous, deux torches allumées, nouées en sautoir, et un bénitier cannelé, muni de son anse. Église paroissiale de Saint-Étienne, à Issy (Seine). — F. de GUILLHERMY, *Loco citato*, III, p. 153.

486. — DENIS, Jérôme, XVIIIe siècle.

LAN 1757 IAY ETE BENITE PAR MRE HILAIRE FOUCAULT | PRETRE DOCTEUR EN THEOLOGIE DE LA MAISON ET | SOCIETE DE NAVARRE CURE DE LISSY ET NOMMEE | MARIE PAR MR..... PAGEAUT SECRETAIRE DU ROY SEIGNEUR | DE LISSY ET PAR DAME MARIE MOUGIN EPOUSE DE | MR ..... CHEVALIER SECRETAIRE DU ROY ET PREMIER | COMMIS DE LA MARINE. | CLAUDE BLONDEL. ME MASON ET ENTREPRENEUR | DE BASTISMANT ET ADIUDICATAIRE IEROME DENIS | ME CHIRUGIENS ET COLLECTEUR DE LADIUDICATION. | DENIS MOREAU MARGUILLER EN CHARGE. | LOUIS GAUDIVEAU ET SES FILS MONT FAITE.

Inscription de 12 lignes, gravée sur une cloche de l'église paroissiale de Saint-Pierre, à Lissy (Seine-et-Oise). — F. de GUILLHERMY, *Loco citato*, IV, p. 274.

487. — DESNOTZ, Pierre. — Hôpital de la Charité, Paris, 1676.

A LA PLUS GRANDE GLOIRE DE DIEU. | CY DEVANT REPOSE LE CORPS DE PIERRE | DESNOTZ, CONSEILLER DU ROY, COMMISSAIRE ORDINAIRE | DES GUERRES, DECEDÉ LE 19E OCTOBRE | 1676 ; LEQUEL PAR SON TESTAMENT DU 15 | JUILLET 1672, A DONÉ A CET HOSPITAL | TROIS CENS VINGT LIVRES, XVI SOLS, IX DENIERS DE | RENTE SUR LA NATURE DU CLERGÉ DE | FRANCE, A LA CHARGE PAR LES RELIGIEUX | DE FAIRE DIRE ET CELEBRER A PERPETUI | TÉ UNE MESSE BASSE DE *REQUIEM*, LE | VENDREDY DE CHACUNNE SEMAINE, EN LA | CHAPELLE DE LA VIERGE, ET AUSSY A | PERPETUITÉ UN SERVICE PAR CHACUN AN, | LE JOUR DE SON DECEDS, DE LA MANIERE | ET SELON QU'IL E[S]T PRESCRIT, ET AUX | CONDITIONS PORTÉES TANT PAR LEDIT | TESTAMENT QUE PAR LE CONTRACT PASSÉ | ENTRE LESDITS RELIGIEUX D'UNE PART, MAISTRE | MARQUIS DESNOTZ, NOTAIRE AU CHASTELET | DE PARIS, NEVEU, EXECUTEUR DU TESTA | MENT E[T] LEGATAIRE DUDIT DEFFUNCT ET SESDITS | AUTRES NEVEUZ ET NIECE[S] E[T] LEGATAIRES, | D'AUTRE, PAR DEVANT MAISTRES GERVAIS MANCHON | ET BERNARD MOUSNIER, NOTAIRES AUDIT | CHASTELET, LE XXE SEPTEMBRE | M VIC LXXII. | PRIEZ DIEU POUR LE REPOS DE SON AME.

Inscription de 28 lignes, gravée sur une table de pierre qui se trouvait autrefois dans la chapelle de l'hôpital de la Charité, à Paris. Armes : D'azur à trois cors de chasse d'or surmontés d'un croissant d'argent. — *Épitaphier du Vieux Paris*, II, p. 508.

488. — DESPLATS, Victor, † 1888.

... | LE Dr VICTOR DESPLATS | PROFESSEUR AGRÉGÉ | DE LA FACULTÉ | DE MÉDECINE | ET DE L'UNIVERSITÉ, | CH[R] DE LA L[ON] D'HONNEUR, | OFF[R] DE L'INST[ON] PUBLIQUE. | 6 MAI 1888 — 68 ANS.

Inscription de 8 lignes, gravée sur une tombe du cimetière Montmartre, à Paris. — ER. WICKERSHEIMER, 20 mars 1910.

489. — DES RUELLES, H.-M. J., † 1858, et Ch.-D., † 1890.

ICI REPOSENT : | ... | HENRI MARIE JOSEPH | DES RUELLES, | ANCIEN CHIRURGIEN | PRINCIPAL D'ARMÉE, | CHEVALIER DE LA LÉGION D'HONNEUR | DÉCÉDÉ A L'AGE DE 68 ANS, | LE 21 MAI 1858 | — | *PRIEZ POUR EUX.*

Inscription de 1+8 lignes, gravée sur la face latérale gauche d'un monument en forme de sarcophage.

ICI REPOSENT : | ... | CHARLES DOMINIQUE | DES RUELLES, | DOCTEUR EN MÉDECINE, | DÉCÉDÉ LE 3 SEPTEMBRE 1890 | A L'AGE DE 68 ANS. | — | *PRIEZ POUR EUX.*

Inscription de 1+6 lignes, gravée sur la face latérale droite du même monument. Cimetière Montmartre, à Paris. — ER. WICKERSHEIMER, 27 mars 1910.

490. — DOINGNY, Henri, XIVe siècle.

Lan de grace mil ccc iiii[xx] et xiiij le Jour de feſte ſaint | loys xxve Jour daouſt ceſte egliſe fut dediee par reuerēt | pere en dieu meſ. thomas victecor de lordre de n̄re ꝰ | dame du carme eſueques de cādenie du cōgie et licēce ꝰ | de reueret pere en dieu meſ̄. pierre de ongemont eſueſque | de Paris a la requeſte et ſuiplicāon de venerable et diſcret | perſonne maiſtre germain denūgy maiſstre es ars et docteur | en theologie cure de ceſte egliſe en la preſence de maiſtre | henry doingny maiſtres es ars et en medecine maiſtre ꝰ | nicolle de gonneſſe maistre es ars et buthellier en theologie | Jeh̄ guaignier le vuiez Jeh̄ guaignier de vuillomeno ꝺ | hauriet le roie marglies de ceſte egliſe Jeh̄ riau pierre quare | Jeh̄ quare Jeh̄ bequet Jeh̄ lehourey Jeh̄ le cha et pluſieurs | autres des habitens de ceſte parroiſſe ꝺ

Inscription de 14 lignes gravée sur une pierre de 61 cm. de hauteur, sur 71 cm. de largeur, dans l'église paroissiale de Sainte-Colombe, à Servon (Seine-et-Marne). — F. de Guilhermy, *Loco citato*, IV, p. 335-336.

491. — DU TERTRE, A. — Hôtel-Dieu de Brie-Comte-Robert, † 1557.

Icy giſt Noble & vertueuſe | Relligieuſe ſeur Anthoinette | du tertre le corps de laq̄lle | après auoir par leſpace | de quarente et deux ans | en ceſt hotel Dieu veſcu | touſiours ſeruant aux | poures. mourvt le xixe | Jour de may.1557. | Prie Dieu luy faire pardon.

Inscription de 10 lignes, gravée sur une pierre de 60 cm. de hauteur sur 42 cm. de largeur, ajustée sur une des parois de l'escalier de l'Hôtel-Dieu de Brie-Comte-Robert (Seine-et-Marne), et provenant de l'ancienne chapelle de Saint-Eloi, de l'hôpital. Une petite figure gravée au-dessous du texte représente la défunte couchée, les mains jointes, en costume de religion, avec la coiffe et le chapelet. — F. de Guilhermy, *Loco citato*, IV, p. 347-348.

492. — ESPIAUD, B.-A., 1785-1850.

... | Pierre Arnould ESPIAUD : | docteur en médecine, | membre de l'académie de médecine, | chevalier | de l'ordre de la légion d'honneur | et de l'ordre des deux siciles. | né a soissons, | le 5 janvier 1785, | décédé a paris, le 26 décembre 1850 | *regrets éternels.* | — . — | ...

Inscription de 10 lignes, suivie d'un filet, gravée sur une tombe du cimetière Montmartre, à Paris. — Er. Wickersheimer, 24 mars 1910.

493. — FAUST, B.-Chr., 1755-1842.

Dem deutschen Manne | Dem warmen Freunde | der Menschheit | dem Wohlthäter | der Jugend | weiht diesen Stein | die dankbare | Schuljugend | Bückeburgs | den 18 Oct. 1858.

Inscription de 10 lignes, gravée sur la face postérieure d'un monument du cimetière réformé de Bückeburg (principauté de Schaumburg-Lippe).

Hier ruht | Dr. Bernhard Christoph | Faust | geb : den 23. Mai 1755. | gest : den 25. Jan. 1842.

Inscription de 5 lignes, gravée sur la face postérieure du même monument. — K. Roller, *Der Gesundheits-Katechismus Dr. Bernhard Christoph Fausts*... Inaug. Diss., Giessen, 1908.

494. — FIARD, L.-M.-Th., 1797-1853.

FAMILLE FIARD | *ICI REPOSENT EN PAIX* | L. M. THOMAS FIARD, | Dr EN MÉDECINE, | CHEVALIER DE LA LÉGION D'HONNEUR | LAURÉAT DE L'INSTITUT | ET DE L'ACADÉMIE DE MÉDECINE. | NÉ A MONTLUEL (*AIN*) | LE 21 FÉVRIER 1797. | DÉCÉDÉ A PARIS | LE 6 JANVIER 1853 | — | ...

Inscription de 11 lignes suivie d'un filet, une croix de la légion d'honneur entre la première et la seconde, gravée sur une plaque de marbre blanc recouvrant une tombe du cimetière Montmartre, à Paris.

BON ÉPOUX, TENDRE PÈRE, AMI DÉVOUÉ ; | ESTIMÉ DE SES CONFRÈRES, | D'UNE DROITURE ET D'UNE PROBITÉ A TOUTE ÉPREUVE | IL S'ÉTAIT DÉVOUÉ A LA SCIENCE ET A L'HUMANITÉ ; | C'EST PAR LA PERSISTANCE DE SES TRAVAUX | QU'ON A RECONNU LA NÉCESSITÉ | D'UNE SECONDE VACCINATION CHEZ LES ADULTES | *SI QUELQUE CHOSE POUVAIT CONSOLER | SA VEUVE ET SA FILLE*, | CE SONT LES REGRETS UNANIMES DE SES CLIENS, | DE TOUS SES AMIS | ET LES NOMBREUX TÉMOIGNAGES DE SYMPATHIE | QU'ELLES ONT RECUEILLIS | PRIEZ POUR LUI.

Inscription de 14 lignes, gravée sur une autre plaque de marbre blanc. Même tombe. — Er. Wickersheimer, 23 mars 1910.

495. — FLAMEL, Nicolas, † 1418.

Feu Nicolas flamel iadiz escri | uain a laissie par son testament a | leuure de ceste eglise. Certaines. | rentes. et maisons. quil auoit | acquestees. et achatees a son vi | | uant. pour faire certain seruice | divin. et distribucions dargent | chascun an. par aumosne. tou | chans les quinze vins. lostel di | eu et autres eglises et hospitaux | de paris. Soit prie pó les trespassez.

Inscription de 11 lignes, gravée sur une pierre de 56 centimètres de hauteur sur 40 centimètres de largeur. Au-dessus du texte sont figurés à mi-corps trois personnages nimbés, vêtus de robes et de manteaux. Le Christ, placé au milieu, bénit d'une main, et de l'autre tient un globe crucifère. Près de sa tête paraissent d'un côté, un soleil flamboyant, de l'autre le disque de la lune. Saint Pierre avec sa clef et un livre fermé, saint Paul avec son épée sont placés, le premier à la droite, le second à la gauche du Christ.

Domine deus in tua misericordia speraui.

Inscription gravée sur une banderole sortant de la bouche du cadavre décharné de Flamel, étendu sur un suaire, figuré à la partie inférieure de la pierre.

De terre suis venus. et en terre retourne
Lame rens a toy Jhu qui les pechiez pardonne.

Inscription de 2 vers, gravée au bas de l'épitaphe.

Cette épitaphe se trouvait autrefois dans la nef de l'église Saint-Jacques de la Boucherie, à Paris. Retrouvée au fond de l'officine d'un herboriste, elle fut rachetée pour le musée de Cluny, à Paris, où on lui a donné le n° 29 du catalogue. — F. de Guilhermy, *loco citato*, I, p. 176-179.

496. — FORDOS, M.-J., 1816-1878.

FAMILLE LE VALLOIS | ... | Mathurin Joseph Fordos | pharmacien en chef | de l'hopital de la charité, | chevalier de la légion d'honneur | 1816-1878. | — | ...

Inscription de 1+5 lignes, suivie d'un filet, gravée sur une tombe du cimetière de Montmartre à Paris. — Er. Wickersheimer, 24 mars 1910.

497. — GIRARD, Louis, † 1809.

Sub signo redemptionis | Hic jacet | Ludovicus Girard. | Belsiæ natus. | chirurgus | Parisiensis. nec non in | Academiâ chirurgorum | numeratus. consilio præstans | beneficientiâ eximius. | suis immaturâ morte | raptus. anno ætate | sexagesimo octo. dum | inter suos lætitiâ | perfusus. prosperas | cogitabat dies. | V^{a} junii anno. MDCCCIX.

Inscription de 16 lignes, gravée sur une pierre, qui se trouve actuellement dans la cour du Musée Carnavalet à Paris, où elle porte le n° 182. — Er. Wickersheimer, août 1908.

498. — GROS, R., XVIIIe siècle.

✝ LAN 1787 IAY ETE BENITE PAR Mre MARTIAL | MELON DE PRADOU PRIEUR DE LEGLISE ROYALE | DE CETTE PAROISSE ET NOMMEE.......... | Mrs RAIMOND GROS Mre EN PHARMACIE DENIS VIVA | IO. MD ORFEVRE MARGUILLIERS | GAUDIVEAU FECIT.

Inscription de 6 lignes, gravée sur une cloche de l'église paroissiale de Saint-Germain, à Saint-Germain-en-Laye (Seine-et-Oise). — F. de GUILHERMY, *Loco citato*, III, p. 215.

499. — GRUBY, David, 1810-1898.

AU DOCTEUR | DAVID GRUBY | 1810-1898.

Inscription de 3 lignes, gravée sur la tombe de GRUBY, au-dessous de son buste de face en bronze. Ce buste est placé dans une niche sur laquelle sont figurés deux Serpents et la coupe d'Esculape, ainsi que des lunettes astronomiques, et un ruban sur lequel sont gravés les mots :

MÉDECINE SCIENCE ASTRONOMIE

Cimetière Saint-Vincent, à Paris-Montmartre[1]. — ER. WICKERSHEIMER, 10 avril 1910.

500. — GUNNING, John, ✝ 1863.

IN MEMORY OF | JOHN GUNNING, ESQ. C. B. | INSPECTOR GENERAL OF ARMY HOSPITALS | IN HER BRITANNIC MAJESTY'S ARMY. | HE DIED JANR Hut A. D. 1863 | IN HIS 90TH YEAR | AND LIES HERE INTERRED | WITH | CATHERINE GUNNING, | HIS WIFE | WHO DIED DECR. 17 A. D. 1827 | AGED 50 YEARS.

Inscription de 12 lignes gravée sur une tombe du cimetière Montmartre, à Paris.

IN THEE O LORD HAVE WE HOPED.

Inscription en relief sur un cercle entourant l'extrémité supérieure d'une croix sur laquelle sont gravées les initiales : I. H. S. — ER. WICKERSHEIMER, 27 mars 1910.

1. GRUBY a été l'une des plus importantes figures médicales du XIXe siècle. Le professeur BLANCHARD, qui l'a bien connu, a écrit l'histoire de sa vie et de ses doctrines : Notices biographiques. — III. David Gruby. *Archives de Parasitologie*, II, p. 43-74, 1899, avec un portrait hors texte.

501. — HATTUTE, E.-M., 1826-1889.

... | Ernest Maximilien HATTUTE. | médecin principal de 1ère classe. | commandeur de la légion d'honneur, | 1826-1889. | —

Inscription de 4 lignes, suivie d'un filet, gravée sur une tombe du cimetière Montmartre, à Paris. — Er. Wickersheimer, 20 mars 1910.

502. — HELLER, H.-S., 1796-1861.

... | *ICI REPOSE* | H. S. HELLER. | *MEMBRE DE L'ACADÉMIE DE MÉDECINE*, | né en février 1796. décédé le 19 janvier 1861. | ...

Inscription de 4 lignes, précédée de 6 lignes en hébreu, gravée sur une tombe de la division israélite du cimetière Montmartre, à Paris. — Er. Wickersheimer, 20 mars 1910.

503. — HIFFELSHEIM, † 1865.

le docteur | HIFFELSHEIM, | lauréat | de l'institut, | professeur | de clinique | électro-thérapique, | 37 ans, | 1865.

Inscription de 9 lignes, gravée à gauche d'une croix, sur une tombe du cimetière Montmartre, à Paris.— Er. Wickersheimer, 20 mars 1910.

504. — HORTELOUP, B., 1801-1872, et P., 1837-1893.

ICI REPOSENT : | ... | le docteur B. HORTELOUP | médecin de l'hotel-dieu | ancien médecin du roi (louis philippe) | officier de la légion d'honneur | 1er janvier 1801 † 18 septembre 1872 | ...

Inscription gravée sur une tombe du cimetière Montmartre, à Paris.

docteur paul HORTELOUP | chirurgien | de l'hopital necker | officier | de la légion d'honneur, | 19 7bre 1837 † 11 janvier 1893 | —

Inscription de 6 lignes, suivie d'un filet, gravée sur la même tombe.

famille horteloup

Inscription en relief sur la croix qui surmonte le monument. — Er. Wickersheimer, 23 mars 1910.

505. — POULLAIN, I.-J.-B., 1797-1849.

A LA MÉMOIRE | DU DOCTEUR I. J. B. POULLAIN | *chirurgien en chef de l'hôpital militaire* | *d'Oran* | né à Chablis (Yonne), le 12 novembre 1797 | — | « Après plus de 30 ans de services militaires son dévouement lui fit demander d'être envoyé en Afrique où il fut une des premières victimes du choléra et lorsque le général Pélissier commandant la province d'Oran le pressait de retourner en France pour rétablir sa santé.

« *Général*, dit-il, *où est le mal, le médecin doit rester et mourir.* » Il est resté et il est mort !!! | le 16 octobre 1849. »— | Saluons sa mémoire !

Inscription gravée sur une plaque tombale, placée le long d'un petit mur à hauteur d'appui, dans le jardin de l'Hôpital militaire d'Oran ; cette plaque se trouvait autrefois dans le cimetière du *Ravin vert*, à Oran, aujourd'hui déclassé. — Dr BONNETTE, médecin-major de 1re classe. — Cf. *Le Caducée*, X, p. 325, 1910.

506. — FONTAINE PALATINE, à Paris, 1715.

AQUAM | A PRÆFECTO ET ÆDILIBUS ACCEPTAM | HIC | SUIS EXPENSIS, CIVIBUS FLUERE VOLUIT | SERENISSIMA PRINCEPS ANNA PALATINA EX BAVARIIS | RELICTA SERENISSIMI PRINCIPIS | HENRICI JULII BORBONII PRINCIPIS CONDÆI | ANNO DOMINI MDCC.XV.

Inscription de 8 lignes, gravée au-dessus de la fontaine adossée à la façade extérieure de la maison portant le n° 12 de la rue Palatine, à Paris. — ER. WICKERSHEIMER, novembre 1910.

507. — ACADÉMIE DE MÉDECINE, PARIS,

1776 | CON RLE DES ÉPIDÉMIES | ET ÉPIZOOTIES.
1731 | ACADÉMIE ROYALE | DE CHIRURGIE.
1809 | COMITÉ CENTRAL | DE VACCINE.
1778 | SOCIÉTÉ ROYALE | DE MÉDECINE.
1772 | CON RLE DES REMÈDES PARTICULIERS | ET EAUX MINÉRALES.

Cinq inscriptions de 3 lignes chacune, peintes dans l'abside ou demi-coupole occupant le fond de la salle des séances de l'Académie de médecine, inaugurée le 25 novembre 1902.

508. — AMBULANCES de Saint-Germain-en-Laye, 1870-1871.

AUX SOLDATS | MORTS DANS LES AMBULANCES | DE SAINT-GERMAIN | PENDANT LE SIÈGE DE PARIS | *MONUMENT ÉRIGÉ PAR SOUSCRIPTION.*

Inscription de 5 lignes gravée sur l'une des faces du socle d'un obélisque élevé dans l'ancien cimetière de Saint-Germain-en-Laye.

A SES ENFANTS | MORTS POUR LA PATRIE | LA VILLE | DE | SAINT-GERMAIN-EN-LAYE.

Inscription de 5 lignes gravée sur la face opposée de ce socle. Les faces latérales, ainsi que 8 cercueils de pierre figurés à la base du monument, portent les noms des soldats. — ER. WICKERSHEIMER, 4 septembre 1910.

509. — AQUEDUC DE BELLEVILLE, à Paris.

REGARD DE BELLEVILLE | I. DE LAQVEDVC | DICT DE LA LENTERNE.

Inscription de 3 lignes, gravée sur une pierre, au-dessus de l'entrée du regard de la Lanterne, de l'aqueduc de Belleville, à Paris. Cf. n°s 510-512. — F. DE GUILHERMY, *Loco citato*, V, p. 252-255.

510. — AQUEDUC DE BELLEVILLE, à Paris, 1613.

LAN 1613. M^R^. GASTON DE GRIEV S^R^. DE S^T^. | AVLBIN CON^ER^ DV ROY EN SA COVR DE PARLEMĒT | PREVOST, NICOLAS POVSSEPIN S^R^. DE BELAIR | CON^ER^ DV ROY AV CHASTELET, IEHAN FONTAINE | M^E^. DES OEVVRES DES BASTIMENS DV ROY, ROBERT | DESPREZ S^R^. DE CLAMAR ADVOCAT EN PARLEMENT, | CLAVDE MERAVLT S^R^. DE LA FOSSE CONS^ER^ DV ROY | AVDITEVR EN LA CHAMBRE DES COMPTES ESCHE- | VINS, CE GRAND REGARD A ESTÉ PARACHEVÉ | LEQVEL FVT COMMANCÉ DV TEMPS DE M^E^. | ESTIENNE DE NEVLLY LORS PREVOST, IEHAN | POVSSEPIN, DENIS MAMYNEAV, ANTHOINE | HVOST, ET IEHAN DELVINEZ, ESCHEVINS, | 1583.

Inscription de 14 lignes, gravée sur une plaque de marbre noir de 0^m^ 82 de hauteur sur 1^m^ 34 de largeur, à l'entrée du regard de la Lanterne de l'aqueduc de Belleville, à Paris. — Cf. n°s 509, 511, 512. — F. DE GUILHERMY, *Loco citato*, V, p. 252-255.

511. — AQUEDUC DE BELLEVILLE, à Paris, 1457.

entre les mois bien me Remembre
de may et celuj de nouembre
Cinquante sept mil quatre cens
questoit lors preuost des marchans
de paris honnorable homme
maist' mahieu quj en somme
estoit surnomme de nanterre
Et que galie maistre pierre
sire philipe aussy lalemens
le bien publique fort amans
sire michiel quj en seurnom
auoit dune granche le nom
Et sire Jaques de haqueuille
le bien desirans de la ville
Estoient dicelle Eschevins
firent trop plus de iiii[xx]
Et xvj toises de ceste euure
Refaire en brief temps et heure
Car se briefment on ne leust faict
La fontaine tarie estoit.

Inscription de 20 vers, gravée sur une pierre de liais de 52 cm. de hauteur sur 40 cm. de largeur, à l'entrée du regard de la Lanterne de l'aqueduc de Belleville, à Paris. — Cf. nos 509, 510, 512. — F. DE GUILHERMY, *Loco citato*, V, p. 252-255.

512. — AQUEDUC DE BELLEVILLE, à Paris, 1722.

FONS | INTER MARTINIANOS CLUNIACENCES | ET VICINOS TEMPLARIOS COMMUNITER | FLUERE SUETUS, PER ANNOS XXX. | NEGLECTUS ET VELUTI CONTEMPTUS, | COMMUNIBUS IMPENSIS AB IPSA | SCATURIGINE ET RIVULIS STUDIO- | SISSIME INDAGATUS, ET REPETITUS, | TUM DEMUM NOBIS IPSIS FORTITER | ET ANIMOSÈ TANTÆ MOLI | INSISTENTIBUS, NOVUS ET | PLUS QUAM PRIMÆ ELEGANTIÆ AC | NITORI REDDITUS, PRISTINUM | REPETENS OFFICIUM, NON MINUS | HONORIFICÈ QUAM SUMMO NOSTRO | COMODO ITE-

RUM MANARE CŒPIT | ANNO DNI. 1633. | IDEM LABORES ET SUMPTUS COMUNI | PARITER REPETITI SUNT UT SUPRA | ANNO DNI. 1722.

Inscription de 20 lignes, gravée au-dessus de la porte du regard Saint-Martin, de l'aqueduc de Belleville, à Paris.

Les Bénédictins de Saint-Martin et le prieuré du Temple jouissaient en commun d'une partie des eaux de Belleville ; ils supportaient, en conséquence, les frais d'entretien des rigoles et des conduites. — Cf. n° 509-511. — F. DE GUILHERMY, *Loco citato*, V, p. 258-259.

513. — AQUEDUC du Pré-Saint-Gervais, près Paris, vers 1650.

Regard de la prise des eaux | du Pré-Saint-Gervais.

Inscription de 2 lignes, gravée sur l'entablement de la niche d'un petit édifice carré, construit sur la grande place du Pré-Saint-Gervais (Seine).

1743. | Regard | de | Bernage.

Inscription de 4 lignes, gravée à l'entrée du regard de Bernage, à courte distance du précédent.

Ce Regard qui recoit les eavx de | tovtes les sovrces dv Pré St Gervais | a esté constrvict dv Regne de Lovis | XIIII Prevosté de Mre Hierosme le | Feron President avx Enq[tes] Eschevi | nage de Mrs Pierre Hachette Con[er] | dv Roy av Chlet Raymond Lescot | Con[er] de Ville Claude Bovcot Secr[re] | dv Roy Simon de Seqveville bovrg[ois] | estas Mrs Germain Pietre procv[r] dv | Roy et de la Ville Martin le Maire | Greffier Nicolas Bovcot Recev[r] Dicelle.

Inscription de 12 lignes, gravée sur une plaque de marbre gris, au-dessus de la précédente. — F. DE GUILHERMY, *Loco citato*, V, p. 256.

514. — ASSISTANCE PUBLIQUE à Paris, 1830-1842.

A LA MÉMOIRE | DE JEAN-GRÉGOIRE | ROUSSEAUX | ANCIEN ORFÈVRE | DÉCÉDÉ DANS SA 72[EME] ANNÉE | DE SON ÂGE | LE 25 X[BRE] 1830 | *PASSANTS* | *PRIEZ POUR LUI* |

Inscription de 9 lignes, suivie d'un filet, gravée sur une colonne surmontée d'une urne funéraire.

A LA MÉMOIRE | DE MADAME ROUSSEAUX | NÉE P...X | DÉCÉDÉE DANS SA 86ème ANNÉE | LE 12 FÉVRIER 1842 | PASSANTS | PRIEZ POUR ELLE. | —

Inscription de 7 lignes, suivie d'un filet, gravée sur une colonne semblable à la précédente et placée à côté d'elle. Le 2e mot de la 3e ligne est d'une lecture douteuse, le 4e mot de la 3e et le 3e mot de la 4e d'une lecture douteuse.

ENTRETENUE | PAR ASSce Poue.

Inscription de 2 lignes, gravée à la face postérieure de chacune des deux colonnes. Cimetière du Père-Lachaise, à Paris. — Er. Wickersheimer, 21 août 1910.

515. — AXENFELD, Alexandre, 1827-1876.

ALEXANDRE AXENFELD | MÉDECIN DES HOPITAUX, | PROFESSEUR A LA FACULTÉ | DE MÉDECINE DE PARIS, | NÉ EN 1827, † LE 25 AOUT 1876. | — | ...

Inscription de 5 lignes, suivie d'un filet, gravée sur un monument du cimetière Montparnasse, à Paris.

Dr. AXENFELD NÉ EN 1877, MORT LE 25 AOUT 1876.

Inscription gravée sur un médaillon en bronze représentant Axenfeld de profil, à gauche, par H. Chapu, 1878. — Er. Wickersheimer, 1er mai 1910.

516. — BIENFAITEURS de l'hospice de Saint-Germain-en-Laye, 1651-1903.

BIENFAITEURS DE L'HOSPICE | DE S. GERMAIN-EN-LAYE.

Inscription de 2 lignes, gravée sur une plaque de marbre blanc, sur un mur à l'entrée de l'ancien cimetière de Saint-Germain-en-Laye (Seine-et-Oise).

Le Roi LOUIS XIV | La Reine MARIE-THÉRÈSE | Le Pape CLÉMENT X | Le Régent Philippe D'ORLÉANS | Le Roi LOUIS XV | La Reine MARIE-LECZINSKA.

Inscription de 6 lignes disposées par 3 sur 2 colonnes, gravée sur une plaque de marbre blanc, à gauche de la précédente.

Le Roi LOUIS XVI | La Reine MARIE-ANTOINETTE | L'Empereur NAPOLÉON Ier | Le Roi LOUIS XVIII | Le Roi CHARLES X | Le Roi LOUIS-PHILIPPE.

. Inscription de 6 lignes, disposées par 3 sur 2 colonnes, gravée sur une plaque de marbre blanc, à droite de la précédente.

Au-dessous, 32 plaques portant les noms de bienfaiteurs, morts de 1651 à 1903 ; le premier nom de la première plaque est celui de :

F.-A. de ROCHECHOUART de MORTEMART, | Marquise de MONTESPAN † 1707 | ...

A la suite, 3 plaques portant les noms des bienfaiteurs du bureau de bienfaisance et ceux des bienfaiteurs des pauvres.

MONUMENT | érigé | en 1853.

Inscription de 3 lignes, gravée sur une plaque de marbre, au bas du mur. A l'entrée de la chapelle de l'hospice sont gravés les noms de personnes qui, par leurs offrandes, ont contribué aux frais de la construction de cette chapelle. — Er. Wickhersheimer, 4 septembre 1910.

517. — CHOLÉRA A ARMENTIÈRES, 1849.

Hommage au Sauveur du monde pour la cessation du choléra. — L'église d'Armentières. J'ai nom Emmanuel, j'ai été fondue à Armentières en décembre 1849, Mgr le cardinal Giraud étant archevêque de Cambrai, Mtre Cateaux, chanoine honoraire, étant doyen curé, et M. H. Dansette, maire de la ville. J'ai eu pour parrain M. J.-Baptiste Castrique, notaire, et pour marraine Dame Elisa-Charlotte-Joseph Delangre, épouse de M. Auguste Mahieu, de cette paroisse.

Inscription gravée sur la grosse cloche de l'église Saint-Vast, à Armentières (Nord). — Abbé Th. Leuridan, *Loco cit.*, II, p. 633-664.

518. — LES CLOCHES CONTRE LA PESTE, à Paris.

LAVDO DEVM VERVM. PLEBEM VOCO. CONGREGO CLERVM. DEFVNCTOS PLORO. PESTEM FVGO. FESTEM DECORO.

Inscription de 2 vers, autrefois gravée sur le mouton du bourdon de Notre-Dame, à Paris. — F. DE GUILHERMY, *Loco citato*, I, p. 29-30.

519. — EAUX DE POUGUES, 1610.

LAN. MIL. SIX. CENS. ET. DIX. REGNANT | HENRY. 4 ROY. DE. FRANCE. ET. DE. | NAVARRE. CHARLES GONZAGVE. | DE. CLEVES. DVC. DE. NIVERNOIS. | CES. FONTAINES. TRESANCIENNES | QVI. PAR. LA. LONGVEUR. ET. INIVRE | DV. TEMPS. ESTOIENT. CORROMPVES | ONT. ESTE. RESTABLIES.

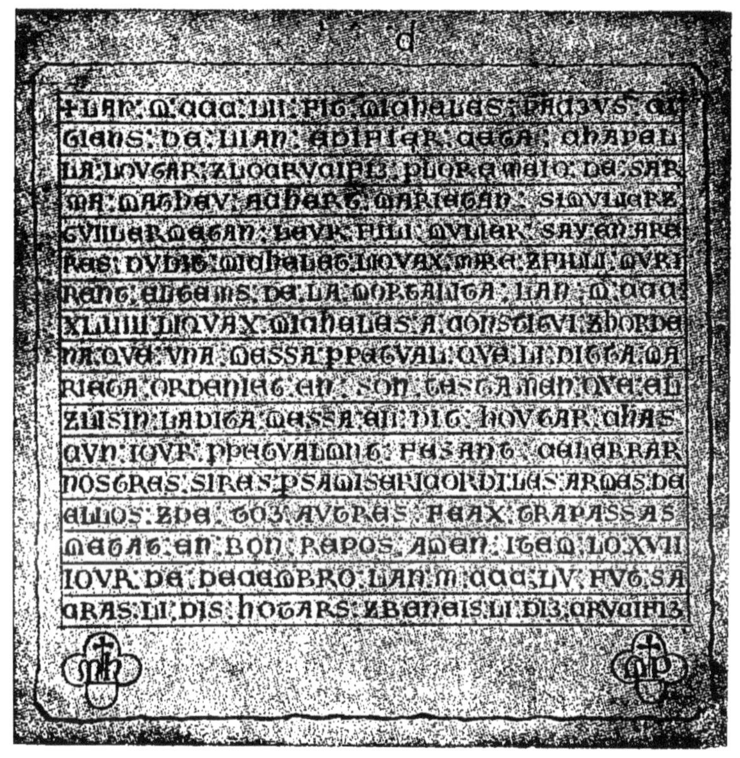

Fig. 7.

PAR. LE. | SOIN. ET. SOLLICITVDE. DV. | SIEVR. DES. CVRES. MARESCHAL | DES. ARMEES. DV. ROY | VINCENT. BOVZITAT. COMMIS. DV. | SIEVR. DECVRE.

Inscription de 13 lignes, tracée sur une plaque de fonte trouvée au voisinage du griffon de la source Saint-Léger, à Pougues (Nièvre). Cette plaque de fonte porte à chaque angle une fleur de lis et en chef une croix de Malte ; elle appartient à la Compagnie des eaux de Pougues, qui a eu l'amabilité de nous en prêter le cliché (fig. 7).

520. — **CURE DE LAIT au XVIIe siècle, à Passy.**

CES MAISONS | OCCUPENT L'EMPLACEMENT | DE LA | FERME MAGU | OÙ BOILEAU ET LA FONTAINE | SE RÉUNISSAIENT | POUR BOIRE DU LAIT PUR | À LA CAMPAGNE.

Inscription de 8 lignes, gravée en lettres rouges sur une plaque de marbre blanc, fixée sur la façade extérieure d'une maison, rond-point de Longchamp, n° 7, à Paris. Dans l'angle inférieur gauche de la plaque, on lit F. DELMAS | ARCH[te] ; dans l'angle inférieur droit est gravé un Lion tenant entre ses pattes une flèche. — ER. WICKERSHEIMER, 10 octobre 1910.

521. — **ÉCOLE DE MÉDECINE DE BOSTON.**

HARVARD UNIVERSITY | THE MEDICAL SCHOOL | 1783 | INSTRUCTION IN MEDICINE ESTABLISHED IN CAMBRIDGE | THE LECTURES GIVEN IN HARVARD HALL | AFTERWARD IN HOLDEN CHAPEL | 1810 | THE MEDICINE SCHOOL TRANSFERRED TO BOSTON | 1815 | THE MASSACHUSETTS MEDICAL COLLEGE IN MASON STREET | BUILT FOR THE SCHOOL | WITH MONEY GIVEN BY THE STATE | 1846 | THE SCHOOL REMOVED TO ITS BUILDING ON NORTH GROVE STREET | 1883 | A BUILDING ON BOYLSTON AND EXETER STREETS | PROVIDED FOR THE SCHOOL | BY FRIENDS OF MEDICAL EDUCATION | 1906 | THESE BUILDINGS DEDICATED TO THE PROMOTION | OF THE MEDICAL ARTS AND SCIENCES | SEPTEMBER TWENTY FIFTH.

Inscription de 22 lignes, peinte en lettres dorées sur le mur, dans l'escalier du bâtiment administratif, à Harvard medical School, Boston, Mass. — D[r] CH. A. BRACKETT, Newport, R. I.

522. — **ÉGLISE SAINT-COME, à Paris, 1427.**

Lan mil cccc et xxvii le dymẽche | prochain apres la feste sainct luc | euangeliste fut ceste presente esglise | consacree des avmosnes des̃ bones | gens guagnies les pardons et | pries pour les tſpasses pater noſt'.

Inscription de 6 lignes, gravée sur une pierre de 28 centimètres de hauteur sur 44 centimètres de largeur.

L'église de Saint-Côme dont l'histoire est liée à celle des chirurgiens de Paris, se terminait par un chevet carré sur la rue de la Harpe, à l'endroit où la rue Racine vient aujourd'hui aboutir au boulevard Saint-Michel. L'inscription était placée près de la porte, à main droite; après la démolition de l'édifice, en 1835 et 1836, elle demeura longtemps dans la cour d'une maison voisine ; elle a été donnée, en 1858, au musée de Cluny, à Paris, où elle se trouve classée sous le n° 2670. — F. de GUILHERMY, *Loco citato*, I, p. 116.

523. — FONDATION pour les pauvres malades de Tourcoing, 1718.

D. O. M. Cy devant gist le corps du s[r] Matthieu BOUCHE, fils de feu Jean, vivant bourgeois, marchand, rentier en cette ville à son trépas, lequel a ordonné aux pauvres malades de la ditte ville plusieurs parties d'héritages à charge de faire célébrer à perpétuité dans cette paroisse une messe pour le repos de son âme tous les premiers lundis de chaque mois de l'an, à la fin desquelles messes se distribueront douze pains de cinq patars la pièce à douze de ses plus pauvres parents et à leur défaut aux pauvres ménages de la dicte paroisse ; âgé de 77 ans, décédé le 5 mars 1718. Requiescat in pace.

Inscription gravée dans la nef droite, au premier pilier à gauche de l'église Saint-Christophe, à Tourcoing. La chapelle de l'hôpital Notre-Dame des Anges de Tourcoing renferme de nombreuses inscriptions relatives à des religieuses de cet hôpital. — Abbé Th. LEURIDAN, *Loco citato*, IV, p. 1315, 1331-1341.

524. — GUÉRISON MIRACULEUSE d'un lépreux, à Saint-Denis, 636.

PONTIFICES MONET ACCITOS DAGOBERTVS ET ORAT
VT TEMPLVM SOLITA RELLIGIONE SACRENT.
LEPROSVS FVRTIM ANTEVENIT CVPIDVSQVE VIDENDI
CRASTINA SACRA FORES ET LOCA SANCTA SVBIT.

APPARET CHRISTVS DIVVM COMITANTE CATERVA
SVNT, AIT, HÆC PROPRIA SACRA PERACTA MANV ;
DIC REGI ABSISTAT CŒPTIS HÆC SIGNA DATVRVS
QVOD CVRO LEPRAM PROJICIOQVE TVAM.

STERNITVR ANTE PEDES REGIS MANDATAQVE PERFERT
SACRARIT TEMPLVM CHRISTVS VT IPSE SVVM.
SIGNA PATENT, SQVAMAS QVÆ HÆREBANT TVRPITER ORI
FVRFVREAS PARIES RITE DICATVS HABET.

Ces trois quatrains étaient tracés en lettres d'or au-dessous de trois tableaux, autrefois placés le premier au-dessus du tombeau de Hugues Capet, le second au-dessus du tombeau de Charles VIII, le troisième entre le tombeau de Dagobert et celui de Pépin, dans l'abbaye de Saint-Denis.

Le sujet des tableaux était une légende, rapportée par D. Germain MILLET [1]. L'an 636, tout était préparé pour la dédicace solennelle de l'église de Saint-Denis, fixée au 24 février, jour de la fête de saint Mathias. La veille au soir, au moment de la clôture des portes, un pauvre lépreux, craignant que son mal ne fût pour lui une cause d'exclusion, trouva le moyen de tromper la vigilance des gardiens et se cacha dans un coin de l'église. Jésus-Christ lui apparut et consacra lui-même l'église. « Et ce fait, nostre Seigneur dit audit ladre qu'il rapportast et dénonçast le lendemain ce qu'il avoit veu, et dist aux évesques et prélats qu'il n'estoit plus besoin de la consacrer. Et afin qu'ils l'en voulsissent croire, il approcha de luy et luy passa la main sur le visage, et luy osta une raphe de la maladie de lèpre qu'il avoit au visage, si que la face luy demeura belle, claire et nette, et le restitua en santé... La lèpre de ce pauvre homme guary par nostre Seigneur, c'est à scavoir ceste peau pleine de boutons qu'il leva de dessus son visage, est encore conservée dans le thrésor de Sainct Denys avec les sainctes reliques, et est en un vase d'argent qu'un jeune religieux porte à son col avec une chaisne d'argent, quand on va à la procession ès jours des Rogations et de sainct Marc. » — F. de GUILHERMY, *Loco citato*, II, p. 111-115.

525. — GUÉRISONS MIRACULEUSES de Marguerite Périer et de Claude Baudrand, 1656 et 1667.

CHRISTO SOSPITATORI. | Hanc Effigiem Margvaritæ PERIER, decennis pvellæ, cvivs | sinister ocvlvs, fœta et insanabili ægilope iam triennivm | laborans vivificæ spinæ contactv momento cvratvs est die | Martii 24ª Anno 1656, memores tanti beneficii parentes | eivs sacraverunt.

1. D. G. MILLET, *Trésor sacré... de l'abbaye royale de Saint-Denys en France*. Paris, 1611.

Inscription de 6 lignes, peinte en lettres jaunes sur un tableau de l'église Saint-Médéric, à Linas (Seine-et-Oise).

Clavdiæ Bavdrand, XV annos natæ, horribili totivs abdominis tvmore, qvo | iam per biennivm et amplivs laborabat, medicis iam ad periculosissimam sectionem | properantibvs, pvncto temporis, nvllo vel artis vel naturæ præsidio, liberatæ, | hanc effigiem, tanti miraculi monvmentvm, | vivificæ Salvatoris spinæ, cvivs beneficio | patratvm est, grati parentes dicavervnt 27 maii 1667.

Inscription de 6 lignes, peinte en lettres jaunes, sur un tableau, qui comme le précédent a été légué en 1842 par M. de La Bonnardière à l'église Saint-Médéric, à Linas, après avoir été jadis placé dans l'église de l'abbaye de Port-Royal, à Paris.

Attribués à Philippe de CHAMPAGNE, ces tableaux, d'après Anatole de MONTAIGLON, ne présentent aucun titre à cette attribution mais il n'y aurait pas d'invraisemblance à les accepter comme l'œuvre de quelque élève inconnu du maître. L'exécution, toute médiocre qu'elle est, atteste en effet certaines qualités de l'école flamande. Les deux jeunes filles, revêtues du costume des novices de Port-Royal, prient agenouillées chacune devant un petit autel recouvert d'un tapis, sur lequel est posée entre deux chandeliers la monstrance de la sainte Épine. C'est par l'attouchement de cette relique de la Passion que s'était opérée leur guérison instantanée. La scène se passe dans le chœur des religieuses, dont les stalles et la grille figurent en arrière-plan.

Marguerite PÉRIER était nièce de PASCAL. Le miracle obtenu en sa faveur fut juridiquement examiné et publié par les grands vicaires de l'archevêché de Paris et, par leur ordre, il en fut rendu à Dieu de solennelles actions de grâces. La guérison de Claude BAUDRAND ne paraît pas avoir eu le même retentissement. — F. DE GUILHERMY, *Loco citato*, I, p. 373-375.

526. — GUÉRISONS MIRACULEUSES de Notre-Dame de la Treille, à Lille.

Notre-Dame de la Treille ressuscite un enfant, chasse les démons guérit les aveugles, boiteux, pestiférés, 1254.

Inscription accompagnant un vitrail de GAUDELET. Chapelle Notre-Dame de la Treille, dédiée plus tard à Notre-Dame de Lourdes, de l'église Sainte-Catherine de Lille. — Abbé Th. LEURIDAN, *Loco citato*, I, p. 377.

527. — **GUÉRISONS miraculeuses de Notre-Dame de Lourdes. 1872-1897.**

Le 8 septembre 1872, dernier jour d'une neuvaine à Notre-Dame de Lourdes, à neuf heures du matin, une orpheline des Sœurs de Charité, de la rue de la Barre, fut guérie instantanément. Sophie DRUON, âgée de 26 ans, ne marchait pas depuis quinze ans ; elle avait les jambes fortement arquées et les genoux croisés. Ses compagnes devaient la porter ou la traîner dans une petite voiture. Au matin de la fête de la Nativité, elle but de l'eau de Lourdes, avec une invincible confiance et sentit aussitôt ses membres se raidir et ses jambes se redresser ; elle se leva, marcha, et se rendit à la chapelle, suivie de ses compagnes dans la joie, chanter le *Magnificat*. — Cette faveur était obtenue à la veille du transfert de la statue de Notre-Dame de la Treille dans son nouveau sanctuaire. La sainte Vierge voulait-elle, par cette coïncidence, manifester son désir d'être désormais honorée à Sainte-Catherine, sous le vocable de N.-D. de Lourdes ? M. le doyen EVRARD et ses paroissiens en eurent la conviction. C'est pourquoi l'ancienne chapelle de N.-D. de la Treille devint la chapelle de N.-D de Lourdes. — Une procession d'actions de grâces a lieu, chaque année, le premier dimanche de septembre. L'heureuse miraculée y assiste depuis vingt-cinq ans. — Le 8 septembre 1897.

Inscription gravée dans la muraille à gauche de la chapelle Notre-Dame de Lourdes, de l'église Sainte-Catherine de Lille. — Abbé Th. LEURIDAN, *Loco citato*, I, p. 378.

528. — **HÔPITAL DE BERNE. 1741.**

CHRISTO | IN PAUPERIBUS | MDCCXLI

Inscription de 3 lignes, gravée au-dessus de la porte de l'hôpital civil de Berne. — Dr WICKERSHEIMER père. Paris, 23 août 1910.

529. — **HÔPITAL DE LA BILOKE. à Gand. 1201.**

Anno Domini MCCI, istud hospitale primitus erat inchoatum in Gandavo, inter ecclesiam S. Michaelis et domum fratrum Predicatorum a reverenda et devota domicella Truna de CURIA et domino Fulcone, ejus fratre, canonico Insulensi.

Anno Domini MCCXXVII, prædicta fundatrix, proborum consilio et auxilio, prædictum hospitale ad istum locum transtulit, qui portus B. Mariæ Biloka vocatur, et ibidem claustrum monialium Cisterciensis ordinis in brevi postea contruxit.

Inscription gravée à l'hôpital de la Biloke, à Gand. — Abbé Th. Leuridan, *Loco citato*, II, p. 591.

530. — HÔPITAL DE LA CHARITÉ, à Lille, 1663.

Cy devant en la chapelle de Notre Dame repose le corps de Jean Montaigne, frère de feu Mr Maximilien Montaigne, pasteur de cette église, et vivant bourgeois de cette ville de Lille, décédé le 25 d'avril 1663 ; lequel a fondé à perpétuité par chacun samedy un lit aux vieux hommes [?], un autre à l'hôpital de la charité, le reste de ses biens a converti en prébendes de 20 patars par chacune semaine pour ses parens résidens en cette ville et auprès de luy Jeanne..... sa compagne. Requiescat in pace.

Inscription autrefois gravée sur le pilier de la chapelle Notre-Dame de l'ancienne église Saint-Étienne de Lille, aujourd'hui disparue. — Abbé Th. Leuridan, *Loco citato*.

531. — HÔPITAL DE LA CHARITÉ, à Paris, 1692.

Icy Repose Le Corps de Mre Estienne | le Camvs natif de Paris decedé le 7e | avril 1685. aagé de 65. ans apres avoir | Govverné cette eglise 32. ans avec Tovt | le zele et la Vigilance d'vn Veritable | Pastevr Leqvel a fait don a cette eglẽ | la Somme de 330 #. de Rente Scavoir 280#. | a prendre sur L'ostel diev de Paris Cõm | Il apert par six Contrct passez devãt | Chvppin Notre a Paris Ynoncé avx Contracts | et Testamt et 50#. svr L'ostel de Ville de | Paris par Contrct passé devant Carnot | Notre a Paris le 5. Doctobre 1681. laqvelle | Somme de 330 #. de Rente Annvelle doit estre | distribvée par les Cvré et margvilers | a la Fabricqve Cvré Vicaire Ov Prestre | Confrairie du St. Sacremt dv St nom de | Iesvs de nostre Dame de mont Carmel | malades et Pavvres de la Paroisse Svi- | vant et Conformemant avx Intenons dvd | Fondatevr, ovtre ce a Fondé Vn Lit a la | Charité de Paris por les Pavvres Malades | de cette Paroisse a la nomination dv Cvré |

Priez Dieu Pour Son Ame. | A la diligence de Mre Blaise le Rovssel | Cvré de Ce liev Nicolas Dv Pvis Margvi^r | et Me Iacqves Francois Bovrdereavx | Proc^r av chatelet de Paris et execvtevr dv | Testam^t dvd deffvnct le Camvs 1692.

Inscription de 29 lignes, gravée sur une pierre de 1^m03 de longueur, sur 0^m,65 de largeur. Au-dessus de l'encadrement du texte, entre deux palmes, un cartouche présente un cœur surmonté du nom de Jésus. Église paroissiale de Sainte-Geneviève, à Puiseux-en-France (S.-et-O.). — F. de Guilhermy, *Loco citato*, II, p. 638-639.

532. — HÔPITAL COCHIN, à Paris, 1780.

HOSPICE | *DE St JACQUES St PHILIPPE* | du haut pas

Inscription de 3 lignes, presque effacée, gravée sur une table de pierre, au-dessus de la porte de l'hôpital Cochin, rue du faubourg Saint-Jacques, à Paris.

Fondé en 1780 par Denis Cochin curé de Saint-Jacques-du-Haut-Pas, l'hôpital prit en 1784 le nom de son fondateur.

HOPITAL COCHIN | fondé en 1780.

Inscription de 2 lignes, gravée à l'entablement de la façade, sur une plaque de marbre jaune. — Cf. n°s 464 et 533. — Er. Wickersheimer, 26 mars 1910.

533. — HÔPITAL COCHIN, à Paris, 1783.

Icy | repose le corps | de Jean Denis Cochin | digne Curé de cette paroisse | et digne successeur de Marcel | et de Desmoulins qui la | gouvernerent avant lui. | Comme eux il aima la beauté | l'ornement du temple, la | décence du culte, s'appliqua | avec zèle a l'instruction de | son peuple et fut le pere | des pauvres. | Il fonda et fit bâtir pour | eux un hospice et mourut | en terminant ce bel | etablissement le 3 juin | 1783. pleuré et regretté | de tous ses paroissiens.

Inscription de 19 lignes, gravée sur une pierre, qui se trouvait en avant des degrés du maître-autel de l'église Saint-Jacques-du-Haut-Pas, à Paris. Cette pierre a disparu lors du renouvellement du dallage du chœur. On l'a remplacée par une inscription latine, fixée sur le mur, près de la porte de la sacristie. — Cf. n°s 464 et 532. — F. de Guilhermy, *Loco citato*, I, p. 188-189.

534. — HÔPITAL DE COMINES (Nord), 1530-1595.

Petrus VAN DEN GHEM me fecit anno MCCCCCXXX

Inscription gravée sur une petite cloche de l'hôpital de Comines, (Nord), qui fut réclamée par la ville en 1595.

Isabeau CASTELEIN, prieuse de l'hospital en Comines, m'a fait faire par Jean et Philippe HEUWIN, l'an 1595.

Inscription gravée sur une cloche fondue pour remplacer la précédente. La fondation de l'hôpital de Comines remonte au XIIe siècle. Dans la chapelle sont les tombes de 16 religieuses de l'hôpital. celle d'un prêtre bénéficier de cette chapelle, 2 tableaux représentant chacun un religieux et un tableau représentant un chanoine. Les inscriptions accompagnant ces tombes et ces tableaux ont été relevées par M. l'abbé Leuridan dans l'ouvrage auquel sont empruntées les inscriptions publiées ici. — Abbé Th. LEURIDAN, *Loco citato*, III, p. 1055-1058.

535. — HÔPITAL COMTESSE, A LILLE, fondé en 1236.

Dame Jeanne, comtesse de Flandre et de Haineau, fille de Baudoin, empereur de Constantinople, épouse de Thomas de Savoye et auparavant de Ferdinand, fils du roy de Portugalle, fonda cest hospital de Nostre-Dame dict Comtesse de l'ordre de St Augustin à Lille en l'an 1236 et mourut sans enfans en l'an 1244. Requiescat in pace. Faict en l'an 1632.

Dame Marguerite, sœure et unique héritière de la dicte dame Jeanne, confirma et augmenta grandement la dicte fondation et y adjousta aussy unne chapelle à l'honneur de Mad^{e} S. Elisabeth, patronesse des hospitalières ; et trespassa l'an 1279 laissant ses enfants héritières de Flandre et Hainaut, bienfaiteurs et protecteurs dudit hospital. Req. in pace.

Inscription peinte sur un tableau provenant de l'hospice Comtesse et actuellement dans la chapelle de l'hôpital Sainte-Eugénie, à Lille. Les comtesses Jeanne el Marguerite sont réprésentées debout devant la Vierge, accompagnées des frères et des sœurs de Saint-Augustin ; au fond, les lits des vieillards. — Abbé Th. LEURIDAN, *Loco citato*, II, p. 535.

536. — HÔPITAL COMTESSE, A LILLE, fondé en 1236.

Jeanne de Constantinople, fondatrice de cette maison.

Jeanne, comtesse de Flandre et de Hainaut, fondatrice des

hôpitaux Notre-Dame dit Comtesse, de Saint-Sauveur et Sainte-Elizabeth dit Béguinage à Lille, de l'hôpital de Seclin, de celui de Théomoulin lez Orchies, de l'abbaye de Marquette, où elle est inhumée.

Inscription peinte sur un portrait de Jeanne de Constantinople, provenant de l'hôpital Comtesse et se trouvant aujourd'hui dans l'hôtel de l'administration des hospices, à Lille. — Abbé Th. Leuridan, *Loco citato*, II, p. 535.

537. — **HÔPITAL SAINTE-ELISABETH** à Roubaix, 1488.

Chy gist attendant le dernier jugement de toute nature humaine, le corps de noble et puissante dame, Madame Isabeau de Roubaix vesve de feu hault et puissant seigneur, Monsieur Jacques de Luxembourg, en son vivant chevalier, seigneur de Richebourg, de Ruminghien, de Sainghien, baron de Montmiral, d'Aniche et de la Bazochegouet, douaigière desdicts lieux, dame de Roubaix, et de Herselles; lequel seigneur de Richebourg termina vie par mort au chasteau de Mante sur Seine le vingtiesme jour d'aoust l'an mil quatre cents quatre vingt et sept, et gist son corps à l'abbaye de Chercamp lez S.-Pol, avec les corps de bonne mémoire haut et puissant prince monss. Pierre comte de S.-Pol, et de très illustre princesse madame Marguerite des Baux, ses père et mère. Icelle dame de Roubaix, seulle fille et héritière de noble et puissant monss. Pierre de Roubaix, seigneur de Roubaix et de Herzelles, chevalier, et de madame Marguerite de Ghistelles dame du Breucq et de Wasquehal, sépulturez en l'église paroissiale de Roubaix, laquelle par affectueuse et ardante dévotion a faict édifier cest hospital et fondé de ses propres deniers à l'honneur de Madame S. Élisabeth, et en iceluy lieu a ordonné et institué sept heures canoniales estre chantées perpétuellement et à tousjours: et y fut la première pierre par icelle dame fondateresse mise et assize le 24e jour de mars l'an 1488. Et y vindrent les noires sœurs faire leur résidence pour administrer et servir aux douze pauvres femmes chartrières, débiles et languissantes, l'an 1494. Le tout selon l'ordonnance de ladicte dame, comme plus à plain peult apparoir par lettres de la fondation sur ce faittes. Laquelle vertueuse dame après avoir faict plusieurs autres œuvres méritoires et charitables, en l'eage de soixante-huict ans, plaine de vertus, rendist le dernier soupir l'an de grâce 1502, le 25e jour du mois de may. Priez Dieu pour son âme.

Inscription accompagnant autrefois la tombe d'Isabelle de Roubaix dans la chapelle de l'hôpital Sainte-Elisabeth, à Roubaix. Le monument se trouve aujourd'hui au musée de Roubaix. L'hôpital Sainte-Elisabeth était situé en face de l'église Saint-Martin. — Abbé Th. LEURIDAN, *Loco citato*, IV, p. 1121.

538. — HÔPITAL SAINTE-EUGÉNIE, à Lille, fondé en 1866.

1866-1874.

Inscription gravée au-dessus de la porte d'entrée de l'hôpital Sainte-Eugénie de Lille, et rappelant la durée des travaux de construction. Une plaque de marbre blanc, placée dans le vestibule porte les noms des bienfaiteurs de l'hôpital. — Abbé Th. LEURIDAN, *Loco citato*, II, p. 535.

539. — HOSPICE DU GRAND SAINT-BERNARD.

BARRY (du G[d] S[t] Bernard.)

Inscription gravée au-dessous d'un bas-relief représentant un Chien du Saint-Bernard, portant un enfant sur son dos; en arrière les bâtiments de l'hospice.

Il sauva la vie | à 40 personnes..... | Il fut tué par la 41eme !...

Inscription gravée au-dessous de la précédente. Au cimetière des Chiens, île de Robinson, près d'Asnières (Seine). — ER. WICKERSHEIMER, 9 octobre 1910.

540. — HOSPICE DES VIEUX-MÉNAGES, 1862.

François BAES, 1797-1862, fondateur de l'hospice des vieux ménages.

Inscription gravée sur une tombe du cimetière de l'Est, à Lille. — Abbé Th. LEURIDAN, *Loco citato*, II, p. 559.

541. — HOSPICE DE WATTRELOS, 1676.

La Commission administrative de Wattrelos aux bienfaiteurs des pauvres. Décision du 2 juin MDCCCLXXXVII. | L'abbaye de Saint-Bavon. | 1520. Catherine et Jeanne DESCAMPS. | 1676. Pierre de BISSCHOP et Marie-Anne LEZAIRE, sa femme, fondent l'hospice. | Jacques DE BISSCHOP, leur fils. | Ernest HORCEDEZ et SÉGARD. | 1771. Louis MOUTON et Marie Madeleine DE PRATTE, sa femme. | Louis-Joseph LEPOUTRE. | 1866. Philippe, Louis et Florentine BAYART. | 1876. Louis HENNION. | 1878. Caroline MULLIEZ. | 1879.

Lucie LIBERT, femme DUPONT. | 1887. Louis et Rosalie MEURISSE. | 1901. Auguste FOURLINNIE. | 1901. Famille BETTREMIEUX-DELESCLUSE. | 1901. Mme LEFEBVRE-SIX.

Inscription gravée dans la salle des délibérations de l'hospice de Wattrelos (Nord). — Abbé Th. LEURIDAN, *Loco citato*, IV, p. 1164.

542. — HÔTEL-DIEU D'ARPAJON, 1517.

+lā mil v[c] xvii fuz nomee marie pour | cervir en lostel dieu de chastres decouz mōlery.

Inscription de 2 lignes, gravée sur une cloche. Hôtel-Dieu de Chastres-dessous-Montlhéry, ville qui porte depuis 1720 le nom d'Arpajon (Seine-et-Oise). — F. de GUILLERMY, *Loco citato*, IV, p. 14.

543. — HÔTEL-DIEU DE BRIE-COMTE-ROBERT, 1208.

HOTEL-DIEU | FONDÉ PAR ROBERT DE FRANCE, | 2e COMTE DE BRIE | EN 1208, | RÉTABLI LE 5 MARS 1781.

Inscription de 5 lignes, gravée sur une plaque de marbre blanc, au-dessus de la porte de l'Hôtel-Dieu, à Brie-Comte-Robert (Seine-et-Marne).

L'Hôtel Dieu actuel n'occupe pas l'emplacement de celui qui fut fondé par Robert de France ; il existe encore de la chapelle de ce dernier, un beau portail gothique dans la rue des Halles. — ER. WICKERSHEIMER,28 août 1910.

544. — HÔTEL-DIEU DE VIENNE (Isère), 1266.

ANNO AB INCARNATIONE DOMINI MCCLXVI. XV CALENDAS MAII DEPOSITIO DOMINI IOHANNIS ARCHIEPISCOPI NOSTRI QVI TRES CAPELLAS VNAM IN HONORE B. MARIÆ ALTERAM IN HONORE SANCTI IOANNIS ET ALIAM IN HONORE SANCTI MAVRICII ET SANCTORVM MACHABEORVM A PARTE AVSTRALI INFRA SEPTA ECCLESIÆ MAIORIS BEATI MAVRICII CONSTRVXIT. QVI CASTRVM BASTIDE BASTIVIT ET MULTAS POSSESSIONES CIRCA ILLUD ACQVISIVIT. QVI CASTVM MANTALIÆ CVM REDDITIBVS ET POSSESSIONIBVS PLVRIBVS EIDEM ADIACENTIBVS ACQVISIVIT, QVI DOMVM DEI VIENNÆ AD PEDEM PONTIS RHODANI ÆDIFICAVIT ET VNDE SEX OPERA MISERICORDIÆ FIANT IBIDEM PERPETVO AD HONOREM DEI ET SUSTENTATIONEM PAVPERVM POSSESSIONES TERRAS ET REDDITVS ASSIGNAVIT. QVI COMITATVM ET PALATIVM VIENNENSEM SVPERIVS AB HVGONE DE PAGNEY DOMINO DE VIENNA PRÆTIO SEPTEM MILLIVM LIBRARVM VIENNENSIVM ACQVISIVIT. QVI ECCLESIAM ISTAM SANCTAM VIENNENSEM

SPONSAM SVAM ÆDIFICIIS MIRABILIBVS, HONORIBVS, MVNERIBVS ET IVRIBVS QVAMPLVRIMIS DOTAVIT. ET ECCLESIAM ROMANENSEM SIMILITER IN QVA QVIESCIT CORPORALITER DITAVIT ET ETIAM SVBLIMAVIT. QVI DOMVM SVAM ARCHIEPISCOPALEM VIENNENSEM CVM CAPELLA QVAM IBI SPECIOSAM CONSTRVXIT IN HONORE B. VIRGINIS ÆDIFICIIS NOBILIBVS ET CONQVEREMENTIS ALIIS AMPLIAVIT. QVI DOMVM ARCHIEPISCOPALEM ROMANENSEM ACQVISIVIT ET CAPELLAM IBIDEM IN HONORE B. KATHERINÆ VIRGINIS SVMPTVOSE CONSTRVXIT. ET VNDE IN DICTIS CAPELLIS CELEBRETVR PERPETVO PRO ANIMABVS PRÆDECESSORVM SVORVM SVCCESSORVMQVE SVORVM ARCHIEPISCOPORVM SERVITORIBVS REDDITVS ASSIGNAVIT. QVI BASILICAS B. MARIÆ DE VLTRA GERIAM ET B. MARIÆ VETERIS VIENNENSIS, SVMPTVOSIS DECORAVIT ÆDIFICIIS. QVI DOMVM DE FAYSINS CONSTRVXIT ET IVRA MVLTA REDDITVSQVE IBIDEM ACQVISIVIT. QVI CORPVS GLORIOSI MARTYRIS MAVRICII PATRONI SVI PERSONALITER REVELAVIT IN LOCO VBI IDEM MARTYR CORPORALITER REQVIESCIT VNDE MENTONEM EIVSDEM DICTÆ ECCLESIÆ APPORTAVIT ET IPSVM MENTONEM CVM VASE PRECIOSO IN QVO EST ET ORNAMENTA PONTIFICALIA VESTES SCILICET DUPLICES VIRIDES ET RUBEAS CAPPAS ET TAPETAS SERVITIO PRÆDICTÆ ECCLESIÆ DEPVTAVIT. QVI FESTVM REVELATIONIS DICTORVM MARTYRVM MAVRICII ET SOCIORVM EIVS IN DICTA PRÆSENTI ECCLESIA SOLEMNITER FIERI DECREVIT ET REFECTIONEM GENERALEM OB REVERENTIAM DICTI FESTI IPSA DIE SVPER PRIORATV DE BOGIIS SERVITORIBVS DICTÆ ECCLESIÆ PERPETVO ASSIGNAVIT CVM TRIBVS ANNIVERSARIIS QVÆ IN FINE SVO RELIQVIT. QVI DOMOS FRATRVM MINORVM VIENNÆ ET ROMANIS AC CAPELLAM SANCTI DOMINICI CVIVS COEMETERIVM AD SEPVLTVRAM PAVPERVM DECEDENTIVM IN DICTA DOMO VIENNÆ DECREVIT. ET PONTEM RHODANI ET PONTEM SANCTI MARTINI ET PONTEM LAVSONIÆ ET PONTEM ROMANVM SVPER ISARAM PRO MAIORI PARTE CONSTRVI PROCVRAVIT. QVI PRÆDICTVM TEMPLVM SEV DOMVM MAIOREM IN HONOREM SANCTORVM MARTYRVM MAVRICII SOCIORVMQVE EIVS A BONÆ MEMORIÆ D. INNOCENTIO PAPA QVARTO FERIA QVINTA IN ALBIS PASCHALIBVS ANNO DOMINI MILLESIMO DVCENTESIMO QVINQVAGESIMO PRIMO PERSONALITER OBTINVIT CELEBRITER DEDICARI NEC NON PERPETVIS FIRMISQVE INDVLGENTIIS PAPALIBVS HONORARI. FVIT AVTEM DOCTRINÆ VERITATIS PRÆDICATOR EXIMIVS RELIGIOSORVM HOSPES PRÆCIPVVS HVMILITATE QUIPPE SVBLIMIS MANSVETVDINE PLACIDVS PATIENTIA FORTIS BENIGNITATE AFFABILIS PIETATE CONDOLENS MISERICORDIA INNOCENS ET MULTIPLICI ELEEMOSINARVM IRRIGVO IN SVBVENTIONE AFFLVENS ÆGRORVM FŒLIX TEMPORALIVM GVBERNATOR COLLAPSORVM SPIRITVALIVM REPARATOR. ET VT GESTORVM EIVS FOELICIVM MVLTITVDINEM SVCCINCTA RELATIONE TEXAMVS SIC IESVM CHRISTVM FIRMA CREDVLITATE COGNOVIT ET

COGNITVM SINCERO CORDE DILEXIT AC DILECTVM TOTIS VOTIS CONCVPIVIT SIC ET IN FINE SVO AMAVIT QVOD MVNDO ET EIS QUÆ IN MVNDO SVNT PENITVS VILIPENSIS AD CŒLESTIA CVNCTIS STVDIIS ANIMVM VIBRAVIT. QVÆ AVTEM DE IPSO VIDEMVS HÆC TESTAMVR ET SCIMVS QVIA VERVM EST TESTIMONIVM. ORETIS PRO EO.

Inscription, qui n'aurait jamais figuré que sur les registres obituaires de l'église de Saint-Maurice, à Vienne (Isère) — A. ALLMER et A. de TERREBASSE, *Inscriptions antiques et du moyen-âge de Vienne en Dauphiné*, 2e partie, I, p. 365-374, et album, n° 423.

545. — MICHELI, P.-A.

PIER ANTONIO MICHELI

Inscription gravée sur le socle d'une statue en marbre blanc, un peu plus grande que nature, placée dans l'une des niches extérieures de la galerie des Uffizi, à Florence. MICHELI est représenté debout, perruque en tête, en habit de cour et gilet brodés, avec jabot de dentelle, culotte courte et bas de soie. Il a sur les épaules le manteau de docteur. De la main droite, il tient appuyé contre sa hanche un livre sur le dos duquel on lit : NOVA GENERA PLANTAR. Dans la main gauche, il tient une plante qu'il examine attentivement. A ses pieds, à gauche, des fleurs ressemblant à des Tulipes. Sur le côté gauche du socle on lit :

V. CONSA... | DI LVCCA | F. 1854

Le reste de la 1er ligne n'est pas visible. — R. BL., 17 avril 1911.

546. — PANTOLI, Domenico, XIXe siècle.

DOMENICO PANTOLI | MEDICO E CHIRURGO REPUTATISSIMO | DONÒ A QUESTA BIBLIOTECA | 8000 FRA VOLUMI STAMPE E RITRATTI | E A LO OSPEDALE | TUTTA LA SUA SOSTANZA.

Inscription de 6 lignes, gravée sur le socle d'un buste de marbre blanc situé à l'entrée de le Bibliothèque communale de Forli (Italie). Le buste ne porte pas de date ; il serait de 1810 ou 1820, au dire du gardien. — Gustave DUFOUR, ingénieur à Gênes, 27 avril 1911.

547. — REDI, Francesco, 1626-1697.

QUÌ NACQUE E ABITÒ | FRANCESCO REDI | INSIGNE LETTERATO E POETA | SOMMO NELLA MEDICINA | E NELLE SCIENZE NATURALI.

Inscription de 5 lignes, gravée sur une plaque de marbre blanc apposée sur la façade d'une villa isolée au milieu des jardins Redi, à quelques minutes d'Arezzo[1]. C'est dans cette villa que Redi est né ; elle appartient actuellement à M. Giuseppe Guadagni[1].

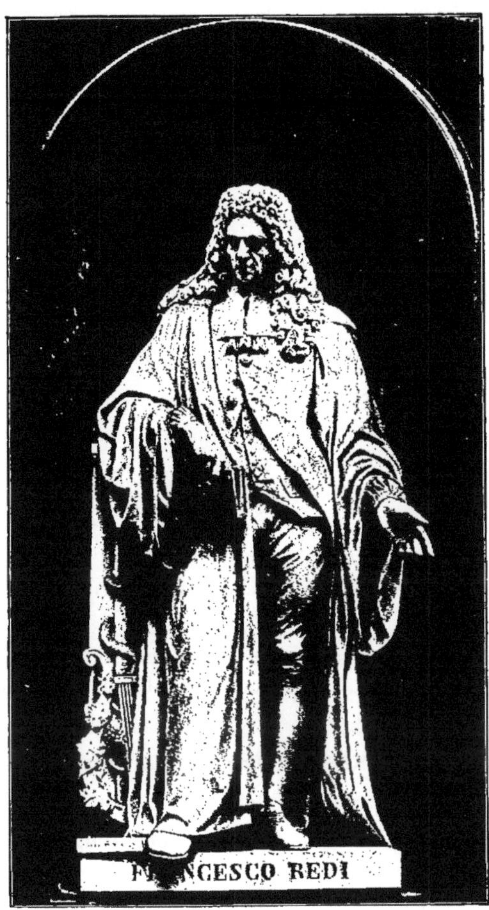

Fig. 8.

Redi est mort à Pise, dans la nuit du 28 février au 1er mars 1697. Il fut inhumé dans l'église de San Francesco, à Arezzo, sa ville

1. Cf. G. Franciosi, Arezzo. *Collezione di monografie illustrate. Serie 1a. Italia artistica, n° 41.* Bergamo, in-4° de 163 p. avec 199 fig. : p. 155, villa Redi.

natale. Son neveu, le bailli Gregorio REDI, lui fit élever un riche sépulcre de marbre, sur lequel on inscrivit ces seules paroles :

FRANCESCO REDI PATRITIO ARETINO GREGORIUS FRATRIS FILIUS.

J. GUIART a publié naguère une intéressante notice biographique sur REDI, illustrée de documents provenant de mes collections[1] ; il a complété ultérieurement cette notice par la publication d'une gravure représentant la statue en marbre blanc qui se dresse sous les arcades des Portiques des Offices, à Florence, dans la série des statues des Toscans célèbres. Cette statue (fig. 8) porte sur le socle l'inscription :

FRANCESCO REDI.

Plus tard, j'ai publié moi-même un autographe de l'illustre savant[2].

548. — MATTEUCCI, Antonio, † 1816.

ANTONIUS MATTEUCCI | HIC | FLORENTIAE. A. NANNONI. V. PRAECLARISSIMI AUDITOR | IBI. Q. PRIMUS CADAVER DISSECANDORUM MAGISTER | OMNIBUS AC PRAESERTIM PETRO LEOP. I. M. HETR. DUCI | VEL ACCEPTISSIMUS FUIT | DOMI PUBL. MUNERIBUS OPTIME FUNCTUS | IN CAESARINIANO GIMNASIO DOCTOR ANATOME TRADENDAE | PRIMUS Q INTER CHIRURGOS ET MED. IN MUNICIP DEDUCTUS | ATQUE NOSOCOMII COHORTIS AEMILIAE PRAEFECTUS | ANNOS NATUS VIX LXVII | IMPROVISO EXITU IDIBUS SEPTEMBR. A. MDCCCXVI.

Inscription de 12 lignes, gravée sur le socle d'un buste de marbre blanc conservé à la Bibliothèque communale de Forli (Italie). — G. DUFOUR, 27 avril 1911.

549. — REGNOLI, Camillo, XIXe siècle.

A | CAMILLO REGNOLI | CHIRURGO DEI PIÙ FAMOSI | IL MUNICIPIO.

Inscription de 4 lignes, gravée sur le socle d'un buste en marbre blanc, conservé dans la première salle de la Bibliothèque communale, au Palazzo degli studi, à Forli (Italie). — A. BRIAN, 27 avril 1911.

550. — REGNOLI, Giorgio, XIXe siècle.

A GIORGIO REGNOLI | CHIRURGO DEI PIÙ FAMOSI | IL MUNICIPIO.

Inscription de 3 lignes, gravée sur le socle d'un buste de marbre

1. J. GUIART, Notices biographiques. — II. Francesco Redi. 1626-1697. *Archives de Parasitologie*, I, p. 420-441, 1898 ; cf. p. 426. — Voir aussi *Archives*, V, p. 188, 1902 ; XIV, 1911.
2. R. BLANCHARD, Notes sur Fr. Redi. *Ibidem*, XIV, 1911.

blanc conservé dans la Bibliothèque communale de Forli (Italie). — G. DUFOUR, 27 avril 1911.

551. — TURRE, Jacopo di, † 1817.

JACOBUS A TURRE FOROLIV | MEDICUS. PHILOSOPHUS. GRAECA LINGUA PERERUDITUS | VIR INGENII ACERRIMI | QUI ARTEM HUMANAE SALUTIS PRAESIDEM | APUD PATAVINOS IN LYCEO MAGNO PROFESSUS | EDITIS QUOQUE DOCTRINAE MONUMENTIS | FAMAM PROROGAVIT AD POSTEROS | SUPREMUM DIEM FUNCTUS A. MDCCCXVII.

Inscription de 8 lignes, gravée sur le socle d'un buste moderne en marbre blanc, conservé à la Bibliothèque municipale de Forli (Italie). — G. DUFOUR, 27 avril 1911.

552. — MORGAGNI, G. B., 1682-1771.

MORGAGNI

Inscription sur la face antérieure du piédestal d'un monument en marbre blanc, dressé au milieu d'une cour grandiose du Palazzo degli Studi, à Forli (Italie). MORGAGNI est debout, vêtu d'une toge, coiffé d'une perruque et appuyé à un banc sur lequel sont posés deux volumes. De la main gauche, il tient un crâne humain ; de la droite, un stylet.

QUESTA STATUA | OPERA | DEL CAV. SALVINO SALVINI | FU DONATA | AL PATRIO MUNICIPIO | DAL COMM. PROF. CAMILLO VERSARI | E QUI POSTA | AD ESEMPIO | DELLA GIOVENTU STUDIOSA.

Inscription de 9 lignes, gravée à la face postérieure du piédestal du même monument, inauguré en 1875[1]. — Cf. n° 553. — André BRIAN, 27 avril 1911.

553. — MORGAGNI, G. B, 1682-1771.

IO. BAPTISTA. MORGAGNUS. FOROLIV. | DOCTOR. MEDIC. ATQ. ANATOMES. COMPARATAE | IN LYCEO. MAGNO. PATAVINO. | ERUDITIONIS. ET. LITTERARUM. GLORIA. INSIGNIS | IN. NOBILIORA. PER. EUROPAM. COLLEGIA. COOPTATUS | A. PONTT. MAXX. MAGNISQ. PRINCIPIB. GRATIA. ET HONORIBUS ACTUS | SCRIPTIS. INVENTISQUE. OMNIUM CONSENSU | ANTISTES. ANATOMICORUM. SAEC. XVIII HABITUS EST.

Inscription de 8 lignes, gravée sur le socle d'un buste en plâtre,

1. *Inaugurazione del monumento a G. B. Morgagni.* Forli, Tipografia democratica Danesi, 1875.

conservé dans la salle d'entrée de la Bibliothèque communale, au Palazzo degli Studi, à Forli (Italie). — Cf. n° 552. — André Brian, 27 avril 1911.

554. — VERSARI, Camillo.

A | CAMILLO VERSARI | MEDICO DI BELLA FAMA | IL MUNICIPIO | GRATO PER LA STATUA DI MORGAGNI | FATTA SCOLPIRE A SUE SPESE.

Inscription de 6 lignes, gravée sur le socle d'un buste en marbre blanc, conservé dans la première salle de la Bibliothèque communale, au Palazzo degli Studi, à Forli (Italie). — André Brian, 27 avril 1911.

555. — BUFALINI, Maurizio.

A MAURIZIO BUFALINI | MEDICO CELEBERRIMO | IL MUNICIPIO.

Inscription de 3 lignes, gravée sur le socle d'un buste en marbre blanc conservé dans la première salle de la Bibliothèque communale, au Palazzo degli Studi, à Forli (Italie). — André Brian, 27 avril 1911.

556. — HÔPITAL DES QUINZE-VINGTS, à Paris, 1680.

A LA MEMOIRE DE DAME MARIE LAMBERT FEMME | DE CHAMBRE DE LA REINE MERE DU ROI, VEUFVE | DE MICHEL DANSSE VIVANT ECUYER. | ELLE A ÉTÉ HONORÉE DES BONNES-GRACES ET | DE LA CONFIANCE DE LA REINE SA MAÎTRESSE, | ET ELLE A FAIT UN SAINT USAGE DE CETTE FA- | VEUR NE S'EN ÉTANT SERVIE QUE POR. LA GLOIRE | DE DIEU ET LE SOULAGEMENT D'AUTRUI. ENTRE | LES VERTUS QU'ELLE A PRATIQUÉES TOUTE SA | VIE D'UNE MANIERE EXEMPLAIRE LA CHARITÉ | A LE PLUS ÉCLATÉ, ET L'HOSPITAL-ROYAL DES | QUINZE-VINGTS DANS L'ENCLOS DUQUEL ELLE | A DEMEURÉ PLUSIEURS ANNÉES EN A RECEU | DES MARQUES PARTICULIERES. | ELLE A AUSSI FONDÉ EN CETTE EGLISE UNE | MESSE-BASSE, POUR ESTRE CELEBRÉE A PERPE- | TUITÉ, A QUATRE HEURES DU MATIN PAR CHACUN | JOUR OUVRABLE, AFIN QUE TOUS LES AVEUGLES | PUISSENT ENTENDRE LA MESSE AVANT QUE | D'ALLER A LA QUESTE ET A ORDONNÉ PLUSIEURS | AUTRES CHOSES, COMME IL EST PORTÉ PAR LE | CONTRACT FAIT ENTRE MESSIEURS LES GOU- | VERNEURS DU DIT HOSPITAL ET LA DITTE DAME | EN DATTE DU 7 FEVRIER 1667. PASSÉ PAR DE- | VANT GIGAULT ET SON COMPAGNON. | ELLE EST DECEDÉE LE 19 JANVIER 1680. | AAGÉE DE 79 ANS. | PRIEZ DIEU POUR LE REPOS DE SON AME. | Gravé par Liebaux.

Inscription de 29 lignes, gravée sur une plaque de cuivre de 65cm de hauteur, sur 48cm de largeur ; un double rang de larmes en forme l'encadrement ; il y a, de plus, une tête d'ange au bord supérieur, une tête de mort et deux ossements croisés au bord inférieur.

Marie LAMBERT avait épousé, en 1619, Michel DANSSE, originaire d'Espagne, apothicaire de la reine Anne d'Autriche. — F. de GUILHERMY, *Loco citato*, I, p. 673-674.

557. — HÔPITAL DES PETITES-MAISONS, à Paris, 1706.

LAN 1706 IAY ESTE REFONDVE HAVT ET PVISSANT SEIGNEVR HENRY FRANCOIS DAGVESSEAV ESTANT POVR LORS PROCVREVR GENERAL || LORAIN LE † GAY.

Inscription gravée sur la cloche de l'horloge anciennement placée dans le campanile de la chapelle de l'hôpital des Petites-Maisons, à Paris.

Cette cloche a été depuis transportée à l'hospice des Ménages, à Issy (Seine). — F. de GUILHERMY, *Loco citato*, I, p. 666.

558. — HOPITAL DE SAINT-CLOUD, 1787.

CHAPELLE DE L'HOSPICE | FONDÉE L'AN 1787 | PAR S. M. LA REINE MARIE ANTOINETTE.

Inscription de 3 lignes, en relief, sur la façade de la chapelle de l'hôpital de Saint-Cloud (Seine-et-Oise).

Un pavillon de cet hôpital porte le nom de pavillon Marie-Antoinette, un autre celui celui de pavillon d'Orléans. Dans l'église paroissiale de Saint-Cloud, s'élève une colonne rappelant le souvenir de la reine Marie-Antoinette. — ER. WICKERSHEIMER, 14 août 1910.

559. — HÔPITAL DU SAINT-ESPRIT, à Lille, fondé en 1650.

Icy repose le corps de vénerable et vertueuse dame Marie du Saint-Esprit DE PREUDHOMME DE CYSOING, fille de feu Nicolas, vivant écuier et bailly général de l'abbaye de St Calixte de Cysoing, et de feu damoiselle Marie d'AUTEL, première prieure, établie dans cet hôpital par Monseig. l'illustrissime François DE GAND, évêque de Tournay, laquelle après s'avoir bien acquitté de sa charge tant envers les religieuses que les pauvres dudit hospital l'espace de 18 ans, est décédée le 25 d'avril 1683, âgée de 57 ans. Priez Dieu pour son âme.

Inscription gravée dans le chœur de la chapelle de l'hôpital de Saint-Esprit, dont les bâtiments sont aujourd'hui englobés dans la manufacture des tabacs à Lille. -- Abbé Th. LEURIDAN, *Loco citato*, II, p. 527-528.

560. — HÔPITAL SAINT-JACQUES, à Lille, fondé en 1431.

Feu Me Jean Abbonnel, cui Dieu pardoint, en son vivant et au jour de son trépas conseiller et maître des comptes de Monseigneur le duc de Bourgogne et de Brabant, comte de Flandre, en cette ville de Lille, a fondé en ce présent hôpital une messe perpétuelle qui se dit en cescun jour de samedi, à l'heure que la cloquette des eschevins de ceste ville sonne et doit sonner du matin, et pour ce faire a donné et délaissié audit hospital deux maisons et héritages joignans ensemble qu'il avoit en la place des Patiniers en icelle ville ; et trespassa au mois de septembre l'an de grâce 1450. Priez Dieu pour l'âme de luy. Et afin de perpétuelle mémoire et pour l'entretenement de ladite messe, les exécuteurs de son testament ont ordonné ce présent épitaphe cy estre fait.

Inscription autrefois gravée en un endroit non désigné de l'hôpital Saint-Jacques, à Lille.

En cette chapelle de Saint-Jacques se décharge une messe à perpétuité le jeudy de chaque semaine, fondée par feue Marie-Péronne de Carnin, fille de Wallerand et de Péronne le Barbier, femme en premières noces de Jacques Robillard, suivant sa disposition passée par Guillaume Desbuissons, notaire, le 8 octobre 1692, pour le salut de leurs âmes et de leur parens et amis. R. I. P. Amen.

Inscription autrefois gravée dans la chapelle de l'hôpital. — Abbé Th. Leuridan, *Loco citato.*, II, p. 501-502.

561. — HÔPITAL SAINT-JEAN, à La Bassée (Nord), 1660.

Conditum MDCLX — Reconstructum anno MDCCCLV.

Inscription gravée au-dessus de la porte de l'hôpital Saint-Jean, à La Bassée (Nord). — Abbé Th. Leuridan, *Loco citato*, II, p. 882.

562. — HÔPITAL SAINT-JOSEPH, à Lille, 1733.

Dans le petit cimetier est inhumé le corps de messire Jean-Baptiste d'Héricour, prêtre, écuyer, natif de cette ville, décédé le 7 mars 1733, âgé de 76 ans, qui a fondé deux lits ou prébendes dans l'hôpital de S. Joseph, la première pour un pauvre prêtre du diocèse, avec faculté de sortir, l'autre pour un infirme ou chartrier ; un obit à perpétuité avec distribution de pains aux pauvres de cette paroisse. Priez Dieu pour son âme.

Inscription autrefois gravée contre le pilier de la chaire de l'église Sainte-Marie-Madeleine de Lille. — Abbé Th. Leuridan, *Loco citato*, I, p. 312.

563. — HÔPITAL SAINT-JULIEN, à Lille, 1321.

Dame Phane DENISE, fondatrice de l'hospital Saint-Julien, l'an 1321. | Omnia pauperibus quæ sua seque dedit.

Inscription peinte sur un portrait paraissant dater du XVIIe siècle, et conservé dans le local de l'administration des hospices, à Lille. La tombe de Phane DENISE se trouve au musée de Lille.

Le sieur Nicolon LY TOILLIER, agréant la fondation de sa mère, premier maistre et gouverneur, l'an 1324.

Inscription explicative d'un tableau conservé au même lieu. — Abbé Th. LEURIDAN, *Loco citato*, II, p. 500.

564. — HÔPITAL DE SAINT-PAUL, à Vienne (Isère).

VENITE PATER ENIM SVM MISERICORDIE | MARIA MATER MISERICORDIE | HOSPITALITATEM DILIGITE.

Inscription de 3 lignes, autrefois gravée sur des rouleaux que tenaient entre leurs mains les statues de Jésus-Christ, de la Sainte Vierge et de saint Paul, au milieu d'un groupe de pauvres agenouillés. Portail de l'Église de l'hôpital de Saint-Paul, à Vienne (Isère).

Ces statues, mutilées par les calvinistes en 1563, existaient encore en 1757. D'après une ancienne tradition, la construction de ce portail serait due à la libéralité de Thomas BECKET, archevêque de Cantorbéry. — A. ALLMER, et A. de TERREBASSE, *Loco citato*, 2e partie, II, p. 111.

565. — BAGNIS, Carlo, 1834-1879.

IN QUESTA SUA AVITA CASA | MORÌ IL 6 AGOSTO 1879 | IL DOTTORE IN MEDICINA E CHIRURGIA | CARLO BAGNIS | NATO IN TORINO IL 13 MAGGIO 1834 | — | PROFESSÒ CON ONORE BOTANICA MEDICA | NELLA UNIVERSITÀ DI ROMA | I MOLTI LAVORI SCIENTIFICI | PROFICUI AL PROGRESSO DELLA SCIENZA | OPEROSITÀ INSTANCABILE | MOLTEPLICE SAPERE | GLI PROCURARONO IN VERDE ETÀ | AMMIRAZIONE DEI DOTTI | LODI E PREMII | DA PIÙ ILLUSTRI ACCADEMIE D'EUROPA | LASCIÒ GRANDE EREDITÀ DI AFFETTI | PER LA BONTÀ DELL' ANIMO | PER LA NOBILTÀ ED ILLIBATESSA DI VITA | GLI AMICI A PERENNE MEMORIA.

Inscription de 19 lignes, les 5e et 6e séparées par un filet, gravée sur une plaque de marbre blanc apposée sur la façade d'une maison de la via Nazionale, à Aisone (Cuneo, Italie). — G. DUFOUR, 5 septembre 1911.

566. — CAMURRI, Pietro, † 1856.

A PIETRO CAMURRI | NATO A ROLO, LAUREATO IN BOLOGNA, | MEDICO | PER 10 ANNI IN LUZZARA, | PER 34 IN PARMA SUA SECONDA PATRIA, | PRESSO GL' INFERMI INSTANCABILE, | VERSO I POVERI GENEROSO, | CONTRO IL CHOLÈRA IMPAVIDO, | COLTO, INTEGRO, PIO, | CHIAMATO DAL SIGNORE DI 68 ANNI | IL 21 MAGGIO 1856, | LA VEDOVA E L'UNICA FIGLIA | IN AMARO LUTTO POSERO.

Inscription de 13 lignes, gravée en lettres noires sur une plaque de marbre blanc apposée près de la porte qui s'ouvre à l'extrémité du bras gauche du transept, dans la cathédrale de Parme. — R. Bl., 10 septembre 1911.

567. — FERRARI, Imerio, † 1859.

IMERIO FERRARI | VALENTISSIMO NELL' ARTE CHIRURGICA | M. L'A. 1859 LEGAVA 40. M. LIRE | COL NOME DELL' UNICA FIGLIA FRANCESCA | PERCHÈ A STUDIO DI PITTURA O DI ARCHITETTURA | RIMANESSE TRE ANNI IN ROMA | UN NATIVO DI CREMONA | QUI ACCASATO E NON FACOLTOSO.

Inscription de 8 lignes, gravée en lettres noires sur une plaque de marbre blanc apposée sous les arcades du Municipio de Crémone. — Camille Blanchard, 13 septembre 1911.

568. — FOGLIATO, Pietro, † 1616.

PIETRO FOGLIATO | EGREGIO IN MEDICINA E RELIGIOSISSIMO UOMO | CON TESTAMENTO DELL' A. MDCXVI | PER ONORE DELLA PATRIA DISPONEVA | CHE I POSSEDIMENTI PROPRII | FOSSERO DAL COMUNE GOVERNATI | IN BENEFICIO DI CREMONESI POVERI | ABILI A ENTRARE NEI COLLEGI DEI MEDICI O LEGGISTI.

Inscription de 8 lignes, gravée en lettres noires sur une plaque de marbre blanc apposée sous les arcades du Municipio, à Crémone. — André Brian, 13 septembre 1911.

569. — RIPARI, Pietro, 1802-1885.

Cospiratore ai primi albori della Giovane Italia | prode repubblicano al Vascello e a Villa Spada | galeotto per sette anni negli ergastoli papalini | medico in capo nella spedizione dei Mille | chirurgo sapiente sul Golgota di Aspromonte | a Giuseppe Garibaldi dilettissimo | PIETRO RIPARI | nel lungo ciclo di ottantatre anni di vita | sempre e fedelmente serviva | la patria la verità la gius-

TIZIA | ONORE ALLA SUA MEMORIA | — | NACQUE IN SOLAROLO RAINERIO IL 18 LUGLIO 1802 | MORÌ IN ROMA IL 15 MARZO 1885.

Inscription de 13 lignes, gravée en lettres noires sur une plaque de marbre blanc fixée sous les arcades du Municipio, à Crémone. — R. BL., 13 septembre 1911.

570. — SPERANZA, Carlo, XIXe siècle.

CARLO SPERANZA | COPIOSO SCRITTORE DI MEDICINA | PROFESSAVA NELLE UNIVERSITÀ DI PARMA E PAVIA | NEL 1862 DONAVA A QUESTA PATRIA SUA | I LIBRI PROPRII E LE INSEGNE DI PORTATE ONORANZE | E ANCOR A CREMONA PARMA PAVIA | FACEVA LASCITO DI PREMIO ANNUALE IN DANARO | PER OPERA ILLUSTRANTE L'ARTE SALUTEVOLE.

Inscription de 8 lignes, gravée en lettres noires sur une plaque de marbre blanc apposée sous les arcades du Municipio de Crémone. — R. BL., 13 septembre 1911.

571. — BALARDINI, Lodovico, 1796-1891.

IN QUESTA SUA CASA | FINÌ LA LUNGA OPEROSISSIMA VITA | LODOVICO BALARDINI | MEDICI CELEBRATO | PER PRATICI STUDI SULLA PELLAGRA | DA LUI STRENUAMENTE COMBATTUTA | — | NATO NEL 1796 MORI ADI 29 AGOSTO 1891 | PER D^{TO} M^{LE}.

Inscription de 8 lignes, gravée en lettres noires sur une plaque de marbre blanc apposée sur la façade de la maison portant le n° 4 de la rue Tosio, à Brescia. — R. BL., 14 septembre 1911.

572. — CHINELLI, Vicente, 1571.

MEDICI VICENTII CHINELLI | MDLXXI.

Inscription de 2 lignes, gravée sur une pierre tombale située au bas de la grande nef, dans l'église Saint-Jean-l'Évangéliste, à Brescia. — R. BL., 14 septembre 1911.

573. — FARIONI, Pietro, † 1679.

PETRVS FARIONVS | CHIRVRGVS GALLVS | MDCLXXIX.

Inscription de 3 lignes, gravée en lettres noires sur une pierre tombale, dans la nef gauche de l'église Saint-Jean-l'Évangéliste, à Brescia. — R. BL., 14 septembre 1911.

574. — CIRIMBELLI, Luigi, 1666.

LODOVICVS CIRIMBELLVS PHISICVS | MDCLXVI.

Inscription de 2 lignes, sur une pierre tombale encastrée dans le pavé de la nef gauche, dans l'église Saint-Jean-l'Évangéliste, à Brescia. — R. Bl., 14 septembre 1911.

575. — TENCHINI, Lorenzo, 1852-1906.

ABITÒ QUESTA CASA | IL DOTT. LORENZO TENCHINI | PROFESSORE INSIGNE DI ANATOMIA UMANA | NELL'ATENEO PARMENSE | L'ANTROPOLOGIA CRIMINALE | L'EBBE ILLUSTRE CULTORE | NACQUE E MORÌ IN BRESCIA | 1852-1906 | L'ASSOCIAZIONE MEDICA BRESCIANA | POSE | MAGGIO 1907.

Inscription de 11 lignes, gravée en lettres noires sur une plaque de marbre blanc apposée sur la façade de la maison portant le n° 8, via delle Antiche Mura, à Brescia. — R. Bl., 14 septembre 1911.

576. — CHOLÉRA A BRESCIA, 1836.

IL CONSIGLIO COMUNALE DI BRESCIA | TRAMANDA AI POSTERI | SOLENNE TESTIMONIANZA | CHE NELLA CALAMITÀ DEL CHOLERA | L'ANNO M.DCCC. XXXVI. | OGNI CLASSE DI CITTADINI | SI È SEGNALATA | PER OPERE STRAORDINARIE | DI CARITÀ E BENEFICENZA | AD ONORE ED ESEMPIO | DELIBERAZIONE DEL XXVIII. DICEMBRE M. DCCC. XXXVI.

Inscription de 11 lignes, gravée en lettres dorées sur une plaque de marbre noir apposée sous les arcades de l'hôtel de ville, à Brescia. — Cf. n°s 577 et 578. — R. Bl., 14 septembre 1911.

577. — BRUNELLI, A, ; FENAROLI, B. ; TERZI, F. — Choléra à Brescia, 1836.

A FERMO TERZI | I. R. CONSIGLIERE AULICO DELEGATO NELLA PROVINCIA | A BARTOLOMEO FENAROLI | PODESTÀ | AD ALESSIO BRUNELLI | ASSESSORE MUNICIPALE | CHE PER VIGILANZA PROVVIDENZA CONSIGLIO | L'ANNO DEL CHOLERA M. DCCC. XXXVI. | MERITARONO DALLA CITTÀ | RICORDAZIONE PERPETUA | IL CONSIGLIO COMUNALE DI BRESCIA | ACCLAMANDO DECRETAVA | DELIBERAZIONE DEL XXVIII. DICEMBRE M.DCCC. XXXVI.

Inscription de 13 lignes, gravée en lettres dorées sur une plaque de marbre noir apposée sous les arcades de l'hôtel de ville, à Brescia. — Cf. n°s 576 et 578. — R. Bl., 14 septembre 1911.

578. — GRANDINI, Ant. ; GRASSENI, G. ; PIRLO, A. — Choléra à Brescia, 1855.

A MEMORIA PERENNE | DI CITTADINA BENEMERENZA | PER DECRETO DEL COMUNALE CONSIGLIO | XVIII LUGLIO MDCCCLVI | SI SCRIVONO I NOMI | DI ALESSANDRO PIRLO PRO-PODESTA | ANTONIO GRANDINI E GIULIO GRASSENI | ASSESSORI MUNICIPALI | CHE DESOLANDO IL CHOLERA LA MISERA BRESCIA | NELL'ANNO MDCCCLV | IMPAVIDI SAGGI INDEFESSI | OPERAVANO IL PUBLICO BENE.

Inscription de 12 lignes, gravée en lettres dorées sur une plaque de marbre noir apposée sous les arcades de l'hôtel de ville, à Brescia. — C. Blanchard, 14 septembre 1911.

579. — SALINES DE PONTE GINORI, 1818.

HONORI | FERDINANDI. III. M. E. D. | QVOD. IV. NON. MAIAS. A. M. DCCC. XVIII. | VOLATERRANAS. SALINAS. A. LEOP. II. AVG. NVNCVPATAS | DIGNVS. PATRIA. GLORIA. FILIVS. INVISERIT | SCITE. OMNIA. AD. SAL. HEIC COMPARANDVM. INSPEXERIT | SOLERTIAMQ. ARTIFICVM. CONGIARIIS. EREXERIT | BARTHOL. FALCHIVS. PICCHINESIVS. EQVES. STEPHAN. | LOCI. ET. SALINATIONIS. OPERVM. PRAEFECTVS | QVEM. D. CLEMENTISS. SVMMA. BENIGNITATE. PROSECVTVS. EST | VOTIS. OMNIVM. MARMOR. AD. MEM. POSTERITATIS.

Inscription de 11 lignes, gravée en lettres noires sur une plaque de marbre blanc apposée sur la façade de l'établissement des salines de Ponte Ginori, près la station du chemin de fer de Volterra (Toscane). — Cf. nº 580. — R. Bl., 10 avril 1912.

580. — SALINES DE PONTE GINORI, 1773.

Petrvs. Leopoldvs. ab Avstria | M. E. D | Cvm. Etrvream. Svam. Perlvstrando | X. Cal. Majas. An. MDCCLXXIII | Salinas. Volaterranas. Inviseret | Artificibvs. Commodiori. Statione | Consvlendvm. Ratus | Has. Aedes. A. Fvndamentis. Erexit | Iisq. Qvi. Adversa. Valetvdine. Gravarentvr | Insvetam. In. Posterum. Largitionem | Mvnifice. Decrevit | Principis. Beneficentissimi. Providentiam | Ne. Sera. Ignoraret. Posteritas | Positvm. Feliciter. Momvmentvm | Opvs. Absolvtvm. A. D. MDCCLXXV.

Inscription de 15 lignes, gravée sur une plaque de marbre blanc apposée au pied de l'escalier du bâtiment servant d'habitation aux employés des salines de Volterra. — Cf. nº 579. — R. Bl., 10 avril 1912.

581. — FUMEROLLES D'ACIDE BORIQUE DE MONTEROTONDO.

MONUMENTO DI PERENNE ONORANZA | A PIETRO HŒFFER GIÀ FARMACISTA DELLA CORTE DI TOSCANA | E PAOLO MASCAGNI IL CUI SOLO NOME È UN ELOGIO | DEI QUALI IL PRIMO PER VIA DI CHIMICI ESPERIMENTI | SCOPERSE NEL 1777 | E CONFERMÒ IL SECONDO NEL 1779 LA

PRESENZA DELL' ACIDO BORICO | NEI LAGONI DI MONTEROTONDO. | — | IL CONTE DE LARDEREL EREDE DELLA FELICE SCOPERTA | CHE PARTORÌ E SPINSE A TANTO VOLO UNA INDUSTRIA IGNORATA | POSE NELL' ANNO 1850.

Inscription de 10 lignes, les 7e et 8e séparées par un filet, gravée en lettres noires sur une plaque de marbre blanc apposée dans la salle des archives de l'usine de Larderello, près Monterotondo. Au-dessus de l'inscription, deux médaillons ovales en marbre blanc, ornés chacun d'une couronne ouverte dans sa moitié inférieure. Le médaillon de gauche représente le buste de MASCAGNI, de profil à droite, surmonté de l'inscription P. MASCAGNI en lettres noires. Celui de droite représente HŒFFER de profil à gauche, surmonté de l'inscription P. HŒFFER en lettres noires.

La localité dite Larderello est constituée par l'usine et ses dépendances. Cette usine a été fondée par LARDEREL, un Français, anobli plus tard par le grand-duc de Toscane. Aristide ALBERT[1] dit dans quelles circonstances cette industrie prit naissance et la part qu'y prit mon grand-père par alliance, J. J. L. CHANCEL (1779-1837), pharmacien chimiste à Briançon, ancien préparateur du baron Thénard et inventeur des allumettes oxygénées. — Cf. nos 260-262. — R. BL., 10 avril 1912.

582. — EAUX DE CERVETERI, 1881.

MDCCCLXXXI | DERIVANDO LE ANTICHE ACQVE | DAGLI ACQVEDOTTI DELL' ETRVSCA CERE | DI RECENTE SCOPERTI | FV COSTRVITA | PER CVRA DI FILIPPO CALABRESI SINDACO | E DEGLI ASSESSORI | PIETRO ROSI E GIVSEPPE GIVLIMONDI | GIACOMO PANITONI INGEGNERE.

Inscription de 9 lignes, gravée en lettres noires sur une plaque de marbre blanc apposée au-dessus de la fontaine publique, sur la piazza Risorgimento, à Cerveteri. — R. BL., 12 avril 1912.

1. « Dans un voyage qu'il fit en Italie, CHANCEL découvrit dans les lacs de Toscane la présence de l'acide borique. Il songea à la fabrication du borax, ce qui eût été pour lui la source d'une fortune énorme. Mais un compatriote peu loyal, profitant de sa découverte et de ses confidences, prit les devants et mit l'inventeur dans l'impuissance de profiter des bonnes intentions du gouvernement en le devançant dans la location de ces lacs. Cet habile réalisa dans cette industrie une fortune colossale. Il fut anobli par le grand-duc de Toscane qui lui conféra le titre de marquis. » — A. ALBERT, *Biographie-bibliographie du Briançonnais, canton de Briançon*. Grenoble, in-8o de 256 p., 1895 ; cf. p. 110.

583. — GALEOTTO, Stefano, 17e siècle.

D. O. M. | STEPHANO | GALEOTTO | VITERBENSI | MEDICO. INSIG. | AMANTISS. FILII | MERITORVM | MEMORES | PARENTI OPT. | .P. P. | A. D. MDCXXV.

Inscription de 11 lignes, gravée sur une pierre tombale encastrée dans le pavé du chœur de l'église San Francesco, à Viterbe. Au-dessous de l'inscription sont gravées des armoiries. — R. Bl., 16 avril 1912.

584. — HÔPITAL DE CAPRANICA, 1860.

NOSOCOMIUM | SUB AUSPICIIS DIVI SEBASTIANI MARTIRIS | IAMDIU ERECTUM, ITERUM INSTAURATUM | ANNO D. MDCCCLX.

Inscription de 4 lignes, gravée en lettres noires sur une plaque de marbre blanc surmontant la porte d'entrée de l'hôpital de Capranica, près Rome. — R. Bl., 15 avril 1912.

585. — GENTILE DA FOLIGNO, 14e siècle.

GENTILI FVLCINATI | AETATIS SVAE | MEDICORVM PRINCIPI | AN. MDCCCCXI AB OBITV DLXIII.

Inscription de 4 lignes, peinte sur un socle en bois supportant le buste en plâtre de Gentile de Foligno. En toge de docteur, il tient dans la main droite un parchemin sur lequel on lit : *Consilium* | *in epidemia* | *Perusii.*

Ce buste, placé dans l'Aula magna de l'Université de Pérouse, a été inauguré en grande pompe, le 2 juillet 1911. L'invitation à la cérémonie portait cette formule en style lapidaire :

GENTILI | DOMO FVLGINIA INCOLÆ PERVSINO | MEDICORVM ÆTATIS SVÆ FACILE PRINCIPI | POST TOT SÆCVLA | TOT INGENIORVM EXCELLENTIVM INVENTA | ADHVC FAMA SVPERSTITI | QVEM MAGNÆ ANIMÆ PRODIGVM | TETERRIMA PESTIS | CONSILIO ADIVMENTOQVE ÆGRIS OPITVLANTEM | ABRIPVIT | XIIII KAL. IVLIAS AN. $\overline{M}$ $\overline{CCC}$ $\overline{XXXXVIII}$ | DOCTORES ATHENÆI PERVSINI | MAGISTERIO EIVS INLVSTRATI | IMAGINEM TANTI VIRI | IN AVLA MAXIMA DEDICAVERE | $\overline{VI}$ NON. IVLIAS AN. $\overline{M}$ $\overline{DCCCC}$ $\overline{XI}$ | EMMANVELE SELLA RECTORE | EODEMQVE POLITICÆ ADMINISTRATIONIS MAGISTRO | CVIVS REI MEMORIAM | POSTERITATI CONSIGNANDAM | CENSVERVNT.

Cette formule, disposée comme une inscription de 21 lignes, sera sans doute gravée sur le socle définitif, quand le buste aura été exécuté en marbre. — R. Bl., 19 avril 1912.

586. — ANTINORI, Orazio, 1811-1882.

IN QUESTA CASA NASCEVA | IL 23 OTTOBRE 1811 | ORAZIO DE MARCHESI ANTINORI | INTREPIDO ESPLORATORE AFRICANO | MORTO A LET MAREFIÀ NELLO SCIOA | IL 27 AGOSTO 1882 | IL PATRIO MUNICIPIO | ALTAMENTE AMMIRANDO | LE IMPRESE COMPIUTE DALL' ARDITO VIAGGIATORE | AD INCREMENTO DELLA SCIENZA E DELLA CIVILTÀ | Q. M. P.

Inscription de 11 lignes, gravée en lettres noires sur une plaque de marbre blanc fixée à la façade de la maison portant le n° 7 de la place Victor-Emmanuel, à Pérouse. — R. Bl., 20 avril 1912.

587. — HOPITAL DES CROISÉS A ASSISE. — Mort de saint François, 1626.

ANTIQVVM HOSPITALE CRVCIGERORVM | BEATVS FRANCISCVS DE MORTE PROXIMA CERTIFICATVS FECIT SE PORTARI IN LECTO AD SANCTAM MARIAM | DE PORTIVNCVLA. CVM AVTEM QVI PORTABANT EVM PERVENISSENT AD HOSPITALE DIXIT VT PONERENT | LECTVM IN TERRA ET FECIT VERTI LECTVM VT TENERET FACIEM VERSVS CIVITATEM ASISII, ET ERIGENS | SE PARVM BENEDIXIT EIDEM CIVITATI DICENS : BENEDICTA TV A DOMINO QVIA PER TE MVLTAE ANIMAE | SALVABVNTVR ET IN TE MVLTI SERVI ALTISSIMI HABITABVNT ET DE TE MVLTI ELIGENTVR AD REGNVM AETERNVM | ET HIS DICTIS PORTATVS EST AD SANCTAM MARIAM VBI EMIGRAVIT AD DOMINVM. IV NONAS OCTOBRIS A. D. MCCXXVI | EX SPECVLO PERFECTIONIS ET ACTIBVS B. FRANCISCI | — | LA SOCIETÀ INTERNAZIONALE DI STVDI FRANCESCANI IN ASSISI | POSE A. D. 1910.

Inscription de 10 lignes, les 8e et 9e séparées par un filet, gravée en lettres noires sur une plaque de marbre blanc apposée sur la façade d'une maison d'habitation appartenant à la famille Gualdi et située sur la route allant d'Assise à l'église Sainte-Marie des Anges, sur l'emplacement de l'ancien hôpital des Croisés.

L'inscription est surmontée d'un bas-relief en bronze, représentant saint François sur un brancard, soutenu par deux moines et bénissant la ville d'Assise ; deux autres moines sont au pied du brancard et pleurent. — R. Bl., 20 avril 1912.

588. — RUTILI, G., † 1799.

☧. MEMORIAE. ÆTERNAE. ☧ | FRANCISCI. PII. RVTILII. FIL. | SANCTI | PIENTINI | ANTISTITIS. SVANEN | OPTIMI. PROVIDENTISSIMI | ET. GEORGII. FR. EIVS. GERMANI | IN. PISANA. ACADEMIA | PHYSIOLOGIAE PROF. | SCRIP-

TIS. ET. ERVDITIONE | CLARI | LEVIRO. VENERANDO. Θ. MDCCXCIX | CONIVGI. CONCORDISS. Θ. MDCCCXXII | ANNA. SIMONELLIA | BENE. MERENTIBVS | CENOTAPHIVM. POSVIT.

Inscription de 16 lignes, gravée en lettres noires sur une plaque de marbre blanc fixée sur le mur droit de la cathédrale de Pienza. Entre les 10e et 11e lignes, un Poisson en marbre noir, tourné à gauche. A droite et à gauche des 10 premières lignes, une torche renversée et fumante, en marbre noir. — R. Bl., 21 avril 1912.

589. — MORT PAR SUITE DE L'EXTRACTION D'UNE DENT.

A ☧ Ω | QUI RIPOSANO LE MORTALI SPOGLIE | DI MARGHERITA CANALI | DI MARCO E DI MARIA ROVAGNATI NATIVA DI MUSICO | E DELLA DIOGESI DI MILANO | DI OTTIMA RELIGIONE ESEMPIO | DI FEDE COSTANTE CONIUGALE SPECCHIO | DI MADRE AFFETTUOSA MODELLO | E DA MORBO ATTACCO POLMONARE | E DALL'ESTRATTO DI UN INSANO DENTE | FU PER LEI ANTICIPATA E SOLLECITA MORTE IN VOLTERRA | IN ETÀ DI ANNI 35. NON COMPITI | AL CELO VOLAVA LI 8. GENNAJO 1839. | IL DI LEI MARITO GIUSEPPE ANTONIO RADAELLI | NEGOZIANTE MILANESE E SUO FIGLIO PIETRO DOLENTISSIMI | A MEMORIA DEL PERDUTO CERO OGGETTO | IL PRESENTE MARMO CONSECRARONO | E VOI CHE LEGGETE TAL MEMORIA | PREGATE PER LEI.

Inscription de 19 lignes, gravée en lettres noires sur une plaque de marbre blanc fixée à la façade de l'église San-Girolamo, près Volterra. — R. Bl., 23 avril 1912.

590. — VACCA BERLINGHIERI, Fr., 1732 - ?

FRANCESCO VACCA BERLINGHIERI | RESTAURATORE DELLA MEDICINA IPPOCRATICA | NELL'ATENEO PISANO | EBBE MENTE SERENA DI FILOSOFO | CUORE DI FILANTROPO | E CON OPERE MEDICHE LODATISSIME | TOLTÒ OGNI VALORE AI SISTEMI | TORNÒ LA SCIENZA | ALLA SCUOLA DELLA SAPIENTE NATURA | VIRTUOSO QUANTO DOTTO | PERDONÒ AI TRISTI CHE GLI AVVELENARONO LA VITA | NON D'ALTRO LIETO CHE DEGLI AFFETTI DOMESTICI | E V' EBBE PREMIO | RIVIVENDO NEL FIGLIOLO ANDREA | GLORIA IMPERITURA DELLA CHIRURGIA ITALIANA | LA TERRA DI PONSACCO | OVE NACQUE NEL 1732 | AD ONORARE LA MEMORIA DEL CITTADINO ILLUSTRE | PONE NEL 1881.

Inscription de 19 lignes, gravée en lettres noires sur une plaque de marbre blanc apposée sur la façade de la maison portant le n° 9, rue Vittorio Emanuele, et faisant face à l'église de Ponsacco.

IN QUESTA TERRA | NACQUE NEL 1767 A FRANCESCO VACCA BERLINGHIERI | IL SUO PRIMOGENITO LEOPOLDO | IL QUALE EDUCATO AGLI ESEMPI PATERNI | QUANDO AL CADERE DEL SECOLO | VIDE DISFARSI LA VECCHIA EUROPA | CONVINTO UNICA VIA DI SALUTE ALL'ITALIA | APRIRSI COLLE ARMI | LASCIATO L'INSEGNAMENTO DELLA FISICA | SEGUÌ SOLDATO LE FORTUNE DI FRANCIA | E COL GRADO DI TENENTE COLONNELLO | GUERREGIÒ IN PORTOGALLO | ANELANDO DI COMBATTERE LE BATTAGLIE DELLA PATRIA | MA A TANTO NON GLI BASTÒ LA VITA | E MORÌ SUL FIORE DELLA VIRILITÀ | LASCIANDO NOME ONORATO E SCRITTI PREGIATI | SULL'ARTE MILITARE | — | A LUI CHE SÌ DI LONTANO | PREVIDE I FATI D'ITALIA | I CONTERRANEI | POSERO QUESTO PIETOSO RICORDO | NEL 1881.

Inscription de 22 lignes, les 17e et 18e séparées par un filet, gravée sur une plaque de marbre blanc apposée à gauche de la précédente. — R. Bl., 23 avril 1912.

591. — ASSAROTTI, O.-G.-B., 1753 - ?. — Sourds-muets de Gênes.

IN QUESTA CASA | IL XXV OTTOBRE MDCCLIII | EBBE I NATALI | OTTAVIO GIOVAN BATTISTA ASSAROTTI | DELL' ORDINE DELLE SCUOLE PIE | CHE NEL MAGGIO DEL MDCCCI | FONDANDO IN QUESTA CITTÀ UNA SCUOLA PEI SORDOMUTI | TRASFORMATA NEL MDCCCXII IN ISTITUTO-CONVITTO | PRIMO IN ITALIA | APRIVA FRA IL PLAUSO DEL MONDO CIVILE | L'ERA DELLA REDENZIONE AI PRIVI D'UDITO E DI LOQUELA | — | IL COMUNE | A RICORDARE LE BENEMERENZE DELL'ILLUSTRE CITTADINO | NEL 1° CENTENARIO DELLA FONDAZIONE DELLA SCUOLA | DECRETAVA.

Inscription de 15 lignes, les 11e et 12e séparées par un filet, gravée en lettres noires sur une plaque de marbre blanc apposée sur la façade de la maison portant le n° 60, via dei Servi, à Gênes. — R. Bl., 25 avril 1912.

592. — ARCHICONFRÉRIE DE N.D. DES MALADES DE PARIS, 1864.

LES PÉLERINS | DE LA PAROISSE St LAURENT DE PARIS | ET DE L'ARCHICONFRÉRIE DE N. D. DES MALADES | ONT APPORTÉ ET OFFERT | À | N. D. DES ERMITES | CET HOMMAGE PERPÉTUEL DE LEUR FILIAL AMOUR | 14 JUIN 1864 | — | der hochgelobten | und vielgeliebten Mutter | Maria Einsiedeln | widmen sich | und dieses Denkmal | die Pilger | der Pfarrei St Lorenz aus Paris | und der Erzbruderschaft | Unsrer Lieben Frau der Kranken | den 14ten Juni 1864.

Inscription de 18 lignes, gravée sur une plaque de marbre fixée à droite de l'entrée principale, dans l'église du monastère de Sainte-Marie, à Einsiedeln (Suisse). Le grand lustre qui orne l'église a été donné par Napoléon III, en souvenir de sa mère, la reine Hortense. — Cf. n° 11. — Er. WICKERSHEIMER, 26 août 1912.

593. — HALLER, Arnold, † 1880.

ZUM ANDENKEN | AN | DR. ARNOLD HALLER | VON BERN, ARZT IN BURGDORF | UND SEINE WACKERN FÜHRER | PETER RUBI UND FRITZ ROTH | VON GRINDELWALD. | SIE VERLIESSEN GRINDELWALD DEN 14. JULI 1880 | ZU EINER HOCHGEBIRGSFAHRT | UND FANDEN AUF DER RÜCKREISE IM LAUTERAARGEBIET | EIN UNBEKANNTES GRAB. | ★ | DEM FREUNDE DIE ALTZOFINGER | ★ | QVEM. GENUIT VATEM. TEMPLO. NATURA. | RECEPIT.

Inscription de 14 lignes, gravée sur un bloc de granit; route de Grindelwald au glacier supérieur. — Er. WICKERSHEIMER, 23 août 1912.

594. — PESTE DE CÔME, 1630.

D. O. M. | HEV QVOT VNVS HIC TVMVLVS DOMOS CAPIT. | MIRACVLA MORTIS HÆC SVNT. | DE INGENTI NOVOCOMENSIVM COLONIA | QVAM FERA LVES AN. MDCXXX. ABDVXIT E MVNDO | HÆC SOLVM SVPERSTITVM CIVIVM CHARITAS | VNIRE POTVIT AN. MDCXXXVI ANALECTA. | VBI TAM MVLTI SVFFRAGIA POSTVLANT. | AVARVM VIATOR TE NOLO. | IVSTVS NON ES. SI NEGAS OMNIBVS. | QVOD VEL SINGVLIS DEBVISTI.

Inscription de 11 lignes, gravée sur une plaque de marbre fixée sur le mur de l'ossuaire, disposé près de l'entrée de l'église SS. Annunziata, à Côme.

SUFFRAGIO | PER I MORTI NELLA PESTE DEL 1630.

Inscription de 2 lignes, peinte en noir au-dessus de l'ossuaire. — Er. WICKERSHEIMER, 25 août 1912.

595. — EAUX DE SAN PELLEGRINO.

HAEC OMNIVM META : SALUS

Inscription en une ligne, gravée au-dessus de la source jaillissant dans le Kursaal de San Pellegrino (Italie). — R. BL., 11 sept. 1912.

596. — PAIOLA, Francesco, 1741-1816.

FRANCESCO PAIOLA | CELEBRE LITOTOMISTA | DEL SECOLO DECIMO OTTAVO | N. 1741 M. 1816 | AL MAESTRO DEL DEFVNTO SVO GENITORE | BARTOLAMMEO CAMPANA.

Inscription de 6 lignes, gravée sur une plaque de marbre blanc fixée au-dessous d'un médaillon de marbre représentant le buste de Fr. Paiola, de profil à droite ; au-dessous, une petite bande de marbre blanc, ajoutée ultérieurement, porte cette inscription

QVI POSTO NEL 1858.

Galerie du premier étage, palais des Doges, à Venise. — R. Bl., 21 septembre 1912.

597. — FONTAINE CRÉTET, PRÈS BRIANÇON.

A ÉTIENNE CRÉTET | COMTE DE CHAMPMOL | MINISTRE DE L'INTÉRIEUR | COMMANDANT DE LA LÉGION D'HONNEUR &A.&A. | SOUS LES AUSPICES DUQUEL ON A OUVERT | LA ROUTE DU MONT-GENÈVRE. | — | J. C. F. LADOUCETTE PRÉFET DES HAUTES-ALPES | MEMBRE DE LA LÉGION D'HONNEUR | ET DU CONSEIL GÉNÉRAL DU DÉPARTEMENT | 1808 | — | RESTAURÉE EN 1835. | FONDERIE DE VIENNE.

Inscription de 12 lignes tracée en lettres en relief sur une plaque de bronze fixée sur un cube de maçonnerie, au bas duquel jaillit une source. Ce monument est placé au bord et sur le côté droit de la route conduisant de Briançon au Montgenèvre, peu après le village de la Vachette, à la hauteur de celui des Alberts. Au-dessous de la plaque de bronze, on lit ces mots, gravés sur la pierre : RESTAUREE EN 1900. — R. Bl., 24 septembre 1912.

598. — BAILLARGER, 1809-1890.

Dr BAILLARGER | MEMBRE | DE | L'ACADÉMIE | DE | MÉDECINE | 1809-1890.

Inscription de 7 lignes, gravée sur la face antérieure du socle, ornée d'une palme sculptée en relief, d'un buste en bronze de Baillarger, de face.

FONDATEUR | DE LA SOCIÉTÉ | MUTUELLE | DES MÉDECINS ALIÉNISTES | DE FRANCE.

Inscription de 5 lignes, gravée sur la face latérale gauche du socle.

FONDATEUR | DE LA SOCIÉTÉ | MÉDICO-PSYCHOLOGIQUE | ET DES ANNALES | MÉDICO-PSYCHOLOGIQUES.

Inscription de 5 lignes, gravée sur la face latérale droite du socle. Cimetière du Montparnasse, à Paris. — Er. Wick., 24 avril 1910.

599. — BALME, Adolphe, † 1879.

À LA MÉMOIRE | D'ADOLPHE BALME, | DOCTEUR EN MÉDECINE | À St DENIS, | DÉCÉDÉ LE 2 JANVIER 1879 | A L'AGE DE VINGT-HUIT ANS, | REGRETTÉ | DE SA MÈRE INCONSOLABLE ET DE TOUS SES AMIS.

Inscription de 8 lignes, sur la face antérieure d'un buste en bronze de trois quarts à gauche, par : *Son ami Ch. Jumelin*. Cimetière du Père-Lachaise, à Paris. — Er. Wick., 22 mai 1910.

600. — BARRUEL, J.-P., 1780-1838.

... | BARRUEL JEAN PIERRE | *CHEVALIER DE LA LÉGION D'HONNEUR* | *CHEF DES TRAVAUX CHIMIQUES* | *A L'ÉCOLE DE MÉDECINE* | 1780 + 1838.

Inscription de 5 lignes, gravée sur une tombe du cimetière du Montparnasse, à Paris. Un buste de face orne le monument. — Er. Wickersheimer, 1er mai 1910.

601. — BATAILLARD, André, 1859-1891.

A LA CHÈRE MÉMOIRE | D'ANDRÉ BATAILLARD, D. M. P. NÉ A PARIS LE 30 NOVEMBRE 1859, | MORT DANS SA 32E ANNÉE, | 27 JUILLET 1891, A HONGAŸ (*TONKIN*) OÙ IL A CRÉÉ LE SERVICE MÉDICAL ET SANITAIRE | DE LA SOCIÉTÉ FRANÇAISE DE CHARBONNAGE DU TONKIN.

Inscription de 6 lignes, suivie d un filet, gravée sur une pierre tombale du cimetière du Montparnasse, à Paris. — Er. Wickersheimer, 1er mai 1910.

602. — BAUDRIMONT, E., 1821-1885.

E. BAUDRIMONT | DOCTEUR ES-SCIENCES | PROFESSEUR | A L'ÉCOLE SUPERIEURE DE PHARMACIE | MEMBRE DE L'ACADEMIE DE MEDECINE | DIRECTEUR DE LA PHARMACIE | CENTRALE DES HÔPITAUX CIVILS | CHEVALIER DE LA LÉGION D'HONNEUR | OFFICIER DE L'INSTRUCTION PUBLIQUE | 1821 † 1885.

Inscription de 10 lignes, suivie d'un filet, gravée sur une tombe du cimetière du Montparnasse, à Paris. — Er. W., 24 avril 1910.

603. — BAYLE, A.-L.-J., † 1858.

FAMILLE BAYLE | ANTOINE-LAURENT-JESSE BAYLE, | PROFESSEUR AGRÉGÉ DE LA FACULTÉ DE MÉDECINE | CHEVALIER DE LA LÉGION D'HONNEUR | DÉCÉDÉ LE 7 MARS 1858 À 59 ANS.

Inscription de 5 lignes, précédée d'une croix de Lorraine et suivie d'un filet, gravée sur une tombe du cimetière de Montparnasse, à Paris. — ER. WICKERSHEIMER, 5 mai 1910.

604. — BERLIÉ A.-J.-M.-A., 1825-1849.

RÉCOMPENSE NATIONALE | ICI REPOSE | BERLIE. | ALPHONSE, JEAN, MATHIEU, ALFRED, | NÉ À *PARIS* | LE 26 NOVEMBRE 1825, | INTERNE EN MÉDECINE | À L'HOSPICE | DE LA VIEILLESSE (FEMMES) | MORT DU CHOLÉRA | LE 13 MAI 1849 | DANS L'EXERCICE | DE SES FONCTIONS.

Inscription de 13 lignes, gravée sur un monument du cimetière du Montparnasse, à Paris. — ER. WICKERSHEIMER, 1er mai 1910.

605. — BERNARD, J.-B., † 1864.

Ici repose le corps de Monsieur Jean-Baptiste BERNARD, médecin, propriétaire, décédé à Hem le 30 mars 1864, âgé de 49 ans. R. I. P.

Inscription gravée sur le mur extérieur, côté de l'évangile, de l'église de Hem (Nord). — Cf. abbé Th. LEURIDAN, *Op. cit.*, III, p. 940.

606. — BERTHELOT, J.-M., † 1864.

J.-M. BERTHELOT | DOCTEUR EN MÉDECINE | CHEVALIER DE LA LÉGION D'HONNEUR | MÉDECIN DU BUREAU DE BIENFAISANCE | DÉCÉDÉ LE 3 JANVIER 1864 À L'AGE DE 64 ANS | *IN CHRISTO DEFUNCTIS.*

Inscription de 6 lignes, gravée sur une tombe de pierre, surmontée d'une croix en fonte. Ancien cimetière de Neuilly-sur-Seine. — ER. WICKERSHEIMER, 2 octobre 1910.

607. — BERTHOLLET, Claude-Louis, 1748-1822.

CLDE. LIS. | BERTHOLET. | PAIR DE FRANCE | GRAND OFFICIER | DE LA LEGION | D'HONNEUR, | DE L'ACADEMIE | DES SCIENCES & Ca | NE A TALLOIRE, | PRES D'ANNECY, | EN XBRE 1748. | MORT A ARCUEIL. | EN 9BRE 1822.

Inscription de 13 lignes, gravée sur une colonne de marbre blanc, haute de 1m 80 et surmontée d'un vase en bleu turquin d'un joli galbe, haut de 0m 35. Le tombeau est entouré d'une grille en fer forgé, à croisillons portant au milieu de la porte un beau monogramme Louis XVI des trois lettres L. C. B. Cimetière d'Arcueil.

L'inscription ci-dessus montre à quel point il est prudent de se méfier des inscriptions lapidaires :

Louis Claude BERTHOLLET [avec 2 L] est né à Talloire, le 9 novembre 1748 (et non en décembre) ; il est mort à Arcueil, le 6 décembre 1822 (et non en novembre). Il s'était fait recevoir docteur en médecine à Turin en 1763. — Dr L. LE PILEUR, 8 septembre 1903.

608. — BOUCHUT, Eugène, 1818-1891 ; BOUCHUT, H., † 1886.

DR BOUCHUT | 1818-1891.

Inscription de 2 lignes, gravée sur le socle du buste en bronze de BOUCHUT, par F. MOULY, 1883, ornant un monument du cimetière du Montparnasse, à Paris.

HENRY BOUCHUT | DOCTEUR EN MÉDECINE | LICENCIÉ ÈS-SCIENCES | ÂGÉ DE 24 ANS | DÉCÉDÉ LE 1ER AVRIL 1886

Inscription de 5 lignes, gravée au-dessous du médaillon en bronze, de profil à droite, de Henry BOUCHUT. Même monument. — Cf. n° 151. — ER. WICKERSHEIMER, 1er mai 1910.

609. — BOURBOUZE, J.-G., † 1889.

JEAN GUSTAVE BOURBOUZE, | CHEF DES TRAVAUX PRATIQUES | À L'ÉCOLE SUPÉRIEURE DE PHARMACIE, | CHEVALIER DE LA LÉGION D'HONNEUR, | OFFICIER DE L'INSTRUCTION PUBLIQUE, | DÉCÉDÉ LE 23 SEPTEMBRE 1889, | À L'ÂGE DE 64 ANS.

Inscription de 7 lignes, gravée sur une tombe du cimetière du Montparnasse, à Paris. — ER. WICKERSHEIMER, 5 mai 1910.

610. — BOURGOIN, Edme, † 1897.

DOCTEUR EDME BOURGOIN, DÉPUTÉ DES ARDENNES, | DIRECTEUR DE LA PHARMACIE CENTRALE | DES HÔPITAUX, | PROFESSEUR À L'ÉCOLE DE PHARMACIE, | MEMBRE DE L'ACADÉMIE DE MÉDECINE, ETC., | OFFICIER DE LA LÉGION D'HONNEUR. | DÉCÉDÉ LE 9 FÉVRIER 1897, | À L'ÂGE DE 60 ANS.

Inscription de 8 lignes, gravée sur une tombe du cimetière du Montparnasse, à Paris. — Er. Wick., 8 mai 1910.

611. — BOUSSINGAULT, J.-B., 1802-1887.

Jean Baptiste | BOUSSINGAULT, | né à paris | le 2 février | 1802, | décédé | le 11 mai | 1887.

Inscription de 8 lignes, gravée sur une tombe de marbre gris. Cimetière du Père-Lachaise, à Paris.

BOUSSINGAULT | membre | de l'institut.

Inscription de trois lignes sur le socle en marbre rouge, du buste en bronze de face, qui orne le monument, adossé contre une pyramide de marbre gris. — Er. Wickersheimer, 22 mai 1910.

612. — BOYER, baron Alexis, 1760-1833.

BOYER.

Inscription en relief, au-dessous du buste de Boyer, de face, par *Fessard, Paris 1834.* Au-dessous, en relief, un caducée d'Esculape. Cimetière du Montparnasse, à Paris. — Er. Wickersheimer, 5 mai 1910.

613. — BRÉBANT, Félicien, 1845-1907. — Institut Pasteur.

Félicien BRÉBANT | *architecte | de l'institut pasteur* | 1845 † 1907.

Inscription de 4 lignes, gravée en lettres dorées sur une tombe de l'ancien cimetière de Neuilly-sur-Seine. — Er. Wickersheimer, 2 octobre 1910.

614. — MARC, C.-C.-H, † 1840.

C. C. H. MARC, 1er médecin | de sa majesté le roi Louis Philippe. | *janvier 1840.*

Inscription de 3 lignes, gravée sur une tombe du cimetière Montmartre, à Paris. — Er. Wickersheimer, 27 mars 1910.

615. — MARESCHAL DE BIÈVRES, Georges, † 1736.

D. O. M. | Dame Marguerite Legras au jour de son décès | femme de défunt Pierre Silvy Bourgeois de | Paris, par son testament reçû par lange et | son confrere notaires à Paris le

23 DÉCEMBRE | 1706 ; A LÉGUÉ 100^{L}. DE RENTE PAR AN À PERPÉTUITÉ | POUR ÊTRE DÉLIVRÉES PAR QUARTIER DE 25^{L}. | CHACUN A UN SEUL PAUVRE HOMME OU FEMME | DES PLUS VIEUX DU VILLAGE DE CE LIEU DE BIÈVRE | INCAPABLE DE GAGNER SA VIE SUCCESSIVEMENT, | DONT LE CHOIX SEROIT FAIT PAR SON LÉGATAIRE | UNIVERSEL ET À SON DESFAUT PAR LE SEIGNEUR | OU CURÉ DE CEDIT LIEU, SANS QUE LAD. RENTE | PUISSE ÊTRE DIVERTIE À AUCUN AUTRE EFFET. | ET PAR ACTE PASSÉ DEVANT PERRET ET SON | CONFRERE AUSSI NOTAIRES À PARIS S^{R} MELCHIOR | SILVY BOURGEOIS DE PARIS, À PASSÉ TITRE | NOUVEL DE LAD. RENTE DONT IL EST TENU ET | DÉBITEUR EN LA MANIERE PORTÉE AUD. ACTE, | ET S'EST OBLIGÉ DE LA BAILLER, PAYER ET | CONTINUER A COMPTER DU 16 JANVIER 1721. | A L'AVENIR ÈS MAINS DES SEIGNEURS OU CUREZ | DE CEDIT LIEU PRÉSENS ET AVENIR. | *FAIT ET POSÉ PAR Mre GEORGES MARESCHAL CON^{er} | PREMIER CHIRURGIEN DU ROY, SEIGNEUR | DUD. BIEVRE.*

Inscription de 26 lignes, gravée sur une plaque de marbre noir de 1^{m} de hauteur sur 0^{m},63 de largeur, attachée au mur de la nef, à main droite, près des fonts baptismaux, dans l'église paroissiale de Saint-Martin, à Bièvres (Seine-et-Oise).

Les tombes, en marbre noir, de Georges MARESCHAL, et de sa femme, Marie ROGER, ont disparu du chœur de l'église de Bièvres, où elles occupaient la place d'honneur. — F. de GUILLERMY, *Loco citato*, IV, p. 250-251.

616. — MARGUE, J., † 1832.

Ci git | Jacques Margue médecin | qui au péril de ses jours— voulut ravir | au despotisme | la tête des Boriés | Goubin-Raoul et Gommier | Son amour ardent | pour la liberté | abrégea sa vie | et l'enleva à sa famille | et à ses nombreux amis | le 3 7bre 1832 | à l'âge de 37 ans.

Inscription de 14 lignes. Cimetière de Mâcon. — G. PROTAT, mars 1910.

617. — MARIT, J.-Jos., † 1875.

ICI REPOSENT | JEAN JOSEPH MARIT, | MÉDECIN INSPECTEUR | DE L'ARMÉE, | COMMANDEUR | DE LA LÉGION D'HONNEUR | DÉCÉDÉ A PARIS | LE 28 AVRIL 1875, | A L'ÂGE DE 58 ANS. | — | IL A PASSÉ | EN FAISANT LE BIEN. | *PRIEZ POUR LUI.*

Inscription de 12 lignes, la 9e et la 12e suivies chacune d'un filet, gravée sur une tombe du cimetière du Montparnasse, à Paris. — Er. Wickersheimer, 1er mai 1910.

618. — MARTIN-DESTOUCHES, A.-A., † 1850.

... | Antoine Aimé MARTIN-DESTOUCHES, | docteur en médecine, | ancien médecin du palais de Neuilly, | décédé a Neuilly le 1er février 1850, | a l'âge de 59 ans. | — | *PRIEZ POUR EUX.*

Inscription de 6 lignes, la 5e suivie d'un filet, gravée sur une tombe de l'ancien cimetière de Neuilly-sur-Seine. — Er. Wickersheimer, 2 octobre 1910.

619. — MARTIN-MAGRON, 1809-1870.

le. | docteur | MARTIN-MAGRON, | né. le. 16. janvier. 1809. | décédé. le 9 déc. 1870, | souvenir. universel. | regrets. éternels.

Inscription de 7 lignes. Le monument est orné d'un médaillon en bronze, représentant Martin-Magron, de profil à droite avec l'inscription :

le docteur c. martin-magron.

Cimetière du Montparnasse, à Paris. — Er. W., 1er mai 1910.

620. — MASSOL, Joséphine. — Hôpital Saint-Joseph, † 1900.

SPES UNICA | ici reposent | les FILLES de la CHARITÉ | de St VINCENT de PAUL | sœur Joséphine MASSOL | fille de la charité | supérieure de l'hopital saint-joseph | décédée le 26 février 1900 | agée de 64 ans—46 de vocation.

Inscription de 9 lignes, gravée sur une tombe du cimetière du Montparnasse à Paris. Plusieurs autres noms y sont gravés, ceux de religieuses ayant sans doute été attachées également à l'hôpital Saint-Joseph. — Er. Wickersheimer, 5 mai 1910.

621. — MATUSZYNSKI, J.-E.-A., 1808-1842.

ICI REPOSE | Jean Edouard Alexandre MATUSZYNSKI, | docteur en médecine, | chevalier de l'ordre militaire de Pologne, | né a Varsovie le 14 décembre 1808. | décédé a Paris le 20 avril 1842. | — | la terre est un exil, la vie est un songe | le ciel est notre patrie.

Inscription de 8 lignes, la 6e suivie d'un filet, gravée sur une tombe du cimetière Montmartre, à Paris. — Er. Wickersheimer, 24 mars 1910.

622. — MEFFREY, religieux de l'Hôpital de la Charité, à Paris, † 1718.

Cy gist f. Paschal | Meffrey religieux | de la charité de | paris ordre de saint | jean de dieu inhumé | sous cette tombe | le 9e aoust 1718. | *Requiescat in pace.*

Inscription de 8 lignes, gravée sur une pierre de l'église paroissiale de Saint-Remi, à Montévrin (Seine-et-Marne). — F. de Guilhermy, *Loco citato*, IV, p. 513.

623. — LEIDY, Joseph, 1823-1891.

Joseph Leidy MD LLD | 1823-1891 | Professor of Anatomy | in the University of Pennsylvania, | President Academy natural sciences | of Philadelphia | Curator of this Museum 1853 to 1891.

Inscription de 7 lignes, gravée sur une plaque de cuivre accompagnant un portrait à l'huile de J. Leidy, ainsi qu'une urne contenant ses cendres. Wistar Institute of anatomy, à Philadelphie, Pa. — R. Blanchard, 2 septembre 1907.

624. — LE MAOUT, J.-E.-M., † 1877.

ici repose | JEAN EMMANUEL MARIE | LE MAOUT, | docteur en médecine, | membre de la société botanique de france, | chevalier de la légion d'honneur, | décédé le 16 mai 1877, | dans sa 78ème année.

Inscription de 8 lignes, gravée sur une tombe de l'ancien cimetière de Saint-Germain-en-Laye. — Er. Wickersheimer, 4 septembre 1910.

625. — LE PIEZ, B.-C.-A, 1806-1879.

ici reposent | ... | bernardin charles albert | LE PIEZ, | docteur en médecine | chirurgien honoraire | de l'hopital | ancien adjoint au maire | chevalier de la légion d'honneur | 1806-1879. | ... | *PRIEZ POUR EUX.*

Inscription de 1 + 8 + 1 lignes, gravée sur une tombe de l'ancien cimetière de Saint-Germain-en-Laye.

FAMILLE LE PIEZ.

Inscription gravée sur la croix qui surmonte la tombe. — ER. WICKERSHEIMER, 4 septembre 1910.

626. — LEPRIEUR, Ch. † 1881.

DOCTEUR | CHARLES LEPRIEUR, | MÉDECIN MAJOR DE L'ARMÉE | MORT VICTIME DE SON DÉVOUEMENT | A SOUSSE (TUNISIE) | LE 28 DÉCEMBRE 1881 | A L'AGE DE 33 ANS.

Inscription de 7 lignes, gravée sur une tombe surmontée d'une croix. Cimetière du Montparnasse, à Paris. — ER. W., 24 avril 1910.

627. — LETEINTURIER, Alphonse, † 1874

... | A NOTRE FILS UNIQUE. | — | ALPHSE LETEINTURIER | *DOCTEUR EN MÉDECINE.* | 1ER INTERNE | AU CONCOURS DE 1866. | LAURÉAT DES HOPITAUX DE PARIS. | 4 MÉDAILLES | DE L'ASSISTANCE PUBLIQUE | DÉCÉDÉ LE 20 JUIN 1874 | DANS SA 32ÈME ANNÉE. | REGRETTÉ DE SA FAMILLE | ET DE TOUS CEUX | QUI L'ONT CONNU.

Inscription de 13 lignes, la 1re suivie d'un filet, gravée sur une tombe du cimetière Saint-Vincent, à Paris-Montmartre. — ER. WICKERSHEIMER, 10 avril 1910.

628. — LEVACHER Fr.-G., 1732-1816.

CINERIBVS | FRANCISCI. GVGLIELMI. LEVACHER | BRETELLIO. NORMANNORVM | VIRI. IN. CHIRVRGIA. CELEBERRIMI. EXPERIENTISSIMI | HIC. LVTETIÆ PARISIORVM | OB. MAGNA. INGENII. EXPERIMENTA | SODALIS. ET. CONSVLTOR. CŒTIBVS. MEDICIS. ADSCRIPTVS | HANNOVERENSI. NOTISSIMA. EXPEDITIONE. SEPTVENNI | PRINCEPS. ARTIS. INNVMEROS. CONSERVAVIT | A. FERD. I DVCE. ATHENAEVM. INSTITVENTE | ARCHIATRVS. CHIRVRGIAE. ET. OBSTETRICIAE. FACIENDAE | PVBLICEQ. TRADENDAE. HVC. ACCITVS | CAVSSA. ANATOMES. SOD. BONIS. ART. EXCOL. | NEAPOLI. PETITV. M. THERESIAE. IMP. AVG. | REGINAE. F. OBSTETRICHS. DECIES. OPTIME PRAESTITIS | INDE. PRAEMIA. HONESTISSIMA | A. GALLOR. REGE. TORQVEM. EQVITVM. MICH. ARCHANG. | PARISIIS. ET. PARMAE. HONOREM. NOBILIVM. RETVLIT | IDEM. MEDICIS. PHILOSOPHISQ. VTILISSIMA. CONSCRIBENS | QVAE. DEBITA. RELIGIONI. FAMILIAE. CIVIBVS. EXPLENS | FACVNDIA. LEPORE. SVAVIS. OMNIBVS | VIXIT ANNOS. LXXXIII. MENS. VI. D. XIV | DECESSIT. V. ID. IAN. A. MDCCCXVI. | ANTONIVS. F. ET. NEPOTES. FECC. | PARENS. OPTIME. DIGNISSIME | HAEC. TIBI. PRO. MERITIS. DAMUS.

Inscription de 26 lignes, gravée sur une pierre recouvrant la sépulture de F. G. LEVACHER, dans l'église de la Sainte-Trinité, à Parme. — Abbé R. TONANI, *Inscriptiones, Carmina, etc.* Parmæ, 1830; cf. I, p. 111. — Cav. I. LEVACHER. *Précis de la vie de F. G. Levacher.* Treviso, in-4°, 1910; cf. p. 23.

629. — LÉVÊQUE. Henry. — Hôpital de la Charité, Paris, 1650.

HENRY LEVESQUE, ESCUYER, | SIEUR DE LA LESSE, CONSEILLER, [NOTAIRE] SECRETTAIRE DU ROY ET DE SA | COUR DE PARLEMENT, LEQUEL | EST DECEDÉ LE 2E FEVRIER | 1649, A DONNÉ A CEST HOSPITAL | CENT LIVRES DE RENTE, PAR | SON TESTAMENT, DONT LUY | A ESTÉ FAICT DELIVRANCE, | PAR CONTRACT DE CE PASSÉ | LE 14E JOUR DE MARS 1650, | PAR DEVANT LEVES[Q]UE ET | LANGLOIS, NOTAIRES AU CHASTELET | DE PARIS, POUR PARTICIPER | AUX PRIERES DES RELLIGIEUX, | REQUIESCAT IN PACE.

Inscription de 15 lignes, gravée en lettres dorées sur une table de marbre noir, autrefois dans la chapelle de l'hôpital de la Charité, à Paris. — *Epitaphier du vieux Paris*, II, p. 507.

630. — LÉVESQUES, P.-Ch.-E., 1831-1897.

ICI REPOSENT | ... | LE CAPITAINE P. CH. EUGÈNE LÉVESQUES, | DOCTEUR EN MÉDECINE, | CHEVALIER DE LA LÉGION D'HONNEUR, | DÉCORÉ DE LA MÉDAILLE COLONIALE. | 1831-1897.

Inscription de 1 + 5 lignes, gravée en lettres noires sur une tombe du cimetière Montmartre, à Paris. — ER. WICK., 20 mars 1910.

631. — LEVRAUD, F.-B., † 1855.

F. BENJAMIN LEVRAUD, | DOCTEUR EN MÉDECINE DE LA FACULTÉ DE PARIS | MEMBRE DE L'ANCIENNE ACADÉMIE DE PARIS, | ET DE LA SOCIÉTÉ MÉDICALE D'ÉMULATION, | ANCIEN DÉPUTÉ DU DÉPARTEMENT DE LA CHARENTE. | MEMBRE DE LA LÉGION D'HONNEUR, | ANCIEN ADMINISTRATEUR DU BUREAU DE BIENFAISANCE | DU 11E ARROND^T DE PARIS, | DÉCÉDÉ LE 4 8BRE 1885, DANS SA 82E ANNÉE.

Inscription de 9 lignes, gravée sur une tombe surmontée d'une croix, au cimetière du Montparnasse, à Paris. — ER. WICKERSHEIMER, 24 avril 1910.

632. — L'HOMME, J.-B., † 1867 et RIVIÈRE, A., 1825-1877.

FAMILLE L'HOMME | — | ICI REPOSENT | JEAN BAPTISTE L'HOMME, | *CHEVALIER DE LA LÉGION D'HONNEUR* | JARDINIER EN CHEF DU JARDIN BOTANIQUE | DE LA FACULTÉ DE MÉDECINE DE PARIS | PENDANT 65 ANNÉES | *DÉCÉDÉ le 18 JUILLET 1867*, | *DÉCÉDÉ DANS SA 83ÈME ANNÉE* | REGRETTÉ DE SA VEUVE | ET DE SA FAMILLE | — | AUGUSTE RIVIÈRE, | NÉ LE 8 JANVIER 1825, | DÉCÉDÉ LE 13 AVRIL 1877, | JARDINIER EN CHEF DU LUXEMBOURG, | PROFESSEUR D'ARBORICULTURE, | DIRECTEUR DU JARDIN D'ESSAI A ALGER.

Inscription de 17 lignes, la 1re et la 11e suivies chacune d'un filet, gravée sur une tombe du cimetière du Montparnasse, à Paris. — Er. Wickersheimer, 5 mai 1910.

633. — LIOUVILLE, H., † 1887.

Henry LIOUVILLE, | DOCTEUR EN MÉDECINE, | DÉPUTÉ | MORT A PARIS LE 20 JUIN 1887, | A L'AGE DE 49 ANS.

Inscription de 5 lignes, gravée sur une plaque de marbre blanc, dans une chapelle dont le fronton porte en 2 lignes l'inscription :

SEPULTURE | LAURENT-RICHARD.

Cimetière Montmartre, à Paris. — Er. Wick., 23 mars 1910.

634. — LIRON, Jacques, † 1830.

ICI REPOSE UN HONNÊTE HOMME, | L'AMI DU PAUVRE ET DES GENS DE BIEN, | JACQUES LIRON, CHÉRURGIEN, | DÉCÉDÉ LE 30 MAI 1830. | — | PASSANT ! HONORE SA TOMBE. | IL HONORA L'HUMANITÉ | ⁓ | E. V.

Inscription de 7 lignes, la 4e suivie d'un filet, la 6e d'une accolade horizontale. Le T du mot PASSANT, dans la 5e ligne, laisse voir les vestiges d'un S, qu'il a remplacé. Ancien cimetière de Neuilly-sur-Seine. — Er. Wickersheimer, 2 octobre 1910.

635. — LISFRANC, Jacques, 1790-1847.

JACQUES | LISFRANC.

Inscription de 2 lignes, gravée sur la face antérieure d'un monument du cimetière du Montparnasse, à Paris. Le buste en bronze, de face, de Lisfranc, qui surmonte le monument, et les deux bas-reliefs en bronze qui en ornent les faces latérales, sont l'œuvre du sculpteur dunkerquois Carle Elshoect, et ont été exécutés en 1848. Le monument est en outre orné de quatre croix, et la balustrade de fonte qui l'entoure, de huit têtes de mort.

DERNIÈRE CAMPAGNE DE SAXE. | LEIPSICK. M.D.CCC.XIII

Inscription de 2 lignes accompagnant le bas-relief de la face latérale gauche : Lisfranc dans une ambulance de la Grande Armée, prenant le pouls d'un général couché sur un brancard.

LEÇONS DE CLINIQUE CHIRURGICALE. | À L'HOPITAL DE LA PITIÉ

Inscription de 2 lignes accompagnant le bas-relief de la face latérale droite, qu'elle explique ; sur la table du maître un pied humain.

SI LA CHIRURGIE EST BRILLANTE | QUAND ELLE OPÈRE, | ELLE L'EST ENCORE BIEN D'AVANTAGE | L'ORSQUE, | SANS FAIRE COULER LE SANG | ET SANS MUTILATION, | ELLE OBTIENT | LA GUÉRISON DU MALADE.

Inscription de 8 lignes, gravée sur la face postérieure du monument. — Er. Wickersheimer, 1er mai 1910.

636. — LONDE, Ch., Fr., 1822-1849.

RÉCOMPENSE NATIONALE | ICI REPOSE | LONDE | *CHARLES FRÉDÉRIC* | NÉ A ROUEN, | LE 22 MAI 1822, | INTERNE EN MÉDECINE | À L'HOSPICE | DE LA VIEILLESSE (FEMMES) | MORT DU CHOLÉRA | LE 18 MAI 1849 | DANS L'EXERCICE | DE SES FONCTIONS.

Inscription de 13 lignes, gravée sur un monument du cimetière du Montparnasse à Paris. — Er. Wickersheimer, 1er mai 1910.

637. — LUNEL, A.-B., † 1864.

+ | ICI REPOSE | ADOLPHE BENESTOR LUNEL | DOCTEUR EN MÉDECINE | MEMBRE DES ACADÉMIES IMPÉRIALES | DE CAEN ET DE CHAMBÉRY | MÉDECIN COMMISSIONNÉ PAR LE GOUVERNEMENT | POUR LES ÉPIDÉMIES CHOLÉRIQUES DE 1854 | SOCIÉTAIRE G^AL PERPÉTUEL DE LA SOCIÉTÉ | DES SCIENCES INDUSTRIELLES ARTS ET BELLES-LETTRES | DE PARIS, ETC. ETC. | DÉCÉDÉ LE 21 MAI 1864 | A L'AGE DE 42 ANS. | CRESCIT IN ADVERSIS VIRTUS.

Ce fut une ame d'or, et dans toute sa vie,
Ses mains pour ses amis, furent pleines de fleurs,
S'il s'envole sitôt vers une autre patrie,
C'est qu'il avait gardé pour lui seul tous les pleurs.

Inscription de 13 lignes et 4 vers, précédée d'une croix, gravée sur une colonne brisée. Cimetière du Père-Lachaise, à Paris. — Er. Wick., 22 mai 1910.

638. — LOMBARDELLO, Dionysio, 1583-1665.

DIONYSIO LOMBARDELLO SENENSI | RELIGIONE IN DEUM | IN SACRUM COENOBIUM FIDE | CHYMICAE ET PHARMACOPŒÆ ARTIS PERITIA | INSIGNI | CASINATES EX TESTAMENTO HÆREDES | POST TUMULI CONSORTIUM | PP. | VIXIT ANNOS LXXXIII CASINI L. | OBIIT VI DECEMBRIS MDCLXV.

Inscription de 10 lignes, gravée sur une plaque de marbre apposée dans la pharmacie du monastère des Bénédictins du mont Cassin. — *Ibidem*, p. 306, 1856.

639. — LORAIN, P.-J., 1827-1875.

Paul Joseph LORAIN, | Professeur à la Faculté de Médecine de Paris | Médecin de l'Hopital de la Pitié, | né le 27 janvier 1827, | mort le 24 octobre 1875.

Inscription de 5 lignes, gravée sur une tombe du cimetière du Montparnasse, à Paris. — Er. Wick., 1er mai 1910.

640. — LOUYER-VILLERMAY, J.-B.-E.-P., † 1837.

JEAN BAPTISTE ESPRIT PÉLAGE | LOUYER VILLERMAY | CHEVALIER DE LA LÉGION D'HONNEUR | MEMBRE DE L'ACADÉMIE ROYALE | DE MÉDECINE | — | 23 DÉCEMBRE 1837 — | CONCESSION A PERPÉTUITÉ.

Inscription de 7 lignes, les 5e et 6e suivies chacune d'un filet, gravée sur une tombe du cimetière Montmartre, à Paris. — Er. Wickersheimer, 23 mars 1910.

641. — MALGAIGNE, J.-Fr. 1806-1865.

J. F. MALGAIGNE | né le 14 fevrier 1806 | décédé le 17 octobre 1865. | ...

Inscription de 3 lignes, gravée sur une plaque de marbre blanc, à l'intérieur d'une chapelle du cimetière du Montparnasse, à Paris.

FAMILLES MALGAIGNE et LE FORT.

Inscription gravée au-dessus de la porte de la chapelle. — Er. Wickersheimer, 24 avril 1910.

642. — LUYS, Jules-Bernard, 1828-1897.

Docteur LUYS Jules Bernard | Membre de l'Académie de Médecine | Médecin honoraire | des hopitaux de Paris | Officier de la Légion d'Honneur | né le 17 avril 1828 | décédé le 21 aout 1897.

Inscription de 7 lignes, gravée sur une tombe du cimetière du Montparnasse à Paris. — Er. W., 8 mai 1910.

643. — MALESPINE, P.-V., † 1879.

ici repose mon bon et cher ami | Pierre Valmy MALESPINE, | docteur en médecine reçu par la faculté de paris, | chirurgien en chef d'une des ambulances de la presse | pendant la guerre de 1870 et 1871, | chevalier de la légion d'honneur, | décédé le 4 février 1879, dans sa 63ème année. | sa mort a été un profond chagrin | pour ses nombreux amis, | et leur a laissé les plus vifs regrets. | *PRIEZ POUR LUI.*

Inscription de 11 lignes, gravée au-dessous d'une croix en relief, sur une tombe du cimetière du Père-Lachaise, à Paris. — Er. Wickersheimer, 22 mai 1910.

644. — MARBAIX, D.-J. de, † 1826.

Ici reposent les corps du docteur Désiré-Joseph de Marbaix, chevalier de la Légion d'honneur, chirurgien-major (12 campagnes), décédé le 25 août 1826, âgé de 42 ans, et de son épouse, Adèle-Émilie Hautrive, décédée le 9 juin 1876, âgée de 77 ans. R.I.P.

Inscription gravée sur une tombe du cimetière de l'Est, à Lille. — Cf. abbé Th. Leuridan, *Op. cit.*, II, p. 558-559.

645. — LEMOIGNE, Alexis, 1821-1900.

ad | ALESSIO LEMOIGNE | biologo insigne | che primo in questa scuola | zootecnia insegnava | e ne fondava l'annesso | museo | Amici-Colleghi-Discepoli.

Inscription de 7 lignes, tracée en relief sur la partie moyenne d'une plaque de bronze portant d'autre part, en haut, un médaillon circulaire entourant le buste de Lemoigne, de trois quarts à gauche, et accompagné de chaque côté d'un léger feuillage et d'une gerbe d'épis stylisée ; en bas, d'une scène champêtre avec Cheval, Moutons, Vache, Porc et Oies, cette scène également relevée de fleurettes et d'épis sur les parties latérales. Au-dessus des épis de la partie inférieure, à droite, on lit : *E. Cassi*, signature du sculpteur.

Né à Parme de parents français qui étaient attachés à la cour grand-ducale de l'ex-impératrice Marie-Louise, Lemoigne opta pour la nationalité italienne ; il fut professeur de Zootechnie à l'École vétérinaire de Parme, puis à l'École supérieure d'agriculture de Milan et correspondant étranger de l'Académie de médecine de Paris. Le monument décrit ci-dessus est placé dans l'aula de l'Institut zootechnique créé par ses soins ; exécuté par voie de souscription, il a été inauguré le 14 janvier 1912. — R. Blanchard, 10 septembre 1912.

646. — ADAMS, Z.-B., 1829-1902.

TO THE MEMORY OF | ZABDIEL BOYLSTON ADAMS | 1829-1902 | SURGEON 32^{D}, CAPTAIN 56TH | MASSACHUSETTS INFANTRY | A FAITHFUL OFFICER IN THE WAR | WHICH PRESERVED THE UNION | AND DESTROYED SLAVERY | HIS COMPANIONS IN ARMS | OF THE COMMANDERY | OF THE STATE OF MASSACHUSETTS | OF THE | MILITARY ORDER OF THE LOYAL LEGION | OF THE UNITED STATES | HAVE HERE PLACED THIS TABLET | LEX REGIT ARMA TUENTUR.

Inscription de 16 lignes, en relief sur une plaque de cuivre apposée dans le corridor du premier étage, dans le bâtiment administratif de Harvard medical School, à Boston, Mass. — Dr Ch. A. Brackett, Newport, R. I.

647. — BRETONNEAU, TROUSSEAU, VELPEAU.

SOVSCRIPTION NATIONALE | A | BRETONNEAV | VELPEAV TROVSSEAV | LEVRS ELEVES LEVRS AMIS | L ASSOCIATION MEDICALE D'INDRE ET LOIRE | L ECOLE DE MEDECINE DE TOVRS | 30 OCTOBRE 1887.

Inscription de 8 lignes, gravée à la face postérieure du piédestal du monument de la Touraine, érigé dans le jardinet de la place de l'Archevêché, à Tours. La Touraine est représentée par une femme, statue en bronze, signée sur le socle à gauche : F. Sicard, 1880. A la face antérieure du piédestal, les médaillons en bronze de Bretonneau, Velpeau et Trousseau, disposés 1 et 2, les deux derniers chevauchant légèrement et se tournant le dos. — R. Blanchard, 9 avril 1884.

648. — AMPHITHÉATRE ANATOMIQUE DE LEIPZIG, 1704.

SENATVS. CONSVLTO. | RECTORE. | JOANN. CHRISTOPH. SCHACHERO. JC. | DECANVS. | JOANNES. BOHNIVS. | ET. COLLEGIVM. MEDICORVM. | SIBI. ET. SVIS. | HOC. THEATRVM. IMPETRAVERE. | A. AER. CHR. cIↄIↄCCIV. | CVRAVIT. ET. DEDIC. | JOANN. CHRISTIAN. SCHAMBERGIVS. | ANATOMICVS.

Inscription de 12 lignes, gravée au-dessus d'une fenêtre de l'amphithéâtre anatomique de Leipzig, édifié en 1704 et aujourd'hui disparu. — Cf. n° 173. — Cf. C. RABL, Geschichte der Anatomie an der Universität Leipzig. *Studien zur Geschichte der Med.*, Heft 7, p. 13.

649. — BROWN-SÉQUARD, Ch.-Ed., † 1894.

BROWN-SÉQUARD | CHARLES ÉDOUARD | DOCTEUR EN MÉDECINE | PROFESSEUR AU | COLLÈGE DE FRANCE | MEMBRE DE L'INSTITUT | 1ᴱ AVRIL 1894 — 77 ANS.

Inscription de 7 lignes, gravée en lettres dorées sur une pyramide de granit gris. Cimetière du Montparnasse, à Paris. — ER. WICKERHSEIMER, 1er mai 1910.

650. — BUSBEC, Auger, 1522-1592.

Auger BUSBEC, né à Comines en Flandre, en 1522, ambassadeur des empereurs Charles-Quint et Ferdinand I, à la cour ottomane, ministre éclairé, homme savant et honnête, l'ami des sciences et surtout l'ami de son pays. Au milieu de ses fonctions publiques, il employa les moments de son loisir à connaître les plantes et les animaux des environs de Constantinople et ceux de l'Asie Mineure et communiqua à la partie éclairée de l'Europe des manuscrits précieux et des plantes remarquables par leur beauté, parmi lesquelles on distingue le lilas et les tulipes. Il mourut en 1592, regretté de tous les gens de bien.

Inscription accompagnant le buste de BUSBEC, par PARMENTIER, dans le jardin de l'Université de Gand. — Cf. Abbé Th. LEURIDAN, *Op. cit.*, III, p. 1061.

651. — CAPURON, Joseph, † 1850.

ICI | REPOSE | *JOSEPH* CAPURON DOCTEUR MÉDECIN | DE LA FACULTÉ DE PARIS | MEMBRE DE L'ACADÉMIE | NATIONALE DE MÉDECINE

ET DE LA LÉGION | D'HONNEUR NÉ A LARROQUE S^T SERNIN, | — | MORT | A PARIS | A | 82 ANS | LE 23 AVRIL | 1850.

Inscription de 13 lignes, la 7e suivie d'un filet, gravée sur une croix du cimetière du Montparnasse, à Paris. — Er. Wick., 5 mai 1910.

652. — CAQUERAY, Comtesse de, supérieure de l'hospice des Enfants-malades, † 1842.

ICI | REPOSE | MARIE | THÉRÈSE | NICOLE | DE CAQUERAY, COMTESSE DE RAMFREVILLE, | RELIGIEUSE HOSPITALIÈRE | DE S^T THOMAS DE VILLENEUVE, | DÉCÉDÉE LE 3 DÉCEMBRE 1842 DANS SA 75^E ANNÉE | PREMIÈRE | SUPÉRIEURE | DE L'HOSPICE | DES ENFANTS | MALADES | DEPUIS 1814. | ELLE Y MOURUT | ENTOURÉE | DES PAUVRES | DONT | ELLE FUT | CONSTAMMENT | LE SOUTIEN. — | *SPERAVI IN TE DOMINE NON | CONFUNDAR | ÆTERNUM.* | priez Dieu | pour elle.

Inscription de 29 lignes, la 22e suivie d'un filet, gravée sur une croix du cimetière du Montparnasse, à Paris.

TRIBUT DE RECONNAISSANCE | ET D'ATTACHEMENT.

Inscription de 2 lignes, gravée sur le socle de la croix. La pierre tombale portait elle-même une inscription, devenue illisible. — Er. Wickersheimer, 1er mai 1910.

653. — CARLIER, Pl.-Th.-J., † 1858.

A la mémoire de Placide-Thomas-Joseph Carlier, médecin de l'hôpital de Seclin pendant 47 ans, décédé le 27 août 1858, à l'âge de 69 ans. Requiescat in pace.

Inscription gravée sur une plaque de marbre blanc, dans le chœur de la chapelle de l'hôpital Notre-Dame, à Seclin (Nord). — Cf. Abbé Th. Leuridan, *Op. cit.*, IV, p. 1238.

654. — CARTON, J.-Chr., XVIIIe siècle.

Ici en face repose le corps de Jean-Chrysostome Carton, fils de feu Maximilien, de l'ordre royal hospitalier et militaire du Saint-Sépulchre de Jérusalem, docteur en médecine, avocat au ci-devant Parlement des Flandres, et de feue Dlle Marie-Barbe Cousin, veuf de Dlle Marie-Joseph-Victoire Colle-Six, prêtre habitué de la paroisse Saint-Maurice de la ville de Lille, y décédé le premier de mai mil huit cent treize, âgé de soixante ans. Priez pour son âme.

Inscription gravée sur le mur extérieur de la sacristie de l'église d'Houplin (Nord). — Cf. Abbé Th. LEURIDAN, *Op. cit.*, IV, p. 1199.

655. — CASTEL, Martin, † 1666.

Icy gist honorable home Martin CASTEL, vivant licentiés ès médecinne et recepveur du marquisat de Roubay, lequel trespassa le 4 de mars 1666, eagé de 39 ans. Priez Dieu pour son âme.

Inscription gravée sur une pierre de l'ancienne église de Roubaix (Nord). — Cf. Abbé Th. LEURIDAN, *Op. cit.*, IV, p. 1105.

656. — CAYLA, L.-V., 1811-1864.

A LA MÉMOIRE | DE LOUIS VICTOR | CAYLA | 1811 † 1864.

Inscription de 4 lignes, gravée sur la face latérale gauche d'un monument de l'ancien cimetière de Neuilly-sur-Seine.

FAMILLE CAYLA.

Inscription gravée au-dessous d'une coupe où vient boire un Serpent, sur la face antérieure du même monument. — ER. WICKERSHEIMER, 2 octobre 1910.

657. — CELIER, Aymar, † 15.9, et CELIER, Antoine, † 1537.

CI · GIST ONESTE · HŌME · AYMAR CELIER . Ē · SŌ . VIVĀT SVRGIĒ . DE . VIĒNE. | QVI · TRESPASSA · LE · XXI · IOR | DE MAY · 15 · 9 · ET · AVSSI · SŌ . FILS . ĀTOINE · CELIER · SIRVRGIEN · DE · VIĒNE | QVI · TRESPASSA · LE · XXX · MAY. 1537.

Inscription de 4 lignes, gravée tout autour d'une pierre tombale à Vienne (Isère). Les écussons qui occupent les quatre coins du champ autour duquel est gravée l'inscription, renferment les initiales des défunts, E. C. et A. C., accompagnées d'étoiles et de croix, en forme de blason ou plutôt de marque de marchand. Au début de la troisième ligne, l'E du mot DE est gravé à l'intérieur du D. — Cf. A. ALLMER et A. de TERREBASSE, *Op. cit.*, 2e partie, II, p. 319, et Album, no 535.

658. — CAULIER, Michel, † 1718 et CAULIER, Joseph.

Icy devant l'autel de Saint-Michel sont inhumez les corps de Mre Michel CAULIER, rewart, licentié et médecin pensionnaire de cette ville de La Bassée, âgé de 88 ans, décédé le 22 de may 1718 ;

de dam[le] Marie-Florence CAMBIER, son épouse en premières noces, âgée de 19 ans, décédée le 8 de juin 165., de dam[le] Marguerite CRESPIN, son épouse en secondes noces, âgée de 43 ans, décédée le.. de juin 1679 ; de Me François-Joseph CAULIER, son fils, âgé de 23 ans, bachelier en théologie, décédé le 24 d'avril 1691 ; et de dam[le] Chrétienne CAULIER, sa fille, âgée de 60 ans, décédée le 19 d'avril 1715. Pour le repos de leurs âmes et de tous ceux et celles de sa famille sont fondez en cette église deux obits à perpétuité, le premier le 22 de..., le second la veille de saint Michel en septembre, chaque année, avec distribution à l'issue de chacun obit de 20 pièces de 2 patars à vingt pauvres y assistans ; suivant acte passé par devant notaires par le s[r] Joseph CAULIER, aussy licentié et médecin pensionnaire de cette ville, et dam[le] Marie-Susanne CAULIER, ses enfans survivans, ont affecté cette fondation à la... de cette même église paroissiale. C'est une sainte et salutaire pensée de prier Dieu pour les trépassés. Requiescant in pace.

Inscription gravée dans la chapelle de Notre-Dame de Pitié de l'église paroissiale de La Bassée (Nord). — Cf. Abbé Th. LEURIDAN, *Op. cit.*, III, p. 875.

659. — CHARRIÈRE, J.-Fr.-B., 1803-1876.

JOSEPH FRÉDÉRIC BENOIT CHARRIÈRE, F[T] D'INSTRUMENTS DE CHIRURGIE | OFFICIER DE LA LÉGION D'HONNEUR, NÉ A CERNIAT (SUISSE) LE 18 MARS 1803 | NATURALISÉ FRANÇAIS | DÉCÉDÉ A PARIS LE 28 AVRIL 1876.

Inscription de 4 lignes, gravée sur une plaque de marbre blanc, dans l'intérieur d'une chapelle, au-dessus de l'entrée de laquelle on lit :

FAMILLE CHARRIÈRE.

Cimetière du Montparnasse, à Paris. — ER. W., 1er mai 1910.

660. — REDI, Francesco, 1626-1697.

FRANCESCO REDI.

Inscription gravée sur le socle d'une statue en marbre blanc, de grandeur naturelle. REDI est debout, le bras droit appuyé sur une stèle présentant, sur la tranche et en long, l'inscription : P. COSTA. F. 1854. Le costume est celui du XVIIe siècle : habit de cour, culotte courte et bas de soie, gilet brodé, manchettes et rabat de dentelle, grande perruque. Par-dessus ce costume, robe de docteur avec rabat bifide. A droite de REDI, et dressés contre la stèle, un Serpent enroulé autour d'un bâton et une lyre ornée d'un pampre, le tout reposant sur un livre mis à plat et dont le dos, tourné vers le spectateur, porte gravé : BACCO IN TOSCANA.

Cette statue fait partie de la série de statues en marbre de Toscans célèbres dont la ville de Florence, de 1847 à 1856, a décoré les arcades du Portique des Offices. — Cf. n° 547. — R. BLANCHARD, avril 1911.

661. — CHARTIN, Jean, † 1489.

JEHAN CHARTIN FUT CYRURGIEN BARBIER
DU ROY LOYS UNZIESME JADIS
ESTANT DAUPHIN, HONESTE AUX FAITS ET DITZ
RAVY PAR MORT EST MIS EN CE TERRIER.
LED. TREPASSA LE 16 JUING 1489.
PUIS CATHERINE GERMÉ SA FEMME AUSSI
ET LEURS ENFANS ILS SONT EN SEPULTURE
AU REDEMPTEUR D'HUMAINE CREATURE
PLAISE DE TOUS AVOIR GRACE ET MERCY.
LAD. TREPASSA LE 7 D'OCTOBRE 1501.

Inscription de 10 lignes, gravée sur une pierre dans la grande galerie du grand cimetière d'Orléans. — Cf. Recueil de POLLUCHE, p. 8. Bibliothèque d'Orléans, ms. 461. — Dr GARSONNIN, Orléans, novembre 1909.

662. — CHOINET, Pierre, † 1476.

VOUS, PASSANS PAR CE CIMETIÈRE,
ACCUEILLEZ EN VOTRE PRIÈRE
PIERRE CHOINET, DUQUEL LE CORPS
CY-GÎT ENTRE LES AUTRES MORS.
AVEC UNG LINCEUL TOUT ENVERS
EST-IL ICI VIANDE AUX VERS.
MEDECIN ASTROLOGIEN
FUT-IL DU ROY TRÈS-CHRETIEN,
ET IL N'A PAS PU PAR SON ART
DE LA MORT ESCHIVER LE DARD.
AUSSI NE PEUT NUL QUEL QU'IL SOIT.
CHACUN PASSER PAR CE PAS DOIT,
ET QUAND L'AME EST DU CORPS PARTIE
RENDRE FAUT COMPTE DE LA VIE.
BIEN NOUS EN DOIT-IL SOUVENIR
ET EN BON ÉTAT NOUS TENIR,
CAR NUL NE SCET QUANT NE COMENT
NE QUEL SERA LE JUGEMENT.
LORSQUE CEULX QUI BIEN FAIT [AURONT
DU COSTÉ DIEU SE TROUVERONT.
N'OUBLIEZ PAS CE QU'EN CE LIEU
IL A FAIT EN L'HONNEUR DE DIEU,
POUR NOUS DE TOUS PÉCHEZ PURGER
ET A SALUT NOUS REDRÉCHER.
PASSANT DE LA MORT LE PASSAGE
L'AN · LXV · DE SON AAGE
ET DE JHESUS MIL QUATRE CENS
SOIXANTE SEIZE, PAR BONS SENS
IL FIT CETTE EPITAPHE ESCRIRE.
POUR CE, PRIEZ DIEU NOSTRE SIRE
QUE A LUI ET CEUX DU PURGATOIRE
OCTROIT VRAI REPOS EN LA GLOIRE.
AMEN.

Inscription de 32 vers + 1 ligne, gravée sur une pierre, jadis placée dans le porche, aujourd'hui sur le mur de la sacristie de l'église Notre-Dame, à Monville (Seine-Inférieure). — Cf. Abbé COCHET, *Répertoire archéologique du département de la Seine-Inférieure*, p. 284. — Jean KAULEK, *Louis XI est-il l'auteur du Rosier des guerres ?* Revue historique, XXI, 1883, p. 312-322.

663. — GAINGNIET, Pierre, XVI[e] siècle.

Par Contract passé pardeuant Estienne Boisneuf notaire Royal en la preuosté | & chastellenye de monlehery le xviii[e] Io[r] de Iuillet Mil v[c] iiii[xx] vii Les doyen | chantre chanoines & Chappitre de ceans se sont chargez & ont promis par eulx | & leurs Successeurs atousiours A honnorable homme M[e] Pierre Gaingniet | docteur en la faculté de medecine dem̃ a Linois & Iehanne Luillier sa femme | de faire dire chanter & celebrer en leglise de ceans A leur Intentiõ Vne haulte | Messe en l'honneur de Dieu & de Madame Ste Anne a diacre soubz diacre | deulx chappiers tous Reuestuz de chazuble Chappes & tunicque blanche & | ce tous les premier mardy de chũn mois de lan a perpetuité & non aultre | Iour fors que le Iour du mardy des ferriers de pasques qlle se pourra dire | le landemain ou le Iour precedant & ce deuant cest hostel et ymage de | ladicte Ste Anne & pour ce faire bailler deux cierges qui brusleront dessus | ledict hostel pendant ladicte messe & deux aultres sur les fosses & | sepultures desd fondateurs apres leur deceps & pendant leur Vye sur | la sepulture de deffunt Pierre Luillier pere de lad femme & en fin | dicelle messe aussy chanter libera deprofundis & oraisons acoustumees | en chappes noires sur les mesmes lieux & ainsi quil doiuent estre mis | lesd cierges Plus de fournir ornemens conuenables atout ce que dessus | & Affin daduertir toutes personnes lors que se dira lad messe Icelle | sonner ou fe sonner & tainter par trente coups continuelz en forme de | trentin par la grosse cloche de lad eglise Plus de chanter & celebrer cõme | dessus par chacun an le Iour & feste madame S[te] anne atel iour quelle | puisse escheoir Vne haulte messe aussy en lhonneur dicelle auecq telle | Solempnite ql appartient qui tiendra lieu po[r] lun desd mardy du mois & | pour Icelle dire auecq solempnite fe orner de paremens led hostel offrir | encens ainsi quil est acoustume & mettre deuant led hostel reuerdye & | Rameaulx fe Sonner les cloches & carillion la ueille &

le Iour dicelle feste Ste | anne & speciallem a la prose que lon dira a lad messe et lors de la celebration | dicelle De fe distribuer par le procur dud Chappitre apres le libera dit | ainsi quil est acoustume le sallaire & asistance des chanoynes qui assisterot | a Icelle & non a aultre le tout Moiennant la uente & constituon que lesd Gaingniet | & sa feme ont faite solidairem ausd doyen chanoines & Chapp par le mesme | contract de quatre escuz sol dix solz de Rente pendant la Vie desd fondateurs | & apres leur decedz Cinq escuz sol six solz tourn. Plus se sont Chargez lesd | doyen chantre chanoines & Chapp de ceste eglise par le mesme contract | de bailler & distribuer par aulmosne par chun an la some de six escuz a | Vng Predicateur home de bien docte & suffisant Choisy par lesdictz Srs qui | prechera & anoncera leuangille chun an en Icelle eglise pendant le temps de | Lauant & Caresme assauoir deux escuz sol por lauant & quatre escuz por le | Caresme & a Icelle predicat faire fe les prieres desd fondateurs les Iours de | dimanche et festes solempnelles & Iceulz Recommander aux gens de bien | faisant sa predication & speciallem le Ior de Pasques au sermon des trespassez | & oultre ce de dire chanter & celebrer par luy trois messes a lintenon desd | fondateurs scauoir lune le Ior de Noel la seconde le Ior de Pasques & la tierce le | Ior de la Nontiaon nre dame & enfin dicelle dire libera deprofundis & oraisons | acoustumees sur la fosse & sepultures desd fondateurs Laqlle deliuran desd | six escuz se fera en la presence daucuns parens & amys desd fondateurs | qui seront a ce fe appellez. Le tout moiennant pareille somme de six escuz de | Rente de laquelle lesd fondateurs ont faict don cesssion & transport par led | contract paiable apres le decedz desd fondateurs ausd Srs doyen chantre | chanoines & Chapp a prendre sur les heritages selon & ainsy que le contient | plus au long le contract dessus dacté.

Inscription de 52 lignes, gravée sur une pierre de 1m 51 de longueur sur 0m 86 de largeur, dans l'église de Linas (Seine-et-Oise).

L'encadrement du texte consiste en un simple filet ; au-dessous, on voit une élégante tête d'ange, aux ailes éployées, située entre deux branches de Laurier ; on voit en outre deux écussons qui ont été martelés, l'un aux armes du mari, l'autre parti des premières et de celles de la femme. — F. DE GUILHERMY, *Loco citato*, III, p. 723-725.

664. — GANNAL, J.-N., † 1852, et GANNAL, A., † 1905.

J. N. GANNAL | 1852. | — | A. GANNAL | 1905.

Inscription de 4 lignes, la 2e suivie d'un filet, gravée au-dessous d'une tête en bronze. Cimetière Montparnasse, à Paris.

J.-N. Gannal, célèbre embaumeur, a écrit une *Histoire des embaumements*. — Er. Wickersheimer, 1er mai 1910.

665. — GARNIER, J.-Fr., 1796-1865.

****** | A LA MÉMOIRE | DE JOSEPH FRANÇOIS | GARNIER | DOCTEUR EN MÉDECINE | MAIRE DE NEUILLY | NÉ LE V OCTOBRE MDCCXCVI | À GUIPAVAS-FINISTÈRE | MORT LE XX AOUT MDCCCLXV | AUX TERNES.

Inscription de 9 lignes, précédée de 6 étoiles, gravée sur un monument en pierre, en forme de pain de sucre.

OMNIA TENET

Inscription gravée au-dessous d'une coupe dans laquelle viennent boire deux Couleuvres à moitié enroulées autour d'un thyrse, figurée au-dessous de l'incription précédente.

PERTRANSIT BENEFACIENDO

Inscription gravée au-dessous d'un médaillon en pierre, où est représenté Garnier, en buste, de profil à droite ; face antérieure du socle du monument. Sur la face postérieure, un autre médaillon porte enlacées, en lettres majuscules, les trois initiales *J*, *G* et *G*. Ancien cimetière de Neuilly-sur-Seine. — Er. W., 2 octobre 1910.

666. — GELÉE, Jude, † 1715.

Sépulture du sieur Jude Gelée, Mc chirurgien juré de cette ville, décédé le 16 juillet 1715, âgé de 76 ans ; et dlle Marguerite Descamps, son épouse, décédée le 9 sept. 1716, qui ont fondé une messe à perpétuité tous les mercredis en cette chapelle et deux prébendes de 10 patars chacune par semaine à distribuer après lad. messe en faveur de deux pauvres suppost Mes chirurgiens ou veuves d'iceux. R. I. P. Amen.

Inscription autrefois gravée dans la chapelle de Saint-Salvator de l'ancienne église Saint-Étienne de Lille, aujourd'hui disparue. — Cf. Abbé Th. Leuridan, *Op. cit.*, p. 210.

667. — GAVARRET, L.-D.-J., † 1890.

Louis Dominique Jules GAVARRET, | professeur honoraire de la faculté de médecine, | ancien président de l'académie de médecine, | commandeur de la légion d'honneur, | décédé le 30 aout 1890 | dans sa 81eme année.

Inscription de 6 lignes, gravée sur une tombe du cimetière du Montparnasse, à Paris. — Er. Wickersheimer, 5 mai 1910.

668. — GAY-BELLILE, N.-A., 1828-1878.

nicolas | auguste | gay-bellile | docteur | en | medecine | 10 mars 1828 | 5 janvier 1878.

Inscription de 8 lignes, sur un grand monolithe surmonté d'un buste en bronze de Gay-Bellile, de trois-quarts à droite. Cimetière du Montparnasse, à Paris. — Er. Wick., 1er mai 1910.

669. — GHESQUIER, J.-P., † 1707.

Ici gist le corps du sr Jean-Pierre Ghesquier, maître et doyen des chirurgiens de cette ville, décédé le 2 d'aoust 1707, âgé de 42 ans et d'Elisabeth Vanbrunbeck, sa femme, décédée le 29 décembre 1734. R. I. P.

Inscription autrefois gravée dans l'église Sainte-Marie-Madeleine de Lille. — Cf. Abbé Th. Leuridan, *Op. cit.*, p. 272.

670. — GHESQUIÈRE, Antoine-Simon, † 1772.

Sépulture d'Antoine-Simon Ghesquiere, marchand apoticaire et ministre particulier de cette paroisse, décédé le 31 mars 1772 ; et de Caroline-Françoise Honoré, son épouse, décédée le 13 juillet 1774 ; et de leurs enfans....

Inscription autrefois gravée dans l'église Saint-André de Lille. — Cf. Abbé Th. Leuridan, *Op. cit.*, I, p. 332.

671. — GRANCHER, J.-J.-Fr., † 1843.

jean jacques françois GRANCHER | décédé pharmacien en chef | de l'hospice de la salpêtrière, | le 19 mai 1843, à l'âge de 59 ans.

Inscription de 4 lignes, gravée sur une tombe du cimetière du Montparnasse, à Paris. — Er. Wickersheimer, 1er mai 1910.

672. — GUÉRARD, J.-A., 1796-1874.

LE DOCTEUR J. A. GUÉRARD | MEMBRE DE L'ACADÉMIE DE MÉDECINE | NOYERS 25 NOVEMBRE 1796 — PARIS 20 JUILLET 1874.

Inscription de 3 lignes, gravée sur une tombe du cimetière du Montparnasse, à Paris. — Er. Wick., 5 mai 1910.

673. — GUIARD, R.-N.-J., † 1881.

A LA MÉMOIRE | DE | ROBERT NICOLAS JULES | GUIARD | DOCTEUR EN MÉDECINE, | MÉDECIN-MAJOR | AU 2e RÉGIMENT DE ZOUAVES, | MEMBRE DE LA MISSION FLATTERS, | MASSACRÉ LE 16 FÉVRIER 1881 | A L'AGE DE 30 ANS PAR LES TOUAREGS DU PAYS D'AÏR | DANS LE SUD DU DÉSERT DE SAHARA | — | *Ils ont affronté les périls et la mort pour hâter* | *la Civilisation de l'Afrique Centrale au profit de la* | *France et du Monde entier.*

Inscription de 15 lignes, les 12e et 13e séparées par un filet, précédée de l'insigne du service de santé militaire français et d'une palme, gravée en lettres dorées sur une plaque de marbre noir. Cimetière du Père-Lachaise à Paris. — Er. Wick., 22 mai 1910.

674. — GUIART, Claude, † 1667.

Clari non minus quam sapientis medici cor hoc marmore recondium scito. Vitam pauperibus egit modis omnibus beneficam, ægrois perutilem, amicis charissimam et unicuique, quod summum est, in exemplar merito proponendam. Ipsum annos sexaginta natum febris dierum septem, vigesima quinta septembris anni Domini millesimi sexcentesemi sexagesimi septimi, maximo omnium mœrore de medio sustulit, cujus dies optabantur æterni. Vixit inquam et sanctum sanctiori vitæ finem cupiens imponere, summi in sui erga pauperes argumentum, cadaver miro humilitatis affectu, communi militum hac in abbatia defunctorum sepulcro voluit absque discrimine mandari. Fuit olim Claudius Guiart, hospitalis regii Christianissimi regis exercituum medicus celebris et meritus, nunc autem lutum est et pulvis. Tuis ipsius animam habe precibus transeundo commendatam.

Inscription autrefois gravée à côté du réfectoire de l'abbaye de Loos (Nord), d'après le manuscrit 617 de la Bibliothèque municipale de Lille. — Cf. Abbé Th. Leuridan, *Op. cit.*, III, p. 818.

675. — GUYDIN, André, † 1663,

Cy gisent honorable home André GUYDIN, fils de César, vivant eschevin et doyen du corps des apoticaires et espiciers de cette ville de Lille, et damoiselle Jenne CARLIER, sa femme, lesquels ayant aumosné ce couvent et autres circumvoisins de toutes drogues et médicamens l'espace continue de 38 ans et plus, ont choisis soubz cette pierre leur sépulture, dont le premier ayant vescu 66 ans est décédé le 8 de juin 1663, et la dernière le 18 de septembre 1674, âgée de 73 ans. Priez Dieu pour le repos de leurs âmes.

Inscription autrefois gravée dans le chœur de l'église du couvent des Frères-mineurs de Lille, aujourd'hui démoli. — Cf. Abbé TH. LEURIDAN, *Op. cit.*, II, p. 447.

676. — HAUSER, Caspar, 1812-1833.

HIC JACET GASPARD HAUSER, ENIGMA SUI TEMPORIS. | *ignota nativitas, occulta mors.*

Inscription de 2 lignes, gravée sur une pierre tombale recouvrant les restes d'un enfant trouvé, atteint de démence. Cimetière d'Anspach. — *Poliorama pittoresco*, Naples, p. 372, février 1838.

677. — HAYASHI, Tsouna.

TSOUNA HAYASHI | MÉDECIN INSPECTEUR GÉNÉRAL | DE L'ARMÉE JAPONAISE.

Inscription de 3 lignes, gravée sur un monument du cimetière du Montparnasse, à Paris, où est gravée également une inscription en caractères japonais. — ER. WICKERSHEIMER, 1er mai 1910.

678. — HAYÈRE, J.-Th., 1811-1876.

... | ICI SONT DÉPOSÉS | LES RESTES MATÉRIELS | ET TRANSFORMABLES | DE JOSEPH THOMAS HAYÈRE, | MÉDECIN PHARMACIEN | CHEVALIER DE L'ORDRE DU CHRIST | DE PORTUGAL | FONDATEUR PRÉSIDENT D'HONNEUR | MEMBRE TITULAIRE | DE NOMBREUSES INSTITUTIONS | SCIENTIFIQUES ET HUMANITAIRES | DE FRANCE ET DE L'ÉTRANGER | NÉ À PARIS LE 9 DÉCEMBRE 1811, | ET DONT L'AME | APRÈS 65 ANNÉES DE SÉJOUR | SUR CET HÉMISPHÈRE | S'EST SÉPARÉE DE SON CORPS | LE MARDI 5 DÉCEMBRE 1876.

Inscription de 18 lignes, gravée sur une tombe du cimetière de Belleville, à Paris. — Er. Wick., 17 avril 1910.

679. — HENNINGER, Arthur, 1850-1884.

Arthur HENNINGER | professeur agrégé | à la faculté de médecine de paris | professeur à l'école de physique | et de chimie | 7 aout 1850. — 8 nov. 1884.

Inscription de 6 lignes, gravée sur une tombe du cimetière du Montparnasse, à Paris. — Er. Wick., 24 avril 1910.

680. — HÉNOT, Joseph, 1796-1852.

À la mémoire | de Joseph HÉNOT | *chirurgien principal de 1re classe | officier de la légion d'honneur* | Metz 1796-1852.

Inscription de 5 lignes, gravée sur une tombe du cimetière du Montparnasse, à Paris. — Er. Wick., 1er mai 1910.

681. — HENRIET, Léon, 1848-1885.

Léon HENRIET | *chirurgien des hopitaux de paris* | 24 novembre 1848-18 septembre 1885.

Inscription de 4 lignes, gravée sur une tombe du cimetière du Montparnasse, à Paris. — Er. Wick., 24 avril 1910.

682. — HERVY, Osmin, 1815-1861.

École supérieure | de pharmacie de paris | A OSMIN HERVY | 1815-1861 | préparateur de l'école | mort victime de la science | *sa famille, ses maîtres, | ses condisciples, ses amis*

Inscription de 8 lignes, gravée sur une tombe du cimetière du Montparnasse, à Paris. — Er. Wickersheimer, 24 avril 1910.

683. — HUE, René, † 1875.

A la mémoire des maîtres, prieures et religieuses de cet hôpital, décédés depuis l'an 1779 : | ... | M. René Hue, décédé le 7 mai 1875, âgé de 28 ans, médecin de l'hospice pendant 5 ans.

Inscription gravée dans le pavé, devant le chœur de la chapelle de l'hôpital Notre-Dame, à Seclin (Nord). — Cf. Abbé Th. Leuridan. *Op. cit.*, IV, p. 1235-1237.

684. — HUNTINGTON, C.-P., — Faculté de Médecine de Boston.

COLLIS P. HUNTINGTON | MEMORIAL | LABORATORIES | FOR | INSTRUCTION AND RESEARCH | IN PATHOLOGY AND | BACTERIOLOGY | ERECTED IN 1904 | THROUGH THE | MUNIFICENCE OF | ARABELLA D. HUNTINGTON | LIFE IS SHORT | AND THE ART LONG | THE OCCASION INSTANT | EXPERIMENT PERILOUS | DECISION DIFFICULT.

Inscription de 16 lignes, gravée sur une plaque de marbre apposée à l'extérieur du bâtiment pour la bactériologie et la pathologie, à Harvard medical School, à Boston, Mass. — Dr CH.-A. BRACKETT, Newport, R. I.

685. — HUGUIER, 1804-1873.

HUGUIER | CHIRURGIEN DES HOPITAUX | MEMBRE DE L'ACADEMIE DE MEDECINE | OFFICIER DE LA LEGION D'HONNEUR | 1804-1873.

Inscription de 5 lignes, suivie d'un filet, sur un monument du cimetière du Montparnasse, à Paris. Ce monument est orné d'un médaillon en bronze, représentant HUGUIER de trois quarts à gauche.

.DOCTEUR. HUGUIER.

Inscription gravée sur le médaillon. — ER. WICK., 24 avril 1910.

686. — HUZARD, J.-B., † 1838, et HUZARD, J.-B., † 1878.

ICI REPOSENT | HUZARD (JEAN BAPTISTE), | MEMBRE DE L'INSTITUT, | (ACADÉMIE DES SCIENCES), | DE L'ACADÉMIE DE MÉDECINE, | DE LA SOCIÉTÉ CENTRALE D'AGRICULTURE, | INSPECTEUR GÉNÉRAL DES ÉCOLES VÉTÉRINAIRES | CHEVALIER DE LA LÉGION D'HONNEUR, | ET DE ST MICHEL, | DÉCÉDÉ LE 1ER DÉCEMBRE 1838, | A L'ÂGE DE 83 ANS. | ... | HUZARD (JEAN BAPTISTE), | MEMBRE DE L'ACADÉMIE DE MÉDECINE, | TRÉSORIER PERPÉTUEL HONORAIRE | DE LA SOCIÉTÉ CENTRALE D'AGRICULTURE, | MEMBRE DU CONSEIL DE SALUBRITÉ DE LA SEINE | DE LA SOCIÉTÉ D'ENCOURAGEMENT | POUR L'INDUSTRIE NATIONALE | DE LA SOCIÉTÉ D'HORTICULTURE, | DE LA SOCIÉTÉ VÉTÉRINAIRE 8 CA 8 CA | OFFICIER DE LA LÉGION D'HONNEUR, | DÉCÉDÉ LE 5 AVRIL 1878, | A L'ÂGE DE 85 ANS.

Inscription de 11 + 12 lignes, gravée sur une tombe du cimetière du Père-Lachaise, à Paris. — ER. WICK., 21 août 1910.

687. — ISAMBARD, L.-E., 1845-1904.

Enfant du peuple, je l'aime et l'estime trop pour jamais devenir son courtisan.

Inscription gravée sur le socle d'une statue portant la signature MISEREY, inaugurée à Pacy-sur-Eure, le 7 novembre 1909. ISAMBARD est représenté assis, la jambe gauche croisée sur la droite, les bras croisés et appuyés sur la cuisse gauche.

ISAMBARD | 1845-1904.

Inscription de deux lignes, sculptée en relief à la face antérieure du piédestal supportant la statue. Sur les côtés, un caducée.

ISAMBARD LOUIS-ÉDOUARD | DOCTEUR EN MÉDECINE | MAIRE DE PACY 1882-1904 | CONSEILLER GÉNÉRAL 1880-1904 | DÉPUTÉ DE L'EURE 1890-1904 | témoignage de reconnaissance de ses concitoyens, de ses électeurs et de ses amis.

Inscription gravée à la face postérieure du socle. — L. BIGOT, sous-préfet de Bernay, mars 1910.

688. — JANSSENS, Pierre, † 1681.

Icy repose le corps de Pierre JANSSENS, maître chirurgien juré de la ville de Lille, lequel est décédé le 24 may 1681, âgé de 60 ans ; et celuy de Michelle GENVARE, sa compagne, laquelle est décédée le 24 d'aoust 1673, âgée de 58 ans.

Inscription autrefois gravée dans la chapelle Saint-Liévin de l'ancienne église Saint-Étienne de Lille, aujourd'hui disparue. — Cf. Abbé Th. LEURIDAN, *Op. cit.*, I, p. 188.

689. — JOGUES, Antoine, † 1715. — Hospice général d'Orléans.

DOM | ICY REPOSENT LES CORPS D'ANTOINE JOGUES | ADMINISTRATEUR DE LHOPITAL GENERAL DORLEANS | ET DE DAME MARIE SINSON | SON EPOUSE, | PLUS RECOMMANDABLES PAR LEUR PARFAITE UNION ET | LEUR PIETÉ SINCERE QUE PAR LES BIENS | QU'ILS ONT POSSEDÉS | ELLE DECEDA LE 18 MAY 1701 ÂGÉE DE 39 ANS | IL LUY A SURVÊCU PLUSIEURS ANNÉES | JOIGNANT À LA DOUCEVR ET A LHUMILITÉ | LA PRATIQUE DES BONNES ŒUVRES | SUR-TOUT | UNE CHARITÉ SINGULIERE ET ÉCLAIRÉE ENVERS LES PAUVRES | UN ZÈLE ARDENT POUR LA MAISON DE DIEU | QUI LUY A FAIT RÉPANDRE ABONDÃMENT | SES LIBERALITEZ SUR CETTE EGLISE SA PAROISSE | IL TOMBA EN APOPLEXIE LE JOUR DE PASQUES | SUR LES HUICT HEURES DU SOIR | ET SA MORT QU'IL AVOIT PRÉVEUE ET PRÉDITE | ARRIVA LE MARDY SUIVANT 23 AVRIL | 1715 | AGÉ DE 60 ANS | *Requiescant in Pace.*

Inscription de 24 lignes, gravée en lettres dorées sur une plaque de marbre noir, apposée dans la 5e chapelle à gauche de l'église Notre-Dame de Recouvrance, à Orléans.

CAVEAU | CONSTRUIT | AU MOIS D'AVRIL | M. DCC. LXXVII | POUR LES DESCEN. | DANS DE M. ANTOINE | JOGUES ET QUI LEUR | APPARTIENT. | — | *L'ÉPITAPHE* DE | LEUR PERE EST | A UN DES PILLIERS | DU CŒUR DE | CETTE EGLISE.

Inscription de 13 lignes, les 8e et 9e séparées par un filet, gravée sur une pierre tombale placée dans le pavé de la même chapelle, au pied de l'épitaphe ci-dessus. — R. BLANCHARD, 21 avril 1910.

690. — JOUBERT DE L'HIBERDERIE, † 1888.

AU DOCTEUR | JOUBERT DE L'HIBERDERIE | DÉCÉDÉ LE 3 AVRIL 1888 | ÂGÉ DE 82 ANS | LA SOCIÉTÉ NATIONALE | D'HORTICULTURE | DE FRANCE.

Inscription de 7 lignes, gravée sur une tombe du cimetière du Montparnasse, à Paris. — ER. WICKERSHEIMER, 24 avril 1910.

691. — BOURGEOIS, P. ; LA BAILLE, Bl. — Hôpital de la Charité, Paris, 1733.

AD MAJOREM | DEI GLORIAM. | DAMOISELLE PERRINE BOURGEOIS, | VEÜVE DU SIEUR BLAISE LA BAILLE, | MARCHAND BOURGEOIS DE PARIS, A, PAR SON | TESTAMENT PASSÉ DEVANT JUDDE | ET DESPLASSES, NOTAIRES AU CHÂTELET DE PARIS, LE 28E | DECEMBRE 1731, FONDÉ A PERPETUITÉ EN CETTE | EGLISE DES RELIGIEUX DU CONVENT HÔPITAL | DE LA CHARITÉ 30 MESSES BASSES DE *REQUIEM.* | PAR CHACUN AN, SÇAVOIR UNE TOUS LES 14 | DE CHACUN MOIS, JOUR DU DECEDS DE SON DEFFUNT | MARY, ET UNE TOUS LES 9 AUSSI DE CHACUN | MOIS, JOUR AUQUEL LADITE TESTATRICE EST | DECEDEE, ET LES SIX AUTRES LES 6 FEVRIER, | 6 AVRIL, 6 JUIN, 6 AOUST, 6 OCTOBRE ET 6 DECEMBRE, POUR LE | REPOS DES AMES DE SES ENFANS ; ET ENCORE | DE FAIRE DIRE A PERPETUITÉ TOUS LES 9 DE | JANVIER DE CHAQUE ANNÉE, PAR LES PAUVRES | MALADES DE CET HOPITAL, UN *PATER* ET UN *AVE* | A SON INTENTION, SE RECOMMANDANT, | AU SURPLUS, AUX BONNES ŒUVRES ET PRIERES DES | DITS RELIGIEUX DE CETTE MAISON, POUR LESQUELS | ELLE A TOUJOURS EU | UNE TRES PARTICULIERE | ESTIME COMME ETANT PERE ET MERE DE | FRANÇOIS DE PAULE LA BAILLE, L'UN D'ICEUX | RELIGIEUX. CETTE FONDATION FAITE MOIENNANT | 100 LIVRES DE RENTE RACHEPTABLE DE CELLE DE 2000 LIVRES, | LE TOUT SUIVANT QU'IL EST

PLUS AU LONG EXPLIQUÉ | PAR LE CONTRACT DE FONDATION, PORTANT | QUITTANCE, PASSÉ DEVANT DE SAINT JEAN, QUI EN A LA | MINUTTE, ET SON CONFRERE, NOTAIRES AU CHÂTELET DE | PARIS, LE 10 JANVIER 1733, FOURNYE AU SIEUR GOBLET, | L'AINÉ, MARCHAND BONNETIER, SON GENDRE ET EXECUTEUR | DE SON TESTAMENT, QUI A FAIT POSER CETTE | EPITAPHE. PRIEZ DIEU POUR LE REPOS DE LEURS | AMES, UN *DE PROFUNDIS*.

Inscription de 38 lignes, gravée sur une table de marbre blanc, cintrée dans la partie supérieure, autrefois dans la chapelle de l'hôpital de la Charité, à Paris. — *Epitaphier du Vieux-Paris*, II, p. 510.

692. — LABARTHE, Paul, 1844-1894.

DOCTEUR | PAUL LABARTHE | ✪ I. | 1844-1894.

Inscription de 4 lignes, gravée sur le socle d'un buste en bronze, de trois quarts à droite, par PARIS. Cimetière du Montparnasse, à Paris. — ER. WICKERSHEIMER, 5 mai 1910.

693. — LABRIC, A., 1794-1859, et LABRIC, N.-A., 1824-1894.

FAMILLE LABRIC | DOCTEUR ARISTIDE LABRIC, | *MÉDECIN DE L'HOSPICE DES MÉNAGES* | *CHEVALIER DE LA LÉGION D'HONNEUR*, | 1794 † 1859. | ... | DOCTEUR LABRIC, | NOEL ADRIEN | *MÉDECIN HONORAIRE* | *DE L'HOPITAL DES ENFANTS*, | *OFFICIER DE LA LÉGION D'HONNEUR*, | 1824 † 1896.

Inscriptions de 5 et 6 lignes, précédées d'une croix en relief, gravées sur une tombe du cimetière du Montparnasse, à Paris. — ER. WICKERSHEIMER, 24 avril 1910.

694. — LAMBERT, Ernest, † 1871.

ICI | REPOSE | ERNEST LAMBERT, | DÉCÉDÉ LE 6 MARS 1871, | DANS SA 21E ANNÉE | *INFIRMIER VOLONTAIRE AU VAL DE GRACE* | DE PROFUNDIS.

Inscription de 7 lignes, gravée sur les débris d'une croix. Cimetière du Montparnasse, à Paris. — ER. WICK., 1er mai 1910.

695. — Famille LAMBERT D'HERBIGNY. — Hôpital de la Charité, Paris, 1705.

D. O. M. | MESSIRE HENRY LAMBERT, CHEVALIER, MARQUIS | DE THIBOUVILLE, SEIGNEUR D'HERBIGNY, CONSEILLER D'ÉTAT, ET DAME

ELIZABETH ROÜILLÉ, SON ÉPOUSE, | ONT FONDÉ A PERPETUITÉ UN LIT DANS CET HÔPITAL, | PAR CONTRAT DEVANT THIBERT ET SON COLLEGUE, | NOTAIRES AU CHASTELET, DU 12E FEVRIER 1699, | ET PAR UN AUTRE CONTRACT DEVANT DUPUIS, LE | JEUNE, ET SON COLLEGUE, NOTAIRES AU CHASTELET, | DU 27 MAY 1705, | LADITE DAME ELIZABETH ROÜILLÉ, VEUVE DUDIT SEIGNEUR | D'HERBIGNY, A AUSSY FONDÉ A PERPETUITÉ UNE MESSE | BASSE TOUS LES PREMIERS LUNDIS DES MOIS AVEC UN | *DE PROFUNDIS* A LA FIN, A LAQUELLE ASSISTERONT QUATRE | PAUVRES DE L'HÔPITAL, TENANTS DES CIERGES ALLUMEZ | PENDANT L'ELEVATION : A CHACUN DESQUELS SERA | DISTRIBUÉ CINQ SOLS AINSI QU'AU MALADE OCCUPANT | LE LIT DE LA FONDATION CY DESSUS. LA MESSE SERA | CELEBRÉE A L'AUTEL DE LA SAINTE VIERGE, EN LA SALLE DES | MALADES, POUR LE REPOS DE L'AME DE DEFFUNT MESSIRE | HENRY FRANÇOIS LAMBERT, LEUR FILS AÎNÉ, CHEVALIER, | MARQUIS DE THIBOUVILLE, CONSEILLER DU ROY EN SES | CONSEILS, MAITRE DES REQUETES, INTENDANT DE JUSTICE EN LA | GENERALITÉ DE ROÜEN, OU IL EST DECEDÉ, LE 29E | JUIN 1704, ET A ÉTÉ ENTERRÉ DANS LE CŒUR DE | L'EGLISE DE SAINT PATRICE, EN SA 45E ANNÉE. | LESQUELS DITS SEIGNEURS D'HERBIGNY, PERE ET | FILS, SE SONT ACQUITTÉS AVEC BEAUCOUP DE ZELLE, | DE PIETÉ ET DE JUSTICE DES DIFFERENTS EMPLOIS | IMPORTANTS DONT IL A PLÛ AU ROY DE LES HONORER. | LE FOND ET REVENU ANNUEL DE LA FONDATION | FAITE PAR LADITE DAME ELIZABETH ROÜILLÉ EST A | PRENDRE SUR CE QU'ELLE S'EST RESERVÉE PAR LA | DONATION QU'ELLE A FAITE A L'HÔTEL DIEU DE PARIS | D'UNE GRANDE MAISON APPELLÉE L'HÔTEL D'EPERNON, | SIZE VIEILLE RUE DU TEMPLE. | PRIEZ DIEU POUR LE REPOS DE LEURS AMES.

Inscription de 36 lignes, gravée sur une table de marbre blanc surmontée d'un fronton cintré, orné de deux écussons accolés et timbrés d'une couronne de marquis, avec des lions pour supports, qui se trouvait autrefois dans la chapelle de l'Hôpital de la Charité, à Paris. — *Epitaphier du Vieux-Paris*, II, p. 508-509.

696. — LANESSAN, L.-R. de, 1806-1870.

LOUIS ROMAIN | DE LANESSAN | DOCTEUR EN MÉDECINE | 1806-1870.

Inscription de 4 lignes, suivie d'un filet, gravée au pied d'une croix du cimetière du Père-Lachaise, à Paris. — ER. WICKERSHEIMER, 22 mai 1910.

697. — LANGLEBERT, Edmond, † 1894.

ICI REPOSE | *LE DOCTEUR* EDMOND LANGLEBERT, | DÉCÉDÉ DANS SA 78ÈME ANNÉE, LE 23 FÉVRIER 1894. | — | *IL S'ILLUSTRA PAR SES TRAVAUX DANS LES | SCIENCES MÉDICALES. PHYSIQUE, CHIMIQUE | ET NATURELLES.*

Inscription de 6 lignes, la 3e suivie d'un filet, gravée sur une plaque de marbre blanc, à l'intérieur d'une chapelle du cimetière du Montparnasse, à Paris.

FAMILLE LANGLEBERT.

Inscription gravée au-dessus de la porte d'entrée de la chapelle. — ER. WICKERSHEIMER, 5 MAI 1910.

698. — LEBRUN, E.-Fl., † 1849, et PAQUELIN, Cl.-A., † 1905.

IN TE DOMINE SPERAVI | NON CONFUNDAR IN ÆTERNUM | — | À LA MÉMOIRE DE MON PÈRE | ÉTIENNE FLORIMOND | LEBRUN | CHIRURGIEN AIDE MAJOR DES ARMÉES IMPÉRIALES | DOCTEUR EN MÉDECINE | DÉCÉDÉ LE 16 8BRE 1849, DANS SA 65E ANNÉE.

Inscription de 8 lignes, la 2e suivie d'un filet, gravée sur une tombe du cimetière du Montparnasse, à Paris.

... | CLAUDE ANDRÉ PAQUELIN, | DOCTEUR EN MÉDECINE, | CHEVALIER DE LA LÉGION D'HONNEUR | MÉDAILLÉ MILITAIRE, | 1ER MAI 1905.

Inscription de 5 lignes ; même sépulture de famille que la précédente. PAQUELIN est l'inventeur du thermocautère qui porte son nom. — ER. WICKERSHEIMER, 1er mai 1910.

699. — LE CONTE, John et LE CONTE, Joseph.

DEDICATED | TO | JOHN LE CONTE | AND | JOSEPH LE CONTE | BY | THE CLASS OF '98. | MAY 14. 1898.

Inscription de 8 lignes, gravée sur une pierre enfoncée en terre au pied d'un Chêne superbe, au bout et à gauche de l'allée principale du parc de l'Université de Berkeley, Californie. — R. BLANCHARD, 20 septembre 1907.

700. — LEFEBVRE, P.-H., 1820-1873.

FAMILLE LEFEBVRE | ICI REPOSENT | PIERRE HENRI LEFEBVRE, | DOCTEUR EN MÉDECINE, | EX-CHEF DE CLINIQUE À LA

Faculté, | ex-Professeur de Clinique à la Charité, | Médaille d'Argent 1843, | prix corvisart. | 1820 † 1873.

Inscription de 9 lignes, gravée sur une tombe du cimetière du Père-Lachaise, à Paris. — Er. Wickersheimer, 22 mai 1910.

701. — LEFORT, Jules, † 1896.

FAMILLE LEFORT | ... | Jules LEFORT, | membre de l'académie de médecine, | chevalier de la légion d'honneur. | décédé le 6 avril 1896, | à l'âge de 76 ans.

Inscription de 6 lignes, gravée en lettres noires sur une tombe surmontée d'une croix. Cimetière Montmartre, à Paris. — Er. Wickersheimer, 20 mars 1910.

702. — LEGAUFFRE, Thomas. — Hôpital de la Charité, Paris, 1654.

Cy gist monsieur maistre | Thomas Legauffre, vivant | prestre, conseiller du Roy et | maistre ordinaire en sa | Chambre des comptes a Paris, | successeur du reverend pere | Bernard, deced[é] le vingt | uniesme jour de mars mil | six cens quarente six, au | quel jour les religieux de | l'hospital de la Charité | diront ung service suivant | la fondation passée par | devant Gautier et Charlet, | nottaires au Chastellet de Paris, | le seiziesme jour de juillet | mil six cens cinquante quatre. | Priez Dieu pour le repos de son ame.

Inscription de 18 lignes, gravée sur une table de marbre noir à bordure de pierre avec incrustations de marbre rouge et noir, surmontée d'un fronton et ornée dans le bas d'une tête de mort, qui se trouvait autrefois dans la chapelle de l'hôpital de la Charité, à Paris. — *Epitaphier du Vieux-Paris*, II, p. 511.

703. — LEGROUX, Alexis, 1839-1894.

Docteur Alexis Legroux | *médecin des hopitaux* | *professeur agrégé de la faculté* | *chevalier de la légion d'honneur* | 21 8bre 1839 † 23 8bre 1894.

Inscription de 5 lignes, gravée en lettres noires sur une plaque de marbre blanc, fixée sur une sépulture de famille de l'ancien cimetière de Neuilly-sur-Seine. — Er. Wickersheimer, 2 octobre 1910.

704. — LE GROS, Ch., † 1873.

CHARLES | LE GROS | NÉ À S^T CHEF | (*Isère*) | PROFESSEUR AGRÉGÉ | A LA FACULTÉ | DE MÉDECINE | DÉCORÉ PENDANT | L'ÉPIDÉMIE | CHOLÉRIQUE DE 1865 | MORT LE 25 DÉC. | 1873 | A L'ÂGE DE 39 ANS.

Inscription de 13 lignes, gravée sur une tombe du cimetière du Montparnasse, à Paris. — ER. WICKERSHEIMER, 5 mai 1910.

705. — LE SWERTS, P., † 1553.

Petrus LE SWERTS, pharmacopola, obiit 26 octobris 1553 ; Joanna DELFOSSE, conjux, 27 septembris 1555 ; Margarita, prædictorum filia, 17 martii 1583.

Inscription autrefois gravée dans le cloître du couvent des Frères-Mineurs de Lille, aujourd'hui démoli. — Cf. Abbé Th. LEURIDAN. *Op. cit.*, II, p. 437.

706. — CINTRAT, † 1877.

ICI REPOSE | LE DOCTEUR CINTRAT | DÉCÉDÉ | LE 6 AVRIL 1877 | DANS SA 47ÈME ANNÉE | VICTIME DE SON DÉVOUEMENT | PROFESSIONNEL.

Inscription de 7 lignes, gravée à la base d'une croix ; au-dessous, un médaillon représentant CINTRAT, de profil à gauche. Cimetière du Montparnasse, à Paris. — ER. WICKERSHEIMER, 1er mai 1910.

707. — CLÉMENT, Charles, † 1857.

ICI | REPOSE | *LE DOCTEUR* CHARLES CLÉMENT, | MÉDECIN HONORAIRE DES HOPITAUX DE PARIS | NÉ AUX RESSUINTES (*EURE ET LOIR*), | DÉCÉDÉ A PARIS, LE 5 MAI 1857, | A L'AGE DE | 67 ANS.

Inscription de 8 lignes, gravée sur une tombe du cimetière du Montparnasse, à Paris. — ER. WICKERSHEIMER, 1er mai 1910.

708. — CLOQUET, J.-B.-H, † 1840, et CLOQUET, J.-G., 1790-1833.

JEAN BAPTISTE HIPPOLYTE | CLOQUET | MEMBRE DE L'ACADÉMIE ROYALE DE MÉDECINE | DÉCÉDÉ LE 4 MARS 1840 | A L'ÂGE DE 54 ANS.

Inscription de 5 lignes, gravée sur une plaque de marbre blanc, l'intérieur d'une chapelle du cimetière du Montparnasse, à Paris

JULES GERMAIN | BARON CLOQUET | MEMBRE DE L'INSTITUT | COMMANDEUR | DE LA LÉGION D'HONNEUR | 1790-1883.

Inscription de 6 lignes, gravée sur une plaque de marbre blanc, à l'intérieur de la même chapelle.

SÉPULTURE | DE LA FAMILLE | CLOQUET.

Inscription de 3 lignes, gravée au-dessus de la porte de la chapelle. — Er. Wickersheimer, 24 avril 1910.

709. — COLLINEAU, C., † 1860.

C. COLLINEAU | Membre | de l'Académie | de Médecine | de Paris. | 1860.

Inscription de 6 lignes, gravée sur une sépulture de famille dont la croix en relief porte l'inscription :

FAMILLE DIDIER

Cimetière du Père-Lachaise, à Paris. — Er. W., 21 août 1910.

710. — CONSTANT, P., † 1638 ; CONSTANT, J., † 1684 ; CONSTANT, J.

AU NOM DE DIEU | ET A LA MÉMOIRE DE HONNORABLE HOMME PIERRE CONSTANT | Me CHIRURGIEN A ORLÉANS QUI DECEDA LE 8e MARS 1638 | ET DE MARIE LE MAIRE SA FEMME QUI DECEDA LE 3 | JANVIER 1622.

ET D'HONNORABLE HOMME JACQUES CONSTANT AUSSI M^{e} | CHIRURGIEN AUDIT ORLÉANS QUI DECEDA LE 19 NOVEMBRE 1684 | ET DE MARIE BIGOT SA FEMME QUI DECÉDA LE 3 DE | NOVEMBRE 1696.

ET D'HONNORABLE HOMME JACQUES CONSTANT AUSSI MAITRE CHIRURGIEN | AUDIT ORLÉANS QUI DECEDA LE... ET DE MARIE | MORIN SA FEMME QUI DECEDA LE 3e DE NOVEMBRE | 1691.

Passant si c'est par la constance
Qu'on arrive au céleste port
Etant constant dès mon enfance
Je fus constant jusqu'a la mort
Et si l'on se souvient encore
Au ciel des choses d'icybas
Constant incessament j'adore
Mon sauveur après mon trépas
REQUIESCAT IN PACE

Inscription gravée sur une plaque de marbre placée dans la grande galerie du grand cimetière d'Orléans. D'après le recueil de Polluche conservé à la Bibliothèque d'Orléans (ms. 461, p. 9). — Dr Garsonnin, Orléans, novembre 1909.

711. — CORNUEL, A.-L., 1797-1875.

ICI REPOSE... | ARMAND LOUIS | CORNUEL, | *MÉDECIN EN CHEF | DE LA MARINE*, | 3 7BRE 1797, | † 31 AOUT 1875.

Inscription de 7 lignes, gravée sur une tombe du cimetière du Montparnasse, à Paris. — ER. WICKERSHEIMER, 1er mai 1910.

712. — COUDEREAU, Auguste, 1832-1882.

A | AUGUSTE COUDEREAU | DOCTEUR EN MÉDECINE | PHILOSOPHE MATÉRIALISTE | FONDATEUR | DE LA SOCIÉTÉ D'AUTOPSIE | SES AMIS | LA LIBRE PENSÉE | LA PENSÉE NOUVELLE.

Inscription de 9 lignes, gravée sur une tombe du cimetière du Montparnasse, à Paris, au-dessous d'un relief en bronze, représentant COUDEREAU de trois quarts à gauche.

A. 1832 .·. 1882. Ω

Inscription au-dessus du relief. — ER. WICK., 24 avril 1910.

713. — COULIER, P.-J., 1824-1890.

PAUL JEAN COULIER, | MEMBRE DU CONSEIL DE SANTÉ | DES ARMÉES | PROFESSEUR AU VAL DE GRÂCE | COMMANDEUR | DE LA LÉGION D'HONNEUR | 1824-1890.

Inscription de 7 lignes, gravée sur une tombe du cimetière du Montparnasse, à Paris. — ER. WICKERSHEIMER, 5 mai 1910.

714. — COULOGNE, Benoît, 1815-1897.

Benoît COULOGNE | Ancien Pharmacien, | Conseiller Municipal | de Roubaix | 1815-1897.

Inscription de 5 lignes, gravée sur le compartiment supérieur et gauche, d'une plaque de marbre blanc, divisée en quatre compartiments, dont les trois autres sont restés vides.

ILS ONT AIMÉ LA LIBERTÉ | AVEC SES DROITS ET SES DEVOIRS.

Inscription de 2 lignes, gravée sur la pierre au-dessus de la précédente à la face antérieure du monument.

SOUVENIR DE 1870 ! | FAIT PRISONNIER | A LA TRISTE BATAILLE DE SEDAN

| IL A SU PAR SON ÉNERGIE | S'ÉCHAPPER | POUR VENIR REPRENDRE SON RANG | AU MILIEU DE SES FRÈRES D'ARMES | ET LUTTER | EN PATRIOTE ARDENT | ET BON RÉPUBLICAIN | JUSQU'A LA FIN | DE CETTE GUERRE DÉSASTREUSE | DE 1870.

Inscription de 13 lignes, gravée sur la face latérale droite du monument.

APPRÉCIATION | D'UNE THÉORIE FANTAISISTE | DE L'AUTRE MONDE. | NOUS AVONS TOUJOURS, CHER AMI, | PRATIQUÉ LA BELLE DEVISE | LIBERTÉ, ÉGALITÉ, FRATERNITÉ, | NOUS NE DIFFÉRONS | QUE SUR UNE VIE FUTURE | QUE TU AFFIRMES, QUE JE NE NIE PAS, | MAIS QUE J'IGNORE. | — | CONTENTONS-NOUS DE LA MORT DU SAGE | QUI EST TOUJOURS PRÉPARÉ | A CE DÉNOUEMENT | PAR UNE VIE | ENTIÈREMENT CONSACRÉE AU DEVOIR.

Inscription de 15 lignes, la 10e suivie d'un filet, gravée sur la face latérale gauche du monument.

A L'EXEMPLE DE SES CHERS PATRONS | AUPRÈS DESQUELS ELLE À PASSÉ | LA MAJEURE PARTIE DE SON EXISTENCE | ELLE À TOUJOURS AIMÉ LE BIEN | DÉTESTÉ LE MAL | ET JUGEANT L'INCINÉRATION DES MORTS | PLUS HYGIÉNIQUE QUE LEUR INHUMATION SOUS TERRE | OÙ LEUR PROMPTE DÉCOMPOSITION | PRODUIT DES MIASMES | QUI EMPOISONNENT L'AIR DES VIVANTS | ELLE A COOPÉRÉ AVEC SON PATRON | À L'ÉDIFICATION DE CE COLUMBARIUM | DESTINÉ A RECEVOIR LEURS CENDRES.

Inscription de 13 lignes, gravée sur la face postérieure du monument. Cimetière du Père-Lachaise, à Paris. — ER. WICK., 22 mai 1910.

715. — COUSTALÉ DE LARROQUE, baron Jean-Brice de, † 1882.

SÉPULTURE | DU GÉNÉRAL | BARON GROS | ET DE SA FAMILLE | — | ... | LE BARON JEAN BRICE | DE COUSTALE | DE LARROQUE, | DOCTEUR EN MÉDECINE, | OFFICIER DE LA LÉGION D'HONNEUR, | COMMANDEUR | DE L'ORDRE DE LA COURONNE | DE CHÊNE DE HOLLANDE | DÉCÉDÉ LE 27 MAI 1882.

Inscription de 13 lignes, gravée sur une tombe du cimetière du Père-Lachaise, à Paris. — ER. WICKERSHEIMER, 22 mai 1910.

716. — COUVREUR, Achille, † 1904.

D. O. M. A la mémoire de Achille COUVREUR, médecin de l'hôpital de Seclin pendant 39 années, décédé le 19 mars 1904, à l'âge de 68 ans. R. I. P.

Inscription gravée sur une plaque de marbre blanc, dans le chœur de la chapelle de l'hôpital Notre-Dame, à Seclin (Nord). — Cf. Abbé Th. Leuridan, *Op. cit.*, IV, p. 1239.

717. — CUSCO, G.-E., 1819-1894.

Gabriel Edouard CUSCO, | docteur en médecine | *Chirurgien des Hopitaux*, | *Membre de l'Académie de Médecine* | 1819 + 1894.

Inscription de 5 lignes, gravée sur une tombe du cimetière du Montparnasse, à Paris. — Er. Wickersheimer, 5 mai 1910.

718. — CUSSAC, Jules, 1812-1887, et CUSSAC, Emile, 1815-1898.

Jules Cussac, botaniste, né en 1812, décédé en 1887. Emile Cussac, entomologiste, ex-conservateur du musée céramique, né en 1815, décédé en 1898...

Inscription gravée sur une plaque de marbre blanc entre la 10e et la 11e arcade de la grande chapelle absidiale de la basilique de Notre-Dame de la Treille, à Lille. — Cf. Abbé Th. Leuridan, *Op. cit.*, p. 133.

719. — CUVELLIER, Eugène, 1875.

FAMILLE CUVELLIER | *ici* | *reposent* | Mr eugène CUVELLIER, | médecin inspecteur de l'armée, | commandeur de la légion d'honneur, | décédé le 18 mars 1875, | a l'âge de 61 ans.

Inscription de 8 lignes, gravée sur une tombe du cimetière du Montparnasse, à Paris. — Er. Wickersheimer, 1er mai 1910.

720. — DAMORT, Augustin, † 1806 et DAMORT, Auguste, † 1864.

Pie Jesu, dona eis requiem. Priez pour les âmes de Augustin Damort, pharmacien-major, décédé en 1806, âgé de 50 ans ; Augustine Villette, sa femme, décédée à Sainghin en 1842, âgée de 66 ans ; Auguste Damort, médecin l'espace de 4 ans à Ennevelin et 33 ans à Sainghin, y décédé en 1864, âgé de 61 ans ; Catherine Dumortier, sa femme, décédée en 1847, âgée de 28 ans. R. I. P.

Inscription gravée dans la nef principale de l'église de Sainghin-en-Mélantois (Nord). — Cf. Abbé Th. Leuridan, *Op. cit.*, II, p. 757.

721. — DARRACQ, U.-P.-D., † 1872.

Ulisse Pierre Dalcan DARRACQ pharmacien, naturaliste fondateur du Museum d'histoire naturelle de Bayonne, membre de plu-

SIEURS SOCIÉTÉS SAVANTES DE FRANCE ET DE L'ÉTRANGER, DÉCÉDÉ LE 19 JANVIER 1872, A L'AGE DE 73 ANS.

Inscription gravée sur une tombe du cimetière de Saint-Etienne, à Bayonne.

NUMA DARRACQ DÉCÉDÉ A L'AGE DE 59 ANS — 1887 — PHARMACIEN, CONSEILLER MUNICIPAL, ADMINISTRATEUR DES HOSPICES.

Inscription gravée sur la même tombe. — E.-M. LÉVY, Bibliothécaire à l'Université de Paris, octobre 1910.

722. — DÉCLAT, G., 1827-1896.

DOCTEUR G. DÉCLAT | 1827-1896 | — | LA PROVIDENCE D'UNE MAIN, DIRIGE | LES GRANDES CHOSES, ET DE L'AUTRE | JETTE AU BRIN D'HERBE UNE GOUTTE | D'EAU. | LE BRIN D'HERBE GRANDIT ET | SE FÉCONDE, C'EST SA MANIÈRE | DE RECONNAÎTRE | LE BIENFAIT | DU CIEL.

Inscription de 11 lignes, la 2e suivie d'un filet, gravée sur un monument du cimetière du Montparnasse à Paris, où DÉCLAT est représenté de trois quarts à gauche, par un médaillon en bronze.

LA MÉDECINE DES FERMENTS

Inscription gravée sur un ruban de pierre, qui accompagne le médaillon. — ER. WICKERSHEIMER, 8 mai 1910.

723. — DELABARRE, 1784-1861.

FAMILLE CHAUMÉ DELABARRE | — | LE Dr DELABARRE, | *CHEVALIER DE LA LÉGION D'HONNEUR*, | (11 mars 1784 + 15 novembre 1861) | REGRETTÉ DE SA VEUVE ET DE SES ENFANTS.

Inscription de 5 lignes, la 1re suivie d'un filet, gravée sur une tombe de l'ancien cimetière de Neuilly-sur-Seine. Cette tombe est ornée du buste de DELABARRE, tourné de trois quarts à gauche. — ER. WICKERSHEIMER, 9 octobre 1910.

724. — DELARUELLE, Guillaume, proviseur des hôpitaux royaux, † 1729.

Sépulture de monsieur Guillaume DELARUELLE, prêtre et chanoine de cette collégiale de Saint-Pierre, protonotaire apostolique et proviseur des hôpitaux royaux de Comtesse, Gantois, Seclin et de Saint-Jacques, décédé le neuf octobre mil sept-cent-vingt-neuf, âgé de soixante-six ans. Priez Dieu pour le repos de son âme, et que dans le saint paradis soit sa place. Requiescat in pace. Amen.

Inscription autrefois gravée dans l'église Saint-Pierre de Lille, aujourd'hui démolie. — Cf. Abbé Th. LEURIDAN, *Op. cit.*, I, p. 117.

725. — DELEFOSSE, Nicolas, † 1711.

Icy gisent les corps du sr Nicolas DELEFOSSE, licentié en médecine, lequel, après avoir exercé son art avec beaucoup de charité pendant 51 années, est décédé le 19 février 1711, âgé de 79 ans ; et de dame Marie-Jeanne DUMORTIER, son épouse, décédée le 14 décembre..., âgée de 80 ans, aiant eu ensemble 12 enfans.

Inscription gravée dans l'église Saint-Philippe, à Lannoy (Nord), dans le passage qui conduit à la sacristie. — Cf. Abbé Th. LEURIDAN, *Op. cit.*, III, p. 948.

726. — DELVAILLE, S.-C., 1835-1904.

ICI REPOSE | LE DOCTEUR | SALOMON-CAMILLE | DELVAILLE | PRÉSIDENT | DU CONSISTOIRE ISRAÉLITE | CONSEILLER MUNICIPAL | CHEVALIER DE LA LÉGION D'HONNEUR | NÉ LE 15 MARS 1835 | DÉCÉDÉ A HUIRE | LE 2 JANVIER 1904 | 14 TEBET 5664.

Inscription de 12 lignes, gravée sur une tombe du cimetière israélite de Bayonne. —E.-M. LÉVY, Bibliothécaire à l'Université de Paris, octobre 1910.

727. — DEMOURS, A.-P., † 1836.

ANTOINE,PIERRE, | DEMOURS, | DOCT. MÉD. MEMBRE DE L'ACAD. ROY. | DE MÉDECINE | CHEVALIER | DE LA LÉGION D'HONNEUR. | 5 8BRE 1836, | 75 ANS.

Inscription de 8 lignes, gravée sur une tombe de l'ancien cimetière de Neuilly-sur-Seine. — ER. WICKERSHEIMER, octobre 1910.

728. — DESPRÉS, C.-D., 1806-1860 et DESPRÉS, Armand, 1834-1896.

Dr ARMAND DESPRÉS | CHIRURGIEN A L'HOPITAL DE LA CHARITÉ | PROFESSEUR AGRÉGÉ | A LA FACULTÉ DE MÉDECINE DE PARIS | ANCIEN CONSEILLER MUNICIPAL | ET DÉPUTÉ DE PARIS | CHEVALIER DE LA LÉGION D'HONNEUR | 1834-1896 | *MOURIR N'EST RIEN, C'EST VIVRE | QUI EST DIFFICILE* | C. D. DESPRÈS | CHIRURGIEN | DE L'HOSPICE | DE BICÊTRE | 1806-1860.

Inscription de 15 lignes, gravée sur une tombe du cimetière du Montparnasse, à Paris.— ER. WICKERSHEIMER, 1er mai 1910.

729. — DIZÉ, M.-J., 1764-1852.

FAMILLE | DIZÉ-DURETESTE | DIZÉ MICHEL JÉRÔME | CHIMISTE | DE L'ACADÉMIE | DE MÉDECINE | CHEVALIER | DE LA LÉGION D'HONNEUR | 1764 † 1852.

Inscription de 9 lignes, gravée sur une tombe du cimetière du Père-Lachaise, à Paris. — ER. WICKERSHEIMER, 22 mai 1910.

730. — DOUCHEZ, Ch.-Fr., † 1745.

Cy devant reposent les corps de Charles-François DOUCHEZ, chirurgien de l'abbaye de Falempin, de la dite communauté, fils du chirurgien de Pont à Vendin, décédé le 10 mars 1745, âgé de 28 ans; et de Angélique OCRE, son épouse, décédée le..... R. I. P.

Inscription gravée dans la nef de l'église de Phalempin (Nord). — Cf. Abbé Th. LEURIDAN, *Op. cit.*, III, p. 1027.

731. — DOULCET, R.-Fr., † 1717.

Hic jacet corpus consultissimi quondam ac expertissimi viri D. Roberti Francisci DOULCET, toparcha de Libercour, etc., urbis Insulensis senatoris integerrimi et medici jurati celeberrimi, qui in hoc monasterio secedens, assecurandæ salutis ergo, potiusquam restaurandæ sanitatis, uni Deo vacans, sibique soli intentus, subitanea sed non improvisa morte corripitur 7 octobris 1717, ætatis 56. Requiescat in pace.

Inscription autrefois gravée devant l'autel de la Vierge, dans l'abbaye de Loos (Nord), d'après le manuscrit 617 de la Bibliothèque municipale de Lille. — Cf. Abbé Th. LEURIDAN, *Op. cit.*, III, p. 820.

732. — DUCHATELLE, L.-A., † 1819.

ICI REPOSENT | LOUIS ANTOINE DUCHATELLE, | MEMBRE DU COLLÈGE DE PHARMACIE DE PARIS, | DISTINGUÉ PAR SES CONNOISSANCES ET SES TALENTS | IL LE FUT PLUS ENCORE PAR LES QUALITÉS DU CŒUR | SECOURABLE À TOUTES LES INFORTUNES | BON ÉPOUX BON PARENT, | IL CONSACRA SA VIE ENTIÈRE AUX SOINS DE L'AMITIÉ | IL EMPORTE LES REGRETS DE TOUS CEUX QUI L'ONT CONNU | *DÉCÉDÉ* A PARIS *LE* 4 9bre 1819, | *A L'AGE DE* 57 *ANS*.

Inscription de 11 lignes, gravée sur une tombe du cimetière du Montparnasse, à Paris. — ER. WICKERSHEIMER, 1er mai 1910.

733. — DUFRÉNOIS, 1788-1864.

AU DOCTEUR DUFRÉNOIS | — | HOMMAGE DE LA SOCIÉTÉ | DE SECOURS MUTUELS | LA BOUCHERIE DE PARIS | (LES VRAIS AMIS).

Inscription de 5 lignes, la première suivie d'un filet, gravée au-dessous d'un médaillon par P. Gourdel, 1865, sur une tombe du cimetière du Montparnasse, à Paris. — Er. Wick., 1er mai 1910.

734. — DUJARDIN-BEAUMETZ, G., † 1895.

G. DVJARDIN-BEAVMETZ | 15 février 1895.

Inscription de 2 lignes, gravée sur une plaque en bronze fixée sur un monument en marbre gris, orné des initiales D et B, d'une palme et d'une couronne, ainsi que de deux miroirs, autour de chacun desquels s'enroulent deux Couleuvres. Tous ces ornements sont en bronze.

FAMILLE | DUJARDIN-BEAUMETZ

Inscription de 2 lignes, gravée sur une plaque en bronze, fixée sur le même monument. Ancien cimetière de Neuilly-sur-Seine. — Er. Wickersheimer, 2 octobre 1910.

735. — DUMAS, J.-B., 1800-1884.

ALAIS | 1800 | 14 JUILLET | CANNES | 1884 | 11 avril | J.B. DUMAS | GRAND CROIX DE LA LÉGION D'HONNEUR | MEMBRE DE L'ACADÉMIE FRANÇAISE | SECRÉTAIRE PERPÉTUEL DE L'ACADÉMIE DES SCIENCES | — | UNI LE 18 FÉVRIER 1826 | À Herminie Caroline BRONGNIART | 1803 | 6 NOVEMBRE | 1890 | 4 MARS.

Inscription de 16 lignes, la 10e suivie d'un filet, gravée à l'intérieur d'une chapelle du cimetière du Montparnasse, à Paris. Les 6 premières lignes sont disposées sur 2 colonnes de 3 lignes chacune, à gauche et à droite d'un médaillon en bronze de Dumas, de profil à droite ; les 4 dernières lignes sont disposées sur 2 colonnes de 2 lignes chacune.

Qui credit in me, | etiam si mortuus fuerit, vivet. | FAMILLE J. B. DUMAS.

Inscription de 3 lignes, gravée au-dessus de la porte de la chapelle. — Cf. n° 10. — Er. Wickersheimer, 24 avril 1910.

736. — DU MESNIL, O., 1832-1898.

AU | DOCTEUR | O. DU MESNIL | SES AMIS, SES ÉLÈVES | SES ANCIENS ADMINISTRÉS | 1832-1898.

Inscription de 6 lignes, gravée sur le socle du buste en bronze de Du Mesnil, signé : JACK MILLARD | 99 PARIS.

Au-dessous de l'inscription, le médaillon en bronze, de profil à droite, de Mme Du Mesnil, également par Millard. Cimetière du Père-Lachaise, à Paris. — Er. Wickersheimer, 22 mai 1910.

737. — DURAND-FARDEL, Ch.-L.-M., † 1899.

Docteur DURAND FARDEL, | Charles Louis Maxime | DÉCÉDÉ LE 19 MARS 1899 | A L'ÂGE DE 83 ANS, | *REQUIESCAT IN PACE.*

Inscription de 5 lignes, gravée sur une plaque de marbre blanc, à l'intérieur d'une chapelle du cimetière du Montparnasse, à Paris.

FAMILLE | DURAND FARDEL

Inscription de 2 lignes, gravée au-dessus de la porte d'entrée de la chapelle. — Er. Wickersheimer, 5 mai 1910.

738. — ESCANDE, J.-B. † 1834.

CI GIT LE CORPS | DE JEAN BAPTISTE | *ESCANDE* | MÉDECIN EN CHEF | DE L'HOSPICE | DÉCÉDÉ LE 19 MARS 1834.

Inscription de 6 lignes, la 6e suivie d'un filet et d'une autre inscription, gravée sur une tombe de l'ancien cimetière de Saint-Germain-en-Laye. — Er. Wickersheimer, 4 sept. 1910.

739. — HARVARD MEDICAL SCHOOL, à Boston. — Étudiants en médecine morts pendant la guerre de rébellion.

To the Memory | of the | Graduates and Members of the | Medical School of Harvard University | who fell in the Army and Navy | of the United States, during | the War of the Rebellion | — | Erected by the Class of 1869-70. | JOHN LAWRENCE FOX. | CHARLES HENRY WHEELWRIGHT. | FRANCIS MILLER MCLELLAN. | SAMUEL LEE BIGELOW. | EDWARD HUTCHINSON ROBBINS REVERE. | WILLIAM HENRY HEATH | SAMUEL FOSTER HAVEN. | ROBERT WARE. | LUCIUS MANLIUS SARGENT. | IRA WILSON BRAGG. | JOHN EDWARD HILL. | DIXI CROSBY HOYT. | HENRY SYLVANUS PLYMPTON. | EDWARD BROMFIELD MASON. | JOHN FLET-

CHER STEVENSON. | WILLIAM BORROWE GIBSON. | NEIL K. GUNN. | JAMES WIGHTMAN. | EUGENE PATTERSON ROBBINS. | HENRY LIVINGSTON DEERING. | NATHANIEL BOWDITCH. | OLIVER DEAN ROOT.

Inscription de 30 lignes, la 7e suivie d'un filet, apposée à Harvard Medical School, à Boston, Mass. — Dr Ch. A. BRACKETT, Newport, R. I.

740. — **EUSTACHE, Gabriel** † **1736.**

DOM | IN SPEM BEATÆ RESURRECTIONIS | MORTALES EXUVIÆ | D. GABRIELIS EUSTACHE | DOCTORIS MEDICI | HIC DEPOSITÆ SUNT | REMORENTINI NATUS | IN URBE HAC AURELIANENSI | PER ANNOS SEX SUPRAVIGINTI | CUM LAUDE MEDICINAM FECIT | ATQUE PIÀ MORTE DEFUNCTUS | FAMILIÆ CHARISSIMÆ AMICIS | CIVITATI UNIVERSÆ | MAGNUM RELIQUIT SUI DESIDERIUM | E VIVIS EXCESSIT | ANNO DOMINI MDCCXXXVI | ÆTATIS SUÆ LXVI | IIº NONAS JULII.

Inscription de 18 lignes, gravée sur une plaque de marbre noir apposée au-dessus de la chapelle de sainte Anne, dans la galerie du grand cimetière d'Orléans. — D'après le recueil de POLLUCHE, déposé à la Bibliothèque d'Orléans (ms 461, p. 68). — Dr GARSONNIN, Orléans, novembre 1909.

741. — **FAUQUEMBERGUE, Jacques-Joseph,** † **1748 et FAUQUEMBERGUE, Jacques-Joseph,** † **1750.**

D. O.M. Icy reposent les corps de M. Jacques-Joseph FAUQUEMBERGUE, chirurgien, décédé le 3 may 1748, âgé de 73 ans; de Marie-Thérèse DEBUISNE, son épouse, décédée le 3 d'avril 1745, âgée de 70 ans; de maître Jacques-Joseph FAUQUEMBERGUE, leur fils, aussi chirurgien, décédé le 15 septembre 1750, âgé de 36 ans; et de Marie-Jeanne-Joseph GHESQUIÈRE, son épouse, décédée le..., âgée de... Priez Dieu pour leurs âmes.

Inscription gravée dans la chapelle Saint-Martin de l'église Saint-Martin, à Baisieux (Nord). — Cf. Abbé Th. LEURIDAN, *Op. cit.*, III, p. 920.

742. — **FAUVEL, P.-Ch.-H., 1830-1895.**

PIERRE CHARLES HENRI | FAUVEL | NÉ A AMIENS LE 8 JUIN 1830, | DÉCÉDÉ A PARIS LE 17 DÉCEMBRE 1895, | DOCTEUR EN MÉDECINE, | CHEVALIER DE LA LÉGION D'HONNEUR, | OFFICIER D'ACADÉMIE, | COMMANDEUR DE PLUSIEURS ORDRES ÉTRANGERS.

Inscription de 8 lignes, gravée sur un monument du cimetière du Père-Lachaise, à Paris, orné d'un médaillon en bronze, représentant Fauvel, de profil à gauche. — Er. Wick., 22 mai 1910.

743. — FERRARI, Ant. de (il Galateo), 1444-1517.

Qui novit medicas artes, et sidera cœli,
Hic Galateus homo conditus ille jacet.
Qui mare, qui terras animo concepit, et astra
Cernite mortales, quam brevis urna tegit.

Inscription gravée sur une plaque de marbre apposée dans l'église des Dominicains de San Giovanni d'Aymo, à Otrante. — *Piliorama pittoresco*, Napoli, p. 352, 15 juin 1839.

744. — FOLEY, E.-L., 1817-1858.

ICI REPOSENT : | edmond louis FOLEY | chevalier de la légion d'honneur, | ancien médecin en chef de l'hôpital civil d'alger, | né a paris, le 21 février 1817, décédé le 1er septembre 1858.

Inscription de 5 lignes, gravée sur une plaque de marbre blanc, à l'intérieur d'une chapelle du cimetière du Père-Lachaise, à Paris.

famille | T.E.FOLEY

Inscription de 2 lignes, gravée au-dessus de la porte d'entrée de la chapelle. — Er. Wickersheimer, 22 mai 1910.

745. — FOLLIN, Fr.-A.-E, 1823-1867.

ici reposent | mr françois anthyme eugene FOLLIN | membre de l'academie imperiale de medecine | president de la societe imperiale de chirurgie | professeur agrege a la faculte de medecine | chirurgien de l'hopital cochin | chevalier de la legion d'honneur | ne a harfleur (*seine inférieure*) le 25 novembre 1823 | decede a paris le 21 mai 1867 a l'age de 43 ans | *regrets universels*.

Inscription de 10 lignes, gravée sur une tombe du cimetière du Montparnasse, à Paris. — Er. Wickersheimer, 5 mai 1910.

746. — FOLSOM, Ch.-F., 1842-1907.

charles follen folsom | april 3, 1842 | august 20, 1907 | skilful physician | and faithful friend.

Inscription de 5 lignes, en relief sur une plaque de bronze apposée dans le vestibule du premier étage, dans le bâtiment administratif de Harvard Medical School, à Boston, Mass. — Dr Ch. A. Brackett, Newport, R.I.

747. — FORNIER, Raoul, 17e siècle.

Cy. gist. le. corps | de. damoiselle | marie. minier. iadis. | espouse. de. messire | raoul. fornier. esvyer | doctevr. regent. en | lvniversite dorleans | avec. leqvel. apres | avoir. vescv. 30. ans | en. paix. et. fonde | ensemble. la maison | des. prestres. de. | loratoire. de. ceans | elle. est. decedee. | le. 20. de. septembre | 1624. agee. de. 31. an | plaise. a dieu. qui. les | a conioincte-ment | beny. de ses. graces. | enterre. les. rendre | ensemble. dans-le. | ciel. iovissans. de. | la. gloire. eternelle | ainsy. soit-il.

Incription de 24 lignes, gravée sur une pierre tombale ; au-dessus, un crâne et deux fémurs en croix. Musée historique d'Orléans. no 67. — R. Blanchard, 21 avril 1910.

748. — FOUCHER, J.-T.-E., 1823-1867.

ICI REPOSE | le corps | de jean thimothée émile | FOUCHER, | chirurgien des hopitaux, | professeur agrégé | de la faculté de médecine, | membre de plusieurs sociétés savantes, | né a st mars d'outillé (*sarthe*) le 24 janvier 1823, | décédé a paris, le 6 octobre 1867, | dans sa 45e année, | estimé et regretté de tous ceux | qui l'ont connu |. *de profundis.*

Inscription de 14 lignes, gravée sur une tombe de cimetière du Montparnasse, à Paris [1]. — Er. Wickersheimer. 5 mai 1910.

749. — FAMILLE FREZON. — Hôpital de la Charité, Paris. 1631-1666.

Les religieux, prieurs et couvent de cet | hospital de la Charité sont obligez de | faire dire et celebrer a perpetuité 2 | obits solennels par chacun an, de fournir | ornements et luminaire a

1. La veuve de Foucher a épousé en seconde noces Alexandre Laboulbène, agrégé de la Faculté de Médecine de Paris, médecin des hôpitaux, plus tard professeur d'histoire de la médecine et président de l'Académie de médecine 1893). décédé le 7 décembre 1898. — Cf. R. Blanchard, Notices biographiques. - IV. Alexandre Laboulbène. *Archives de Parasitologie*, II. p. 343-355, 1899.

L'AUTEL, REPRESEN | TATION EN OFFRANDE POUR LE REPOS DES AMES | DE FEU MESSIRE GUILLAUME FREZON, VIVANT CONSEILLER DU | ROY EN SES CONSEILS, TRESORIER DE FRANCE, GENERAL | DE SES FINANCES ET SECRETAIRE DE SA MAJESTÉ, MAISON | ET COURONNE, ET DE DAME MARIE HACHETTE, SON ESPOUSE, SÇAVOIR : LE 26 APVRIL, LENDE | MAIN DE SAINCT MARC, POUR LEDIT SIEUR FREZON, | ET LE XI AOUST, LENDEMAIN DE SAINCT | LAURENT, POUR LADITE DAME ; ET SERONT | TENUS LESDITS RELIGIEUX DE FAIRE ADVERTIR A | CHASQUES OBITS LADITE DAME, PENDANT SON VIVANT, | MONSIEUR FREZON, SON FILS, CONSEILLER AU PARLEMENT, ET APRES | LEUR DECEDS, UN DE LEURS PLUS PROCHES HERI | TIERS, CONFORMEMENT AUX DEUX CONTRACTS | PASSEZ PAR DEVANT MONNIER ET THOMAS, NOTAIRES AU | CHASTELET DE PARIS, LE 4 MAY 1662, | BOURIN ET HUART, LE 29E DUDIT MOIS 1666. | PLUS SONT TENUS DE FAIRE DIRE A PERPETUITÉ | UN OBIT SOLENNEL AVEC VIGILLES POUR FEU | MONSIEUR FRANÇOIS FREZON, ANCIEN ESCHEVIN DE | CETTE VILLE DE PARIS, LE VENDREDY DE LA | SEPMAINE DE LA PASSION, COMME IL APPERT | PAR LE CONTRACT PASSÉ P[AR] DEVANT..... ET PARQUE, | NOTAIRES AU CHASTELET, LE 20 FEBVRIER 1631. | PRIEZ DIEU POUR LEURS AMES.

Inscription de 30 lignes, gravée en lettres dorées sur une table de marbre noir, autrefois dans la chapelle de l'hôpital de la Charité, à Paris. — *Epitaphier du Vieux-Paris*, II, p. 506-507.

750. — PASTEUR, Louis, 1822-1895.

A | L. PASTEUR | L'HUMANITÉ | RECONNAISSANTE.

Inscription de 4 lignes, gravée sur la stèle du monument de PASTEUR, au village de Pasteur, ci-devant Seriana (département de Constantine, Algérie). La stèle est couronnée d'un buste en bronze, de grandeur naturelle, par Paul DUBOIS (1879). Le monument se dresse à l'entrée du village dans un carré d'arbres. — Cf. n° 751.

751. — PASTEUR, Louis, 1822-1895.

A | PASTEUR

Inscription de 2 lignes, gravée sur le devant du socle du monument de PASTEUR à Melun.

HOMMAGE | DES AGRICULTEURS | DES HABITANTS | DE SEINE-ET-MARNE | ET | DES VÉTÉRINAIRES FRANÇAIS | — | VACCINATION CHARBONNEUSE | POUILLY-LE-FORT : 5 ET 17 MAI-2 JUIN 1881 | MELUN : 26 JANVIER-15 JUIN 1883.

Inscription de 9 lignes, gravée sur l'arrière du socle du même monument. Celui-ci, en bronze, est l'œuvre du sculpteur A. d'Houdin, 1897, qui a signé sur la faucille tenue par la jeune paysanne. Au revers, un bas-relief carré, assez mauvais, représente la vaccination anticharbonneuse du Mouton, pratiquée par Chamberland en présence de Pasteur. La stèle du monument est de l'architecte Virault. — Cf. n° 750. — R. Blanchard, 1903.

752. — RICORD, Philippe, 1800-1889.

RICORD.

Inscription gravée sur le socle d'un buste en bronze de Ricord de face, en uniforme d'académicien.

R. Chiffre en relief, au-dessous de ce buste.

Aux portes de l'éternité,
Quand j'aurai fini ma carrière
S'il me reste un peu de poussière
De cette triste humanité,
Que le tombeau seul s'en empare
Et que de mon âme il sépare
Cette cause de nos douleurs
Car l'âme pure et sans matière,
Doit être un rayon de lumière
Que ne troubleront plus les pleurs.
Dr Philippe Ricord.

Inscription de 10 vers, disposés sur deux colonnes de 6 et 4 vers, et d'une ligne, gravée sur une plaque de marbre blanc, au-dessus de la porte d'entrée de la chapelle funéraire. Cimetière du Père-Lachaise, à Paris. — Er. Wickersheimer, 12 mars 1911.

753. — ABDULLAHIAN, Michel, † 1893.

ABDULLAHIAN Michel | étudiant en médecine | décédé a l'hôtel-dieu | le 7 7bre 1893 | victime de son dévouement.

Inscription de 5 lignes, gravée sur une tombe du cimetière du Père-Lachaise, à Paris. — Er. Wickersheimer, 12 mars 1911.

754. — SALICET, Guillaume de, XIIIe siècle.

CLARISSIMI PHILOSOPHI ET MEDICI AC MONARCHAE GULIELMI DE SALICETO PLACENTINI QUI FLORUIT 1270, OSSA NE INCULCA JACERENT VENERABILE COLLEGIUM D. D. ARTIUM ET MEDICINAE DOCTORUM HOC POSUIT MONUMENTUM.

Inscription entourant un grossier bas-relief placé dans l'un des angles du cloître adossé au flanc méridional de l'église San Giovanni in Canale, à Plaisance (Italie). GUILLAUME DE SALICET est assis dans la chaire, entouré de ses élèves. Né dans les premières années du XIIIe siècle à Salicet, près Plaisance, il enseigna la médecine et la chirurgie dans cette même ville, puis à Bologne, Vérone, Pavie, Milan, Crémone ; il termina son livre en 1275 et mourut en 1276 ou 1277. Il fut, suivant l'opinion de NICAISE, le plus grand chirurgien du XIIIe siècle. Ce monument fut élevé à sa mémoire dans le cours du XVIe siècle par le Collège médical de Plaisance. — *Inaugurando il padiglione chirurgico Guglielmo da Saliceto. Piacenza, III gennaio MCMIX.* Plaisance, in-8° de 46 p. et 12 pl., 24 juillet 1911 ; cf. p. 29.

A GUGLIELMO DA SALICETO | UNO DEI PRECURSORI NEL SECOLO XIII | DELLA MODERNA MEDICINA E CHIRURGIA | RINNOVANDO L'OSSEQUIO DEI DOTTORI DEL M. D. | IL COMITATO MEDICO PIACENTINO PROMOTORE | ED ALTRI CONCITTADINI E CONNAZIONALI | MDCCCLXVIII.

Inscription de 7 lignes, composée par l'avocat Raffaele GARILLI et gravée sur une plaque de marbre soutenant un bas-relief également en marbre blanc, sculpté par FERRARINI. GUILLAUME DE SALICET est représenté en train d'étudier une préparation anatomique des muscles et des glandes du cou. Ce monument fut érigé d'abord en 1869, dans le cloître susdit, par le Collège médical de Plaisance, avec le concours de la province et de la commune de Plaisance, ainsi que des municipalités de Bologne, Brescia, Crema, Ferrare, Florence, Foggia, Gênes, Grosseto, Milan, Pavie, Ravenne et Rieti. Il a été transporté dans le vestibule du nouveau pavillon chirurgical de l'hôpital civil de Plaisance, dit pavillon Guillaume de Salicet, et inauguré le 3 janvier 1908 ; il est apposé contre la paroi droite. — *Loco citato*, p. 29 et pl. IX.

1906 | RIVENDICANDO ALLA CASA DEL DOLORE | I DIRITTI DELL'IGIENE | LA COMMISSIONE DEGLI OSPIZI CIVILI | COL GENEROSO CONCORSO | DELLA LOCALE CASSA DI RISPARMIO | ERIGEVA ALLA CHIRURGIA PIACENTINA | QUESTA NOVELLA SEDE | NEL NOME GRANDE | DI | GUGLIELMO DA SALICETO.

Inscription de 11 lignes, apposée dans le vestibule du pavillon susdit, sur la paroi gauche et en face du monument de GUILLAUME DE SALICET. — *Loco citato*, p. 1. — Cf. V. BUFFETTI, Un precursore della moderna chirurgia. Guglielmo da Saliceto (sec. XIII). *Bollettino storico piacentino*, VI, p. 241-247, 1911.

755. — SCAT, Henri, † 1451.

Epitaphium magistri Henrici Scat decani Sancti Lamberti Leodiensis | Artium magistri necnon doctoris in medicina, | qui obiit anno domini M^mo cccc^mo lj° die ultima februarii.

Alvo formatus prius embrio, post homo natus,
Ubere lactatus infans, puer arte rigatus,
Aspectu gratus adolescens, pulcer, amatus,
Deliciisque datus iuvenis, vir ad alta levatus,
Inde senex factus variis curisque subactus
Ad senium tractus post decrepitale coactus
Languidus et fractus, post mortis acumine tactus
In tumulo iactus, iacet in cineremque redactus.

Inscription de 3 lignes et 8 vers, d'après le manuscrit 251 de la Bibliothèque Royale de Bruxelles. — Cf. J. Van den Gheyn, *Catalogue des manuscrits de la Bibliothèque royale de Bruxelles*, I, p. 123.

756. — SIMON, Charles, † 1760.

HIC JACET | CAROLUS SIMON | CHIRURGO-MEDICUS | HUJUS | URBIS PRÆFECTUS | DE | POPULO ET CIVITATE | BENE MERITUS. | UT PROBE FERUNT | RESTAURATA JURA CIVITATIS. | NEC NON | HOC MARMORE VIGENS | CIVIUM ULTERIORIS-PORTUS | MEMORIA. | OBIIT IN DOMINO | AN. PRÆFECT. SUÆ XIX | ÆTAT. LXV. | ET SALUTIS MDCCLX.

Inscription de 18 lignes, surmontée d'une couronne et gravée sur une plaque de marbre noir, haute de 0m80, large de 0m50, apposée dans l'église du Tréport (*Ulterior Portus*). — Dr Vercoutre, Dijon, 1912.

757. — HOSPICES DE LYON. LEGS GATTI.

HOSPICES CIVILS DE LYON | — | MAISON LEGUEE PAR | Mme Vve GATTI NEE RODET | DECEDEE EN 1898.

Incription de 4 lignes, gravée en lettres rouges sur une plaque de marbre gris apposée sur la façade de la maison portant le n° 4, place du Petit-Collège, à Lyon. — R. Bl., 30 octobre 1911.

758. — INTERNES DES HÔPITAUX DE PARIS, 1902.

A LEURS CAMARADES | MORTS VICTIMES DE LEUR DEVOUEMENT | PENDANT LEUR INTERNAT | LES INTERNES EN MEDECINE DES HOPITAUX CIVILS DE PARIS | MDCCCII-MDCCCII.

Inscription de 5 lignes, gravée sur le socle du monument sculpté par Denis PUECH et érigé dans la cour d'honneur de l'Hôtel-Dieu de Paris, à l'occasion du centenaire de l'internat en médecine et en chirurgie des hôpitaux de Paris. — R. BLANCHARD, avril 1905.

759. — PHARMACIE DE L'ANGE D'OR, à Giessen, 1903.

MEDICINAE. TABERNAE | EX. ANNO. MDCL. ACADEMICAE | QVAE. NOMEN. HABET | AB. AVREO. ANGELO | VICINI. PRIORIS. AEDIFICII. VICE | HANC DOMVM | OPERA. ARCHITECTORVM. STEIN. ET. MEYER | EXSTRVENDAM. CVRAVIT | THEODORVS. SCHWIEDER | PHARMACOPOLA | A. D. MDCCCCIII.

Inscription de 11 lignes, gravée sur la pierre et entourée d'un encadrement en pierre, sur la façade de la pharmacie *Zum goldenen Engel*, Schulstrasse 1, à Giessen (Hesse). — R. BLANCHARD, 29 août 1909.

760. — PAULUS, J.-G.-V., 1800-1853.

ICI REPOSENT | JEAN GEORGES VENDELIN | PAULUS | DOCTEUR EN MEDECINE | NÉ LE 24 OCTOBRE 1800 | DÉCÉDÉ LE 7 AVRIL 1853 | AGÉ DE 53 ANS | —. — | IL FUT LE MODÈLE DES PÉRES | ET DES EPOUX. L'AMI DES PAUVRES | AUXQUELS IL NE CESSA DE PRODIGUER | LES SECOURS DE SON ART | AVEC SOLLICITUDE | ET DESINTÉRESSEMENT. | —. ET SON ÉPOUSE. — | MARIE THERESE OCTAVIE | PAULUS NÉE STREICHER | NÉE LE 10 JUIN 1809 | DÉCÉDÉE LE 11 NOVEMBRE 1882 | AGÉE DE 73 ANS | —.— | ELLE A PASSÉ EN FAISANT LE BIEN | ET FUT LA MEILLEURE DES MÉRES | —.— | *DE PROFUNDIS*.

Inscription de 22 lignes, gravée en lettres dorées sur une plaque de marbre blanc, fixée à la face antérieure d'un monument surmonté d'une croix. Cimetière de la Wanzenau (Alsace). — ER. WICKERSHEIMER, 30 mars 1913.

761. — HÔPITAL DE SAVERNE, 1885.

SANCTA MARIA | SALUS INFIRMORUM | ORA PRO NOBIS | 1885.

Inscription de 4 lignes, gravée au-dessus de la porte de la chapelle de l'Hôpital civil de Saverne (Alsace). — Er. Wickersheimer, 31 mars 1913.

762. — MARCHANT, N.-D., 1767-1833.

D. O. M. | N. D. MARCHANT, | Baron de l'Empire, | Médecin des armées, | Maire de Metz, | Officier de la légion d'honneur, | Chevalier de S^t. Michel, | Officier de l'Université royale de France, | Conseiller de Préfecture, | Sous-Préfet. | Né à Pierrepont (*Moselle*) le 11 X^bre 1767, | mort à Metz le 30 juin 1833.

Inscription de 12 lignes, gravée en lettres dorées sur une pyramide et surmontée des armes de Marchant.

Rei numismaticæ princeps, | societatibus celeberrimis consors, | patriæ, humanitati sciencijs devotus | vixit. | Locum sepulturæ grata civitas | in perpetuum dicavit. | Hoc monumentum pii filii | faciendum curaverunt.

Inscription de 8 lignes, gravée sur la face antérieure du socle en marbre de cette pyramide. Cimetière de Chambière à Metz, à l'entrée, à droite. — Er. Wickersheimer, 20 mars 1913.

763. — HÔPITAL DE COUCY-LE-CHATEAU, 1203-1808.

1203-1750-1808.

Dates gravées au-dessus de la porte de l'Hôpital de Coucy-le-Château. — Er. Wickersheimer, 18 mars 1913.

764. — BOUDHORS, P.-H.-V., 1785-1870.

pierre | henri valentin | BOUDHORS.

Inscription de 3 lignes, gravée sur la face antérieure d'un monument funéraire de grès rouge, surmonté d'une croix.

né à strasbourg | le 20 février 1785.

Inscription de 2 lignes, gravée sur la face latérale droite.

décédé à hoenheim | le 6 octobre 1870.

Inscription de 2 lignes, gravée sur la face postérieure.

ancien directeur | de l'hopital civil | de strasbourg.

Inscription de 3 lignes, gravée sur la face latérale gauche. Cimetière de la Wanzenau (Alsace). — Er. Wickersheimer, 30 mars 1913.

765. — EAUX D'AIX EN PROVENCE.

AQUAM | E SALUBERRIMIS FONTIBUS | COLLECTAM | LONGO AC SINUOSO AQUÆD. | A. C. MARIO | AD UTILITATEM HUJUS ANTIQU. | ET ILLUSTRIS COL. AQU. SEXT. | DEDUCTAM | INFERIORUM TEMP. NEGLECTU | PENITUS DILAPSAM | AQUÆ VETERI DUCTU | RESTITUTO | UTILITATE PUBLICÆ ITERUM | DEDERE | CIVES AQUENSES.

Inscription de 15 lignes, gravée sur l'une des faces d'une fontaine monumentale ornant la place de l'Hôtel-de-Ville, à Aix (Bouches-du-Rhône).

GALLIA PACATA | LUDOVICO XVIII PATRE PATRIÆ | ITERUM REDUCE | FONTEM AQUÆDUCTUMQUE | TEMPORUM ACERBITATE | NEGLECTOS | MUNICIPIUM AQUEN. | PROVID. D. D. | LUD. JUL. FRANC. DESTIENNE DU BOURGUET | CIVIT. MAJOR. | NECNON PHILIP. DEPORTALY-MARTIALIS | ET DOMINIC. MONTAGNE | ADJUNCT. | COMMUNI CIVIUM UTILITATI | AN. M. DCCCXVI | RESTITUIT.

Inscription de 16 lignes, gravée sur une autre face de la même fontaine.

CONSULIBUS | LUD. DE FELIX ET COMITIB. RENARDE | MARCHIONE D'OLIERES, | MATHIA CAROLO SABATIER | JOAN. AND. DE THOMASSIN LAGARDE | JOAN. JOSPH. ANGLESY.

Inscription de 6 lignes, gravée sur une autre face de la même fontaine.

REGNANTE LUDOVICO XV | ON. ARMAND. DUCE DE VILLARS | PARI FRANCLÆ, | E PROCERIB. HISPANIÆ, | PROVINCIÆ REGIO LEGATO | UD. DE BRANCAS E COMITIB. FORCA... | E PROCERIBUS HISPANIÆ | REGIO PROLEGATO | ...AR. JOAN. BAPTIST. DES GALLOI. | DE LATOUR, COMIT. CONSITORIA... | SENATUS PRINCIP. PRO REGI | ET PREFECTO | ANNO CHRISTI M.D.CC.LV.

Inscription de 13 lignes, gravée sur une autre face de la même fontaine. — R. Bl., 17 mars 1913.

766. — CALVET, E. Cl. Fr.

SPIR. CLAVD. FRANC. CALVET, | ORIGINE TOLOSANVS, PATRIÂ AVENNIENSIS, | NATVS DIE XXIV NOVEMB. ANNI MDCCXXVIII | DOCT. MEDIC.

AGGREG. IN VNIV. AVENN. | ET IN EÂDEM PRIMAR. MED^{nae} PROF. PERP. | PRÆCIPVOR. VRBIS NOSCOMIOR. MEDIC. | REG. INSCR. ET HVM. LITT. ACAD. SOC. AB EPIST. | ACAD^{rvm} LVGDVN. ET VOLATERR. SOCIVS. | SOCIET. REG. IATRIC. SOC. EXTERN. REGNIC. | H.B.F.D.Q.

Inscription de 10 lignes, composée par lui-même et tracée sur une tablette en bronze, fixée sur le piédestal supportant son buste en marbre de Carrare, sculpté par J.-B. PÉRU II († 1790). Au Musée Calvet, à Avignon. La dernière ligne doit se lire : *hanc bibliothecam fundavit dotavitque.*

SP. CL. FR. CALVET D. M. AVEN : | UNIV. PROF. PRIM : NOS^{m} MED ; | ACAD^{m} PARIS. LUGD. ET VOL. SOC. | ÆTAT. SUÆ 42 ANN. 1771.

Inscription de 4 lignes, gravée au dos du buste. — R. BL., 15 mars 1913.

767. — FANTON, † 1884.

RUE | DOCTEUR FANTON | VICTIME DU DEVOIR (1884) | — | ANC^{ne} RUE NEUVE.

Inscription de 4 lignes, portée par les plaques indicatrices d'une rue aboutissant au quai de la Gare, à Arles. — R. BL., 16 mars 1913.

768. — EAUX DU POUHON, à Spa.

MARCI POSTRIDIE AQUA APPULIT USQUE.

Inscription en forme de chronographe, tracée autrefois au fronton d'une niche surmontant la source du Pouhon, à Spa. Les chronographes étant ordinairement d'une lecture difficile, traduisons celui-ci :

En 1674, le lendemain de la Saint-Marc (26 avril) l'eau monta jusqu'ici.

OBSTRUCTUM RESERAT, DURUM TERIT, HUMIDA SICCAT,
DEBILE FORTIFICAT, SI TAMEN ARTE BIBIS.

Inscription de deux vers, gravée au-dessous de la précédente. Traduction :

Cette eau lève les obstructions, divise les matières endurcies, dessèche les matières humides, fortifie les parties débiles, pourvu cependant qu'on en boive avec méthode.

Le chronographe donne la date de 1656.

A TERRAE MotU LonGE UBERIoR, NItIDIoR, GUstUQUE FORTIoR sCAtUrIVIt.

Inscription gravée au-dessous de la précédente et donnant la date de 1692. Traduction :

Par un tremblement de terre, cette eau est devenue plus abondante, plus claire et plus forte au goût.

Le tremblement de terre dont il s'agit a eu lieu le 18 septembre 1692. — Cf. J. Ph. DE LIMBOURG, *Les amusemens de Spa*. Amsterdam, 2e édition, 2 vol. in-18, 1782 ; cf. I, p. 53, 56 et 58.

769. — PIERRE LE GRAND, à Spa, 1717.

PETRUS PRIMUS, D. G. RUSSORUM IMPERATOR, | PIUS, FELIX, INVICTUS, | APUD SUOS MILITARIS DISCIPLINAE RESTITUTOR, | SCIENTIARUM OMNIUM, ARTIUMQVE PROTOSATOR, | VALIDISSIMÂ BELLICARUM NAVIUM PROPRIO MARTE CONSTRUCTÂ CLASSE, | AUCTIS ULTRA FINEM EXERCITIBUS SUIS, | DITIONIBUS TAM AVITIS QUÀM BELLO PARTIS, | INTER IPSAS BELLONAE FLAMMAS IN TUTO POSITIS, | AD EXTEROS SE CONVERTIT, | VARIARUMQ. PER EUROPAM GENTIUM LUSTRATIS MORIBUS, | PER GALLIAM AC NAMURCUM ATQUE LEODIUM | HAS AD SPADANAS AQUAS, | TAMQUAM AD SALUTIS PORTUM PERVENIT, | SALUBERRIMISQ. PRÆSERTIM GERONSTERICI FONTIS, FELICITER POTIS, | PRISTINO ROBORI : OPTATÆQ. INCOLUMITATI RESTITUTUS FUIT | ANNO MDCCXVII DIE XXIII. JULII, | REVISISQUE DEIN BATAVIS | AVITUMQUE AD IMPERIUM REVERSUS, | ÆTERNUM HOCCE GRATITUDINIS SUÆ MONUMENTUM | HIC APPONI PRÆCEPIT. | ANNO MDCCXVIII.

Inscription de 21 lignes, gravée sur une plaque de marbre noir placée autrefois au-dessus de la porte d'un des pavillons avoisinant la source du Pouhon, à Spa. Cette plaque, surmontée d'un écusson d'albâtre portant en bas-relief les armes impériales de Russie, a été faite sur l'ordre du tsar Pierre le Grand, en souvenir de la guérison que lui procurèrent les eaux de Spa, en 1717. — *Amusemens des eaux de Spa*. Amsterdam, 2 vol. in-18, 1735 ; cf. I, p. 23. — Cf. J. Ph. DE LIMBOURG, *Loco citato*, I, p. 61-66.

770. — MAILLARD, Nicolle, XVIe siècle.

MAYTRE NICOLLE..... MEDECINE ET DEMOISELLE JACQUELINE DE VIVEFAY SA FEME ME DONERET 1540.

Inscription sur une seule ligne, tracée le long du bord inférieur d'une magnifique verrière représentant l'Adoration des bergers et occupant le chevet de l'église Sainte-Croix-sur-Aizier (Eure). Cette église, datant du XIIIe siècle, a été réparée et agrandie dans les premières années du XVIe siècle. A droite. les armoiries du donateur : de gueules engrêlé d'or, à trois baudriers à la romaine ornés au centre d'une tête de lion du même, mis en fasce et superposés ; à gauche, les armoiries de sa femme.

Le nom du donateur, un médecin, a disparu ; jusqu'ici, on n'avait pu le retrouver [1], d'autant plus que, comme on l'a remarqué, son blason ne figure pas parmi ceux dont les titulaires furent maintenus en Normandie dans les recherches de 1668. Or, un hasard heureux m'a fait connaître ce nom, et il faut désormais lire : NICOLLE MAILLARD. Ce MAILLARD, docteur médecin et bourgeois de Rouen, était, à la fin du XVIe siècle, seigneur d'un fief à La Poterie et, sans doute, seigneur d'autres fiefs encore, à cause de sa femme, Jacqueline de VIVEFAY, fille du seigneur de VIVEFAY et d'Anne de LIVET, qui possédaient de nombreux fiefs dans le Roumois et notamment celui de la Ferté, à Bourneville, non loin de Sainte-Croix-sur-Aizier. — Dr A.T. VERCOUTRE, Dijon, janvier 1913.

771. — MÉNAGERIE DU MUSÉUM, à Paris, 1804.

CINQUIÈME ANNÉE DU CONSULAT DE NAPOLÉON-BONAPARTE. | MÉNAGERIE DU MUSÉUM D'HISTOIRE NATURELLE. | BATIMENT DESTINÉ AUX ANIMAUX FÉROCES. | CHAPTAL (Jean-Antoine) étant Ministre de l'Intérieur. | Les administrateurs du Muséum : | THOUIN (André), professeur de Culture étant secrétaire. | PORTAL (Antoine), professeur d'anatomie humaine. | JUSSIEU (Antoine-Laurent), professeur de Botanique rurale. | VANSPAENDONCK (Gérard), professeur d'Iconographie ; | BRONGNIART (Antoine-Louis), professeur de Chimie appliquée aux Arts ; | FOURCROY (Antoine-François), professeur de Chimie générale. Directeur ; | LACÉPÈDE (Bernard-Germain-Étienne), professeur de Zoologie (Reptiles et Poissons) ; | DESFONTAINES (René), professeur de Botanique ; | FAUJAS (Barthélemy), professeur de Géologie ; | LAMARCK (Jean-Baptiste), professeur de Zoologie (animaux sans Vertèbres), Trésorier ; | GEOFFROY (Étienne), professeur de Zoologie (Mammifères et Oiseaux) ; | HAUY (René-Just), professeur de Minéralogie ; | CUVIER (Georges), professeur d'Anatomie comparée.

1. Cf. l'article de A. MONTIER, in *La Normandie monumentale*, grand in-f°, Le Havre, 1896, p. 173.

Inscription gravée sur une plaque de cuivre, en commémoration de la construction de la Rotonde des animaux féroces, au Muséum d'histoire naturelle de Paris. Cette cérémonie eut lieu en nivôse an XII. « La plaque de cuivre fut placée, entre deux cartons, dans une boîte de cèdre enfermée dans une caisse de plomb, et le tout fut encastré dans la pierre formant la première assise de l'angle à droite de la porte de l'édifice, où elle doit se trouver encore aujourd'hui. » — G. Loisel. Histoire de la Ménagerie du Muséum. *Revue scientifique*, II, p. 262, 1911 ; cf. p. 271.

772. — THERMES ROMAINS DE BEAUVAIS.

des fouilles exécutées | par la Société Académique de l'Oise | de 1902 à 1905 | avec l'aide du Ministère de l'Instruction publique | et de la Ville de Beauvais | ont fait connaître l'existence | d'un Balnéaire gallo-romain | au dessous et autour de cette Église | (*Société Académique de l'Oise* 1908).

Inscription de 9 lignes, gravée en lettres rouges sur une plaque de calcaire fixée sur la façade sud de l'église Saint-Etienne à Beauvais. — R. Bl., 19 mai 1912.

773. — POST, G. E., 1867-1909.

reverend | george edward post | m.d., ll.d. | first professor of surgery | syrian protestant college | 1867-1909 | erected by the trustees | alumni and friends of the college.

Inscription de 8 lignes, gravée en lettres dorées sur un socle en marbre blanc supportant un buste en marbre blanc, non signé, placé à l'entrée du Collège syrien protestant, à Beyrouth. — R. Bl., 18 nov. 1911.

774. — HÔPITAL SAINT-LOUIS, à Damas.

+ | l'hopital saint louis | a été construit par la Sr Marcotte | Supérieure des Filles de la Charité | à Damas | Les plans en ont été dressés | par Mr P. Apéry, Ingénieur-Architecte | de la ville de Damas | La première pierre en a été posée | le 9 Mars 1902 | sous le pontificat de S.S. Léon XIII | insigne bienfaiteur | Émile Loubet | étant Président de la République française, | M^r^. P. Savoye, consul de France à Damas | et M^r^. Laurent, supérieur des Lazaristes | Les travaux, surveillés | par le F^re^ Léonard Delanuit lazariste, |

ont été terminés en Mai 1904 | — | Bienheureux celui qui a le bon sens de | soulager le pauvre & l'indigent aux jours mauvais | le Seigneur le délivrera (Ps. XL).

Inscription de 21 lignes, gravée en lettres noires sur une plaque de marbre blanc apposée à droite, dans le vestibule de l'Hôpital français de Damas. — Cf. n° 775. — R. Bl., 25 novembre 1911.

775. — **BIENFAITEURS DE L'HÔPITAL FRANÇAIS**, à Damas.

+ | Bienfaiteurs | de l'hopital saint louis | damas | 1884 1904.

Sa Sainteté Léon XIII	10 000	Fr.
Pari-Mutuel	100 000	»
Mme Lantoine	15 000	»
Baronne de Gargan	15 900	»
Société des Batignolles	6 224	»
Œuvre du B^x Perboyre	5 000	»
Sr Marcotte	13 936	»
Sr Lagadriller	5 000	»
Notre Très Honorée Mère	1 000	»
M^r le Directeur des Filles de la Charité	500	»
S^r le Dauphin	1 450	»
Sr Thomas	1 000	»
Sr Marcellus	400	»
Dons de différentes Sœurs	2 430	»
Sr Vacher	800	»
Sr Sala	490	»
Famille Roulx	550	»
Ecoles d'Orient	924	»
Dons divers	1 826	»
Par l'entremise de Mr Savoye	1 700	»
Loterie de 1893	841	»
» » 1894	800	»
» » 1895	1 951	»
» » 1899	2 060	»
» » 1903	3 400	»
Maison St Joseph de Damas	5 000	»

Inscription de 30 lignes, gravée en lettres noires sur une plaque de marbre blanc apposée à gauche, dans le vestibule de l'Hôpital français de Damas. — Cf. n° 774. — R. Bl., 25 nov. 1911.

776. — COLOMB, Christophe, 1441-1506.

ICI EST NÉ EN 1441 | CHRISTOPHE COLOMB | IMMORTALISÉ PAR LA DÉCOUVERTE DU NOUVEAU-MONDE | ALORS QUE CALVI ÉTAIT SOUS LA DOMINATION GÉNOISE | MORT À VALADOLID LE 20 MAI 1506.

Inscription de 5 lignes, gravée sur une plaque de marbre blanc apposée sur la façade d'une maison en ruines, dans la vieille ville de Calvi. — R. Blanchard, 13 avril 1911.

777. — PALAMIDESSI, Cosimo, 1818-?

QUI NACQUE L' 11 AGOSTO 1818 | COSIMO PALAMIDESSI | INSIGNE PROFESSORE E CHIRURGO | 1883.

Inscription de 4 lignes, gravée en lettres noires sur une plaque de marbre blanc apposée sur la façade de la maison portant le n° 35, via Galileo Galilei, à Livourne. — R. Bl., 16 avril 1911.

778. — PINI, Gaetano, 1846-?

NACQUE IN QUESTA CASA | NELL' ANNO 1846 | GAETANO PINI | MEDICO EGREGIO CULTORE AMOROSO | DELLE DISCIPLINE IGIENICHE | FAUTORE APOSTOLO FERVENTE | DELLA CREMAZIONE DEI CADAVERI | FONDATORE IN MILANO | DELL' OSPIZIO PEI RACHITICI | — | LA FILANTROPIA SENZA SACRIFICI | DI LIVORNO | 1888.

Inscription de 12 lignes, gravée sur une plaque de marbre blanc apposée sur la façade de la maison portant le n° 4 de la via Vittorio Emanuele, à Livourne. — R. Bl., 16 avril 1911.

779. — COMPAGNIE DE LA MISÉRICORDE, à Livourne.

NEI PIANI TERRENI QUI SOTTOPOSTI | IL DI XIX APRILE MDXCV | EBBE COMINCIAMENTO E SUA PRIMA SEDE | PER OPERA DEI CINQUE GENEROSI POPOLANI | PAOLO BARONI LORENZO FALLERI VICENZO BONAZZINI | DOMENICO DI PELLEGRINO PIETRO TUDINI | LA COMPAGNIA DELLA MISERICORDIA | NEL TRASPORTO ED AJUTO | DEGL' INFERMI DEI LANGUENTI DEI MORTI | SEMPRE | INDEFESSA PRONTA ESEMPLARE | 1895.

Inscription de 12 lignes, gravée en lettres noires sur une plaque de marbre blanc apposée sur la façade d'une maison faisant l'angle de la place Vittorio Emanuele, à Livourne. — R. Bl., 16 avril 1911.

780. — HÔPITAL DE LIVOURNE, 1908.

DEMOLITI GLI AVANZI | DELL' ANTICO BAGNO PENALE MEDICEO | ABBATTUTE ABITAZIONI SQUALLIDE E CADENTI | APERTE AREE VERDEGGIANTI E SOLATIE | LA COMMISSIONE AMMINISTRATRICE | PRESIDENTE ROSOLINO ORLANDO | A SOLLIEVO DEI SOFFERENTI A DECORO DELLA CITTÀ | RINNOVAVA DALLE FONDAMENTA ED AMPLIAVA L'ANTICO OSPEDALE | TROPPO ANGUSTO ALLA CRESCIUTA POPOLAZIONE | INADEGUATO AI PROGRESSI DELL' ARTE SALUTARE | L'ANNO MCMVIII.

Inscription de 11 lignes, gravée en lettres noires sur une plaque de marbre blanc apposée sur la façade principale de l'hôpital général de Livourne. — Cf. n°s 781, 783 et 784. — R. Bl., 16 avril 1911.

781. — VISITE DES SOUVERAINS D'ITALIE à l'hôpital de Livourne, 1908.

IL IV NOVEMBRE MCMVIII | RE VITTORIO EMANUELE III | ED ELENA REGINA | IL RINNOVATO NOSOCOMIO | VISITARONO MUNIFICENTI | FRA L'ESULTANZA DEL POPOLO | E LE BENEDIZIONI DEI MISERI.

Inscription de 7 lignes, gravée en lettres noires sur une plaque de marbre blanc apposée dans la cour de l'hôpital général de Livourne. — Cf. n°s 780, 783 et 784. — R. Bl., 16 avril 1911.

782. — SOCIÉTÉ DE SECOURS A LIVOURNE, 1890.

IL 18 MAGGIO 1890 | LE ASSOCIAZIONI | CROCE VERDE LIVORNESE E PUBBLICA ASSISTENZA | SI UNIRONO | CREANDO LA SOCIETÀ VOLONTARIA DI SOCCORSO | — | A MEMORIA DEL FATTO | CHE ALLA CIVILE CARITÀ | DETTO NOVELLO VIGORE | IL COMITATO DI BENEFICENZA | SORTO IN AIUTO DI QUESTA ISTITUZIONE | POSE NEL 1895.

Inscription de 11 lignes, gravée en lettres noires sur une plaque de marbre blanc, apposée dans la grande cour de l'hôpital général, à Livourne. — R. Blanchard, 16 avril 1911.

783. — BIBLIOTHÈQUE A. POGGI, hôpital de Livourne, 1892.

NELL' APRILE DEL MDCCCXCII | S'INIZIAVA QUESTA BIBLIOTECA | COI LIBRI DEL | CAV. UFF. DOTTORE ANGIOLOPOGGI | GIÀ SOPRAINTENDENTE AL NOSOCOMIO LIVORNESE | DA LIDA LAZZERI-POGGI | DONATI | IN ADEMPIMENTO DELLA VOLONTÀ PATERNA.

Inscription de 8 lignes, gravée en lettres dorées sur une plaque de marbre blanc apposée à l'intérieur de la bibliothèque médicale de l'hôpital général de Livourne. — Cf. nos 780, 781 et 784. — R. Bl., 16 avril 1911.

784. — DONATION C. CASSUTO, hôpital de Livourne.

QUESTA BIBLIOTECA | VENNE ARRICCHITA COLLA RACCOLTA | DELLE OPERE MEDICHE | DEL DOTTOR CARLO · CASSUTO | DALLE FIGLIE DONATA | A QUESTI REGI SPEDALI.

Inscription de 6 lignes, gravée en lettres dorées sur une plaque de marbre blanc apposée dans la bibliothèque médicale de l'hôpital général de Livourne. — Cf. nos 780, 781 et 783 — R. Bl., 16 avril 1911.

785. — EAUX DE LIVOURNE.

A FERDINANDO III | AUSPICE DELL' OPERA | ONDE LA CITTÀ | EBBE RICCO RISTORO | DI ACQUE SALUBRI | GRATITUDINE PUBBLICA.

Inscription de 6 lignes, en lettres de bronze fixées sur le côté droit du piédestal d'un monument élevé en l'honneur de Ferdinand III, sur la place Carlo Alberto, à Livourne.

PIO DI MENTE, DI CUORE | IN VIRTÙ REGIE | EMULO AGLI OTTIMI | COME ESSI NE RIPORTÒ | L'ELOGIO VERACE : | IL PIANTO DEL POPOLO.

Inscription de 6 lignes, en lettres de bronze fixées sur le côté gauche du piédestal du même monument.

Le monument tout entier est en marbre blanc. Ferdinand III, archiduc d'Autriche, grand-duc de Toscane, est représenté debout, en costume d'empereur romain, le bras droit levé, la main gauche abaissée et tenant un rouleau de parchemin. A sa droite, une stèle à quatre faces : trois de celles-ce sont visibles : elles sont ornées des attributs du commerce, de la marine et de l'agriculture.

Le piédestal est orné, à son pourtour supérieur, de guirlandes de fleurs et de fruits avec une tête de Bélier aux angles. La face antérieure est occupée par un bas-relief représentant le grand-duc à cheval, en robe, encourageant du geste quatre ouvriers qui roulent une grosse pierre destinée à la construction d'un aqueduc, qu'on voit inachevé à l'arrière-plan. Deux jeunes femmes complètent la scène : l'une est agenouillée devant le prince, sa cruche à terre devant elle ; l'autre est debout, tenant son vase dans les bras. La face postérieure du piédestal est également occupée par un bas-relief représentant le prince debout, en robe, au milieu d'un groupe de jeunes filles et de jeunes garçons. Une femme est couronnée d'épis et tient dans ses bras un bouquet de fleurs et de fruits ; elle symbolise l'agriculture déjà prospère. Le prince prend la main, pour les relever, de deux personnages agenouillés auprès de lui : Mercure, dieu du commerce, et une femme couronnée d'une tour et représentant la ville de Livourne. — R. Bl., 17 avril 1911.

786. — **ZANNETTI, Ferdinando, † 1881.**

PER DECRETO DEL COMUNE | — | QUI ABITÒ E OTTUAGENARIO MORÌ | IL III DI MARZO DEL MDCCCLXXXI | FERDINANDO ZANNETTI | MEDICO E CHIRURGO | SENATORE DEL REGNO | E FRA I VETERANI DELLE PATRIE BATTAGLIE | PRESIDENTE | DEGNO DI PASSARE AI POSTERI | PER LA SCIENZA ONORATA SULLA CATTEDRA | ESERCITATA NEL POPOLO CON CARITÀ | E PER L'AMORE ALL' ITALIA | SERBATO IN OGNI TEMPO | EGUALE VIVO INCORROTTO.

Inscription de 14 lignes, gravée en lettres noires sur une plaque de marbre blanc apposée au-dessus de la porte d'entrée de la maison portant le n° 1 de la via de Conti, à Florence. — R. Bl., 18 avril 1911.

787. — **ARCHICONFRÉRIE DE LA MISÉRICORDE, à Florence.**

DALLA CINQUANTENARIA COMMEMORAZIONE SOLENNE | CELEBRATA NEI GIORNI IX.-X. DICEMBRE MCMV. | VOLLE IL MAGISTRATO CHE L'ETÀ PRESENTE E LE FUTURE | POSSANO RIPENSARE LA RINOMANZA ALTISSIMA | MERITATA ALL' ARCHICONFRATERNITA NEL MDCCCLV. | DALL' EROICA CARITÀ DEI DXC. TRA I SUOI ASCRITTI | PIÙ INFIERISSE IL COLERA PIÙ EGLINO ANIMOSI | I CUI NOMI ONORANDI | MEGLIO CHE RIDETTI DAI RICORDI FUGACI DEL TEMPO | STANNO GIÀ GLORIOSAMENTE REGISTRATI | NEL VOLUME INCANCELLABILE DEI PREMI ETERNI.

Inscription de 11 lignes, gravée en lettres rouges sur une plaque de marbre blanc apposée dans le vestibule de l'archiconfrérie de la Miséricorde, place du Dôme, à Florence. — R. Blanchard, 20 avril 1911.

788. — **FONTAINE PUBLIQUE, à Arezzo.**

SENATVS ARRETINI | CONSVLTO | DECVRIONES VIARVM | FONTEM HVNC | INIVRIA TEMPORIS | CONLABENTEM C.V. | BARTHOLOMEI | ALBERGOTTI | PATRICJ AC D. STEPHANI EQVITIS | AERE | IN ELEGANTIOREM FORMAM |

RESTITVENDVM COERAVERVNT | ANNO XVII. | IMPERJ CAESARIS D. N. | FRANCISCI | P. F. A.

Inscription de 17 lignes, gravée sur la pierre occupant le fond d'une fontaine adossée à une maison du corso Vittorio Emanuele, en face de l'église Santa Maria della Pieve, à Arezzo.

ACQVA NON POTABILE.

Inscription gravée sur une plaque de marbre jaune apposée à une date récente au-dessous de la précédente. — R. Bl., 18 avril 1911.

789. — ALAYMO, Marc-Antoine, 1590-1662.

EN HUMI STERNITUR | QUI AB HUMO IPSE TOTAM SICILIAM, DIRA | SÆVIENTE PESTE, LIBERAVIT | PROH DOLOR ! IPSE EST MIRABILIS ILLE DOCTOR | D. MARCUS ANTONIUS ALAYMO, | NOB. SALUTARIS ACADEMIÆ PANOR. | INSTITUTOR ET PRINCEPS, | PERILLUSTRIS DEPUTATIONIS SANITATIS | DEPUTATUS | ET PERILLUSTRIS PRÆT. PLURIES CONSULTOR ; | VENERABILIS HUJUS CONGREGATIONIS SACRI | TEMPLI FUNDATOR VIGILANTISSIMUS, | VIRTUTIBUS CLARUS, PIETATE INSIGNIS, | REQUIEVIT IV KAL. SEPT. 1662, ÆTAT. 72. | SACERDOS DOCTOR D. JOSEPH. | PATRI OBSEQUENT. | MONUMENTUM HOC LACRYMABUNDUS POSUIT.

Inscription de 17 lignes, gravée sur sa tombe, dans l'église Sainte-Marie des Agonisants, à Palerme. — Cf. Bayle et Thillaye, *Bibliographie médicale par ordre chronologique*. Paris, 2 vol. in-8°, 1855; cf. 1, p. 385.

790. — ALESSANDRINI de NEUSTAIN, Jules, † 1590.

Cæsaribus si quis multos inservit annos,
Acceptus magnis, principibusque fuit
Te, Juli, vatem possum, medicumque fateri
Doctrina in cujus grata tanta fuit.

Epitaphe composée en son honneur. — *Ibidem*, 1, p. 213.

791. — APONO ou ABANO, Pierre d', 1250-1315.

PETRI APONI | CINERES | OB. AN. 1315 | ÆT. 66.

Inscription de 4 lignes, gravée, aux environs de 1701 à 1708, sur sa tombe, dans l'église Saint-Augustin, à Padoue.

PETRO APONO MEDICORUM ARBITRO ÆQUISSIMO | OB REMOTIORUM DISCIPLINARUM STUDIUM | INSIGNE FED. P. CUR.

Inscription de 3 lignes, gravée, par ordre de Frédéric, duc d'Urbin, sur le socle de sa statue, à Padoue.

PETRUS APONUS PATAVINUS, | PHILOSOPHIAE MEDICINAEQUE SCIENTISSIMUS, | OB IDQUE CONCILIATORIS COGNOMEN ADEPTUS : | ASTROLOGIAE VERO ADEO PERITUS, | UT IN MAGIAE SUSPICIONEM INCIDERIT, | FALSOQUE DE HÆRESI POSTULATUS, | ABSOLUTUS FUIT.

Inscription de 7 lignes, apposée en 1420 au-dessus de l'une des portes du palais de Padoue. — *Ibidem*, I, p. 120.

792. — ARGENTIER, Jean, † 1572.

D.O.M. | JOANNI ARGENTERIO, | PARENTIBUS ET NATALI SOLO SUIS | TANTUM NOTO, | INGENIO VERE ARISTOTELICO, | ET IN RE MEDICA DOCTISSIMO ; | MONUMENTIS LUSTRANDÆ, ORBI NOTISSIMO ; | CUJUS PERENNEM FAMAM ET GLORIAM | NEUTIQUAM CONSUMPTURA EST | VETUSTATIS INJURIA. | HERCULES FILIUS MŒRENS POSUIT. | OBIIT ANN. DOM. 1572, | TERTIO IDUS MAII, ÆTATIS SUÆ 59.

Inscription de 13 lignes, gravée sur son tombeau de marbre, dans l'église Saint-Jean, à Turin. — *Ibidem*, I, p. 229.

793. — ASELLI, Gaspard, † 1626.

B.M.S. | GASPARI ASELLIO, | VIRO MORUM SUAVITATE INCOMPARABILI, | CIVI CREMONENSI. | ANATOMES ET CHIRURGIÆ | IN TICINENSI ACADEMIA PUBLICO INTERPRETI | ATQUE IN BELLO CISALPINO | REGII EXERCITUS PROTO-CHIRURGO, | QUI ANNUM AGENS XLV OBIIT : | ALEXANDER TADINUS | ET SENATOR SEPTALIUS, | EX COLLEGIO NOBIL. MEDIOL. | PHILOSOPHI AC MEDICI, | AMICO OPTIMO | MOESTISSIMI P.P. | DIE XXIV. APRIL. M.DC XXVI.

Inscription de 16 lignes, gravée sur sa tombe, dans l'église Saint-Pierre Célestin, à Milan. — *Ibidem*, I, p. 373.

794. — BAERSDORP, Corneille van, † 1565.

CY GIST MESSIRE CORNEILLE DE BAERSDORP, | CHEVALIER, EN SON VIVANT | CONSEILLER ET ARCHIMÉDECIN | DE FEU EMPEREUR CHARLES V, | ET DE MADAME LÉONORE, REYNE DE FRANCE, | ET DE MARIE, REYNE DE HONGRIE, | QUI MOURUT LE 24 NOVEMBRE EN L'AN 1565 ; | ET DAME ANNE DE MOSSCHERŒN, | SA COMPAGNE, LAQUELLE TRÉPASSA LE. . .

Inscription de 9 lignes, gravée sur une plaque de cuivre fixée autrefois à son tombeau, dans l'église Saint-Donat, à Bruges. — *Ibidem*, I, p. 266.

795. — BARTHOLIN, Gaspard, 1585-1629.

D.O.M.S. | GASP. BARTHOLINO MALMOG. | THEOL. MED. AC PHILOS DOCTORI. | REG. ACAD. HAFN. P. P. ET ROSCH. | CAP. CANON. | INGENIO DIVINO, DISSERENDI ACUMINE, | PIETATE, PRUDENTIA, JUSTITIA, INTEGRITATE, | SINGULISQUE INSERVIENDI VOLUNTATE, | NON DOMI MINUS, XVII ANN. IN ARTIUM | HUMAN. MED. AC THEOL. PROFESS. | REGNIQUE GYMNASIIS, VEL REGIO JUSSU | DESTINATA INDUSTRIA, | QUAM FORIS IN MELIORE ORBI EUROP. | VARIIS OBITIS PEREGRIN. | ET MONUM. EDITIS, NOBILITATO. | EX RECTURÆ ACAD. ITERAT. ET HONORE | ET ONERE, | IN CŒLEST. PATRIAM IMMAT. MORTE | EVOCATO. | ANNA FINCKIA | CUM VI FILIIS ET I FILIA SUPERSTES, | AMORIS, FIDEIQUE CONJUG. ET PERENNIS | DESIDERII MONUM. | B.M.P.C.M.

Inscription de 24 lignes, gravée sur sa tombe, à Copenhague. — *Ibidem*, I, p. 376.

796. — BENCIIS, Ugo de, dit BENCIUS. † 1438.

DEO IMMORTALI MAXIMO. | UGONI BENCIO SENENSI, | PHILOSOPHORUM AC MEDICORUM SUÆ ÆTATIS | FACILE PRINCIPI, | PARENTI OPTIMO ; | OB DOCTRINAM EXCELLENTEM DE UNIVERSO | HOMINUM GENERE, | B.M. | FILII POSUERUNT, XI KALENDAS DECEMBRIS, | ANNO 1448.

Inscription de 10 lignes, gravée sur un monument élevé à sa mémoire par ses fils, à Ferrare. — *Ibidem*, I, p. 144.

797. — BEVERWYCK, Jean, dit BEVEROVICIUS, † 1647.

LEX HIC MEDENDI, SANITATIS REGULA, | SALUS SALUTIS CIVIUM, VITÆ ARTIFEX, | MORTIS FUGATOR SEDULUS, VICTOR SUÆ, | SCRIPTIS SUPERSTES IPSE POST MORTEM SIBI, | DORDRECHTI APOLLO ET ÆSCULAPIUS JACET. | DEFUNCTO LUBENS MŒRENSQUE POSUIT | DANIEL HEINSIUS.

Inscription de 7 lignes gravée sur son tombeau par Daniel HEINSIUS, dans le temple principal de Dordrecht. — *Ibidem*, I, p. 486.

798. — BRUNNER, Jean-Conrad de, 1653-1727.

VIVIT POST FUNERA VIRTUS. | IN VENERANDAM MEMORIAM | J.C. DE BRUNN A HAMMERSTEIN SCAPHUSA HELVETICI, | NATI DIE XVI JANUARII. A. CHRISTI MDCLIII, | SER. AC. POTENT. PRINCIP. CAROLI. PHILIPPI | COM. PALAT. AD RHEN. | S.R.J. ARCHITHESAURAR. ET ELECT., ETC. | CONSILIARII

INTIMI ET ARCHIATRI, | PROFESSORIS MED. IN UNIVERSITATE HEIDELB. | SOCIET. NAT. CURIOS. CÆS. LEOPOLD. HEROPHILI ; | DE DIVERSIS EUROPÆ MAJESTAT., BRITANN., | SUEC., DAN. ET BORUSS., | PERMULTISQUE S.R.I. MAGNATIBUS BENE | MERITI, | DENATI, COMMUNI OMNIUM MŒRORE, DIE | 2 OCTOBRIS MDCCXXVII, | IN CIVITATE RESID. ELECT. MANHEIM, | HOC LETHALITATIS MONUMENTUM MŒSTISSIMI POSUERUNT HÆREDES.

Inscription de 19 lignes gravée sur sa tombe, à Mannheim. — *Ibidem*, II, p. 57.

799. — CACHET, Christophe, 1572-1624.

HÆRE, VIATOR. | NOBILIS CHRISTOPHORUS CACHETUS, | DOCTRINA CLARUS, PIETATE SPECTABILIS, | HIC JACET. | O DIRUM PATRIÆ, | INIMICUM NIMIS ARTI MEDICÆ, FATUM ! | NASCENTEM LOTHARINGIA, PADUA MEDICUM, | FRIBURGUM JURISPERITUM FECERE. | HIS MAGNA COMPLEXUS, | UT ERAT BONO PUBLICO NATUS, | LUCEM LITTERIS, NOMEN LIBRIS, | LAUDEM SUIS, PATRIÆ GLORIAM, FAMAM SIBI, | PRINCIPIBUS SÆPE SALUTEM PEPERIT. | SERENISSIMIS DUCIBUS | CAROLO III, HENRICO II, | FRANCISCO II, CAROLO IV, | ARCHIATER ET CONSILIARIUS, | TANTUM ONUS POSUISSET SENEX, | NI EUM MATURUM CŒLO FECISSET. | OBIIT ANNO SALUTIS 1624, | 30 SEPTEMBR. ÆTATIS 52. | HIC JACET ETIAM TANTI VIRI NOBILIS UXOR | CLAUDIA DOMBALLE, | INTEGRITATE MORUM AC PIETATE NOBILIOR, | QUÆ NUPTA ANNO 1597, | OBIIT VIDUA 11 SEPTEMBRIS 1637, | ÆTATIS 54.

Inscription de 27 lignes, jadis gravée sur une pierre tombale, dans le couvent des Cordeliers, à Nancy. — *Ibidem*, I, p. 347.

800. — CAMPOLONGO, Emile, 1550-1604.

D.O.M. | ÆMILIO CAMPOLONGO | NOBILI PATAVINO, | SUMMÆ INTEGRITATIS ET INNOCENTIÆ VIRO, | PHILOSOPHO ATQUE MEDICO CLARISSIMO, | QUI AGENDO ET SCRIBENDO, | ET PUBLICE IN PATRIA, TUM PRACTICAM, | TUM THEORICAM INTER | PRIMARIOS PROFITENDO, | SUMMORUM PRINCIPUM GRATIAM CONSECUTUS, | NOMEN SIBI AD EXTREMAS ETIAM REGIONES | NUNQUAM PERITURUM | COMPARAVIT. | OBIIT ANN. SAL. 1604. ÆT. 54. | ANNIBAL J.C. | PATRI BENEMERENTI P.C.

Inscription de 15 lignes, gravée sur sa tombe, dans la chapelle de sa famille, aux Servites de Padoue. — *Ibidem*, I, p. 307.

801. — SFORZI, Francesco.

QUI ABITÓ E MORÍ | IL CAV. PROF. | FRANCESCO SFORZI | MEDICO CHIRURGO E FISICO | PERITISSIMO.

Inscription de 5 lignes, gravée en lettres noires sur une plaque de marbre blanc apposée sur la façade de la maison portant le n° 7, via Guido Monaco, à Arezzo. — R. BLANCHARD, 18 avril 1911.

802. — CÉSALPIN, André.

ANDREA CESALPINO

Inscription gravée sur le socle d'une statue en marbre blanc, un peu plus grande que nature, placée dans une des niches extérieures de la galerie des Uffizi, à Florence.

CÉSALPIN est représenté debout, drapé à l'antique. A ses pieds, deux livres superposés, recouverts d'une feuille de parchemin à demi déroulée, sur laquelle est gravée une inscription latine, en écriture cursive. De la rue, c'est-à-dire de 2 à 3 mètres au-dessous de la statue, on ne peut lire que les 2 dernières lignes, sur 4 ou 5 au total :

...p venas duci ad cor | tanquam ad oficinam.

Au-dessous du rouleau qui pend en avant, on lit, gravée dans le bas du socle et dans le coin droit, la signature du sculpteur : FEDI. S. — Cf. n° 803. — R. BLANCHARD, 17 avril 1911.

803. — CÉSALPIN, André.

QUÌ ABITÒ | ANDREA CESALPINO | SCOPRITORE | DELLA CIRCOLAZIONE DEL SANGUE | E | AUTORE PRIMO | DELLA CLASSIFICAZIONE DELLE PIANTE.

Inscription de 7 lignes, gravée en lettres dorées sur une plaque de marbre blanc apposée sur la façade de la maison portant les n°s 9 et 11 de la via Cesalpino, à Arezzo. — Cf. n° 802. — R. BLANCHARD, 18 avril 1911.

804. — CAPEZZUOLI, Serafino, 1823-1887.

SERAFINO CAPEZZUOLI | DOTTORE IN MEDICINA E CHIRURGIA | IL QUALE | PROPUGNÒ E DIFFUSE CON LA VOCE E CON LA SCRITTI | DOTTE TEORIE DI CHIMICA ORGANICO-PATOLOGICA | NEI PUBBLICI STUDI DI FIRENZE E DI PISA | NACQUE IN QUESTA CASA | IL X DI DICEMBRE M.DCCC.XIII | MORÌ IN FIRENZE IL VII DI MARZO M.DCCC.LXXXVII | — | ALL'ILLUSTRE SCIENZIATO | IL MUNICIPIO SANGIMIGNANESE.

Inscription de 11 lignes, les 9e et 10e séparées par un filet, gravée sur une plaque de marbre blanc apposée sur la façade de la maison portant le n° 9 de la via San Giovanni, à San Gimignano. — R. Blanchard, 20 avril 1911.

805. — GRIFONI, Girolamo.

QUI | EBBE I NATALI | IL PROF. GIROLAMO GRIFONI | INSIGNE ANATOMICO | AMICO PIÙ CHE DISCEPOLO | A PAOLO MASCAGNI | LA CUI CELEBRE ANATOMIA ICONOGRAFICA | COMPIÈ E RIVENDICÒ ALL'ITALIA | DALLE FRODI DEI PLAGIARII STRANIERI.

Inscription de 9 lignes, gravée en lettres noires sur une plaque de marbre blanc apposée sur la façade de la maison portant le n° 10 de la piazza Umberto I°, già piazza Sant Agostino, à San Gimignano. — R. Blanchard, 20 avril 1911.

806. — FACULTÉ DE MÉDECINE DE SIENNE, 1884.

VNIVERSITAS ARTIVM LIBERALIVM | ABHINC ANNOS FERE SEPTINGENTOS | A SENATV POPVLOQVE SENENSI CONSTITVTA | AB OMNIBVS OMNIVM ORDINVM CIVIBVS SEMPER DEFENSA ET ORNATA | IOANNIS CAMPANI RECTORIS LVCIANI BANCHI SYNDICI | STVDIO INDVSTRIA VIGILANTIA | MAGISTERIIS MEDICIS ET CHIRVRGICIS AVCTA A. MDCCCLXXXIV | ATHENAEIS PRIMARIIS EXAEQVATA EST A. MDCCCLXXXVII | AERE COLLATO MVNICIPII PROVINCIAE MAGISTRATVS PASCVORVM | NOSOCOMII SANCTAE MARIAE SCALARVM SOCIETATIS LEGATORVM PIORVM | SENATVS ACADEMICVS | NE TANTI BENEFICII MEMORIA ET GRATIA EXOLESCERET | P C A MDCCCXCIII.

Inscription de 13 lignes, gravée sur une plaque de marbre blanc apposée à gauche dans le vestibule de l'Université de Sienne. Les lignes 1, 5, 8 et 11 en lettres rouges, les autres en lettres noires. — R. Blanchard, 22 avril 1911.

807. — GRIPHONIUS, Theophilus, XVIIe siècle.

Theophilo Griphonio | pho. ac medico peritiss. | Parens ac Frater | mestiss : pp : | ann. 1617.

Inscription de 5 lignes, gravée sur une dalle de marbre blanc, faisant partie du dallage de la nef latérale droite, par le travers du 3e pilier, cathédrale de Sienne. — R. Blanchard, 22 avril 1911.

808. — MASCAGNI, Paul, 1815-1860.

PAVLVS. MASCAGNIVS. SENENSIS | ANATOMICVS. SVI. TEMPORIS. PRINCEPS | SENIS. PISIS. FLORENTIAE | MAXIMAM. LAVDEM. DOCENDO. MERITVS. | ANATOMEN. INVENTO. NOBILISSIMO | OPERIBVSQVE. EDITIS. AVXIT | CHYMICEN. INGENIO. ET. OPIBVS. INLVSTRAVIT || HVMANITATE. OMNIQVE. VIRTVTE. FLORENS | CVNCTORVM. BENEVOLENTIAM | STVDIVMQVE INDEPTVS. EST | AD. SVOS. REDVX. DEC. XIII. K. NOV. | A. M. DCCC. XV. | NATVS. A. LX. M. VIII. D.XIII. || IVLIVS. DEL. TAJA. SENENS. DEDIC. | VIRO. PER. ORBEM. CLARISSIMO.

Inscription de 15 lignes, gravée sur le devant du mausolée de MASCAGNI, dans le vestibule inférieur de l'Université de Sienne. Le centre de cette face est occupé par un médaillon circulaire avec effigie tournée à gauche. La 1re ligne est au-dessus du médaillon, les lignes 2 et 7 sont à gauche, les lignes 8 à 13 sont à droite, les lignes 14 et 15 sont au-dessous. Sur le mausolée est assise une femme en marbre blanc, tenant dans ses mains une banderole où est gravé :

VASORVM LYMPHATICORVM CORPORIS HVMANI HISTORIA ET ICHNOGRAPHIA.

Au-dessus de ce monument est encastrée dans la paroi une plaque de marbre blanc portant cette inscription de 7 lignes :

QUESTO MAUSOLEO AL GRANDE ANATOMICO SENENSE | FU QUI TRASLOCATO NEL MAGGIO MDCCCXCIII | QUANDO DALLA PROVVIDA LIBERALITÀ | DELLA DEPUTAZIONE DEL MONTE DEI PASCHI | FU DATO AL RETTORE D. BARDUZZI | DI APRIRE IL CIRCOSTANTE PORTICO | DI COMPIERE I LAVORI DEI NUOVI VESTIBOLI. — R. BLANCHARD, 22 avril 1911.

809. — ROSSI, Francesco, † 1889.

PERCHÈ DURI MEMORIA | DEL DOTTORE IN MEDICINA | FRANCESCO ROSSI | SENESE | PER QUASI OTTO ANNI | E FINO AL DI DELLA SUA MORTE | III NOVEMBRE MDCCCLXXXIX | AIVTO ALLA CATEDRA DI FISIOLOGIA | CHE A RIDESTARE CON L'ESEMPIO | IN PRO DELLO STUDIO SENESE | LA LIBERALITÀ DEI PRIVATI CITTADINI | DA LUNGO TEMPO DISMESSA | I LIBRI ALLA NASCENTE BIBLIOTECA | OGNI ALTRO AVERE ALLA SCUOLA DI FISIOLOGIA | E A SDEGNO DI PREGIUDIZI VOLGARI | LA SALMA ALL'ISTITUTO ANATOMICO | LEGAVA | IL CONSIGLIO ACCADEMICO | NELL'ANNO SCOLASTICO MDCCCLXXXIX-XC | POSE.

Inscription de 20 lignes, gravée en lettres noires sur une plaque de marbre blanc apposée dans le vestibule de l'Université de Sienne. — R. Blanchard, 22 avril 1911.

810. — SOCIÉTÉ DES SCIENCES NATURELLES, à Sienne, 1872.

ALLA SOCIETÀ ITALIANA | DI SCIENZE NATURALI | CHE NEL SETTEMBRE DELL'ANNO MDCCCLXXII | IN QUESTA SALA | DIÉ PRINCIPIO E COMPIMENTO AGLI STUDI | DELLA SESTA RIUNIONE STRORDINARIA | IN SEGNO DI RICORDANZA E D'ONORE | IL COMUNE.

Inscription de 8 lignes, gravée en lettres noires sur une plaque de marbre blanc apposée dans la salle du grand conseil du Palais public de Sienne. — R. Blanchard, 23 avril 1911.

811. — FONTAINE PUBLIQUE, à Montepulciano.

IL VECCHIO CULMINE POLIZIANO | SUPERBO DI TRADIZIONI RICCO DI STORIA E D'ARTE | ESULTA AL MIRACOLO NOVO | D'UN GETTO VIVO D'ACQUA PURISSIMA | CHE CON AUDACIA ANTICA CON SAVIEZZA MODERNA | GLI CONDUSSERO DAL REMOTO CULMINE FRATELLO | I FIGLI PER SEMPRE MEMORANDI.

Inscription de 7 lignes, gravée en relief sur une plaque de marbre gris placée sur le devant de la vasque d'une fontaine (actuellement à sec), place Vittorio Emanuele (de la cathédrale), à Montepulciano. — R. Blanchard, 23 avril 1911.

812. — AROMATARI, Giuseppe, 1587-?

IN QUESTA CASA | NACQUE IL XXV MARZO MDLXXXVII | GIUSEPPE AROMATARI | CHE | LETTERATO DIFESE IL PETRARCA | MEDICO SCRISSE INTORNO ALL' IDROFOBIA | NATURALISTA SCOPRÌ NOVI VERI | MDCCCLXXXVII.

Inscription de 8 lignes, gravée en lettres noires sur une plaque de marbre blanc apposée sur la première maison de la via degli Aromatari, à Assise. La maison est actuellement en voie de démolition. — R. Blanchard, 25 avril 1911.

813. — FONTAINE PUBLIQUE, à Assise.

PENA UN SCUDO | E PERDITA DE PANNI | PER CHI LAVA | IN QUESTO FONTE.

Inscription de 4 lignes, gravée sur une plaque de marbre blanc

apposée au-dessus d'une fontaine publique contiguë au Mont-de-piété, via Principe di Napoli, à Assise. — R. Bl., 25 avril 1911.

814. — FONTAINE DU PALAIS DES CONSULS, à Gubbio, 1530.

CVRATVS FONS : AN. A DEO | NATO. XXX : SVPRA CCC | OLYMP POSTR. IDAPRIL : || BIBE : ABLVE : SPECTA : ME | IN LOCO : PROBES : LICET.

Inscription de 5 lignes, gravée sur une fontaine établie à l'étage supérieur du palais des Consuls, à Gubbio. — R. Bl., 27 avril 1911.

815. — SŒUR SAINT-LOUIS DE GONZAGUE, à New York.

In memory of | Sister Louis Gonzaga | Who, during thirty-nine years in this | hospital, devoted herself to the | service of the suffering and | the poor. | Who was superior from 1895 to 1908, | during which period this wing of | the hospital was built, and St. | Vincent's Hospital, Staten Island, and | St. Lawrence's Hospital, Washington | Heights, were founded, | this tablet is erected by the Medical | Board of St. Vincent's Hospital, | Manhattan, 1908.

Inscription de 15 lignes, apposée à l'hôpital Saint-Vincent, à Manhattan, N. Y., Etats-Unis. — Dr H. R. Storer, Newport, R. I., 26 janvier 1909.

816. — FLAMEL, Nicolas.

MAISON DE NICOLAS FLAMEL | ET DE PERNELLE SA FEMME | — | pour conserver le souvenir | de leur fondation charitable | la ville de paris a restaure en 1900 | l'inscription primitive | datee de 1407.

Inscription de 7 lignes, les 2e et 3e séparées par un filet, gravée en lettres rouges sur une plaque de marbre blanc fixée sur la façade de la maison portant le n° 51, rue de Montmorency, à Paris.

Cette maison, actuellement occupée par l'hôtel Helvetia, n'a que deux fenêtres de face. Le rez-de-chaussée est occupé par un marchand de vin-restaurateur ; il présente deux fenêtres, correspondant à celles des étages, et trois portes. Celle de gauche n'est séparée de la maison portant le n° 49 que par un étroit pilier ; elle conduit dans un couloir qui sert d'entrée à la maison et aboutit à l'escalier. Celle du milieu, située entre les deux fenêtres, dans l'axe même de l'immeuble, mène chez le marchand de vin. Celle de droite n'est séparée de la maison portant le n° 53 que par un étroit pilier ; elle donne accès au restaurant. Le rez-de-chaussée est séparé du premier étage par une sorte de corniche, au-dessous de laquelle est gravée dans la pierre, en lettres gothiques, l'inscription suivante, qui occupe toute la largeur de la maison :

Nous hōmes et fēmes laboureurs demourans ou porche de ceste maison qui fu fte en lan de grace. Mil quatre cens et sept somes tenus chascū en droit soy dire tous les Jours une patenostre et .J. ave maria en priant dieu q̄ de sa grace face pardō aus povres pecheurs trespassez amen.

Cette ancienne inscription fut restaurée en 1900 par la Ville de Paris, comme en fait foi l'inscription citée en premier lieu.

Tel était l'aspect de la maison, quand, en 1911, le restaurateur, ayant renouvelé son bail, voulut remettre en état la façade. On enleva l'enduit en plâtre qui la recouvrait et on eut la surprise de mettre à découvert des sculptures et des inscriptions très intéressantes. On reconnut en outre que l'inscription *Nous hommes et femmes*, qui court tout le long de la façade, est tracée sur une banderole déroulée, que désigne une main tournée vers la droite, l'index étendu.

Constitué comme nous l'avons dit, le rez-de-chaussée est donc formé de six piliers, que nous allons décrire sommairement. Chacun d'eux est formé par la superposition de huit pierres, l'inférieure étant plus large.

Premier pilier. — La première pierre, en partant d'en haut, est divisée en deux médaillons en bas-relief, représentant chacun un personnage. La 2e représente un personnage assis dans un bois. La 3e porte en son milieu la lettre 𝔇. La 4e porte en haut et sur une seule ligne une inscription peu visible, en petites lettres gothiques. Les pierres suivantes n'ont ni sculpture ni inscription.

Deuxième pilier. — La première pierre présente en bas-relief un personnage debout, tenant une banderole. La 2e porte un 𝔑. La 3e porte la lettre 𝔈. Les suivantes n'ont rien de particulier.

Troisième pilier. — Sur la première pierre est figuré en bas-relief un ange auréolé, tourné de profil à gauche et jouant de la harpe. Sur la 2e, un ange vu de face jouant de la cithare. Sur la 3e, la lettre 𝔒. Dans le haut de la 4e, une inscription peu lisible, en petites lettres gothiques disposées sur une seule ligne.

Quatrième pilier. — Sur la première pierre, un ange jouant de la harpe. Sur la 2ᵉ, un ange auréolé, vu de face et jouant de la guitare. Sur la 3ᵉ, le mot **Ora**. Sur la 4ᵉ, une inscription disposée comme sur le 1ᵉʳ et le 3ᵉ piliers.

Cinquième pilier. — Sur la 2ᵉ, la lettre **F**. Sur la 3ᵉ, la lettre **C**. Sur la 4ᵉ, une inscription analogue à celle des 1ᵉʳ, 3ᵉ et 4ᵉ piliers.

Sixième pilier. — Sur la première pierre, un personnage debout. Sur la 2ᵉ, un personnage assis et lisant ; à sa droite, des fascines, puis des arbres. Sur la 3ᵉ, la lettre **A**. Sur la 4ᵉ, une inscription.

On remarquera que les lettres **N** et **F**, gravées sur la deuxième pierre des 2ᵉ et 5ᵉ piliers, sont symétriques et donnent les initiales de Nicolas FLAMEL. — R. BL., 25 mai 1912.

817. — LEVACHER, Fr. G., 1732-1816.

DEO EXORANDO | CIVES | PRO. FRANCISCO. GVGLIELMO. LEVACHER | EQVITE. GALLICI. ORD. A. MICHAELE. ARCHANG. | INTER. NOBB. PARM. COOPTATO | CHIRVRGO. EXIMIO | QVEM | A. CONSTITVTIONE. IPSA. ARCHIGYMNASII | DOCTOREM. DECVRIALEM | NISI. CREBRIS. ALIO. EVOCATIONIBVS | NEAPOLIM. PRAECIPVE. SPLENDIDISSIMIS | MAXIMO. SEMPER. VSVI. HABVISTIS | AD. PIACVLARES. HOSTIAS. ET CARMINA | HVÇ. BENEFICI. SVPPLICES | ADESTE. | (*Parma, dalla stamperia Carmignani*).

Inscription de 16 lignes, rédigée par Ab. TONANI et imprimée sur un placard apposé à la porte de l'église de la Sainte-Trinité, à Parme, le jour des obsèques de Levacher (11 janvier 1816). — I. LEVACHER, *F. G. Levacher e discendenza. Memorie, lettere e documenti per servire alla biografia del chirurgo F. G. Levacher* (1732-1816). Treviso veneto, grand in-8° de xx-184 p., avec une planche hors texte, 1911 ; cf. p. 22.

Pour une autre inscription de 26 lignes, rédigée par l'abbé Ramiro TONANI et gravée sur une plaque de marbre apposée dans l'église de la Sainte-Trinité, à Parme, cf. n° 628 et I. LEVACHER, *ut supra*.

818. — PANAS, Photino, 1832-1903.

AU | DOCTEUR PANAS | 1832-1903.

Inscription de 3 lignes, gravée en relief sur le piédestal supportant la statue de PANAS, œuvre en marbre blanc du sculpteur BOUCHER. Ce monument, résultat d'une souscription internationale, se dresse à l'entrée de la Clinique ophtalmologique de l'Hôtel-Dieu, à Paris ; il a été inauguré le 26 juin 1904.

En faisant la remise de ce monument à l'Assistance publique, le prof. F. GUYON, président du Comité, s'exprimait ainsi :

« Le voici à sa consultation d'hôpital, à la place où si souvent il oublia l'heure qui aurait dû le trouver présent à la sienne. Son attention est tout entière à la petite malade qu'il examine ; le geste familier, par lequel il avait coutume d'attirer l'attention des élèves qui l'entouraient, souligne les impressions qu'il leur transmet sur le cas qui leur est soumis. Tout est démonstratif, dans ce groupe si plein de vérité : l'expression du visage est parlante, et ceux qui désormais assisteront aux leçons données dans la Policlinique Panas croiront encore entendre le maître disparu. » — *Inauguration du Monument Panas à l'Hôtel-Dieu, le 26 juin 1904, sous la présidence de M. Chaumié, Ministre de l'Instruction Publique et des Beaux-Arts.* — Paris, G. Steinheil, grand in-8 de 54 p. avec 2 planches hors texte ; cf. p. 5-6.

819. — EAUX DE WESTMINSTER, à Londres.

A SUPPLY OF WATER BY | A CONDUCT FROM THIS SPOT | WAS GRANTED TO THE ABBEY | OF WESTMINSTER, WITH THE | MANOR OF HYDE, BY KING | EDWARD THE CONFESSOR. | THE MANOR WAS RESUMED | BY THE CROWN IN 1536, BUT | THE SPRINGS AS A HEAD AND | ORIGINAL FOUNTAIN OF WATER | WERE PRESERVED TO THE | ABBEY BY THE CHARTER OF | QUEEN ELIZABETH IN 1560.

Inscription de 13 lignes, gravée en lettres noires sur un piédestal de marbre blanc supportant un large vase en fonte et placé sur la pelouse dite *The Dell*, à droite de l'allée réunissant Rotten row à Serpentine road, à l'extrémité orientale de Serpentine river, dans Hyde Park, à Londres. Sur le plan colorié de Hyde Park, ce piédestal est indiqué par ces mots : *Old water supple y for Westminster abbey.*

ON THIS SPOT STOOD | A CONDUIT HOUSE WHICH | SUPPLIED THE PRECINCTS OF | WESTMINSTER WITH WATER | TILL THE SPRING WAS CUT | OFF BY DRAINAGE IN 1861. | THE BUILDING WAS REMOVED | IN 1868 AND THIS MEMORIAL | ERECTED IN 1870 TO MARK | THE PLACE WHERE IT STOOD.

Inscription de 10 lignes, gravée sur le piédestal susdit, à l'opposé de l'inscription précédente. — R. Bl., 11 juillet 1912.

820. — AUGAGNEUR, Victor, XXe siècle.

PONT DE L'UNIVERSITÉ | Construit par la VILLE DE LYON | Mr Victor AVGAGNEVR | étant MAIRE | —1903 —

Inscription de 5 lignes, gravée en lettres rouges sur une plaque de pierre encastrée à la tête du pont de l'Université, ce pont ayant été construit alors que le Dr V. Augagneur, professeur à la Faculté de médecine, était maire de Lyon. — R. Bl., 1912.

821. — BUISSON, François, 1788-1870.

CI-GIT | LE DOCTEUR FRANÇOIS | BUISSON | NÉ À LYON LE 29 JUILLET 1788, | AUTEUR DE LA DÉCOUVERTE | POUR PRÉVENIR ET GUÉRIR LA RAGE | PAR LES BAINS DE VAPEUR DITS À LA RUSSE | C. A D. | EXPULSION DE VENIN RABIQUE | PAR LA TRANSPIRATION | DÉCÉDÉ À ORLÉANS | LE 4 NOVEMBRE 1870. | *DE PROFUNDIS.*

Inscription de 13 lignes, gravée sur une tombe du cimetière du Père-Lachaise, à Paris. — Er. Wickersheimer, 17 mars 1911.

822. — BARADUC, A.-H.-P., † 1893, et Hippolyte, 1851-1909.

DOCTEUR | ANDRE HIPPOLYTE PONTHION | BARADUC, | CHEVALIER | DE LA LÉGION D'HONNEUR, | DÉCÉDÉ LE 17 AVRIL 1893, | AGÉ DE 79 ANS | DOCTEUR | HIPPOLYTE BARADUC | 1851-1909.

Inscription de 10 lignes, gravée sur la face latérale gauche d'un monument du cimetière du Père-Lachaise, à Paris, — Er. Wick., 12 mars 1911.

823. — GALEZOWSKI, S., 1801-1878.

Dr S. GALEZOWSKI | 1801†1878 | Professeur | A L'UNIVERSITÉ DE Vilna | Médecin en chef | DE L'ARMÉE POLONAISE EN 1831 | PRÉSIDENT DE L'ÉCOLE | POLONAISE DE BATIGNOLLES.

Inscription de 8 lignes, gravée en lettres dorées au-dessus d'un buste en bronze de face.

SEWERYN GALEZOWSKI

Inscription gravée au-dessous de la précédente. Cimetière du Père-Lachaise, à Paris. — Er. Wickersheimer, 12 mars 1911.

824. — CHADWICK, J.-R., 1844-1905.

IACOBO READ CHADWICK | MDCCCXXXXIV MDCCCCV | CONDITORI | BIBLIOTHECARIO | MDCCCLXXV MDCCCCV | CVIVS HAEC BIBLIOTHECA | MONUMENTUM.

Inscription de 7 lignes, sur une plaque de bronze surmontée d'un médaillon entouré d'une guirlande de Laurier. Sur la paroi de Holmes Hall, dans la Bibliothèque médicale de Boston, Mass. — J. F. BALLARD, bibliothécaire adjoint, 12 février 1910.

825. — CHÉNIEUX, E., 1845-1910.

AV DOCTEVR | E. CHÉNIEVX | CHIRVRGIEN DE L'HÔPITAL | DIRECTEVR DE | L'ÉCOLE DE MÉDECINE | MAIRE DE LA | VILLE DE LIMOGES | 1845-1910.

Inscription de 8 lignes, gravée sur une stèle de marbre blanc, dans le haut de laquelle est le buste de CHÉNIEUX, de face et en robe de docteur. Ce buste est sculpté dans une excavation de la pierre et incomplètement dégagé de celle-ci. Au-dessous de l'inscription, des livres, une branche de Laurier et une coupe entourée d'un Serpent. Sur la face antérieure du soubassement est sculptée en bas-relief une scène d'hôpital représentant CHÉNIEUX entouré de ses aides, se préparant à faire une opération abdominale sur une femme endormie. Le monument, œuvre du sculpteur COUTHEILLAS, se dresse dans le jardin de l'hôpital de Limoges.

826. — DEBOVE, M., 1907.

SALLE DEBOVE | INSTALLÉE PAR | LE PROF^R DEBOVE | DOYEN DE LA | FACULTÉ DE MÉDECINE | 1901-1907.

Inscription de 6 lignes, gravée sur une plaque de marbre vert apposée en février 1908 dans la nouvelle salle de musée installée par le professeur DEBOVE, durant son décanat, et désignée sous son nom, conformément à une décision du Conseil de la Faculté de médecine en date du 18 décembre 1907. — R. BL., 20 février 1908.

827. — FLOURENS, Pierre, 1794-1867.

PIERRE FLOURENS | PHYSIOLOGISTE | NÉ LE 13 AVRIL 1794, | MORT LE 6 DÉCEMBRE 1867.

Inscription de 4 lignes, gravée sur une tombe du cimetière du Père-Lachaise, à Paris. — ER. WICKERSHEIMER, 17 mars 1911.

828. — PROUST, Ernest, † 1871.

ERNEST PROUST | EX-INTERNE DES HÔPITAUX | BLESSÉ À ÉPINAY (SEINE) | LE 30 NOV. 1870 | DÉCÉDÉ À PARIS | LE 14 NOV. 1871 | AGÉ DE 26 ANS | — | SES AMIS.

Inscription de 8 lignes, la 7e suivie d'un filet, gravée sur une tombe du cimetière du Père-Lachaise, à Paris. — ER. WICK., 18 mars 1911.

829. — GRISOLLE, Augustin, 1811-1869.

AUGUSTIN GRISOLLE, | PROFESSEUR A LA FACULTÉ DE MÉDECINE DE PARIS | MEMBRE DE L'ACADÉMIE DE MÉDECINE, | MÉDECIN DE L'HÔTEL-DIEU, | NÉ A FRÉJUS LE 10 FÉVRIER 1811, | MORT A PARIS LE 9 FÉVRIER 1869.

Inscription de 6 lignes, gravée sur une tombe du cimetière du Père-Lachaise, à Paris. — Cf. n° 12. — ER. WICK., 12 mars 1911.

830. — GUBLER, N.-A., 1821-1879.

NICOLAS ADOLPHE GUBLER | NE A METZ (Moselle) LE 5 AVRIL 1821 | PROFESSEUR | A LA FACULTE DE MEDECINE DE PARIS | MEMBRE DE L'ACADEMIE DE MEDECINE | MEDECIN DE L'HOPITAL BEAUJON | DECEDE A LAMALGUE (Var) | LE 20 AVRIL 1879.

Inscription de 8 lignes, gravée au-dessous d'une palme, sur une tombe du Père-Lachaise, à Paris. — ER. WICK., 12 mars 1911.

831. — STANSKI, Gaëtan de, 1805-1879.

D. O. M. | GAETAN de STANSKI | DOCTEUR EN MÉDECINE | CHEVALIER DE LA LÉGION D'HONNEUR | NÉ EN POLOGNE EN 1805 | DÉCÉDÉ A PARIS LE 15 FÉVRIER 1879.

Inscription de 6 lignes, gravée sur une tombe du Père-Lachaise, à Paris. — ER. WICK., 12 mars 1911.

832. — OLLIER, Léopold, 1830-1900.

BEATAM SPEM EXPECTANT | FAMILLE OLLIER | — | ICI REPOSE | LE DOCTEUR | L^D^ OLLIER | CHIRURGIEN | NÉ AUX VANS | LE 11 DÉC. | MDCCCXXX | DÉCÉDÉ À LYON | LE XXV NOV. | MDCCCC | — | DE PROFUNDIS.

Inscription de 13 lignes, les 2e et 12e suivies d'un filet, gravée sur un monument funéraire du cimetière de Loyasse, à Lyon.

OLLIER, célèbre par l'invention de la résection sous-périostée des os, a été professeur de clinique chirurgicale à la Faculté de médecine de Lyon. Son élève, le Dr VINCENS, agrégé à la Faculté de médecine, ancien chirurgien-major de la Charité, a écrit sa biographie (Lyon, 1900). — Prof. FLORENCE, janvier 1909.

833. — TROBER, † 1856.

Le chef de | Monsieur Trober | Docteur-Méde- | cin décédé à | St Pol le 2 | Août 1856.

Inscription de 6 lignes, peinte en noir sur l'une des faces d'une caisse, surmontée d'une croix et contenant le chef de TROBER, dans la basilique de Saint-Pol-de-Léon. — P. DELAUNAY, juillet 1911.

834. — TOSCHI, Jacopo, 19e siècle.

a jacopo toschi | professore in medicina | requie | la implorano da dio | a l'uomo di chiaro nome | di molte virtudi | i clienti i discepoli | i cittadini | la consorte | che pose dolentissima | q. memoria | MDCCCXXXVI.

Inscription de 12 lignes, apposée sur la façade de l'église Santa Cristina, à Parme. — Alfred BRIAN, 1912.

835. — TRÉLAT, Ulysse, 1795-1879.

TRÉLAT

Inscription gravée au-dessus du buste de profil à gauche, se détachant en relief sur une borne en avant d'un mur.

PATRIE | REPUBLIQUE | DÉMOCRATIE | HUMAN[*ité*].

Inscription de 4 lignes, gravée sur ce mur.

DOC. MED. PAR | CONS HOPIT. | CONSL SALUBÉ | CONSL HOPITUX | SALPETRIERE | MAIRIE DU XIIE ARRONDT | CONSEIL MUNICIPAL | DE PARIS | CAMPES | 1814-1815 | CHARBONNERIE | 27, 28, 29 | JUILLET 1830 | LE PATRIOTE | DU PUY DE DOME | PROCÈS POLITIQES | PARIS. ST FLOUR | MOULINS. RIOM. COUR DES PAIRS. | CLAIRVAUX | LE NATIONAL | CONSTITUANTE 1848. MINISTRE DES TRAVAUX PUBLICS.

Inscription de 21 lignes, gravée sur un plan horizontal, sur lequel se détache une palme en relief.

medicus sed civis.

Inscription gravée sur un ruban, à l'extrémité de cette palme. Au cimetière du Père-Lachaise, à Paris. — ER. WICK., 1911.

836. — TYRBAS DE CHAMBERET, J.-B.-J.-A.-C., † 1870.

JEAN BAPTISTE JOSEPH ANNE CÉSAR | TYRBAS DE CHAMBERET, | ANCIEN MÉDECIN EN CHEF, PROFESSEUR DES HOPITAUX | MILITAIRES

DE LILLE ET DU VAL DE GRACE À PARIS, | MÉDECIN P^{AL} DE 1ERE CLASSE, | OFFICIER DE LA LÉGION D'HONNEUR, | NÉ À LIMOGES, DÉCÉDÉ À PARIS LE 19 JANVIER 1870 | DANS SA 91EME ANNÉE.

Inscription de 8 lignes, gravée sur une tombe du cimetière du Père-Lachaise, à Paris. — Er. Wick., 12 mars 1911.

837. — MANGET, L.-J., 1817-1867.

ICI REPOSENT LOVIS JOEL MANGET DOCTEVR EN MEDECINE | MEDECIN DV BVREAV DE BIENFAISANCE DV XEME ARRONDISSEMENT | PENDANT 21 ANS ET DE LA SOCIÉTÉ DE SECOVRS MVTVELS | MEMBRE DE LA SOCIÉTÉ DES SAVVETEVRS ETC. ETC. | NÉ À GENÈVE (*SUISSE*) LE 1ER MARS 1817 | DÉCÉDÉ À PARIS LE 22 NOVEMBRE 1867. | LES REGRETS DE SA VEVVE. DE SA FILLE. DE TOVTE SA FAMILLE | ET DE SES AMIS. LE SVIVENT DANS SA TOMBE. | ... | *PRIEZ POVR EVX.*

Inscription de 8 + 1 lignes, gravée sur une tombe, au-dessus de laquelle se trouve un buste de trois quarts à droite en terre cuite, dans une niche surmontée d'une croix.

FAMILLE MANGET

Inscription gravée au-dessus de cette niche. Cimetière du Père-Lachaise, à Paris. — Er. Wickersheimer, 12 mars 1911.

838. — WION-PIGALLE, Amélie, † 1874.

ICI REPOSE | MME AMÉLIE | WION-PIGALLE | MAITRESSE SAGE-FEMME | DE LA FACULTÉ DE PARIS | DÉCÉDÉE LE 23 X^{BRE} 1874 | VICTIME DE SON DÉVOUEMENT | REGRETS ÉTERNELS | DE SON PÈRE DE SA SŒUR | ET DE SES NOMBREUX AMIS.

Inscription de 10 lignes, gravée au-dessus d'un buste de trois quarts à droite, au cimetière du Père-Lachaise, à Paris. — Er. Wickersheimer, 12 mai 1911.

839. — SEGALAS, 1793-1876.

SEGALAS.

Inscription gravée sur le socle d'un buste en bronze, de face.

1793 | 1876.

Inscription de 2 lignes, gravée au-dessus de la précédente, dans une couronne de Chêne et de Laurier.

SEGALAS | Officier | de la Légion d'Honneur | Membre de l'A-

CADÉMIE | DE MÉDECINE | ANCIEN MEMBRE | DU CONSEIL GÉNÉRAL DE LA SEINE | ET DU CONSEIL MUNICIPAL | DE PARIS.

Inscription de 9 lignes, gravée au-dessous de la précédente. Cimetière du Père-Lachaise, à Paris. — ER. WICK., 12 mai 1911.

840. — FONTAINE DE LA CROIX DU TRAHOIR, à Paris.

LUDOVICUS XVI | ANNO PRIMO REGNI | UTILITATI PUBLICÆ | CONSULENS CASTELLUM | AQUARUM ARCUS JULI. | VETUSTATE COLLAPSUM, | FUNDAMENTIS REÆDI- | -FICARI ET MELIORE CULTU | ORNARI JUSSIT. | CAROL. CLAUD. D'ANGIVILLER. COM. | REGIS ÆDIFICIIS PRÆP.

Inscription de 11 lignes, gravée sur une plaque de calcaire apposée sur le devant de la fontaine sise rue de l'Arbre-Sec, au coin de la maison portant le n° 111, rue Saint-Honoré, à Paris.

FONTAINE DE LA CROIX DU TRAHOIR | EDIFIEE SOUS FRANÇOIS I | RECONSTRUITE EN 1775 | SOUFFLOT ARCHITECTE | BOIZOT SCULPTEUR.

Inscription de 5 lignes, gravée en lettres rouges sur une plaque de marbre blanc, apposée à une date récente sur le côté de la fontaine, rue Saint-Honoré, 111. — R. BL., 1er juin 1912.

841. — CHOLÉRA A SALO, 1838.

DIVI. NUMINE | A. CHOLERA. GRASSANTE. VIX. TACTI | SALODIENSES | COLUMNAM. VETUSTATE. CORRUPTAM | A. G. L. RESTAURANT | M. DCCCXXXVIII.

Inscription de 6 lignes, gravée en lettres noires sur le devant du socle, surmonté d'une colonne cannelée et d'une statue en bronze de saint Charles Borromée, dans la rue principale de Salò (Italie).

UN. SEGNO. DI. DEVOZIONE | QUÌ. DOVE. UN. ALTRO. SURGEVA | GUASTO. DAGLI. ANNI | AL. LORO. PROTEGGITORE. ERIGENDO | LA. PROMESSA | FATTA. NEI. GIORNI. DEL. TERRORE | RICONOSCENTI. I. SALODIANI | RISOLVONO.

Inscription de 8 lignes, gravée sur le côté droit du même monument.

DIVI. CAROLI | PROTECTORIS | AETERNITATI. ET. GLORIAE | VICINIA. S. IOANNIS | P. C. KAL. DECEMBRIS | M. DCXIX.

Inscription de 6 lignes, gravée sur l'arrière du même monument.

QUESTO : MONUMENTO | CUI. LA. PATRIA. RIFECE | AL. DIVO. BORROMEO | DIRÀ. AI. FUTURI | QUI. FU. DOMA. LA. RABBIA | DELL' INDICO. MORBO | QUI. RIFULSE. IL. POTERE | DI. CHI. LA. PROTESSE.

Inscription de 8 lignes, gravée sur le côté gauche du même monument. — R. Bl., 14 septembre 1911.

842. — ASCHIERI, Carlotta, † 1866. — Grossesse.

IN QUESTA CASA | CARLOTTA ASCHIERI | VENTICINQUENNE E INCINTA | CADE TRUCIDATA DAGLI AUSTRIACI | ULTIMO SFOGO | DI MORIBONDA TIRANNIDE | 6 OTTOBRE 1866.

Inscription de 7 lignes, gravée en lettres noires sur une plaque de marbre blanc apposée sur la façade de la maison faisant l'angle de la via Mazzini, n° 85, et de la place des Arènes, à Vérone. — R. Bl., 15 septembre 1911.

843. — TARGA, Leonardo, 19e siècle.

LEONARDO. TARGAE | MEDICO. ET. PHILOLOGO | PRAESTANTISSIMO | QVI. VIXIT. AN. LXXXV. M. V | VERONENSES. PVBLICE | AN. MDCCCXV.

Inscription de 6 lignes, gravée en lettres noires sur une plaque de marbre blanc, apposée sur le mur de la nef gauche de l'église Sainte-Anastasie, à Vérone. Au-dessus de l'inscription, un buste de marbre blanc, dans une niche. — R. Bl., 15 septembre 1911.

844. — BONIOLIO, Camillo, 18e siècle.

CAMILLO BONIOLIO LEONICENO | QVI CHIRVRGIAM FELICISSIME ADMINISTRAVIT | AC IN GYMNASIO SVMMA CVM LAVDE DAVIT | OB UXOREM DELECTISSIMAM | SANITATI JAM DESPERATAE RESTITVTAM | RICHARDVS WYNIVS EQVES BRITANNVS | GRATI ANIMI MONVMENTVM P. | III VIRI LITTERARII LOC. DED. MDCCLXXXXII.

Inscription de 8 lignes, gravée en lettres noires sur une plaque de marbre apposée sous la galerie supérieure de l'Université de Padoue. La partie supérieure est excavée en une niche entourée d'une couronne de Laurier où rampent deux Serpents ; un buste en marbre blanc s'y trouve logé. — Camille Blanchard, 17 sept. 1911.

845. — BONVICINO, Pietro, 1605.

Petro Bonvicino | BRIXIENSI EOTI PHIÆ | ET MED : DOCT AC PHI | ET MED : V RECTORI | V. A. P. | M. DC. V.

Inscription de 6 lignes, gravée en lettres noires sur l'un des écussons ornant l'aula magna de l'Université de Padoue. — Camille BLANCHARD, 17 septembre 1911.

846. — FLAMINI, Francesco, 1632.

FLAMINIO FRANCISCIO FOROSEM | PRONIENSI PHIE AC MEDICINE DOCTORI | PER BIENNIVM VICE RECTORIS. QVI INTER | CETERA IMMORTALIA BENEFICIA STATVTA | VETVSTATE PENE COLLAPSA RESTAVRAND | CVRAVIT ARTIVM VNIVERSITAS VIRO AD | COMMVNEM COMMODVM ET DIGNI= | TATEM NATO. MDLXXXII. | ANNII.

Inscription de 9 lignes, gravée sur une plaque de marbre apposée dans l'Université de Padoue. — C. BL., 17 septembre 1911.

847. — CANESTRINI, Giovanni, 1835-1900.

GIOVANNI CANESTRINI | SEVERO CULTORE DELLA FILOSOFIA NATURALE | INTERPRETE AUTOREVELE | DELLE DOTTRINE DI CARLO DARWIN | NELLA ZOOLOGIA | RICERCATORE E MAESTRO AMMIRATO | — | COLLEGHI DISCEPOLI AMICI | P. P. | N. A REVÒ NEL TRENTINO | IL 26 DIC. 1835 | M. A PADOVA | IL 14 FEBB. 1900.

Inscription de 12 lignes, la 6e suivie d'un filet, gravée en lettres dorées sur une plaque de marbre gris apposée dans le vestibule de l'Université de Padoue. Les 4 dernières lignes en caractères plus petits. Au-dessus de la plaque et dans une niche, un buste en bronze. — C. BLANCHARD, 17 septembre 1911.

848. — ELSNER, J.-G., 17e siècle.

IOCHIMVS GEORGIVS | ELSNER VRATISLAVS SILESIV | CONSILIARIVS ANATOMICV | F. M. D.

Inscription de 4 lignes, gravée au-dessous d'un écusson fixé au mur de la galerie du premier étage, à l'Université de Padoue. — C. BL., 17 septembre 1911.

849. — HENNING, Adam, 17e siècle.

ADAMO HENNINGO FRAVSTAD | SILESIO I. N. G. MED. CON : | SILIARIO ET ALMÆ VNI : | VERSIT. PROSYNDICO | QVI PROBATAM LYCEO VIGILANTIAM | FIDE SVPERAVIT | PHILOSOPH. MEDIC. AC THEOL : | COLLEGIVM P. C. | ANNO CHR MDCXLVI.

Inscription de 9 lignes, gravée en lettres noires au-dessous d'un écusson fixé au mur, sous la galerie du premier étage, à l'Université de Padoue.

Une autre inscription analogue, se rapportant au même personnage et datée de 1647, se voit sur une autre façade de la même galerie. — C. Bl., 17 septembre 1911.

850. — HUXHOLTZ, Wolradt, 17e siècle.

WOLRADT HVXHOLTZ LIP. | WESTP P. T. ALMÆ VNIVERSITATIS | PATAVINÆ ET ANATOMIÆ CONSI | LIARIVS.

Inscription de 4 lignes, gravée sur un écusson apposé au mur, sous la galerie du premier étage, à l'Université de Padoue. — C. Bl., 17 septembre 1911.

851. — MOLINETTI, Antonio, † 1685.

ANTONIVS MOLINETTVS | VENETVS CIVIS ET PATAVINO GYMNASIO | E TRIBUS MEDICINE SVGGESTIS PRIMARIVS | ADEO SAPIENTIĀ, PROBITATE, ELOQUENTIĀ CLARVS | VT VNA SENATVS VOCE AD DVCEM SABAVDIE MISSVS | MOX BOIORVM PETITVS, OPTATVSQ. PRINCIPIBVS | LACRYMAS HINC ABSTERGENS, HINC PROHIBENS | TRISQ FILIOS ANIMAM AGENTES REVOCABIT AD VITAM | PARME, DV̄M IDEM PRESTITIT, | IN PALATIO PRINCIPIS SEXAGENARIVS DEFICIT | MDCLXXXV.

Inscription de 11 lignes, gravée en lettres noires au bas d'un médaillon de marbre blanc soutenu par trois amours et accompagné d'objets allégoriques. Galerie supérieure de l'Université de Padoue. — Cf. n° 21. — C. Bl., 17 septembre 1911.

852. — QUIRINO, Nicolaus, 1603.

NICOLAO QVIRINO | CRETENSI PHILOSOPHIÆ | ET MEDICINÆ DOCT. SINDI | CO ET PRO RECTORI DI = | GNISS° VNIV : ART. P. C | ANNO. D. M. D. CIII.

Inscription de 6 lignes, gravée en lettres noires sur l'un des nombreux écussons qui ornent l'aula magna de l'Université de Padoue. — C. Bl., 17 septembre 1911.

853. — HOSPICE DES ENFANTS TROUVÉS, à Vérone, 14e siècle. ZAMBONI, Giuseppe, † 1846.

DI QUESTA CASA NEL SECOLO XIV TADDEA | DA CARRARA MOGLIE DI MASTINO II | DELLA SCALA FECE OSPIZIO DI TROVATELLI | — | QUI A 25

LUGLIO 1846 MORÌ IL FISICO | GIUSEPPE ZAMBONI INVENTORE DELL ELETTRO | MOTORE PERPETUO.

Inscription de 6 lignes, gravée en lettres noires sur une plaque de marbre blanc fixée à la façade de la maison portant le n° 2, via Pietà vecchia, à Vérone. — C. Bl., 15 septembre 1911.

854. — FABRICE D'ACQUAPENDENTE.

Hieronymo Fabricio ab Aqvapendente | xxx iam annos Anatom. professore.

Inscription de 2 lignes, gravée sur la frise de la porte conduisant à l'amphithéâtre d'anatomie de l'Université de Padoue. Sur la corniche, un buste en marbre blanc. — C. Bl., 16 septembre 1911.

855. — FAMINE A VÉRONE, 15e siècle.

ZACH. BAR. EP. VERON̄. PRÆF. NON | NVLLAS. IN. AGRO. TRIS. IN. VRBE. ARC | ES INSTAVRAVIT. PRAETORIVM HOC | SUBLICIVM. MARMOREVM. FECIT. FO | RVM. AMPLIAVIT. CVRIAM. AEDIFICA | VIT. IN. PENVRIA. ANNONAE. FAMEM | DEFENDIT. REM. P. INTEGRE. GESSIT. AE | QUALE. IVS. OMNIBVS. DIXIT. EIVS. DI | SCESSVM. POPVLVS. LACHRYMIS. DE | CLARAVIT. MCCCCLXXVI.

Inscription de 10 lignes, gravée sur une plaque de marbre apposée sur la façade intérieure du tribunal de Vérone. — C. Bl., 15 septembre 1911.

856. — NIEDERLENDER, Élisabeth, † 1892.

Mme | NIEDERLENDER | *née* | Elisabeth AUBRY, | décédée | victime du devoir | professionnel | à l'hopital | St Antoine. | le 8. 7bre 1892 | dans sa 31e année | *regrettée* | *de son mari* | *et de* | *toute sa famille*.

Inscription de 15 lignes, gravée sur une tombe du cimetière du Père-Lachaise, à Paris. — Er. Wick., 12 mars 1911.

857. — LÉPROSERIE DE PREMEAUX (Côte-d'Or), 1450.

Au nom de nosttre Sygneur | Amen. mil iiiic cinquante. l'an | du pdon̄ de Rome fut faite | Ceste maison. P. Comtet.

Inscription de 4 lignes, gravée sur une poutre de bois, provenant des bâtiments de la léproserie de Premeaux (Côte-d'Or), aujourd'hui à l'église de Premeaux. — Cf. Chanoine GARRAUD, *Notice historique sur la léproserie Saint-Bernard et les chapelles Saint-Barthélemy et Saint-Antide de Premeaux.* Dijon, impr. Jobard, s. d., in-8°, p. 24.

858. — MÉNIÈRE, Pr., 1799-1862, et E., 1839-1905.

ICI REPOSENT | LE DOCTEUR PROSPER MÉNIÈRE, | CHEVALIER DE LA LÉGION D'HONNEUR, | MÉDECIN EN CHEF DES SOURDS-MUETS, | AGRÉGÉ DE LA FACULTÉ DE MÉDECINE DE PARIS, | NÉ A ANGERS LE 17 JUIN 1799, | DÉCÉDÉ A PARIS LE 7 FÉVRIER 1862, | *SA VEUVE, SON FILS ET SON FRÈRE* FRANCIS MÉNIÈRE | *RECONNAISSANTS.*

Inscription de 9 lignes, gravée sur une plaque de marbre blanc, à l'intérieur d'une chapelle du cimetière du Montparnasse, à Paris.

CI-GIT | LE D^R^. E. MÉNIÈRE, | OFFICIER DE LA LÉGION D'HONNEUR, | MÉDECIN-CHEF DES SOURDS-MUETS | DÉCÉDÉ A LAUSANNE LE 30 SEPT. | 1839-1905.

Inscription de 6 lignes, gravée sur une autre plaque de marbre blanc, à l'intérieur de la même chapelle.

FAMILLE MÉNIÈRE.

Inscription gravée au-dessus de la porte d'entrée de la chapelle. — ER. WICKERSHEIMER, 5 mai 1910.

859. — MONTAGNE, C., † 1866.

LE DOCTEUR | C. MONTAGNE, | MEMBRE DE L'INSTITUT | ET DE L'ACADÉMIE IMPÉRIALE DE MÉDECINE, | ANCIEN CHIRURGIEN MAJOR | OFFICIER DE LA LÉGION D'HONNEUR &ª. | DÉCÉDÉ LE | 5 JANVIER | 1866, | A L'AGE | DE 82 ANS. | *REGRETTÉ* | *DE SA FAMILLE* | *ET DE TOUS SES AMIS.*

Inscription de 14 lignes, gravée sur une tombe du cimetière du Montparnasse, à Paris. — ER. WICKERSHEIMER, 1er mai 1910.

860. — REGNAULT Antoine, † 1643.

.... PERSONE MAISTRE ANTHOINE REGNAVLT VIVANT | APOTICQVAIRE ET LABOVREVR LEQVEL | EST DECEDE LE DIX HVITIESME IOVR DE IVING MIL | SIX CENS QVARANTE TROIS AGE DE CINQVATE CINQ ANS. PRIEZ DIEV POVR | SON AME.........

Inscription de 5 lignes, gravée sur une pierre de 1^m^ 40 de longueur, sur 0^m^ 85 de largeur, dalle du bas côté septentrional du chœur de l'église paroissiale de Saint-Justin à Louvres (Seine-et-Oise) ; la partie supérieure est brisée et le reste oblitéré.

L'effigie du personnage, qui cumulait la profession d'apothicaire avec celle de fermier, porte le même costume que les simples laboureurs : petit manteau, veste, culottes courtes. Le titre de *maître* seul le distingue, en le désignant comme un homme d'étude, affilié sans doute à la communauté des apothicaires de Paris. — F. de GUILHERMY, *loco citato*, II, p. 590.

861. — MORANT, P.-F. de, † 1880.

ICI REPOSENT | PIERRE FÉLIX | DE MORANT, | *DOCTEUR MÉDECIN* | DÉCÉDÉ A PARIS | LE 25 7BRE 1850, | A L'AGE DE 53 ANS. | ...

Inscription de 7 lignes, gravée sur une tombe du Montparnasse, à Paris.

D^R DE MORANT.

Inscription gravée sur le socle du buste en bronze, qui orne cette tombe, ainsi qu'un masque funèbre, en bronze également. — ER. WICKERSHEIMER, 5 mai 1910.

862. — MOREL, Jean, † 1578.

Cy devant ce pillier gist hõ | norable hõme Jehan morel | en son uiuant me. chirurgien | & bourgeois de ceste ville | de Laigni chirurgien ordi | naire de Messieurs les religi | eux de ceans lequel trespas | sa le VIe iour de Decēbre. 1578 | Priez Dieu pour son âme :· | Hoc insigne lapideum pietatis | ex officio hic erigendū curavit | D. Stephanus morel. memorati de | functi dilectus filius religiofufqz | huiusce domus. cuius. anima in | Christo quiefcat :

Inscription de 15 lignes, gravée sur une pierre de 1m 00 de hauteur, sur 0m 63 de largeur, dans la nef de l'église de Lagny (Seine-et-Marne). — F. de GUILHERMY, *Loco citato*, IV, p 526.

863. — MORGAN, J.-Sp., 1813-1890.

IN MEMORY OF | JUNIUS SPENCER MORGAN | A NATIVE OF MASSACHUSETTS | A MERCHANT OF BOSTON | AFTERWARDS | A MERCHANT OF LONDON | BORN APRIL 14 1813 | DIED APRIL 8 1890.

Inscription de 8 lignes, en relief sur une plaque de bronze apposée dans le vestibule du rez-de-chaussée, dans le bâtiment administratif de Harvard medical School, à Boston, Mass., en l'honneur de J.-Sp. MORGAN, bienfaiteur de l'Ecole de médecine.

IN MEMORY | OF | JUNIUS SPENCER | MORGAN | A NATIVE OF | MASSACHUSETTS | A MERCHANT OF | BOSTON | AFTERWARDS | A MERCHANT OF | LONDON | BORN APRIL 14 | 1813 | DIED APRIL 8 | 1890.

Inscription de 15 lignes, gravée sur une plaque de marbre apposée à l'extérieur du bâtiment pour l'anatomie et l'histologie, à Harvard medical School, à Boston. — CH. A. BRACKETT, Newport, R. I.

864. — MÖRING, Michel, † 1880. — Assistance publique à Paris.

MICHEL | MÖRING | DIRECTEUR GÉNÉRAL | DE L'ASSISTANCE | PUBLIQUE | DÉCÉDÉ | LE 16 AVRIL 1880.

Inscription de 7 lignes, gravée sur le socle du buste en bronze de trois quarts à gauche de MÖRING, signé *d'Echérac*. Cimetière du Montparnasse, à Paris. — ER. WICKERSHEIMER, 24 avril 1910.

865. — MOUCHET, Jacques, XVIIIe siècle.

I H S | CY GIST | LOUIS MOREVIL | MEVSNIER MORT LE | 28 IANR. 1716 A FONDÉ | LOFFICE COMPLET | DES MORTS LE LVNDI | APRES LA CHANDELEVR | ET VN SALVT LE ST. IOVR | DE PASQVE PAR CONTRAT | PASSÉ PAR DESOLLIER | NOTAIRE A GONESSE | LE 30 XBRE. 1720. | *REQUIESCAT IN PACE.* | CETTE TOMBE A ESTÉ | POSEE PAR SES HÉTRS ET | IACQVES MOVCHET M. CHI | RVGIEN IVRÉ DEMT. A | BONNEVIL SON | EXECVTEUR | TESTATAIRE | POSÉE | LAN | 1723 | ME. | CHAR | LES | ROSA | CVRÉ.

Inscription de 30 lignes, les huit dernières disposées sur deux colonnes, gravée sur une pierre, dans l'église paroissiale de Saint-Denis, Arnouville (Seine-et-Oise). — F. de GUILHERMY, *Loco citato*, I, p. 538-539.

866. — NAQUET, J.-I.-A., 1807-1863.

ICI REPOSE | JOSEPH ISRAËL AUGUSTE | NAQUET | DOCTEUR EN MÉDECINE | NÉ A LYON LE 28 JUILLET 1807 | DÉCÉDÉ LE 21 JANVIER 1863 | QUI CORRESPOND AU... | DE LA LUNE DE SEBAT 5623.

Inscription de 8 lignes, gravée sur une tombe du cimetière israélite de Bayonne. — E.-M. LÉVY, bibliothécaire à l'Université de Paris, octobre 1910.

867. — NICAISE, J.-T., 1838-1896.

FAMILLE | E. NICAISE | — | ALEXIS ANDRÉ NICAISE, | 1875-1892. | — | JULES ÉDOUARD NICAISE, | MEMBRE DE L'ACA-

DÉMIE DE MÉDECINE, | PROFESSEUR AGRÉGÉ À LA FACULTÉ DE MÉDECINE DE PARIS, | CHIRURGIEN DE L'HÔPITAL LAËNNEC, | OFFICIER DE LA LÉGION D'HONNEUR, | 1838-1896.

Inscription de 10 lignes, gravée sur une tombe du cimetière du Père-Lachaise, à Paris. — ER. WICK., 22 mai 1910.

868. — NICTIEUR, Pierre, † 1709. — Hôpitaux du Roi en Flandre.

Icy repose le corps du sieur Pierre NICTIEUR, natif de PERNES en Avignon, trésorier des hôpitaux du roy en Flandre, décédé le 20 décembre 1709, âgé de 45 ans.

Inscription autrefois gravée dans l'église Sainte-Marie-Madeleine de Lille. — Cf. Abbé Th. LEURIDAN, *Loco citato*, p. 272.

869. — COLONNE INFAME. — Peste de Milan, 1630.

HÎC, UBI HÆC AREA PATENS EST, | SURGEBAT OLIM TONSTRINA, | JO' JACOBI MORÆ : | QUI FACTÂ CUM GULIELMO PLATEA PUB. | SANIT. COMMISSARIO | ET CUM ALIIS CONSPIRATIONE, | DUM PESTIS ATROX SÆVIRET, | LETHIFERIS UNGUENTIS HÛC ET ILLÛC ASPERSIS, | PLURES AD DIRAM MORTEM COMPULIT. | HOS IGITUR AMBOS, HOSTES PATRIÆ JUDICATOS | EXCELSO IN PLAUSTRO, | CANDENTI PRIUS VELLICATOS FORCIPE, | ET DEXTERÂ MULCTATOS MANU, | ROTÂ INFRINGI | ROTÆQUE INTEXTOS POST HORAS SEX JUGULARI, | COMBURI DEINDE ; | AC NÈ QUID TAM SCELESTORUM HOMINUM RELIQUI SIT, | PUBLICATIS BONIS, | CINERES IN FLUMEN PROJICI | SENATUS JUSSIT. | CUJUS REI MEMORIA ÆTERNA UT SIT ; | HANC DOMUM SCELERIS OFFICINAM | SOLO ÆQUARI, | AC NUMQUAM IN POSTERUM REFICI, | ET ERIGI COLUMNAM | QUÆ VOCATUR INFAMIS, | IDEM ORDO MANDAVIT. | PROCUL HINC, PROCUL ERGO | BONI CIVES, | NE VOS INFELIX, INFAME SOLUM | COMMACULET ! | M. DC. XXX. KAL. AUGUSTI. | PRÆSIDE PUB. SANITATIS M. ANTONIO | MONTIO SENATORE R. JUSTITIÆ CAP. | JO. BAPTISTA VICECORNI.

Inscription de 35 lignes gravée sur une colonne érigée en 1630, dans l'une des rues de Milan, à l'endroit primitivement occupé par la maison d'un barbier qui fut mis à mort, après jugement, ainsi que plusieurs autres individus, pour avoir propagé la peste en frottant les murailles avec un onguent.

En fait, cette exécution constituait une monstrueuse erreur judiciaire. On s'en rendit compte avec le temps et la *colonne infâme* fut renversée en 1778; une maison nouvelle fut construite sur son emplacement, en 1803. MANZONI a consacré à cette histoire un livre très intéressant et d'une grande valeur littéraire : *Storia della colonna infame*. — R. BLANCHARD.

870. — PESTE A AVIOTH, 1636.

SOVS CE MARBRE SONT LES CORPS | DE TROIS ENFANTS DE SANG ILLVSTRE | DE MESSIRE IEAN D'ALLAMONT SEIG^R | DE MALANDRII GOV^r DE MONTMEDII | ET DE MADAME AGNES DE MERODE | LEVRS PERE ET MERE. | IEAN-FRANCOIS, ARNOLD ET MARIE- | ERNESTINE, QVI DECEDERENT LAN | DE CONTAGION 1636 AGES DE 2 | 3 4 OV 5 ANS | A PEINE ONT-ILS VEV LA VIE QVE | LE CIEL LES A RAVIT. LECTEVR NE | LES PLEVRE PAS MAIS ASPIRE A | LEVR FELICITE | ALLAMONT (écusson mutilé) MERODE.

Inscription de 15 lignes, gravée sur une dalle de marbre noir encastrée dans le chœur de l'église d'Avioth (Meuse), à droite du maître-autel. — L. SCHAUDEL, *Histoire d'Avioth et de son église*. Bar-le-Duc, in-8° de 240 p., 1891.

871. — GRAND AMPHITHÉATRE de la Faculté de médecine de Paris.

AD CÆDES HOMINUM PRISCA AMPHITHEATRA PATEBANT
UT LONGUM DISCANT VIVERE NOSTRA PATENT.

Vers gravés sur la muraille du grand amphithéâtre du Collège des chirurgiens de Paris. Cet établissement, construit dans le dernier tiers du XVIIIe siècle, est devenu le siège de la Faculté de médecine après la Révolution. L'inscription susdite s'y trouve encore; on l'attribue à SANTEUIL. Une traduction en vers français en a été donnée par Bernard DE LA MONNOYE[1].

1. BERNARD DE LA MONNOYE, *Œuvres choisies*. La Haye, 2 vol. in-8°, 1770 ; cf. II, p. 87.

Jadis le mépris de la vie
Ouvrait l'amphithéâtre à de sanglants combats
Le nôtre n'est ouvert que dans la sage envie
D'avoir à retarder le terme du trépas.

Citons aussi cette version attribuée à un magistrat lettré :

Dans ses cirques ouverts, l'antiquité barbare
Enseignait aux mortels l'art d'abréger leur jours ;
Ici, par un secret et plus doux et plus rare,
On apprend le moyen d'en prolonger le cours.

Les deux vers susdits ont encore été traduits ainsi par l'abbé Bosquillon :

Si dans les siècles idolâtres
Ces superbes amphithéâtres
Où l'on admire encor la splendeur des Romains,
S'ouvraient pour avancer le trépas des humains

872. — AMPHITHÉÂTRE D'ANATOMIE DE TOULOUSE.

HIC LOCUS EST UBI MORS GAUDET SUCCURRERE VITAE.

Vers latin gravé au-dessus de la porte de l'amphithéâtre de Toulouse.

Ce même vers se trouve cité par SAINT-FOIX, à la fin de son article sur l'église de Saint-Séverin de Paris, après avoir parlé d'un franc archer condamné à être pendu en janvier 1474 et qui fut guéri de la pierre[1]. — Paul FABRE (de Commentry), 31 mars 1910.

873. — FONDATION GOLGI, Pavie, 1908.

CAMILLO GOLGI | QVO. DIE. ITALORVM | AERE. CONLATO. ANNVVM | STVDIORVM. STIPENDIVM . A | GOLGI . NOMINE. DICTVM . PVBLICE | STATVTVM. EST. VT . EIVS . GLORIA | PRAEMIO . NOBELIANO . DECORATA | PERPETVAE . MEMORIAE | TRADERETVR . HANC . TABVLAM | AHENEAM . GRATI . ANIMI . OBSEQVII | AMORIS . ADMIRATIONIS . AERE | PERENNIORIS . DOCVMENTVM | OBLATAM . AC . DICATAM | VOLVERVNT | VIRI . AD . HONORES . ET . TRIBVENDOS | DELECTI | TIC. A. D. IV . ID. DEC . MCMVIII .

Inscription de 17 lignes, gravée sur une plaque de bronze sculptée par KIENERK et offerte au professeur C. GOLGI, en souvenir de la fondation qui porte son nom. Cette inscription a été rédigée par le prof. RASI, de l'Université de Pavie. Au-dessous d'elle, une large coupe laisse échapper par-dessus bord l'eau dont elle est pleine ; devant celle-ci, une palme longe le bord postérieur, puis remonte le long du bord latéral droit.

Après que le prix Nobel de médecine eût été décerné au prof. C. GOLGI, le 10 décembre 1906, l'élite intellectuelle de l'Italie résolut de réunir, par voie de souscription nationale, les fonds nécessaires à la création d'une bourse annuelle. On réunit un peu plus de 33.000 francs ; l'intérêt annuel est de 1200 francs. Cette somme, indivisible,

Cette aveugle fureur ne se voit plus suivie.
Les nôtres sont ouverts pour conserver la vie.

On peut rapprocher de ces versions le quatrain que BOURDELOIS proposait d'inscrire dans le même amphithéâtre :

Sur les corps que moissonne une Parque homicide.
Esculape en ces lieux forme ses nourrissons :
Dans l'art de nous guérir un cadavre les guide :
La mort contre la mort donne ici ses leçons.

BOURDELOIS. Essai d'inscription pour différents monuments de la ville de Paris. *Almanach des Muses* pour 1788, p. 290.

1. *Œuvres complettes de* M. SAINT-FOIX, historiographe des ordres du roi. Paris, chez la veuve Duchesne, 6 vol. in-8°, 1778 ; cf. III, p. 281.

est attribuée par concours à un jeune docteur en médecine, de nationalité italienne, qui doit se perfectionner en séjournant une année entière dans les laboratoires de l'Université de Pavie. Le 10 décembre 1908, eut lieu la remise solennelle de la plaque et, pour la première fois, la proclamation du premier titulaire de la « bourse Camillo Golgi ». — *Fondazione Golgi*, Pavia, 22 × 31 cm., 65 pages et une planche, 1909.

874. — COLLÈGE DES CHIRURGIENS D'AIX, 1776.

COLLEGIUM REGIUM | CHIRURGICUM | SUMPTIBUS PROVINCIÆ, | CONSULIBUS | D. D. MARQUIONE DE VAUVENARGUES, | BARLET, BRAS PUGET, GALLICY, | ÆDIFICATUM | ANNO. DNI. M. DCC. LXXVI.

Inscription de 8 lignes, gravée sur une grande plaque de marbre blanc, autrefois placée au-dessus de l'entrée du Collège des chirurgiens, maintenant entreposée dans le jardin du Musée d'Aix. — R. Bl., 17 mars 1913.

875. — BALLAY, Noël, 1847-1902.

A NOEL | BALLAY | GOUVERNEUR GENERAL | DE L'AFRIQUE OCCIDENTALE | FRANÇAISE | —NÉ A CHARTRES 1847 | MORT A S^T LOUIS (SENEGAL) 1902 | —SES ADMIRATEURS | SES AMIS | —MONUMENT ELEVE | PAR SOUSCRIPTION PUBLIQUE.

Inscription de 11 lignes, gravée sur le socle du monument élevé à Conakry, le 26 janvier 1908, au Dr Ballay, successivement médecin de la marine, explorateur et gouverneur général de l'Afrique occidentale française. Le monument est l'œuvre du sculpteur Allouard. — *Dépêche coloniale*, 27 janvier 1908.

876. — STUMPFF, Hermann, † 1845.

CI-GIT | HERRMANN STUMPFF, | DOCTEUR EN MÉDECINE A BERLIN | NÉ À STASSFURTH, | DÉCÉDÉ A PARIS, | LE 16 JANVIER 1845, À L'ÂGE DE 31 ANS.

Inscription de 6 lignes, précédée d'une croix en relief, gravée sur une tombe du cimetière du Montparnasse, à Paris. — Er. Wickersheimer, 5 mai 1910.

877. — MYERS, Walter, † 1901.

ON THIS TABLET THE LIVERPOOL | SCHOOL OF TROPICAL MEDICINE | COMMEMORATES THE UNTIMELY | LOSS IN HIS 29th YEAR OF | WALTER MYERS WHO ON A | MISSION OF THE SCHOOL AMID | HIS RESEARCHES TO OVER-

COME | THE MALADY DIED OF YELLOW | FEVER ON THE 20th JANU. 1901 | FROM THE SERVICE OF TRUTH | AND HUMANITY UPON EARTH | IN THE MORNING OF HIS MAN- | HOOD HE PASSED TO GOD.

Plaque de bronze encastrée dans le mur du laboratoire de médecine tropicale (laboratoires Johnston, Université de Liverpool). — R. Blanchard, 25 juillet 1907.

878. — RAVALIO, Sancto, † 1790.

A. ☧. Ω. | SANCTI. RAVALIO | FERRARIENSI | MEDICO. CELEBERRIMO | IN PATAVINO. LYCÆO. DOCTORI. LAUREA | DECORATO | PUBLICO. ANATOMES. IN. PATRIA | PROFESSORI | PROCURATORUM. RATIONIS. PRIVATÆ | MRÆ. TERESIÆ. AUG | FERRARIÆ. ARCHIATRO | VERO | AD. OMNES. URBANITATIS. LEGES | FACTO | SINGULARI. IN. OMNES. ANIMI. BENIGNITATE | SPECTATISSIMO | CHRISTIANÂ. IN. PAUPERES. MUNIFICENTIÂ | CLARO | UT. VIRI. TANTI. VIVERET. MEMORIA | LAURA. LUCIA. RAVALIA. NUOVIA. FILIA. PIENTISSIMA | PARENTI. OPTIMO | M.P.C. | VIXIT. AN. LXXVII. TERTIO. IDUS. FEBRrii MDCCXC | CESSIT. NATURÆ. | NUNC MORS VICISTI | LÆTUM CANE DIRA TRIUMPHUM | NAMQUE ILLO SEMPER SOSPITE VICTA FORES.

Inscription de 27 lignes, les 2 dernières en caractères plus petits, gravée sur une plaque de marbre rose apposée dans la première chapelle à gauche, dans l'église Saint-François, à Ferrare. — C. Blanchard, 17 septembre 1911.

879. — AMPHITHÉÂTRE ANATOMIQUE de Padoue.

THEATRVM ANATOMICVM | Ivstiniano Ivstiniano Prætore | Nicolas Gysone Præfecto | Ioanne Syperantio Eqvite | Marino Grimano Eq. et Di. M. Proc. | Leonardo Donato Eq. et Di. M. Proc | Gymnasii Moderatoribvs. | MDXCIIII.

Inscription de 8 lignes, gravée sur une pierre apposée au-dessus de la porte d'entrée de l'amphithéâtre d'anatomie de l'Université de Padoue. — R. Bl., 17 septembre 1911.

880. — BARBERI, Angelo.

Angelvs Barberivs p. t. | Almæ vniversitatis Pata- | et anatomiæ consiliarivs | veronensis.

Inscription de 4 lignes, gravée en lettres noires au bas d'un écusson placé en haut de l'escalier conduisant à la galerie du premier étage, à l'Université de Padoue. — R. Bl., 17 septembre 1911.

881. — BRAMBILLA, J.-Al., 19e siècle.

JOAN. ALEXAND. BRAMBILLAE | PAPIENSI | JOSEPHI II AVGVSTI | PROTOCHIRVRGO | S.R.I. EQVITI | A CONSILIIS AVLIC. | CARPIANI FEVDATARIO | REG. CÆSAR. VINDABON. ACADEMIAE | QVAE MILITVM VALETVDINI CONSVLAT | PRAESIDI LEGIFERO MODERATORI | MVLTIS EDITIS LIBRIS | AVCTISQVE MVNIFICÈ | TICINENSIS ARCHYGYMNAS. ET NOSOCOMII | AD ADIPESCENDAM MEDENDI SCIENTIAM | SVPELLECTILE INSTRVMENTIS BIBLIOTHECA | PRAESERTIM CLARO | PATAVIVM ANNO MDCCC | DEVECTO | E VIVIS POST PAVCOS DIES IN HAC URBE | SVBLATO | VXOR ET FILII MOESTISSIMI | PATRIAM GLEBAM | MORTALIBVS CONJVGIS ET PARENTIS OPTIMI | EXUVIIS INIJCERE | FATO VETITI | LAPIDEM HVNC | ALIENA IN TERRA | P.P.

Inscription de 28 lignes, gravée sur une plaque de marbre blanc apposée sous le cloître de l'église Saint-Antoine, à Padoue. — R. BL., 17 septembre 1911.

882. — DOMINICO, Gulielmo, † 1710.

D.O.M. | DOMINICO GUGLIELMO BONONIENSI | IN PATRIO PRIMUM MOX IN PATAVINO GYMNASIO | MATHESEOS INDE THEORICAE MEDICINAE | PUBLICO PROFESSORI PRIMARIO | VIRO MORUM PROBITATE SCIENTIARUM PERITIA | SCRIPTIS EDITIS EDENDISQUE CLARISSIMO | A SERENISSIMA VENETORUM REPUBLICA | HUC INGENTIBUS STIPENDIIS ACCITO ET IN ARDUIS | ADHIBITO | QUEM | DUM CERTATIM MAGNI PRINCIPES MAGNIS MUNERIBUS | AMBIUNT | POST LONGAM DUBIAM VIXQUE MEDICIS EXPLORATAM | AEGRITUDINEM | IN IPSO AETATIS ROBORE FORTUNAEQUE SECUNDISSIMAE PLAUSU | PRINCIPUM PRINCIPES DEUS TERRIS ERIPUIT COELOQUE LOCAVIT | AETATIS SUAE ANNO LIV SECULI VERO XVIII. ANNO X. | FELIX ABBAS VIALE PUBLICUS BOTANICES PROFESSOR | HORTIQUE MEDICI PATAVINI PRAEFECTUS | AMICO ET COLLEGAE DESIDERATISSIMO | AETERNUM HOC AMORIS ET MOERORIS MONUMENTUM | POSUIT.

Inscription de 23 lignes, gravée sur une plaque de marbre blanc apposée sous le cloître de l'église Saint-Antoine, à Padoue. — André BRIAN. 17 septembre 1911.

883. — FABENI, Vicenzo, 1789-1861.

VICENZO FABENI BRESCIANO | NELLA PATIVINA UNIVERSITÀ | ISTITUZIONI CHIRURGICHE | E | FISIOLOGIA | PROFESSORE DETTO | INGEGNO ACUTO FACILE

PERSPICACE | CARO AI DISCEPOLI AI COLLEGHI | DELLA | MEDICA FACOLTÀ PRODIRETTORE | MODERATO PRUDENTE GIUSTO | CITTADINO PROBO ONORATO | DI SE BELLA FAMA E VIVO DISEDERIO | LASCIAVA | — | NACQUE IN CASTELCOVATI NEL 1 LUGLIO 1789 | MORIVA IN PADOVA NEL 29 APRILE 1861.

Inscription de 16 lignes, gravée sur une plaque de marbre blanc, apposée sous le cloître de l'église Saint-Antoine, à Padoue. — André Brian, 17 septembre 1911.

884. — FABRIS, L. N. F., † 1837.

A. ☧. Ω | LAVRENTIO. NICOL. F. FABRIS | DOMO. AXILIACO | MEDICINO. LAVREAM. CONSECVTO | CHIRVRGO SVI. TEMPORIS. PRIMO | PER. ANNOS. XXII. IN. PATAVINO. NOSOCOMIO | CHIRVRGIAM. PVBLICE. PROFESSO | QVI | DOMI. ETIAM. SVAE. CVILIBET. AEGROTO | QVOTIDIE. STATIS. HORIS. OPEM. GRATVITAM. PRAEBVIT | PLVRIMISQ. AC. DIFFICILLIVM. CVRATIONIBVS | PER. VENETAS. PROVINCIAS. ADHIBITIS | PRÆCIPVE. CALCVLOSORVM. HOMINVM | MVLIERVMQ. PARTVRIENTIVM | OPITVLATOR. EXIMIVS. HABITVS. VBIQVE. EST | HIC. INFENSVS. NEMINI. VTILIS. MVLTIS. CARVS. OMNIBVS | PIVS. VIXIT. ANNOS. LXXI. MES. V. D. XV | OBIIT. VIII. K. SEPT. ANN. MDCCCXXXVII | REGINA. ABRIANI. BORROMEO. COMITESSA | MARITO. INCOMPARABILI | VXOR. DOLENTISSIMA P.

Inscription de 22 lignes, gravée sur une plaque de marbre blanc apposée sous le cloître de l'église Saint-Antoine, à Padoue. — C. Blanchard, 17 septembre 1911.

885. — FANZAGO, Fr. Al., 1764-1836.

A. ☧. Ω | FRANCISCO. ALOYSIO. FANZAGO | M. ANTONI. .F. PATRITIO. PATAVINO | PHILOSOPHIAE. ET. MEDICINAE. DOCTORI | IN. PATRIA. CIVITATE. MVLTIS. GRAVISSIMISQVE. MVNERIBVS | STRENVE. PERFVNCTO | NOSOCOMI. CIVILIS. DIFFICILLIMIS TEMPORIBVS. PRAESIDI | IN. MAGNO. LYCEO. PATAVINO | PATHOLOGIAE. PRIMVM. DEIN. MEDICINAE. PVBLICAE. PROFESSORI | TANDEM | STVDIORVM. MEDICORVM. OMNIVM. SAPIENTISSIMO. MODERATORI | ASSIDVIS. LABORIBVS. SCRIPTIS. EDITIS. CONSILIO | VITAE. INTEGRITATE | SEMPER. ET. VBIQVE. CLARISSIMO | INTER. OMNIVM. ADMIRATIONEM. ET. LACRYMAS | HEV. PRAEREPTO | FILI. DOLENTES | PATRI. OPTIMO | VXOR. PLORANS | VIRO. DESIRATISSIMO | POSVERE | NATVS. EST. IV. ID. ĪVL. AN. MDCCLXIV. | OBIT. VIII. KAL. IVL. AN. MDCCCXXXVI. | LICEAT. ET. SVIS. MORTVOS. CONCELEBRARE.

Inscription de 24 lignes, gravée sur une plaque de marbre blanc apposée dans le cloître de l'église Saint-Antoine, à Padoue. — R. Bl., 17 septembre 1911.

886. — MARSIGLI, Giovanni, † 1695.

H. S. E | JOANNES. MARSILIVS | DOMO, VENETIIS | QVI. CVM. POLITIORE. HVMANITATE | REI. HERBARIAE. PERITIA | TRANSALPINIS. PEREGRINATIONIBVS | INCLARVISSET | JULIO. PONTEDERA | BOTANICES. PROFESSORI. CLARISSIMO | SEN. VEN. DECRETO. SVFFECTVS | EVM. LOCVM. XXX. ET. AMPLIVS. ANNOS | CVM. LAVDE. TENVIT | DE. HORTO. MEDICO. OPT. MERITVS | VIX. ANN. LXVII. M. XI. DEC. VII. ID. MA. | CIↃIↃCXC | SANCTA. SOROR. MOESTISS. FRA. B. M. | F. C.

Inscription de 17 lignes, gravée en lettres noires sur une pierre apposée sous le cloître de l'église Saint-Antoine, à Padoue. — André Brian, 17 septembre 1911.

887. — MARZOLO, Francesco, 19e siècle.

A | FRANCESCO MARZOLO | PADOVANO | PROFESSORE MEDICO CHIRURGO | ANIMO D'ANTICA TEMPRA | CANDIDO AUSTERO OPEROSO | PER INCROLLABILE AFFETTO | ALLA PATRIA ALLA FAMIGLIA ALLA SCIENZA | AMMIRATO | PER INESAUSTA CARITÀ NELL'ARTE | CONCORDEMENTE RIMPIANTO | I CITTADINI | P.

Inscription de 13 lignes, gravée en lettres dorées sur une plaque de marbre blanc apposée sur la façade de la Scuola de Sant'Antonio, place Sant'Antonio, à Padoue. Au-dessus de l'inscription, un buste en bronze. — R. Bl., 17 septembre 1911.

888. — PODRECCA, G. L., † 1880.

GIUSEPPE LEONIDA PODRECCA | MEDICO VALENTE ERUDITISSIMO | PER PIÙ ANNI | DOCENTE DI MEDICINA TEORICO-PRATICA | SOCIO DI MOLTE ACCADEMIE | MERITÒ L'ONORANZA DI CAVALIERE | DELL'ORDINE DEI SS. MAURIZIO E LAZZARO | ELETTO PIÙ VOLTE A PUBBLICI UFFICI | MUNICIPALI E PROVINCIALI | SI FECE AMMIRARE | PER INTELLIGENZA E OPEROSITÀ INFATICATA | RELIGIOSO FRANCO SINCERO | COMPASSIONEVOLE PER SENTIMENTO E VIRTÙ | VISSE BENEFACIANDO | ANNI LXXVII | E CRISTIANAMENTE MORÌ | IL XIII NOVEMBRE MDCCCLXXX | ANGELA FASOLO VEDOVA DESOLATA | AL CONSORTE DILETTISSIMO | Q. M. P.

Inscription de 20 lignes, gravée sur une plaque de marbre blanc

apposée dans le cloître de l'église Saint-Antoine, à Padoue. — C. Blanchard, 17 septembre 1911.

889. — RIMALDINI, Antonio, † 1838.

☧ ANTONIO. DE. NOB. RIMALDINI. ☧ | DOMO. BRIXIA | MEDICINAE. DOCTORI | VETERINARIE. REI. QVAM PERITISSIMO | PRIMVM. IN. HAC. VNIVERSITATE | PROFESSORI | DEINDE. MVLTOS. AN. MEDICAE. FACVLT. MODERATORI | ATQ. MEDICI. COLLEGI PRAESIDI | IN. GRAVIBVS. EPIZOOZIS | GVBERNATORIBVS. IMPERI. CVIVSQ. ACCEPTISSIMO | PRAEMISQ. PLVRIES. DONATO | CIV. BENE. MERENTI. DOL. NESCIO FIDE. PRVDENTIA. CONSTANTIA. EGREGIO | FORTISSIMO. BONORVM. VINDICI | PARENTI. INCOMPARABILI | QVI. SACRIS. PIENTISSIME. REFECTVS | DECESS. VII. KAL. MAI. AN. M. D. CCC. XXXVIII. AET. S. LXXXI | IN. AMORIS. ET. GRATI. ANIMI. TESTIMONIVM | MVLTIS. CVM. LACRIMIS | FILIVS.

Inscription de 20 lignes, gravée sur une plaque de marbre rose apposée sous le cloître de l'église Saint-Antoine, à Padoue. — C. Blanchard, 17 septembre 1911.

890. — NUZILLAT, Claude, † 1900.

Docteur Claude NUZILLAT | *chevalier de la légion d'honneur*, | décédé le 29 septembre 1900 | à l'age de 85 ans.

Inscription de 4 lignes, gravée sur une tombe du cimetière du Montparnasse, à Paris.

A son | Bienfaiteur | Monsieur le Docteur NUZILLAT | Médecin en chef de la police municipale | L'association amicale de prévoyance | de la préfecture de police reconnaissante | (*Délibération du 22 8bre 1900*).

Inscription de 7 lignes, gravée sur une plaque de marbre gris, fixée sur la tombe. — Er. Wickersheimer, 8 mai 1910.

891. — OKEEFE, Erin, mangée par les Rats, 1876.

monument | erected | in | memory of | Erin Okeefe | daughter of | John and Nora Okeefe | who was eaten by | Mountain Rats | in the year 1876.

Inscription de 10 lignes, au sommet du Pike's Peak Colorado, par 4.315 m. d'altitude. — R. Blanchard, 15 septembre 1907.

892. — MONTYON, Baron de, 1733-1820.

A LA MEMOIRE | D'ANTOINE, JEAN BAPTISTE, ROBERT, AUGET DE MONTYON, | BARON DE MONTYON, | CONSEILLER D'ÉTAT, | DONT L'INÉPUISABLE BIENFAISANCE | ET L'INGÉNIEUSE CHARITÉ | ONT ASSURÉ, | APRÈS SA MORT, COMME DURANT SA VIE, | DES ENCOURAGEMENS AUX SCIENCES, | DES RÉCOMPENSES AUX ACTIONS VERTUEUSES, | DES SOULAGEMENS À TOUTES LES MISÈRES HUMAINES. | *NÉ LE 23 DÉCEMBRE 1733, MORT LE 29 DÉCEMBRE 1820.*

Inscription de 12 lignes, gravée sur la face antérieure du socle de la statue en pied de MONTYON, vêtu d'une robe de magistrat, dans l'église Saint-Julien-le-Pauvre, à Paris.

ICI REPOSE SA DÉPOUILLE MORTELLE | TRANSFÉRÉE DE LA COMMUNE DEMEURE DES MORTS | À L'ENTRÉE DE L'ASILE DES PAUVRES SOUFFRANTS ET SECOURUS | COMME À SA PLACE LÉGITIME | PAR LA PIEUSE RECONNAISSANCE | DES AUTORITÉS MUNICIPALES ET DE L'ADMINISTRATION DES HOSPICES | AUX QUELLES SE SONT ASSOCIÉES | L'ACADÉMIE FRANÇAISE ET L'ACADÉMIE DES SCIENCES | XXVI MAI MDCCCXXXVIII.

Inscription de 9 lignes, gravée sur une plaque de marbre blanc, déposée au pied de la statue précédemment décrite. — Cf. n° 439. — ER. WICKERSHEIMER, 26 mars 1910.

893. — OLLIVIER (d'Angers), C.-P., † 1845.

ICI | REPOSE | LE DOCTEUR | C. P. OLLIVIER (D'ANGERS) | CHEVALIER DE LA LÉGION D'HONNEUR | MEMBRE DE L'ACADÉMIE DE MÉDECINE | DU CONSEIL DE SALUBRITÉ &C | DÉCÉDÉ LE 11 MARS | 1845 | À L'ÂGE DE 48 ANS.

Inscription de 10 lignes, suivie d'un filet, gravée sur une tombe du cimetière Montmartre, à Paris. — ER. WICK., 23 mars 1910.

894. — ORFILA, 1787-1853.

ORFILA

Inscription gravée sur une plaque de marbre, à la partie inférieure d'une pyramide au centre de laquelle se trouve le médaillon de profil à gauche d'ORFILA ; de chaque côté un génie ailé, celui de gauche tenant un livre, celui de droite un livre et le caducée d'ESCULAPE.

FONDATEUR | PRÉSIDENT ET BIENFAITEUR | DE | L'ASSOCIATION DES MÉDECINS | DU DÉPARTEMENT DE LA SEINE | — | MONUMENT ÉLEVÉ PAR SES CONFRÈRES | SES AMIS ET SES ÉLÈVES.

Inscription de 7 lignes, les lignes 5 et 6 séparées par un filet, gravée sur le socle du monument. Cimetière du Montparnasse, à Paris. — Er. Wickersheimer, 1er mai 1910.

895. — OUDET, J.-E., 1790-1868.

FAMILLE OUDET | Jean Étienne OUDET | docteur en médecine | membre de l'académie de médecine | chevalier de la légion d'honneur | 1er juin 1790-15 avril 1868.

Inscription de 6 lignes, suivie d'un filet, gravée sur une tombe du cimetière du Montparnasse, à Paris. — Er. Wick., 5 mai 1910.

896. — OLLIVIER, E.-P., 1827-1887.

eugène prosper OLLIVIER, | neveu de Mr OLLIVIER d'angers | docteur medecin, | pharmacien principal de 1ère classe | de l'armée, | officier de la légion d'honneur | major des expéditions | de chine et de cochinchine 1859-1862 | né en 1827, | décédé le 20 septembre 1887.

Inscription de 11 lignes, suivie d'un filet, gravée sur une tombe du cimetière Montmartre, à Paris. — Er. Wick., 20 mars 1910.

897. — PALMIER, 1797-1864.

AU | DOCTEUR PALMIER | ses parents et ses amis.

Inscription de 3 lignes, gravée sur le socle en marbre blanc du buste de face de Palmier; une palme en relief accompagne l'inscription.

1797 1864

les deux millésimes se trouvent à gauche et à droite de l'inscription précédente, chacun dans une couronne d'immortelles en pierre calcaire. Cimetière Montmartre, à Paris. — Er. Wickersheimer, 23 mars 1910.

898. — PARCHAPPE, Max, † 1866.

MAX PARCHAPPE, | docteur en médecine, | inspecteur général, | officier de la légion d'honneur, | décédé a paris le 12 mars 1866 | *au revoir, cher bien aimé !* | — | ...

Inscription de 6 lignes, suivie d'un filet, gravée sur une tombe du cimetière Montmartre à Paris. Le monument est surmonté d'une croix et présente en relief des armes : D'azur au chevron d'argent, accompagné de trois canettes de même, deux en chef, une en pointe ; supports : deux lévriers. — Er. Wick., 24 mars 1910.

899. — PARONA, Ernesto, 1849-1902.

.A. PERENNE. RICORDO. | DEL. CAV. NOB. ERNESTO. PARONA. | MEDICO. INSIGNE. PER. DOTTRINA. E. PER. ARTE. | ESEMPLARE. DI. OPEROSITÀ. SCIENTIFICA. IN. VITA. | .LIBERALMENTE. PROVVIDO. IN. MORTE. | . A. SOFFRENTI. A. STVDIOSI. | . L'AMMINISTRAZIONE. | DEGLI. OSPEDALI. FATEBENEFRATELLI | DA. LVI. RINNOVATI. CON. MODERNA. SAPIENZA. DI. METODO | . POSE. RIVERENTE. E. GRATA | COOPERANTI. A. GARA. ESTIMATORI. ED. AMICI | QVESTO. SEGNO. DI. ONORE | MCMIV.

Inscription de 13 lignes, rédigée par le professeur A. Giulio Barrili et gravée sur une plaque de marbre blanc inaugurée le 30 mai 1904, à l'hôpital des Frères de la bienfaisance, à Milan. Audessus de l'inscription est encastré dans la plaque de marbre un médaillon en bronze, par Secchi, représentant E. Parona tourné de trois quarts à droite. Né le 19 novembre 1849 à Corteolona (Pavie), mort le 27 novembre 1902.

900. — PETIT, Antoine, 1722-1794.

Consultations gratuites | de médecine et de jurisprudence | établissement fondé en 1788 | par A^ne Petit médecin né à Orléans.

Inscription de 4 lignes, gravée sur une plaque de marbre noir formée de 2 morceaux juxtaposés et entourée d'un cadre de bois mouluré. Cette inscription, qui, dans son ensemble, mesure environ 2m 60 de longueur et 0m 70 de hauteur, est apposée à Orléans, rue Dupanloup, dans la salle d'attente du Bureau de bienfaisance. La forme des caractères de l'inscription permet d'assigner comme date, à cette plaque, la fin du xviiie siècle. Ce serait donc la plaque primitive de la fondation. Elle était autrefois scellée sur la façade, rue Dupanloup ; elle est remplacée par une inscription moderne. — Cf. nos 160 et 161. — Dr Garsonnin, Orléans, avril 1910.

901. — PICHOT, J.-Fr., † 1832.

CI-GÎT | JACQUES FRANÇOIS PICHOT | CHEVALIER DE LA LEGION D'HONNEUR, | DOCTEUR EN MÉDECINE | CHIRURGIEN MAJOR | DANS LA GARDE IMPÉRIALE, | MORT À 42 ANS, | LE 4 AOÛT 1832. | — | *SA VIE FUT UTILE A SON PAYS, | QUE L'ÉTERNITÉ LUI SOIT DOUCE.*

Inscription de 10 lignes, gravée sur une tombe du cimetière de Bercy, à Paris. — Er. Wick., 15 mai 1910.

902. — PIDOUX, † 1882.

... | Mr le Docteur PIDOUX, | membre de l'Académie de médecine, | médecin honoraire des hôpitaux, | ancien médecin inspecteur des Eaux-Bonnes, | commandeur de l'ordre de la Légion d'honneur | grand-officier | de l'ordre d'Isabelle la Catholique | chevalier des ordres de Charles III d'Espagne | et de Léopold de Belgique | décédé le 2 aout 1882 aux Mureaux *(S. et O.)* | dans sa 74e année.

Inscription de 11 lignes, suivie d'un filet, gravée sur une tombe du cimetière du Montparnasse, à Paris. — Er. Wick., 1er mai 1910.

903. — POINCARÉ, Léon, 1828-1892.

docteur Léon POINCARÉ | professeur | à la faculté de médecine | de Nancy | 1828-1892.

Inscription de 5 lignes, en relief, sur une plaque de marbre blanc. Cimetière du Montparnasse, à Paris. — Er. Wick., 24 avril 1910.

904. — PORTAL, baron Antoine, 1742-1832.

CI-GIT | le baron Antoine | PORTAL, | commandeur de la Légion d'honneur, | chevalier de St Michel, | membre de l'Institut, | président d'honneur perpétuel | de l'Académie royale de médecine, | membre du conseil général des hospices, | premier médecin des rois Louis dix-huit | et Charles dix &c &c, | né à Gaillac dépt du Tarn, | le 5 janvier 1742 | décédé à Paris le 23 juillet 1832. | — | soulagement de l'humanité, | avancement de la science, | tel fut le but glorieux | de ses illustres travaux, | commencés | dans la plus tendre jeunesse | et prolongés jusqu'au dernier instant | de sa longue carrière | — | *il repose ici selon son désir | entouré des siens.* | —

Inscription de 24 lignes, les 14e, 22e et 24e suivies chacune d'un filet, gravée sur une tombe du cimetière du Calvaire, à Paris-Montmartre. — Er. Wickersheimer, 17 avril 1910.

905. — POUCHET, F.-A., 1828-1872.

A | FÉLIX-ARCHIMÈDE POUCHET | CORRESPONDANT DE L'INSTITUT | (ACADÉMIE DES SCIENCES) | DIRECTEUR-FONDATEUR DU MUSEUM | 1828-1872.

Inscription de 6 lignes, gravée sur une plaque de marbre blanc apposée dans le vestibule d'entrée du Muséum d'histoire naturelle de Rouen. Cette plaque a ses quatre angles ornés de figures allégoriques : en haut et à gauche une Ammonite, à droite un Ibis ; en bas et à gauche un Scarabée, à droite une fleur. Elle est placée à la partie supérieure d'un élégant monument architectural par J. ADELINE, qui encadre le buste de F. A. POUCHET par DEVAUX. Le monument, élevé par souscription, a été inauguré le 22 novembre 1877. — R. BLANCHARD, 15 mai 1909.

906. — POUCHET, Georges, 1833-1894.

GEORGES POUCHET | 1833-1894 | AIDE-NATURALISTE AU MUSEUM DE ROUEN, 1851 | PROFESSEUR | D'ANATOMIE COMPARÉE AU MUSEUM DE PARIS, 1879.

Inscription de 5 lignes, gravée sur une plaque de marbre blanc surmontée d'un médaillon en bronze de G. POUCHET. Cette plaque est apposée à l'entrée de la galerie d'anatomie, au Muséum d'histoire naturelle de Rouen. — R. BLANCHARD, 15 mai 1909.

907. — POULET, A.-M.-A., 1849-1888.

POULET | AUGUSTE MARIE ALFRED | MÉDECIN MAJOR DE 1ÈRE CLASSE | ANCIEN PROFESSEUR AGRÉGÉ | DE L'ÉCOLE DE MÉDECINE | ET DE PHARMACIE MILITAIRE | DU VAL DE GRACE | NÉ À BESANÇON LE 13 XBRE 1849 | DÉCÉDÉ À PARIS LE 26 XBRE 1888 | — | SES AMIS ET SES ÉLÈVES.

Inscription de 10 lignes, les lignes 9 et 10 séparées par un filet, gravée sur une tombe du cimetière du Montparnasse, à Paris. — ER. WICKERSHEIMER, 1er mai 1910.

908. — PREUDHOMME, Jean de, † 1683.

Cy gisent les corps de Jean DE PREUDHOMME de Chysoing, vivant escuier, Sr de Fossemarez, premier médecin juré de la ville de Lille, terminé le XXII de novembre MDCLXXXIII. Auprès de lui Antoine-Eubert, son fils, et damoiselle Elisabeth BERNISSE, à son trespas Compaigne dudit Sr de Fossemarez. Requiescat in pace.

Inscription autrefois gravée dans la chapelle paroissiale de l'église Saint-Pierre de Lille, aujourd'hui démolie. — Cf. abbé Th. Leuridan, *Loco citato*, I, p. 112.

909. — PRUS, Cl.-R., † 1850.

ICI REPOSE | *CLOVIS RENÉ* PRUS | MÉDECIN DES HOSPICES CIVILS, | MEMBRE DE L'ACADÉMIE DE MÉDECINE, | MÉDECIN SANITAIRE À ALEXANDRIE, | MORT LE 12 JANVIER 1850, DANS SA 57ème ANNÉE | VICTIME DE SON ZÈLE POUR LA SCIENCE | ET DE SON AMOUR DE L'HUMANITÉ. | — | JE SUIS VENU VOUS VISITER ET J'AI VU | TOUT CE QUI VOUS EST ARRIVÉ EN ÉGYPTE. | JE SUIS LE SEIGNEUR VOTRE DIEU | QUI VOUS A TIRÉ DE LA TERRE D'ÉGYPTE (*EXODE*, III, XX) | ET IL RÉUNIRA LE CŒUR DES PÈRES AVEC LEURS ENFANS | ET LE CŒUR DES ENFANS AVEC LEURS PÈRES (*MALACHIE*, IV) | — | ADOLPHE PRUS, | DÉCÉDÉ LE 13 JANVIER 1846, | *EXHUMÉ ET RÉUNI A SON PÈRE LE 3 MAI 1852.*

Inscription de 17 lignes, la 8e et la 14e suivies chacune d'un filet, gravée sur une tombe du cimetière du Montparnasse, à Paris. — Er. Wickersheimer, 1er mai 1910.

910. — PICHON, D., directeur de l'hôpital général, à Paris, † 1664.

. I ✠ S . | Denis Pichon Escuyer Coer Secretre du | Roy Maison Courōne de France & de ses | finances & lun des Directrs de Lhospital | gnal de la Ville de Paris proprietre dune | Maisō en ce village autrefois appelle le | Fief Declercy par son Testamt receu par | Gossuin & Mousnier Noers au chlet de Pīs | le 8e Iuin 1663. auroit ordoné quil fust | dōné a leglise de St Medard de Courtry | 100. l. tz vne fois payée por Employer | en ornems & vne Maison size aud. village | de Courtry tenāt d'vne par a Iean Des- | pagne daũes a Denis Dodrieux d'un bout | par devant sur la grande rue & davēs | bout p derriere a la Ruelle des pcessiōs | dōt les Srs heritiers en ont passe con | tract avec Mre Estienne Iumelin pbre Cure | dud'lieu et les Margers par deuāt Michel | Tarterin Iuré Tabelliō de la Iustice de | Montlay en datte du 3e Iuin 1664, a la charge que lesd. Margers serōt tenus fē | dire celebrer de quinze iors en quinze iorz | tous les Mois vne Messe basse de Requiē | por le repos de sō ame & de damle Marie | de

Gaumont sa famme ainsy que plus | au long le contient led. Contract. | *Priez Dieu pour Leurs Ames.*

Inscription de 27 lignes, gravée sur une pierre de 85 cm. de longueur sur 51 cm. de largeur, encastrée dans un mur de la maison d'école de Courtry (Seine-et-Marne). Au-dessous du texte une grande tête de mort ailée. — F. de Guilhermy, *Loco citato*, III, p. 71-72.

911. — QUARTIER, Claude, XVIIe siècle.

Le Dimanche de la Sexsagesime xvme Febvrier 1626 | du pontificat de Nre. St Pere le pape Vrbin | viiime et dv Regne dv Roy Lovis le ivste xiiime | Ceste eglise Et Ms Avtel d'Icelle ont este | consacrée et dediez a Lhonneur de Diev et | de la Vierge Marie sovbz l'Invocation dv | premier Martir St Estienne par reverendissime | Messire Iehan Francois de Condy archevesqve | de Paris ce reqverant Religievse personne | frere Martin Citolle Relx de L'abbaye Ste | Genevievfve et Cvre de ladicte Eglise Nobles | hommes Mr . Ms Michel Ferrand Coner dv Roy en | sa covrt de parlement Sr de Beavfor Et | Anthoine Charbonnier Segrettre de sa Maieste | Francois presdeseigle Marant drappier et Clavde | Qvartier Marant Et Ms appore Bovrgois de Paris Margers | et l'anniversaire de la dedicace tranfferée | par ledct Seigr archevesque av premier dimanche | de Ivillet avec concession d'Indulgences.

Inscription de 19 lignes, gravée sur une plaque de marbre noir de 81 cm. de hauteur sur 65 cm. de largeur, placée sous la tour, à la première travée du bas côté septentrional, dans l'église Saint-Etienne-du-Mont, à Paris. — F. de Guilhermy, *Loco cit.*, I, p. 120.

912. — QUATREFAGES, J.-L.-A. de, 1810-1892.

jean louis armand | de QUATREFAGES | de BRÉAU | membre de l'institut | académie des sciences | professeur | au muséum | d'histoire naturelle | commandeur | de la | légion d'honneur | 10 février 1810 | 12 janvier 1892 | ✱

Inscription de 13 lignes, suivie d'une étoile, gravée sur la face antérieure d'un monument du cimetière du Montparnasse, à Paris, surmonté du buste en bronze, de face, de Quatrefages, en uniforme d'académicien.

SÉPULTURE | DE LA | FAMILLE | DE QUATREFAGES DE BRÉAU.

Inscription de 4 lignes, gravée au-dessous de la précédente.

PÈRE, MON DÉSIR EST QUE LÀ OÙ JE SUIS | CEUX QUE TU M'AS DONNÉS | Y SOIENT AVEC MOI | *ST-JEAN*, XVII-24.

Inscription de 4 lignes, gravée sur le côté gauche du monument.

QUOI QU'IL EN SOIT, DIEU EST MON ROCHER | MA DÉLIVRANCE ET MA HAUTE RETRAITE ; | JE NE SERAI POINT ÉBRANLÉ. | *PSAUME* 62.

Inscription de 4 lignes, gravée sur le côté droit. — ER. WICK., 5 mai 1910.

913. — RABELAIS.

FRANCOIS | RABELAIS.

Inscription de 2 lignes, tracée sur le piédestal d'une statue en marbre blanc dressée dans l'un des deux jardinets de la place des Arts, à Tours. On lit sur le socle, en 2 lignes :

Mieulx est de ris que de larmes escrire
Pour ce que rire est le propre de l'homme.

La statue porte sur le socle à gauche, la signature : Henri DUMAIGE | 1880.

RABELAIS est debout, vêtu de la robe de docteur, coiffé du bonnet ; il tient une plume de la main droite. — R. BLANCHARD, 9 avril 1885.

914. — RASPAIL, C.-Fr., 1827-1893.

CAMILLE FRANÇOIS RASPAIL | 1827-1893.

Inscription de 2 lignes, gravée sur un monument du cimetière du Montparnasse, à Paris, au-dessus d'un buste en bronze de trois quarts à gauche, sur le socle duquel on lit : C. RASPAIL.

COMMANDANT | EN CHEF | DES FORTS DU SUD | SIÈGE DE PARIS | 1870-1871.

Inscription de 5 lignes, gravée à gauche du buste, qui est dans une niche.

MÉDECIN | DÉPUTÉ | DU | VAR.

Inscription de 4 lignes, gravée à droite du buste. Le monument est orné également du médaillon en bronze de profil à gauche, de la veuve de RASPAIL et d'une couronne de Chêne. — ER. WICK., 1910.

915 — RATAJSKI, V., 1808-1845.

1 | VICTOR RATAJSKI, | POLONUS | D^{or} MEDICINÆ. | NATUS 1808. | SERVATÆ PATRIÆ EXUL. | DEO. PATRIÆ LEGIBUSQ. FIDUS. | SERVITIO FRATERNITATIS — | = EXHAUSTUS | OBIIT | A. 1845.

Inscription de 11 lignes, sur la colonne de l'angle sud-est du monument des exilés polonais, au cimetière Montmartre, à Paris. Ce monument tout en pierre comprend 8 colonnes supportant une sorte de toit surmonté de l'Aigle de Pologne ; au centre, une croix.

EXULES POLONI MEMORIÆ SUORUM

Inscription gravée le long du fronton de ce monument. — ER. WICKERSHEIMER, 20 mars 1910.

916. — RÉCAMIER, J.-Cl.-A, 1774-1852.

LE DOCTEUR | RÉCAMIER, | JOSEPH CLAUDE ANTHELME | 6 NOVEMBRE 1774, | 28 JUIN 1852.

Inscription de 5 lignes, gravée sur une plaque de marbre blanc, à l'intérieur d'une chapelle du cimetière du Montparnasse, à Paris.

LE DOCTEUR RÉCAMIER.

Inscription gravée au-dessus de la porte de la chapelle. — ER. WICKERSHEIMER, 24 avril 1910.

917. — RIBES, Fr., 1765-1843, et S.-Fr., 1800-1889.

FRANÇOIS | RIBES | CHIRURGIEN DE | L'EMPEREUR NAPOLÉON | MÉDECIN EN CHEF | DE L'HOTEL ROYAL | DES INVALIDES | MEMBRE DE L'ACADÉMIE | ROYALE DE MÉDECINE | DE PARIS | OFF^{ER} DE LA L^{ION} D'HONNEUR | NÉ A BAGNÈRE DE BIGORRE | (*HAUTES PYRÉNÉES*) LE 4 7BRE 1765 | MORT A PARIS | LE 21 FÉVRIER 1843.

Inscription de 15 lignes, gravée sur l'une des faces d'une pyramide, élevée sur une tombe du cimetière du Montparnasse, à Paris.

SIMON | FRANÇOIS | RIBES | CHIRURGIEN MAJOR | MÉDECIN DES ROIS | CHARLES X | ET LOUIS PHILIPPE | CHEVALIER DE | LA LÉGION D'HONNEUR | NÉ A PARIS | LE 3 MAI 1800 | MORT | LE 23 AVRIL | 1889.

Inscription de 14 lignes, gravée sur une autre face de la même pyramide. — ER. WICKERSHEIMER, 5 mai 1910.

918. — RICART, Pierre. † 1657.

Petrus Picart, Pharmacopæorum decanus jacet hic. Medici, botanici, pharmacopæi ejus obitum lugent. Medicis enim fidelis minister fuit ; inter botanicos excelluit ; Pharmacopæis meritissime præfuit. At tu viator, piis ejus manibus apprecare. Obiit XXII augusti MDC. LVII. Dilecta vero conjux Judoca de Thoit, XXVII ju. MDCLXIII

Inscription autrefois gravée dans l'ancienne église Saint-Étienne de Lille, aujourd'hui disparue. — Cf. Abbé Th. Leuridan, *Loco. cit.*, I, p. 180.

919. — RICHET, Alfred, 1816-1891.

ALFRED RICHET | 1816-1891 | MEMBRE DE L'INSTITUT | PROFESSEUR À LA FACULTÉ | DE MÉDECINE DE PARIS.

Inscription de 5 lignes, gravée sur une plaque de marbre blanc, placée au centre d'un monument du cimetière du Montparnasse, à Paris.

FAMILLE RICHET

Inscription gravée au-dessus de la précédente. — Er. Wickersheimer, 5 mai 1910.

920. — RICORD, Philippe, 1800-1889.

PH. RICORD

Inscription gravée sur la face antérieure du piédestal de la statue de Ricord par E. Barrias 1892, devant l'hôpital Cochin (annexe), naguère hôpital Ricord, boulevard de Port-Royal, à Paris. Ricord est représenté en pied, nu-tête, les reins ceints d'un tablier d'hôpital. — Cf. n° 752. — Er. Wickersheimer, 26 mars 1910.

921. — ROBINET, Stéphane. 1796-1869.

ICI REPOSE | STÉPHANE ROBINET, | NÉ LE 6 DÉCEMBRE 1796, | DÉCÉDÉ LE 2 DÉCEMBRE 1869, | OFFICIER DE LA LÉGION D'HONNEUR, | MEMBRE DE L'ACADÉMIE DE MÉDECINE | DES SOCIÉTÉS DE PHARMACIE | D'AGRICULTURE DE FRANCE &. | VICE-PRÉSIDENT DE LA COMMISSION | DES LOGEMENTS INSALUBRES | ANCIEN MEMBRE DU CONSEIL | GÉNÉRAL DE LA SEINE & &. | *PRIEZ POUR LUI*.

Inscription de 13 lignes, gravée sur une tombe du cimetière du Montparnasse, à Paris. — Er. Wickersheimer, 1er mai 1910.

922. — ROSTAN, Léon, 1790-1866.

LÉON ROSTAN | MÉDECIN. DES. HOPITAUX. PROFESSEUR | A LA

FACULTÉ. MEMBRE DE L'ACADÉMIE. DE. MÉDECINE | OFFICIER. DE. LA LEGION D'HONNEUR. | S^T. MAXIMIN. XV. MARS. MDCCXC—†PARIS. IV. OCT.^{E} MDCCCLXVI.

Inscription de 5 lignes, gravée au bas d'un haut relief en bronze par SCHROEDER, représentant ROSTAN en pied, de face, en costume de professeur, tenant un papier de la main gauche, la main droite faisant un geste démonstratif ; au-dessus, une croix, une coupe où viennent boire deux Serpents et une couronne de Laurier. Cimetière Montmartre, à Paris. — ER. WICKERSHEIMER, 20 mars 1910.

923. — ROUBAIX, Balthasar de, † 1670.

Icy gisent Balthasar DE ROUBAIX, docteur en médecine décédé le 27 juillet 1670, âgé de 62 ans, et dam^{le} Marie BAYE, sa compagne, décédée le 28 mai 1675, âgée de 65 ans, lesquels ont fondé quatre prébendes de six patars chacune par semaine, à distribuer tous les dimanches, après la grande messe, au buffet de cette chapelle S. Nicolas ; et ladite dam^{le} deux flambeaux tous les mois, de la valeur de trois florins chacun, pour être portés devant le vénérable T. S. Sacrement, lorsqu'on va administrer les malades, comme se peut voir des lettres de fondations passées par devant les échevins de cette ville le 7 novembre et 19 décembre 1675.

Inscription autrefois gravée dans la chapelle Saint-Nicolas de l'église Saint-Maurice de Lille. — Cf. Abbé Th. LEURIDAN, *Loco cit.*, I, p. 234.

924. — ROUCHER, Ch., 1821-1875.

D^R. CHARLES ROUCHER, | 28 OCTOBRE 1821, | 13 MARS 1875. | *PHARMACIEN PRINCIPAL DE L'ARMÉE,* | *OFFICIER DE LA LÉGION D'HONNEUR* | *PETIT FILS DU POÈTE ROUCHER.*

Inscription de 6 lignes, gravée sur une tombe du cimetière du Montparnasse, à Paris. — ER. WICKERSHEIMER, 1er mai 1910.

925. — ROZONUS, médecin romain de la Lybie.

DONNÉ | PAR | LE DOCTEUR COLMANT | MÉD. INSP. DE L'ARMÉE 1876 | BONÆ. MEMO | RIÆ. ROZONI. | MEDICI. VIXIT. | ANNIS. LXX DIES | XX. PRECESSIT | NOS. IN. PACE. | PRO. CCII. | GAIA. VIRO. DUL | CISSIMO FECIT.

Inscription de 13 lignes, enchâssée dans une mosaïque romaine, placée dans le jardin du Cercle militaire de Ténès (Algérie). Cette mosaïque fut découverte aux environs de Ténès, dans une propriété appartenant alors au Dr Colmant, médecin-inspecteur. Le Dr Dujardin-Beaumetz, alors médecin en chef de l'hôpital militaire, plus tard médecin-inspecteur général du Service de santé de l'armée, fut autorisé à enlever la mosaïque et à la restaurer : c'est à lui qu'on doit la version qui précède et à sa sollicitude éclairée qu'est dû le sauvetage de cet intéressant monument. — Cf. DUJARDIN-BEAUMETZ, *Note sur l'épigraphie médicale romaine de la division d'Alger et sur le monument funéraire du médecin Rozonus conservé au Cercle militaire de Ténès*. Paris, in-8° de 22 p., 1899.

926. **RUEFF, Benjamin, 1821-1899.**

ICI REPOSE | BENJAMIN RUEFF | MÉDECIN-MAJOR DE 1re CLASSE | CHEVALIER DE LA LÉGION D'HONNEUR, | PRES.T DE LA SOCIÉTÉ DES ANCIENS MILITAIRES | NÉ À COLMAR (HAUT-RHIN) LE 27 MARS 1821 | DÉCÉDÉ A BAYONNE LE 7 MAI 1899 | 27 YAR 5659.

Inscription de 8 lignes, gravée sur une tombe du cimetière israélite de Bayonne. — E.-M. LÉVY, bibliothécaire à l'Université de Paris, octobre 1910.

927. — **RYDER, J. A., 1852-1895.**

JOHN ADAM RYDER PH. D. | 1852-1895 | EMBRYOLOGIST TO THE UNITED STATES | COMMISSION OF FISH AND FISHERIES | PROFESSOR OF COMPARATIVE EMBRYOLOGY | UNIVERSITY OF PENNSYLVANIA.

Inscription de 6 lignes, gravée sur une plaque de cuivre accompagnant un portrait à l'huile de J. A. RYDER, ainsi qu'une urne contenant ses cendres. Wistar Institute of anatomy, à Philadelphie, Pa. — R. BLANCHARD, 2 septembre 1907.

928. — **SAMAZEUILH, Nicolas, † 1870.**

Nicolas SAMAZEUILH, | Docteur en médecine, | décédé à Auteuil le 6 décembre 1870 | dans sa 54e année | regretté de sa veuve | et de sa fille. | Priez pour lui.

Inscription de 7 lignes, gravée sur une tombe du cimetière d'Auteuil, à Paris. — Cf. G. BERTIN, Le cimetière d'Auteuil. *Bull. de la Soc. hist. d'Auteuil et de Passy*, VI, 1909, p. 328.

929. — **SEARS, David. — Laboratoire de pharmacologie, à Boston.**

SEARS MEMORIAL | LABORATORIES | FOR | INSTRUCTION | AND | RESEARCH | IN HYGIENE AND | PHARMACOLOGY | ERECTED IN 1904 | IN MEMORY OF | DAVID SEARS | HARVARD A.B. 1807 | AND | DAVID SEARS | HARVARD A.B. 1842 | BY | DAVID SEARS | HARVARD A.B. 1874.

Inscription de 18 lignes, gravée sur une plaque de marbre apposée à l'extérieur du bâtiment pour l'hygiène et la pharmacologie, à Harvard medical School, à Boston, Mass. — Dr Ch. A. Brackett, Newport, R.I.

930. — SENN, Nicholas, † 1908.

NICHOLAS SENN

Inscription gravée sur le socle du buste en bronze de Senn, par *Edith E. Freeman, 1907* ; ce buste orne la salle Senn de la John Crerar library, à Chicago, qui est la salle de lecture de la section médicale de cette bibliothèque. Senn, chirurgien militaire américain, a légué à la John Crerar library 28.000 volumes ainsi qu'une somme d'argent. — Général Alfred C. Girard, Chicago, 2 juillet 1910.

931 — SERRURIER, J.-B.-T., 1776-1853.

J. B. T. SERRURIER DOCTR EN MEDECINE

Inscription en demi-cercle à concavité inférieure, au-dessus d'une niche où se trouve un médaillon en bronze, représentant Serrurier, de profil à droite.

NÉ À ORLEANS | LE 1ER NOVEMBRE 1776, | MORT À PARIS | LE 23 AOUT 1853.

Inscription de 4 lignes, gravée au-dessous du médaillon. De chaque côté de cette inscription, une palme ; au-dessus, deux décorations, dont l'une semble être celle de la Légion d'honneur. Cimetière du Montparnasse, à Paris. — Er. Wick., 5 mai 1910.

932. — SESTIER, A.-D.-F., † 1857.

ICI REPOSENT | Ami Daniel Félix SESTIER, | chevalier de la légion d'honneur, | docteur en médecine, | professeur agrégé | de la faculté de médecine de paris. | décédé le 28 juin 1857. | à l'âge de 54 ans.

Inscription de 8 lignes, gravée en lettres noires sur une tombe du cimetière Montmartre, à Paris. — Er. Wick., 24 mars 1910.

933. — SEVESTRE, C.-A., 1780-1865.

FAMILLE SEVESTRE | ... | Constant Aimé SEVESTRE, | docteur en médecine, | chevalier de la légion d'honneur: | né le 25 mars 1780, | décédé le 23 juillet 1865.

Inscription gravée sur une tombe et surmontée d'une croix. Cimetière Montmartre, à Paris. — Er. Wickersheimer, 20 mars 1910.

934. — SILVA, D.-H., 1806-1878 ; D.-Ch., † 1861 ; G.-D., † 1851 ; M.-N., † 1865.

CI-GIT | DANIEL-HONORÉ SILVA | PHARMACIEN | CHEVALIER DE L'ORDRE DE | LA LÉGION D'HONNEUR | NÉ A St ESPRIT-BAYONNE | LE 27 NOVEMBRE 1806 | DÉCÉDÉ À BAYONNE | LE 20 MARS 1878 | QUI CORRESPOND | AU 15 VEADAR 5638.

Inscription de 11 lignes, gravée sur une tombe du cimetière israélite de Bayonne.

CI-GIT | DAVID CHARLES SILVA | DOCTEUR EN MÉDECINE | DÉCÉDÉ LE 27 AB 5621 | 3 AOUT 1861 | ÂGÉ DE 58 ans.

Inscription de 6 lignes, gravée sur une tombe du même cimetière.

ICI REPOSE | GABRIEL DAVID SILVA PHARMACIEN | DÉCÉDÉ LE 24 TAMUS | 5611 | 24 JUILLET 1831 | AGÉ DE 70 ans.

Inscription de 7 lignes, gravée sur une tombe du même cimetière.

ICI REPOSE | MOÏSE NELSON SILVA | PHARMACIEN | DÉCÉDÉ LE..... 1865.

Inscription de 4 lignes, gravée sur une tombe du même cimetière. Sur cette famille de médecins-apothicaires, cf. Henry LÉON. *Histoire des Juifs de Bayonne*, Paris, 1893, in-4°. — E.-M. LÉVY, Bibliothécaire à l'Université de Paris, octobre 1910.

935. — SIMONET, 1823-1884.

FAMILLES SIMONET ET DITTE

Inscription gravée sur une croix du cimetière du Montparnasse, à Paris.

SOUVENEZ-VOUS | DANS VOS PRIÈRES DES AMES CHRÉTIENNES | DE CEUX DONT LE CORPS REPOSENT ICI | Dr SIMONET | MÉDECIN DES HOPITAUX DE PARIS | CHEVALIER DE LA LÉGION D'HONNEUR | 10 JUILLET 1823-6 JUIN 1884 | *Il a fait ce qui était juste et droit* | *il vivra (Ezéchiel)*.

Inscription de 9 lignes, à la base de la croix. — ER. WICK., 8 mai 1910.

936. — SIREDEY, François, 1831-1890.

... | FRANÇOIS SIREDEY | MÉDECIN DE L'HÔPITAL LARIBOISIÈRE | MEMBRE DE L'ACADÉMIE DE MÉDECINE | OFFICIER DE LA LÉGION D'HONNEUR | NÉ À LA VILLENEUVE LES CONVERS (*COTE-D'OR*) le 22 FÉVRIER 18 31 | DÉCÉDÉ À NEUILLY LE 18 MAI 1890.

Inscription de 6 lignes, gravée sur une plaque de marbre blanc, à l'intérieur d'une chapelle du cimetière du Montparnasse, à Paris.

FAMILLE F. SIREDEY

Inscription gravée au-dessus de la porte de la chapelle. — Er. Wickersheimer, 24 avril 1910.

937. — SPALLANZANI, Lazzaro, 1729-1799.

HONORI | LAZARI. SPALLANZANI | MAGNI. NATURAE. INVESTIGATORIS | CUIUS. INSIGNE. MUSEUM | AD. PATRIAE. EMOLUMENTUM. ET. DECUS | SUMPTIBUS. PUBLICIS. IAMPRIDEM. COEMPTUM ET. ANNUA. PECUNIA. IN. TUITIONEM | INCREMENTUMQUE. ADTRIBUTA. DITATUM. | STUDIO. INDUSTRIAQ : | IOSEPHI. GALLIANI. DOCT : | DISCIPL : NATURAL : | EIUSDEM. PRAEFECTURA. FUNGENTIS | NOVIS. OPIBUS. AUCTUM. NOBILITATUMQ : EST | ORDO. REGIENSIS | OB. EXCELLENTIAM. TANTI. CIVIS. DED :

Inscription de 14 lignes, gravée en lettres rouges sur le piédestal en marbre blanc supportant un buste en marbre blanc, non signé, sur le devant duquel on lit :

LAZZARO SPALLANZANI.

Musée d'histoire naturelle de Reggio Emilia. — R. Blanchard, 19 septembre 1910.

938. — LABORATOIRES JOHNSTON, à Liverpool.

TO THE | GLORY OF GOD | IN THE KNOWLEDGE OF | WHOM ARE THE STEPS OF | HUMAN PROGRESS AND TO THE | DEAR AND SACRED MEMORY OF | WILLIAM & CATHERINE EMMA | JOHNSTON | NOW BEYOND THE SHADOWS OF | TIME IN LIFE ETERNAL, ONE OF | THEIR SONS ERECTED THESE | LABORATORIES FOR THE SEARCH | AFTER THE MYSTERY OF LIFE IN | HEALTH AND SICKNESS AND | FOR THE ALLEVIATION AND | PREVENTION OF SUFFERING | Anno Domini | MCMIII.

Inscription de 18 lignes, gravée en capitales italiques, sauf la dernière ligne, sur un médaillon ovale en marbre jaune, apposé à l'entrée des laboratoires Johnston, à l'Université de Liverpool. — R. Blanchard, 25 juillet 1907.

939. — TESTELIN, A., 1814-1891.

Au docteur A. Testelin, 1814-1891 ; commissaire de la Défense nationale dans le Nord, 1870-1871 ; député à l'Assemblée législative, 1849 ; à l'Assemblée nationale, 1871 ; sénateur inamovible, 1875-1891. Souscription nationale.

Inscription gravée sur un monument orné des bustes du général Faidherbe et du docteur Testelin. Cimetière de l'Est, à Lille. — Cf. Abbé Th. Leuridan, *Loco cit.*, II, p. 566.

940. — TOURNEMEINE, Jacques, † 1471.

Chy gist venerable personne maistre Jacques Tournemeine, en son vivant maistre ès ars, licentié en medecine, escolatre et chanoine de ceste eglise, qui trespassa le XIIIe jour de juin, l'an de grace mil IIII^c LXXI. Prié pour son ame.

Inscription autrefois gravée sur le 3e pilier du chœur de l'église Saint-Pierre, à Lille, aujourd'hui démolie. — Cf. Abbé Th. Leuridan, *Loco cit.*, I, p. 71.

941. — TRÉBUCHET, A., † 1865.

ADOLPHE TRÉBUCHET, | MEMBRE DE L'ACADÉMIE DE MÉDECINE | SECRÉTAIRE DU CONSEIL D'HYGIÈNE PUBLIQUE | MAIRE DE FONTENAY-AUX-ROSES | OFFICIER DE LA LÉGION D'HONNEUR | *DÉCÉDÉ LE 6 OCTOBRE 1865, AGÉ DE 63 ANS* | *DE PROFUNDIS.*

Inscription de 7 lignes, gravée sur une tombe du cimetière du Montparnasse, à Paris. — Er. Wick., 1er mai 1910.

942. — TRÉLAT, Ulysse, 1828-1890.

Docteur Vlysse TRELAT | 1828-1890

Inscription de 2 lignes, gravée en lettres dorées au-dessus de la porte d'une chapelle du cimetière Montmartre, à Paris. Au fronton de cette chapelle un médaillon en marbre blanc représentant Trélat de profil à gauche par J.-C. Chaplain, 1892. — Er. Wickersheimer, 24 mars 1910.

943. — VAN GELDER, J.-G., 1845-1906.

ICI REPOSE | Isaac Georges | VAN GELDER | DOCTEUR EN MÉDECINE | CHEVALIER DE LA LÉGION D'HONNEUR | OFFICIER DE L'INSTRUCTION PUBLIQUE | 22 AOUT 1845 | 17 MARS 1906.

Inscription de 8 lignes gravée sur une tombe du cimetière israélite de Bayonne. — E.-M. Lévy, Bibliothécaire à l'Université de Paris, octobre 1910.

944. — VARIOT, Alfred, † 1882.

ALFRED VARIOT | DOCTEUR EN MÉDECINE | MORT À 30 ANS. | VICTIME DE SON DÉVOUEMENT | 23 JUILLET 1882.

Inscription de 5 lignes, gravée au-dessous d'une croix en relief. Ancien cimetière de Neuilly-sur-Seine. — ER. WICK., 2 octobre 1910.

945. — VERNOIS, Maxime. 1809-1877.

LE DOCTEUR MAXIME | VERNOIS | MEMBRE DE L'ACADÉMIE | DE MÉDECINE | MÉDECIN HONORAIRE | DE L'HOTEL DIEU | OFFICIER | DE LA LÉGION D'HONNEUR | 1809 † 1877.

Inscription de 9 lignes, gravée sur une tombe de marbre noir, à gauche d'une croix en relief. Cimetière Montmartre, à Paris. — ER. WICK., 24 mars 1910.

946. — VULPIAN, E.-F.-A., 1826-1887.

EDME FÉLIX ALFRED | VULPIAN | SECRÉTAIRE PERPÉTUEL | DE L'ACADÉMIE DES SCIENCES, | PROFESSEUR ET DOYEN HONORAIRE | DE LA FACULTÉ DE MÉDECINE | DE PARIS, | MEMBRE DE L'ACADÉMIE DE MÉDECINE, | MÉDECIN HONORAIRE DE L'HOTEL DIEU, | OFFICIER DE LA LÉGION D'HONNEUR, | NÉ LE 5 JANVIER 1826, | DÉCÉDÉ LE 18 MAI 1887. | REGRETTÉ | DE TOUTE SA FAMILLE.

Inscription de 14 lignes, gravée sur une plaque de marbre blanc, à l'intérieur d'une chapelle du cimetière du Montparnasse, à Paris.

FAMILLE MANTOUX ET VULPIAN

Inscription gravée au-dessus de la porte d'entrée de la chapelle. — ER. WICKERSHEIMER, 1er mai 1910.

947. — WILLAUME, A.-M.-L, 1772-1863.

WILLAUME | AMBROISE MATHIS LOUIS, | DOCTEUR EN MÉDECINE, | CHIRURGIEN DES ARMÉES, | CHIRURGIEN EN CHEF | DE L'HOPITAL MILRE DE METZ, | PROFESSEUR | MEMBRE CORRESPONDANT | DE L'ACIE DE MÉDECINE | OFFR DE LA LÉGION D'HONNEUR | CHEVR DU MÉRITE DE WURTEMBERG &a | NÉ A METZ LE 18 JUILLET 1772 | DÉCÉDÉ A PARIS LE 19 MARS 1863.

Inscription de 13 lignes, gravée sur la face antérieure d'un monument du cimetière du Montparnasse, à Paris. Le médaillon de WILLAUME, de profil à gauche, est dans une couronne de Chêne et de Laurier, en bas de laquelle pend la croix de la Légion d'honneur.

MDCC XCVII | — | KEHL | ZURICH | HOCHSTEDT | HOHENLINDEN | ULM | AUSTERLITZ.

Inscription de 7 lignes, la 1re suivie d'un filet, gravée sur la face latérale droite du monument.

IÉNA | EYLAU | NEISSE | ESPAGNE | DE MDCCCVIII | A MDCCCXI | XIV CAMPAGNES.

Inscription de 7 lignes, gravée sur la face latérale gauche du monument. — Er. Wickersheimer, 1er mai 1910.

948. — WISTAR, Caspar, 1761-1818.

CASPAR WISTAR M. D. | 1761-1818 | PRESIDENT ROYAL MED. SOC. EDINBURGH | PROF. ANAT. UNIV. PENNSYLVANIA | PRESIDENT AMER. PHIL. SOC. | FOUNDER OF THE MUSEUM 1818.

Inscription de 6 lignes, gravée sur une plaque de cuivre accompagnant un portrait peint à l'huile. Wistar Institute of anatomy à Philadelphie, Pa. — R. Blanchard, 2 septembre 1907.

949. — WISTAR, I.-J., 1827-1905.

Isaac J. Wistar Sc. D. | 1827-1905 | Brigadier general, volunteers U. S. army | President Acad. nat. sc. | President Amer. phil. Soc. | endowed this Institution 1892.

Inscription de 6 lignes, gravée sur une plaque de cuivre accompagnant un portrait peint à l'huile. Wistar Institute of anatomy, à Philadelphie, Pa. — R. Blanchard, 2 septembre 1907.

950. — FANTIN, Antoine-André, 1753-1806.

Ci-gît dans le tombeau des familles | Desgeneys et Agnès | le corps de très honorable Antoine-André Fantin, docteur en médecine et chirurgien en chef de l'hôpital militaire de Briançon, né au Château-Queyras (France), le 10 novembre 1753, décédé à Bardonnèche, le 9 septembre 1806. Son neveu G.-M.-A. Ferrus, médecin consultant du roi, inspecteur général des établissements d'aliénés, membre de l'Académie royale de médecine, officier de la Légion d'honneur, dont il fonda la carrière par ses bienfaits, a rendu à sa mémoire cet hommage de pieuse reconnaissance. | Posé en 1842.

Cité par Ar. Albert, *Biographie et bibliographie du Briançonnais, canton de Briançon*, Grenoble, in-8° de 256 p., 1895. — Pages 166-175, biographie du Dr Guillaume Ferrus; cf. p. 173-174.

951. — COLLÈGE DE CHIRURGIE DE PARIS, 1784.

Du Regne de Louis Xvi | Cet edifice consacre a l'etude et a la perfection de la Chirurgie | fut commence par l'ordre et sous les heureux auspices | de Louis le bien-aime l'An de grace Mdcclxix | Louis Xvi. toujours auguste toujours bienfaisant | en ordonna la continuation la premiere annee de son regne | et en posa la premiere pierre le Xiv de decembre Mdcclxxiv | Monument de la protection qu'il accorde a un art necessaire | au peuple dont il est le pere.

Inscription de 9 lignes, gravée en lettres dorées sur une plaque de marbre rose, placée au-dessus de la fausse porte qui, dans le long corridor parallèle au boulevard Saint-Germain, fait face à l'unique entrée de la Faculté de médecine sur le boulevard susdit.

952. — PESTE A LAUTERBOURG (Alsace), 1667.

S. SEBASTIANUS. ORA

Inscription gravée au-dessus d'une niche, renfermant une statuette en grès rose de saint Sébastien, à gauche de la porte d'une chapelle que l'on aperçoit à droite de la route qui conduit de la gare de Lauterbourg (Alsace) à cette localité.

S. ROCHUS. ORA

Inscription gravée au-dessus d'une niche, à droite de la porte de la chapelle. Cette niche renferme la statuette en grès rose d'un saint qui ne ressemble guère à saint Roch, tel qu'il est représenté d'habitude ; il est vêtu d'une longue robe et porte un petit enfant. La statue de saint Roch, qui se trouvait dans cette niche, a donc vraisemblablement fait place à celle d'un autre saint (saint Antoine de Padoue ?).

S. MARIA HILF

Inscription gravée au-dessus d'une niche, au-dessus de la porte d'entrée. Cette niche renferme une statuette en bois de la Vierge Marie, portant l'Enfant Jésus. Le millésime 1667 accompagne trois écussons mutilés, à la partie supérieure du linteau de la porte.

F F | fait en | 1667

Inscription de 3 lignes gravée sur le montant gauche de la porte. Cette chapelle dédiée à Notre-Dame de Bon-Secours, a été érigée en 1666-1667 à l'occasion d'une épidémie de peste.

La place qui l'entoure renferme une foule d'ossements provenant des victimes de l'épidémie. — Cf. J. Bentz. *Description historique et archéologique de Lauterbourg*... Strasbourg, impr. G. Libbermann, 1844, in-8°, p. 132-133. — Er. Wickersheimer, 28 août 1913.

953. — REMY, Ch.-J., 1801-1855.

ICI REPOSE | CHARLES JOSEPH | REMY | MÉDECIN MILITAIRE | CHEVALIER DE LA LÉGION | D'HONNEUR | 1801-1855. | † | REGRETS ET SOUVENIRS!!!

Inscription de 9 lignes, gravée sur une plaque de marbre blanc; le monument en grès est orné d'une croix de la Légion d'honneur, entourée d'une couronne funéraire en marbre blanc, et surmonté d'un crucifix. Cimetière Saint-Urbain, à Strasbourg. — Er. Wick., 5 septembre 1908.

954. — NAGEL, François, 1791-1858.

A LA MÉMOIRE | DE M. FRANÇOIS NAGEL | OFFICIER DE SANTÉ | NÉ LE 8 SEPTEMBRE 1791 | DÉCÉDÉ | LE 12 NOVEMBRE 1858.

Inscription de 7 lignes, gravée sur une plaque de marbre blanc, fixée à un obélisque en grès, où est figurée en relief une couronne funéraire, dans le cimetière Saint-Gall, à Strasbourg. — Er. Wick., 8 sept. 1908.

955. — NEININGER, Ch.-Th., 1842-1899.

CHARLES THEODOR | NEININGER | APOTHEKER | 1842-1899 |

Inscription de 4 lignes, gravée sur une plaque de marbre noir, fixée à un obélisque en grès, dans le cimetière Saint-Gall, à Strasbourg. — Er. Wick., 8 sept. 1908.

956. — LAUTH, Ph.-J.-Henri, 1830-1861.

PH. J. HENRI | LAUTH | DOCTEUR EN MÉDECINE | A BARR | NÉ LE 1er DÉCEMBRE | 1830 | DÉCÉDÉ LE 25 JANVIER | 1861.

Inscription de 8 lignes, gravée sur une colonne brisée en grès, dans le cimetière Saint-Gall, à Strasbourg. — Er. Wick., 8 sept. 1908.

957. — GODEFROY, Jean-Claude, 1797-1867.

JEAN-CLAUDE GODEFROY | MÉDECIN | 1797-1867.

Inscription de 3 lignes, en relief, sur une plaque de marbre blanc, fixée sur une tombe du cimetière de Préville, à Nancy. — Er. Wick., 26 avril 1908.

958. — SOGNET, T., 1844-1890.

T. SOGNET | DOCTEUR EN MÉDECINE | 1844-1890.

Inscription de 3 lignes, en relief, sur une tombe de marbre, au cimetière de Préville, à Nancy. — P. PILLEMENT, 12 octobre 1909.

959. — BLEIN, Charles, † 1882.

CHARLES BLEIN | DE S^T SYLVESTRE | MÉDECIN MAJOR DE 1re CLASSE | DÉCÉDÉ LE 9 AVRIL 1882 | À L'AGE DE 77 ANS. | PRIEZ POUR EUX.

Inscription de 6 lignes, gravée sur une sépulture de famille, dans le cimetière Saint-Urbain, à Strasbourg. — ER. WICK., 5 sept. 1908.

960. — STOESS, Charles, † 1865.

CHARLES STOESS | DOCTEUR EN MÉDECINE | 1865.

Inscription de 3 lignes, gravée sur une tombe du cimetière Saint-Urbain, à Strasbourg — ER. WICK., 5 sept. 1908.

961. — GOBERT, Charles, 1816-1887.

CHARLES GOBERT, DOCTEUR EN MÉDECINE | † 1816-1887.

Inscription de 2 lignes, sur une tombe du cimetière de Passy, à Paris. — ER. WICK., 2 février 1908.

962. — ADENOT, G.-A., † 1851.

ICI REPOSENT | G. A. ADENOT | DOCTEUR EN MÉDECINE | DÉCÉDÉ LE 14 MARS 1851 | À L'AGE DE 49 ANS. | ..... | DE PROFUNDIS |

Inscription de 6 lignes, précédée d'une croix, sur une tombe du cimetière de Passy, à Paris. — ER. WICK., 2 février 1908.

963. — ANCELON, Charles-Joseph-Paul, † 1889.

CHARLES JOSEPH PAUL | ANCELON | DOCTEUR EN MÉDECINE | DÉCÉDÉ LE 13 FÉVRIER 1889 | À L'ÂGE DE 39 ANS.

Inscription de 5 lignes, en relief, sur une tombe de marbre blanc, au cimetière de Préville, à Nancy. — P. PILLEMENT, 11 oct. 1909.

964. — BOPPE, Gustave-Victor, 1809-1870.

GUSTAVE VICTOR | BOPPE | DOCTEUR EN MÉDECINE | 1809-1870.

Inscription de 4 lignes, en relief, sur une tombe de marbre, au cimetière de Préville, à Nancy. — P. PILLEMENT, 12 octobre 1909.

965. — BOILEAU, J.-B., 1794-1838.

J. B. BOILEAU | DOCTEUR EN MÉDECINE | 3 FÉVRIER 1794-23 MARS 1838.

Inscription de 3 lignes, en relief, sur une tombe de marbre blanc, au cimetière de Préville, à Nancy. — P. Pillement, 13 octobre 1909.

966. — BERTIN, P.-E., 1831-1884 ; BERTIN, G.-E, 1861-1891.

PIERRE EUGÈNE BERTIN | DOCTEUR EN MÉDECINE. | 1831-1884. | GEORGES EUGÈNE BERTIN | DOCTEUR EN MÉDECINE | 1861-1891.

Inscription de 6 lignes, en relief, sur une plaque de marbre blanc, fixée sur une tombe de pierre, au cimetière de Préville, à Nancy. — P. Pillement, 13 octobre 1909.

967. — DIDION, François-Alexis-Jules, 1827-1897.

FRANÇOIS ALEXIS JULES DIDION | DOCTEUR EN MÉDECINE | 1827-1897.

Inscription de 3 lignes, en relief, sur une tombe de marbre blanc, au cimetière de Préville, à Nancy. — P. Pillement, 9 octobre 1909.

968. — BREDT, Rudolph, 1821-1842.

Rudolph Bredt, | Bacc : med : | geb : in Elberfeld | d : 30. Decbr : 1821. | gest : d : 30. Augt. 1842.

Inscription de 5 lignes, gravée sur une plaque de marbre gris, appliquée contre le mur extérieur de l'ancien cimetière Saint-Jean, à Leipzig. — Er. Wickersheimer, 8 novembre 1908.

969. — DUFOUR, Jean, 1877-1900.

JEAN DUFOUR | ÉTUDIANT EN MÉDECINE | 1877-1900.

Inscription de 3 lignes, gravée sur une tombe du cimetière de Préville, à Nancy. — Er. Wickersheimer, 26 avril 1908.

970. — ROCHE DU TEILLOY, H.-Al. de, 1798-1869.

HIPPOLYTE-ALEXANDRE | DE ROCHE DU TEILLOY, | DOCTEUR EN MÉDECINE, | NÉ ET MORT À NANCY. | 1798-1869.

Inscription de 5 lignes, en relief, sur une plaque de marbre fixée sur une tombe de pierre, au cimetière de Préville, à Nancy. — P. Pillement, 12 octobre 1909.

971. — ROUSSET, Léon, 1805-1879.

LÉON ROUSSET | DOCTEUR EN MÉDECINE | 1805-1879.

Inscription de 3 lignes, en lettres de bronze fixées sur une tombe de granit, au cimetière de Préville, à Nancy. — P. PILLEMENT, 11 octobre 1909.

972. — ARNOULD, J.-J., † 1893.

J. J. ALFRED ARNOULD | DOCTEUR MÉDECIN | CHEVALIER DE LA LÉGION D'HONNEUR | DÉCÉDÉ À PARIS | LE 1ER JANVIER 1893 | DANS SA 64E ANNÉE.

Inscription de 6 lignes, en relief, sur une tombe de marbre blanc, au cimetière de Préville, à Nancy. — P. PILLEMENT, 9 oct. 1909.

973. — BÉNO, Charles-Joseph, 1862-1894.

CHARLES JOSEPH | BÉNO | MÉDECIN AIDE-MAJOR | DE 1RE CLASSE | 1862-1894.

Inscription de 5 lignes, en relief, sur une plaque de marbre blanc, fixée sur une tombe de pierre, au cimetière de Préville, à Nancy. — P. PILLEMENT, 11 octobre 1909.

974. — SCHILLER, Friedrich, 1759-1805.

Hier wohnte | SCHILLER | und schrieb das | Lied an die Freude | im Jahre 1785.

Inscription de 6 lignes, en lettres dorées, en relief, sur une plaque noire encastrée dans la façade extérieure de la maison de SCHILLER, à Gohlis, faubourg de Leipzig. — Cf. nos 975 à 982. — ER. WICKERSHEIMER, 13 décembre 1908.

975. — SCHILLER, Friedrich, 1759-1805.

Hier rastete | Schiller | am 7. Dezember 1782 | auf seiner Flucht | nach Bauerbach.

Inscription de 5 lignes, gravée en lettres dorées sur une plaque de marbre noir, placée sur la façade de l'hôtel « Zum Hirsch », près de la place du Marché, à Meiningen. — Cf. nos 974 et 976-982. — ER. WICKERSHEIMER, 25 octobre 1908.

976. — SCHILLER, Friedrich, 1759-1805.

Hier wohnte | SCHILLER | 1794-1795.

Inscription de 3 lignes, gravée en lettres dorées sur une plaque de marbre noir, Markt, n° 17, à Iéna. — Cf. n°s 974-975 et 977-982. — Er. Wickersheimer, mars 1909.

977. — **SCHILLER, Friedrich, 1759-1805.**

HIER WOHNTE | SCHILLER.

Inscription de 2 lignes, en relief, en noir, sur une plaque de métal peinte en blanc, Schillerstrasse n° 12, à Weimar. — Cf. n°s 974-976 et 978-982. — Er. Wickersheimer, 28 mars 1909.

978. — **SCHILLER, Friedrich, 1759-1805.**

Jm früheren | Hofgebäude | dieses Grundstückes | wohnte | Fr. Schiller. | 1785-1789.

Inscription de 6 lignes, en relief, sur une plaque de bronze, placée au-dessous d'un médaillon en bronze représentant Schiller en buste, de profil à droite, sur la façade extérieure d'une maison, Hainstrasse n° 5, à Leipzig. — Cf. n°s 974-977 et 979-982. — Er. Wickersheimer, 30 octobre 1908.

979. — **SCHILLER, Friedrich, 1759-1805.**

Hier wohnte | SCHILLER | 1789-1795

Inscription de 3 lignes, gravée en lettres dorées sur une plaque de marbre noir, Jenergasse n° 26, à Iéna. — Cf. n°s 974-978 et 980-982. — Er. Wickersheimer, mars 1909.

980. — **SCHILLER, Friedrich, 1759-1805.**

F. v. Schiller. | 1804.

Inscription de 2 lignes, en noir, sur une plaque de métal, fixée à la façade extérieure d'une maison habitée par Schiller en 1804. Leutragasse n° 5, à Iéna. — Cf. n°s 974-979 et 981-982. — Er. Wickersheimer, mars 1909.

981. — **SCHILLER, Friedrich, 1759-1805.**

Schillers | Gartenhaus | 1797-1801.

Inscription de 3 lignes, en noir sur une plaque de métal peinte en blanc, encastrée dans un cadre ovale noir fixé au mur d'un pavillon du Jardin de Schiller, à Iéna.

« Hier hat Schiller gewohnt. | ... An diesem alten Steintisch | haben wir oft gegessen und | manches gute und grosse Wort | mit einander gewechselt. » | Göthe | Gespräch m. Eckermann 1827.

Inscription de 7 lignes, gravée en lettres noires sur une plaque de pierre blanche, fixée au tronc d'un arbre, près d'une table de jardin en pierre.

SCHILLER

Inscription gravée sur une plaque de marbre noir, fixée au piédestal d'un buste en bronze de 3/4 à droite de SCHILLER (« geg. v. E. HOEPNER, Berlin »).

HIER | SCHRIEB | SCHILLER | DEN | WALLENSTEIN | 1798 | D. G. KIESER erexit 1846.

Inscription de 7 lignes, gravée sur un bloc erratique de granit. — Cf. nos 974-980 et 982. — ER. WICKERSHEIMER, mars 1909.

982. — SCHILLER, Friedrich, 1759-1805.

Schiller.

Inscription en blanc, sur une plaque de bois gris foncé. Institut agricole, à Iéna.

F. v. Schiller | 1789-1799.

Inscription de 2 lignes, en blanc sur une plaque de métal gris foncé, au-dessous de l'inscription précédente.

In diesem Hause hielt | SCHILLER | seine erste Vorlesung am | 26. MAI 1789 | Er wohnte hier von | 1795-1799.

Inscription de 6 lignes, gravée sur une plaque de marbre noir, avec encadrement architectural en grès rose sur une autre façade de la même maison. — Cf. nos 974-981. — ER. WICK., mars 1909.

983. — HAGEN, A., 1832-1889.

A. HAGEN | DOCTEUR EN MÉDECINE | 1832-1889.

Inscription de 3 lignes, en lettres de bronze sur une tombe en granit, au cimetière de Préville, à Nancy. — P. PILLEMENT, 12 octobre 1909.

984. — GRANGE, Victor, 1840-1898.

FAMILLE | GRANGE DOCTEUR | JENNY GRANGE | NÉE FALCOZ | 1852-1887 | VICTOR GRANGE | DOCTEUR EN MÉDECINE | 1840-1894.

Inscription de 8 lignes, les 2 premières en relief, les autres gravées en lettres noires sur un tombeau de famille, au cimetière de Saint-Jean-de-Maurienne. — R. Blanchard, 15 septembre 1909.

985. — HARVEY, William, 1578-1657.

docter | william. harvey | decesed. the. 3 | of. ivne. 1657 | aged. 79. years.

Inscription de 5 lignes, gravée sur une plaque métallique fixée sur le cercueil de W. Harvey, conservé dans un caveau de la petite église de Hempstead, Essex (Angleterre).

986. — HAUSHALTER, Georges, 1825-1876.

Georges HAUSHALTER | docteur en médecine à SIERCK | 1825-1876.

Inscription de 3 lignes, en bronze, sur une tombe de granit, au cimetière de Préville, à Nancy. — P. Pillement, 11 octobre 1909.

987. — HELMHOLTZ, 1821-1894.

helmholtz | 1821-1894.

Inscription de 2 lignes, en relief, sur la face antérieure du piédestal d'une statue érigée dans la cour de l'Université de Berlin. Le piédestal est en marbre rose ; la statue en marbre blanc représente Helmholtz debout, nu-tête, la robe de professeur entr'ouverte sur l'habit.

E. Herter fec. | berlin 1899.

Inscription de 2 lignes, gravée sur la face latérale droite du socle. — Er. Wickersheimer, 14 mars 1909.

988. — HENIG, Friedreich-Otto, 1848-1896.

Hier ruht in Gott | mein teurer Gatte | unser lieber Vater | Fried. Otto Henig, | Dr. med. | * d. 21 Juli 1848 | +d. 10. mai 1896. | — | geliebt u. unvergessen.

Inscription de 8 lignes, gravée sur une plaque de marbre gris, au nouveau cimetière Saint-Jean, à Leipzig. — Er. Wickersheimer, 18 novembre 1908.

989. — HERING, Franz, 1834-1898.

Hier ruht in Gott | unser heissgeliebter | treusorgen-

der und Vater | Hofrat Dr. med. | Franz Hering | geb. am 17. Februar 1834 | gest. am 18. Juli 1898.

Inscription de 7 lignes, gravée sur un monument en marbre noir, recouvrant une sépulture de famille. Au nouveau cimetière Saint-Jean, à Leipzig. — Er. Wick., 18 novembre 1908.

990. — HUBERT, Florent, 1797-1885.

FLORENT HUBERT | MÉDECIN | NÉ LE 7 NOVEMBRE 1797 | DÉCÉDÉ LE 14 SEPTEMBRE 1885.

Inscription de 4 lignes, gravée sur une plaque de marbre blanc recouvrant une sépulture de famille, dans le cimetière Saint-Urbain, à Strasbourg. — Er. Wick., 5 septembre 1908.

991. — JAVILLARD, Charles, 1864-1888.

CHARLES JAVILLARD | *EXTERNE DES HOPITAUX DE PARIS* | 19 AOUT 1864 † 19 JUIN 1908.

Inscription de 3 lignes, gravée sur une tombe du cimetière de Passy, à Paris. — Er. Wick., 2 février 1908.

992. — JOSAT, Antoine, 1808-1885.

FAMILLE JOSAT | ANTOINE JOSAT | DOCTEUR EN MÉDECINE | CHEVALIER DE LA LÉGION D'HONNEUR | NÉ LE 27 MAI 1808 | DÉCÉDÉ LE 28 MAI 1885.

Inscription de 6 lignes, sur une tombe du cimetière de Passy, à Paris. — Er. Wickersheimer, 2 février 1908.

993. — KIRCHHOFFER, Julius, 1828-1885.

JULIUS KIRCHHOFFER | D^r DER MEDECIN | * 28. DEC. 1828 | † 8 DEC. 1885.

Inscription de 4 lignes, en relief, sur une plaque de marbre blanc, recouvrant une sépulture de famille, dans le cimetière Sainte-Hélène, à Strasbourg. — Er. Wick., 2 septembre 1908.

994. — MAGNIN, Alexis, † 1879.

ICI REPOSE | MAGNIN ALEXIS | MÉDECIN NÉ À VALLOIRES | DÉCÉDÉ LE 13 7bre 1879 | ÂGÉ DE 68 ANS. | IL FUT REGRETTÉ.

Inscription de 6 lignes, gravée sur une pierre tombale, au cimetière de Saint-Jean-de-Maurienne. — R. Blanchard, 15 sept. 1909.

995. — MANDEL, Joseph-Hippolyte, 1795-1855.

Joseph Hippolyte | MANDEL, | ancien pharmacien. | 1795-1855.

Inscription de 4 lignes, gravée sur une tombe de pierre. Audessous de l'inscription est gravé un médaillon représentant un Palmier autour duquel s'enroule un Serpent. Au cimetière de Préville, à Nancy. — P. Pillement, 9 octobre 1909.

996. — MARIN, François, 1821-1877.

docteur | françois marin | 1821-77 | heureux sont dès à présent | ceux qui meurent dans le seigneur | ils se reposent de leurs | travaux, et leurs œuvres | les suivent. | apoc. xiv. 13.

Inscription de 9 lignes, gravée sur une tombe de marbre blanc, au cimetière de Plainpalais, à Genève. — Dr H. Naegeli-Åkerblom, Genève, 17 février 1909.

997. — MEISSNER, Friedr.-Ludw., 1796-1860.

Hier ruhet | Dr. Friedr. Ludw. Meissner. | pract. Arzt und geburtshelfer. | geb. zu Leipzig am 25 August. 1796, | gest. zu Dresden am 4. Decbr. 1860.

Inscription de 5 lignes, gravée sur une pierre tombale de l'ancien cimetière Saint-Jean, à Leipzig. — Er. Wick., 8 nov. 1908.

998. — MOTTARD, Antoine, 1806-1900.

FAMILLE MOTTARD | — | MOTTARD ANTOINE | docteur en medecine | 1806-1900.

Inscription de 4 lignes, gravée en lettres dorées sur une plaque de marbre noir. Cimetière de Saint-Jean de Maurienne. En 1855, Mottard a été le fondateur de la Société d'histoire et d'archéologie de Maurienne, siégeant à Saint-Jean-de-Maurienne. — R. Blanchard, 15 septembre 1909.

999. — MURY, Jean-Édouard, † 1864.

jean-edouard. | mury. | pharmacien. | décédé le 18 février 1864. | a l'age de 37 ans.

Inscription de 5 lignes, gravée sur un monument en grès recouvrant une sépulture de famille, dans le cimetière Saint-Urbain, à Strasbourg. — Er. Wickersheimer, 5 septembre 1908.

1000. — MARZOLO, Paolo, 1811-1868.

PAOLO MARZOLO | PROFESSORE DI LINGUISTICA COMPARATA | NEL PISANO ATENEO | FU SPLENDIDO ESEMPIO | DEL POTERE DELLA VOLONTA TENACISSIMA | NEL MODESTO ESERCIZIO | DI MEDICO DI CAMPAGNA | DIVENNE POETA, FILOSOFO-POLIGLOTTO | FILOLOGO SOMMO | SCORPERSE INESPLORATI MONUMENTI STORICI | NELLA ANALISI DELLE PAROLE | RIVELANDO UNA SCIENZA NUOVA | —INDOLE MITE CARATTERE ANTICO ALTO INTELLETTO | VISSE TUTTO E SEMPRE | ALLA FAMIGLIA, ALLA PATRIA, ALLA SCIENZA | N. IN PADOVA, 13 MAGGIO 1811 ; M. IN PISA, 5 SETTEMBRE 1868.

Inscription de 16 lignes, gravée sur une plaque de marbre haute de 0m 70, large de 1m 10, et surmontée d'un buste, au Campo-Santo de Pise. — R. NEVEU, 1er juin 1912.

1001. — PERCY, Claude, † 1785.

CE MONUMENT | ÉRIGÉ PAR L'AMOUR FILIAL | EST CONSACRÉ A LA MÉMOIRE | DE CLAUDE PERCY | CHIRURGIEN EN CE LIEU | IL FUT BON CHRÉTIEN, | BON MARI, BON PÈRE | IL MOURUT AGÉ DE 73 ANS LE 14 MARS 1785 | DIEU AIT SON AME.

Inscription de 9 lignes, érigée en l'honneur de son père par le baron PERCY dans l'église de Montagney (Haute-Saône), son village natal, contre un des piliers, en face de la chaire.

Cette plaque fut enlevée pendant la Révolution et replacée par les habitants de la commune, en 1809. Une lettre du baron PERCY, datée du 7 janvier 1810, fait allusion à cet acte collectif généreux, qui le toucha profondément et en souvenir duquel il offrit, à la sacristie de la petite église, de magnifiques ornements sacerdotaux qu'il avait rapportés d'Espagne. Ces chasubles sont actuellement la propriété d'une de ses arrière-petites-nièces, Mme BAILLY DE VILLENEUVE. — Cf. Dr BONNETTE, Le baron Percy, chirurgien en chef des armées impériales (1754-1825). *Æsculape*, II, p. 274, 1912.

1002. — PERCY, Baron P.-F., 1754-1825.

LE BARON | PERCY | P. F. | MEMBRE DE L'INSTITUT | COMMANDEUR | DE L'O. R. | DE LA LÉGION D'HONNEUR | CHEVALIER | DE PLUSIEURS ORDRES | DÉCÉDÉ LE 18 FÉVRIER 1825 | DANS SA 71e ANNEE | IL FUT LE PÈRE DES | CHIRURGIENS MILITAIRES.

Inscription de 13 lignes, gravée sur la pyramide en grès gris des Vosges qui surmonte le tombeau du baron PERCY au cimetière du Père-Lachaise, à Paris.

1003. — PETTENKOFER, Max von, 1818-1901.

PETTENKOFER

Inscription gravée sur la face antérieure d'un socle supportant un buste en marbre blanc, conservé dans la Galerie nationale, à Berlin. Sur le côté droit du socle se lit : HA 1900, les lettres HA étant liées en un monogramme et représentant la signature du sculpteur A. HILDEBRAND. — Cf. n° 86. — ER. WICK., 14 mars 1909.

1004. — HÔPITAL DE SULMONA, 1895.

TEMPLVM. ISTVD | NOSOCOMIVM. ET. GYNACEVM | NOTHARVM. PVELLARVM | HVBERTUS.I | ITALIAE. REX | COMITE. CONSORTE. SVA | MARGARITA | PIISSIME. VISIT | LAETVS. QVE. VISA. PROBAVIT | POSTRIDIE. CAL. SEPTEMB | MDCCCXCV.

Inscription de 11 lignes, gravée sur une plaque de marbre blanc apposée sur le mur, au fond du passage conduisant à l'hôpital de Sulmona (Abruzzes).

HVBERTVS. I | IV. CAE. AVGVSTI. MDCCCC | FERALI. ICTV. OCCUBVIT. ILLICO | SIT. SICARIVS. ANATHEMA. MARAN. ATHA.

Inscription de 4 lignes, gravée sur une plaque de marbre blanc apposée au-dessous de la précédente. — R. BL., 18 avril 1914.

1005. — FONTAINE PUBLIQUE A PORTO SAN GIORGIO, 1897.

XXV APRILE | MDCCCXCVII

Inscription de 2 lignes, tracée à la face antérieure d'une fontaine en marbre blanc, ornée de Sirènes et de Dauphins et surmontée d'une statue de l'Agriculture, dressée sur la piazza San Giorgio, devant l'église, à Porto San Giorgio, province d'Ascoli (Italie).

QUESTA FONTANA | VOLLE ERETTA | A PUBBLICO ORNAMENTO | IL COMUNE.

Inscription de 4 lignes, tracée sur la face postérieure du même monument.

L'ACQUA QUI CONDOTTA | A BENEFICIO DEL POPOLO | SEGNA | L'AUSPICATO TRIONFO DELLA IGIENE.

Inscription de 4 lignes, tracée sur la face postérieure du même monument.

SIA | AI POSTERI | SACRA MEMORIA | DI CONCORDIA CITTADINA.

Inscription de 4 lignes, tracée sur le côté gauche du même monument. — R. BL., 19 avril 1914.

1006. — LOMBROSO, Cesare, † 1909.

CESARE LOMBROSO | SCIENZATO DI FAMA UNIVERSA | RIVELATORE DEL VELENO DELLA PELLAGRA | PADRE DELL' ANTROPOLOGIA CRIMINALE | MAESTRO DELLA STORIA NATURALE DEI GENI | VISITÒ RECANATI NEL SETTEMBRE DEL MCMIV | DESIOSO DI CONOSCERE | LA TERRA LE VESTIGIA DEL GENIO LEOPARDIANO | E GRATO ACCOLSE IN QUESTA CASA L'OMAGGIO | DEI DISCEPOLI DEI SANITARI DEGLI AMMIRATORI | CHE VOLLERO QUI FERMATA L'ORMA | DI UN ALTRA ITALIANA GRANDEZZA | — | NEL PRIMO ANNIVERSARIO DELLA MORTE | XIX OTTOBRE MCMX.

Inscription de 14 lignes, gravée sur une plaque de marbre blanc apposée sur la façade de la maison portant le n° 35, via Vittorio Emanuele, à Recanati. — R. Bl., 20 avril 1914.

1007. — FAMINE DANS LES ÉTATS DE L'ÉGLISE, fin du XVIe siècle.

XISTO. QVINTO | PICENO. PONT. MAX. | QVOD. INCOMPARABILI. IV= | STITIA. ET. ANIMI. FORTITV= | DINE. SVBLATIS. VNDIQ. IM= | PROBIS. QVIETEM. PROVIN= | CIÆ. COMPARAVERIT. | QVOD POPVLV. ARCTIORI. DEFATI= | GATV. ANONA. RERVM. COPIAM. | .SVPPEDITANDO. LEVAVERIT. | QVOD. PROVINCIAM. ADAVCTIS | AMPLIATISQ. CIVITATIBVS | DECORAVERIT. | PICENÆ. LEGATIONIS. POPVLI. | MEMORI. | .ANIMO. DD. PONTIFICATVS.SVI. | .ANNO. TERTIO. M. D. LXXXVIII. | IVLIO. SCLAF. MED. PRESIDE.

Inscription de 17 lignes, gravée sur une plaque de bronze fixée sur la face antérieure du piédestal de la statue en bronze du pape Sixte-Quint (1585-1590), par Tib. Vergelli et A. Calcagni (vers 1589), placée devant l'église de la Santa Casa, à Loreto (Italie). — R. Bl., 20 avril 1914.

1008. — SANCTUCI, Auguste, 15e siècle.

CALAPATRISSÆ. SANCTVCIÆ | AVGVSTINI. SANC. PHISICI. VXORI. | OBEGREGIAM. EIVS. INFILIOS. CHARITATEM | ALIAS. Q;. VIRTVTES. MATRI. COLENDISS. | .ET. STEPHANO. FRATRI. | ALEXANDER. SANC. SEMPRONIENSIS. PREPOS. | ET. PIERPAVLVS. SANC. PHISICVS. FRATRES. | POSVERE | OBIERVT. SALVTIS. A. MCCCCLXXVIII.

Inscription de 9 lignes, gravée sur le devant d'un sarcophage en pierre déposé sous la galerie de la grande cour du palais ducal, à Urbino. Un personnage est couché sur la tombe. — R. Bl., 21 avril 1914.

1009. — HYGIÈNE PUBLIQUE A CESENA.

A DECORO DELLA CITTA NATIVA | E VANTAGGIO DELLA PUBBLICA SALUTE | PAOLO NERI | CON TESTAMEMTO 27 LUGLIO 1830 | LASCIÒ ADEGUATI CAPITALI | PER L'IMPIANTO DI QUESTO GIARDINO | CHE AVEVA DA VIVO PROPUGNATO | — | IL MUNICIPIO | NE VOLLE QUI SCOLPITO IL NOME | A TESTIMONANZA DI CIVICA LODE | E AD ESEMPIO.

Inscription de 11 lignes, gravée sur une plaque de marbre blanc apposée sur le mur d'enceinte du jardin public de Cesena (Romagne). — R. Bl., 21 avril 1914.

1010. — FONTAINE PUBLIQUE A PESARO, 1675.

FEDERICVS DE HENDEDAIS. | ANNIBAL DE ABBATIBVS OLIVERIJS. | COMES VIRGINIVS DE ALMERICIS. | PISAVRI PATRIJ ÆRE PVBLICO. | EX S. C. FONTEM ET AQVÆDVCTVS DELECTI. | INTVS RESTAVRARVNT ELEGANTIVS. | LAVRENTIO OTTONO ROMANO SCVLPTORE | ANNO AB ORBE REDEMPTO M. DC. LXXXV.

Inscription tracée au pourtour de la vasque octogonale d'une fontaine érigée sur la place Vittorio Emanuele, à Pesaro. — R. Bl., 21 avril 1914.

1011. — AMUSSAT, J.-Z. † 1856, AMUSSAT, A-A., † 1878 et BOYER, L.-A.-H., 1808-1890.

AMUSSAT | JEAN ZULIMA | MEMBRE | DE L'ACADÉMIE | IMPÉRIALE | DE MÉDECINE | DÉCÉDÉ | LE 13 MAI 1856 | — | DE PROFUNDIS.

Inscription de 9 lignes, gravée sur la face antérieure d'un obélisque.

J.-Z. AMUSSAT NÉ LE 21 9[BRE] 1796 à S[T] MAIXENT (DEUX-SÈVRES) MORT À PASSY le 13 MAI 1856.

Inscription en bordure du médaillon de bronze, de profil à gauche d'Amussat, signé *F. Bogino*, au-dessous de l'inscription précédente.

... | AUGUSTE ALPHONSE | AMUSSAT | DOCTEUR EN MÉDECINE | DÉCÉDÉ LE 31 MAI 1878 | A L'AGE DE 57 ANS | — | DE PROFUNDIS.

Inscription de 6 lignes, gravée sur la face latérale gauche de l'obélisque.

LUCIEN | ALPHONSE HILARION | BOYER | CHIRURGIEN | DOCTEUR EN MÉDECINE | CHEVALIER | DE LA LÉGION D'HONNEUR | ET DE L'ORDRE DES

SAINTS | MAURICE ET LAZARE | NÉ A TURIN | LE 18 NOVEMBRE 1808 | DÉCÉDÉ A PARIS | LE 22 DÉCEMBRE 1890.

Inscription de 13 lignes, gravée sur la face droite de l'obélisque. Cimetière du Père-Lachaise, à Paris. — ER. WICK., 11 janv. 1914.

1012. — ARGENTEUIL, Marquis d', 1780-18...

ICI REPOSE LE CORPS | DE MR HIPPOLYTE LOUIS RÉNÉ CHARLES LE BASCLE M^S D'ARGENTEUIL | NÉ LE 25 NOVEMBRE 1780 À PARIS, OÙ IL EST DÉCÉDÉ LE 17 | *PRIEZ DIEU POUR LUI.*

Inscription de 4 lignes gravée sur un monument du cimetière du Père-Lachaise, au-dessous d'armes avec la devise : SINE MACULA MACLA.

FONDATION DE PRIX | P^R LA MÉDECINE.

FONDATIONS PIEUSES ET CHARITABLES À PARIS | ET À THOIRES (CÔTE-D'OR)

FONDATION DE PRIX | P^R L'INDUSTRIE FRANÇ^SE

Inscriptions gravées au-dessus de trois reliefs dont le premier représente la Médecine sous la figure d'un Homme barbu en costume doctoral, auprès duquel sont placées la coupe d'Hygie et la Couleuvre d'Esculape ; le second, la Charité avec un bâtiment dans le fond sur le fronton duquel sont inscrits les mots : *asile de la vieillesse* ; le troisième, l'Industrie sous la figure d'une jeune femme. — ER. WICKERSHEIMER, 4 janvier 1913.

1013. — AUVITY, J.-A, † 1821 et AUVITY, A.-E.-A, † 1841.

CI GIT | JEAN ABRAHAM | AUVITY, | CHIRURGIEN EN CHEF DE | L'HOPITAL DES ENFANS TROUVÉS, | CHIRURGIEN DU ROI DE ROME, | CHEVALIER DE L'EMPIRE | ET DE LA LÉGION D'HONNEUR | Mort le 6 avril 1821, | à l'age de.. Ans.

CI GIT | ANTOINE EDME ABRAHAM, | AUVITY | DOCTEUR EN MÉDECINE | DE LA FACULTÉ DE PARIS. | CHEVALIER DE L'ORDRE ROYAL | DE LA LÉGION D'HONNEUR, | Mort le 9 Décembre 1841 | à l'Age de 50 Ans.

Inscriptions de 10 et de 9 lignes gravées sur deux tombes placées côte à côte, au cimetière du Père-Lachaise à Paris. — ER. WICKERSHEIMER, 4 janvier 1914.

1014. — BEAUX, J.-J., † 1857.

ICI REPOSENT : | . . . | ET JEAN-JACQUES BEAUX, LEUR FILS, | DOCTEUR EN MÉDECINE. DÉCÉDÉ LE 27 MAI 1857, | À L'ÂGE DE 59 ANS. | LE PLUS BEL ÉLOGE QUE L'ON PUISSE FAIRE | DE LUI, EST D'AVOIR EU CETTE BELLE PENSÉE : | HEUREUX CELUI QUI À LA FIN DE SA CARRIÈRE | TOURNANT SES REGARDS EN ARRIÈRE POUR | REVOIR LE CHEMIN DE LA VIE QU'IL A PARCOURU, | N'APERÇOIT AUCUN GESTE MENAÇANT, N'ENTEND | AUCUNE IMPRÉCATION DE LA PART DE CEUX QUI | ONT ÉTÉ SES COMPAGNONS DE VOYAGE. SANS | DOUTE IL S'EST PRIVÉ DE PLAISIRS ENCHANTEURS ! | MAIS SA CONSCIENCE EST TRANQUILLE, AUCUN | REMORDS NE VIENT LA TROUBLER A SES DERNIERS | MOMENTS, ET IL S'AVANCE SANS CRAINTE VERS | LA TOMBE, QUEL QUE SOIT LE SORT QUE LUI | RÉSERVE L'IMPÉNÉTRABLE AVENIR. | *J.J. BEAUX* | REQUIESCAT IN PACE.

Inscription de 1 + 20 lignes, gravée sur une tombe du cimetière du Père-Lachaise, à Paris. — ER. WICKERSHEIMER, 16 novembre 1913.

1015. — BÉCLARD, P.-A., 1785-1825 et BÉCLARD, J.-A., 1817-1887.

A | PIERRE AUG^N BECLARD | PROF^R D'ANATOMIE | A LA FACULTE DE | MEDECINE DE PARIS | CHIRURGIEN EN CHEF | DE LA PITIE ETC. | EN A ANGERS 12 8BRE 1785 | MORT A PARIS 16 MARS 1825 | SES ELEVES. SES CONFRERES | SA FAMILLE. SES AMIS.

AU PROFESSEUR | JULES AUG^N BECLARD | DOYEN DE LA FACULTE | DE MEDECINE DE PARIS | SECRETAIRE PERPET^L | DE L'ACADEMIE DE | MEDECINE COMMAND^R | DE LA LEGION D'HONN^R | NE A ANGERS 17 X^BRE 1817 | MORT A PARIS 9 FEV^R 1887 | SES COLLEGUES | SES AMIS. SES ELEVES.

Inscription de 11 + 12 lignes, gravée sur les socles des bustes en bronze des deux BÉCLARD. Cimetière du Père-Lachaise, à Paris. — ER. WICKERSHEIMER, 1er janvier 1914.

1016. — BÉNECH, L.-V., 1787-1854.

LOUIS-VICTOR BÉNECH, | DOCTEUR EN MÉDECINE | NÉ le 13 JUILLET 1787 | A S^T CIRQ LAPORIE (LOT) | MORT À PARIS | LE 9 OCTOBRE 1854.

Inscription de 6 lignes, gravée sur un monument du cimetière du Père-Lachaise, à Paris.

BÉNECH | DOCTEUR EN MÉDECINE.

Inscription de 2 lignes, gravée au-dessous du buste en bronze de BÉNECH. — ER. WICKERSHEIMER, 11 janvier 1914.

1017. — BIRON, V.-J.-P., 1758-1817.

FAMILLE V^{NT}.J^{N}. P^{L}. BIRON | ICI | REPOSENT | LE DOCTEUR V. J. P. BIRON, | INSPECTEUR GÉNÉRAL DU SERVICE DE SANTÉ | DES ARMÉES DE TERRE, | MÉDECIN EN CHEF DE L'ARMÉE DES ARDENNES | ET DE CELLE D'ITALIE, | MÉDECIN EN CHEF ADJOINT À L'HÔTEL DES INVALIDES, | OFFICIER DE LA LÉGION D'HONNEUR, | NÉ À CHAUDESAIGUES (*CANTAL*) LE 25 JANVIER 1758, | DÉCÉDÉ LE 15 X^{BRE} 1817.

Inscription de 12 lignes, gravée sur une tombe du cimetière du Père-Lachaise, à Paris. — Er. Wickersheimer, 25 janvier, 1914.

1018. — BLANDIN, Ph.-Fr., 1798-1849.

ICI REPOSE | PHILIPPE FRÉDÉRIC BLANDIN | PROFESSEUR À LA FACULTÉ DE MÉDECINE | OFFICIER DE LA LÉGION D'HONNEUR | CHIRURGIEN DE L'HOTEL-DIEU | MEMBRE DE L'ACADÉMIE DE MÉDECINE | ET DE PLUSIEURS SOCIÉTÉS SAVANTES | NÉ À AUBIGNY (*CHER*) le 2 X^{BRE} 1798 | DÉCÉDÉ À PARIS LE 16 AVRIL 1849 | NOMMÉ SUCCESSIVEMENT AU CONCOURS | ÉLÈVE EXTERNE ET INTERNE | DANS LES HOPITAUX | AIDE D'ANATOMIE, PROSCE-TEUR | CHIRURGIEN DU BUREAU CENTRAL | AGRÉGÉ DE LA FACULTÉ DE MÉDECINE | CHEF DES TRAVAUX ANATOMIQUES | ET PROFESSEUR DE MÉDECINE OPÉRATOIRE.

Inscription de 17 lignes gravée sur une plaque de marbre, à l'intérieur d'une chapelle, au-dessus de laquelle se trouve un médaillon en bronze, de profil à gauche de Blandin, avec l'inscription : Ph. F. BLANDIN, en exergue. Dans la chapelle se trouve aussi un buste en bronze du chirurgien. Cimetière du Père-Lachaise, à Paris. — Er. Wickersheimer, 1er janvier 1913.

1019. — BONNAFOX DE MALET, J., † 1817.

ICI REPOSENT | J. BONNAFOX DE MALET | MÉDECIN CONSULTANT | DU ROI LOUIS XVIII | ET DES PAGES DE SA CHAMBRE | DÉCÉDÉ LE 28 9BRE 1817 | dans sa..... | — | ...

Inscription de 7 lignes, dont la dernière n'est pas lisible entièrement, gravée sur une tombe du cimetière du Père-Lachaise, à Paris. — Er. Wickersheimer, 14 décembre 1913.

1020. — BRAISE, Jean-Ursin, 1762-1827.

ICI REPOSENT | JEAN-URSIN BRAISE | Ancien Chirurgien major de la Garde Impériale, | NÉ À PARIS LE 22 AVRIL 1762, | MORT À PARIS LE 24 MAI 1827.

Inscription de 5 lignes gravée sur une tombe du cimetière du Père-Lachaise, à Paris. — Er. Wickersheimer, 4 janvier 1914.

1021. — BRÉZIN, Michel, 1758-1828.

A LA MÉMOIRE DE MICHEL BRÉZIN MÉCANICIEN FONDEUR | NÉ À PARIS LE XXVIII NOVEMBRE MDCCLVIII | QUI A LÉGUÉ | À L'ADMINISTRATION DES HOPITAUX CIVILS ET SECOURS DE PARIS | SA FORTUNE | POUR FONDER SOUS LE TITRE | D'HOSPICE DE LA RECONNAISSANCE | UN ÉTABLISSEMENT CONSACRÉ À LA RETRAITE | DES PAUVRES OUVRIERS DE SA PROFESSION | MORT A PARIS LE XXI JANVIER MDCCCXXVIII.

Inscription de 10 lignes, gravée sur la face latérale gauche d'un monument dont la face antérieure est ornée d'une allégorie et d'un médaillon de Michel Brézin et de sa femme, Marie-Anne Millot. Cimetière du Père-Lachaise, à Paris. — Er. Wick., 25 janv. 1914.

1022. — BRIÈLE, Léon, † 1893.

Léon BRIÈLE, | ARCHIVISTE DE L'ASSISTANCE PUBLIQUE, | OFFICIER DE L'INSTRUCTION PUBLIQUE, | DÉCÉDÉ LE 27 FÉVRIER 1893, | DANS SA 56ème année.

Inscription de 5 lignes, gravée sur une tombe du cimetière du Père-Lachaise, à Paris. — Er. Wickersheimer, 14 décembre 1913.

1023. — BUJON, Édouard, 1809-1839.

ICI REPOSE | ÉDOUARD BUJON | INTERNE DES HOPITAUX | NÉ A M.... (INDRE) | LE 29 JUIN 1809 | DÉCÉDÉ À PARIS | LE 1er MARS 1839 | *DE PROFUNDIS.*

Inscription de 8 lignes, gravée sur une tombe du cimetière du Père-Lachaise, à Paris. — Er. Wickersheimer, 1er janvier 1913.

1024. — CADET DE GASSICOURT, Ch.-L., 1769-1821; Ch.-L.-F., 1789-1861; Ch.-J.-E., 1826-1900.

Charles Louis CADET de GASSICOURT | CHEVALIER DE L'EMPIRE, | CHEVALIER DE LA LÉGION D'HONNEUR | PHARMACIEN | DOCTEUR ÈS-SCIENCES ETC. | NÉ LE 24 JANVIER 1769 | DÉCÉDÉ LE 21 NOVEMBRE 1821.

Charles Louis Félix | CADET DE GASSICOURT | CHEVALIER DE LA LÉGION D'HONNEUR | PHARMACIEN | NÉ LE 11 OCTOBRE 1789 | DÉCÉDÉ LE 21 DÉCEMBRE 1861.

Charles Jules Ernest | CADET de GASSICOURT | chevalier de la légion d'honneur | Membre de l'académie de médecine | né le 31 octobre 1826 | décédé le 10 juin 1900.

Inscription de 7 + 6 + 6 lignes, gravée sur une tombe du cimetière du Père-Lachaise, à Paris. — Er. Wick., 8 février 1914.

1025. — CAZEAUX, Pierre, 1808-1862 et CAZEAUX, M.-J.-P., 1876-1911.

Dr Pierre CAZEAUX, | membre de l'académie de médecine, | professeur agrégé a la faculté de médecine, | chevalier de la légion d'honneur, | 9 octobre 1808 — 16 avril 1862.— | —...— Marie Joseph Pierre | CAZEAUX, | docteur en médecine, | chef de laboratoire a la faculté, | 15 avril 1876 — 29 avril 1911. | —

Inscription de 5 + 5 lignes, gravée sur une tombe du cimetière du Père-Lachaise, à Paris .

o | crux | ave | spes unica.

Inscription de 4 lignes, gravée sur une croix surmontant cette tombe. — Le Dr M.-J.-P. Cazeaux, que j'ai bien connu, est mort des suites d'une piqûre anatomique. — Er. Wickersheimer, 16 novembre 1913.

1026. — CHARLARD, P.-M., 1769-1822, et BOUTRON, A.-Fr., 1796-1879.

ICI REPOSENT | pierre martin | CHARLARD, | pharmacien de paris, | membre honoraire | de l'académie royale | de médecine, | né à Paris le 7 Novembre 1769, | décédé le 2 Octobre 1822.

antoine françois | BOUTRON, | membre de l'académie | de médecine, | officier de la légion d'honnevr | né à Paris le 7 décembre 1796, | mort à Paris le 4 novembre 1879.

Inscription de 9 + 7 lignes, gravée sur une tombe du cimetière du Père-Lachaise, à Paris. — Er. Wickersheimer, 11 janvier 1914.

1027. — CHAUSSIER, Fr.-B., 1746-1828.

chaussier

Inscription gravée sur un monument du cimetière du Père-Lachaise, à Paris, orné d'un buste de face de Chaussier, ainsi que de la coupe d'Hygie et du bâton d'Esculape. — Er. Wick., 1er février 1914.

1028. — COLON, Ferdinand de, † 1824.

† FERDINAND DE COLON, | CHEVALIER DE S^T MICHEL, | CHIRURGIEN DE LOUIS XVIII | MORT LE 6 SEPT. 1824, ÂGÉ DE 89 ANS.

Inscription de 4 lignes, suivie d'un filet, gravée sur une tombe du cimetière du Père-Lachaise, à Paris. — ER. WICK., 2 janv. 1913.

1029. — CULLERIER, F.-C.-A, † 1841 et CINIEZ, Al., † 1861.

FAMILLE CVLLERIER | ICI REPOSENT | CVLLERIER F.C.A. | CHIRURGIEN EN CHEF | DE L'HOPITAL DV MIDI | DECEDE A BRUNOY (*S. ET O.*) | LE 18 OCTOBRE 1841 | A L'AGE DE 59 ANS | — | LE DR ALEXANDRE CINIEZ | DECEDE A PARIS LE 17 AVRIL 1861 | A L'AGE DE 59 ans.

Inscription de 11 lignes, gravée sur une tombe du cimetière du Père-Lachaise, à Paris. — ER. WICKERSHEIMER, 8 février 1914.

1030. — CUVIER, Georges, 1769-1832.

GEORGES | CUVIER, | NÉ À MONTBÉLIARD | LE 23 AOÛT 1769, | MORT À PARIS | LE 13 MAI 1832.

Inscription de 6 lignes, gravée sur une tombe du cimetière du Père-Lachaise, à Paris. — ER. WICKERSHEIMER, 1er janvier 1913.

1031. — DESORMEAUX, P.-J., 1815-1894.

ICI REPOSE | ANTOINE JEAN | DESORMEAUX | DOCTEUR EN MÉDECINE | CHIRURGIEN HONORAIRE | DES HÔPITAUX DE PARIS | OFFICIER DE LA LÉGION | D'HONNEUR | 25 DÉCEMBRE 1815 | † 10 OCTOBRE 1894. | *DE PROFUNDIS*.

Inscription de 11 lignes, gravée sur une tombe du cimetière du Père-Lachaise, à Paris. — ER. WICKERSHEIMER, 1er février 1914.

1032. — FONTAINES DE LA PIAZZA DEL POPOLO, à Rome, 1823.

PIVS. VII. PONT. MAX. | FORI. AREAM | PER. HEMYCICLOS. PORREXIT | ET. GEMINO. FONTE. EXORNAVIT | VT. ÆDIFICIIS. BINIS. VTRIMQVE | VNA. PARITER. EXSTRVCTIS | PRINCIPEM. VRBIS. ADITVM | NOVO. CVLTV. NOBILITARET | PONT. ANNO. XXIV.

Inscription de 9 lignes, gravée en lettres noires sur une plaque de marbre blanc apposée sur l'église Santa Maria del Popolo, à Rome. — R. BL., 14 avril 1914.

1033. — LA PESTE A ROME.

SEDENTE | GREGORIO. XVI. P. M. | FRONS. TEMPLI | B. ROCHO | PESTE. INFECTIS | OPIFERO | DICATI | IOSEPHI. VITELLI | AERE. LEGATO | A. FUNDAMENTIS | ERECTA. ABSOLUTA | A. D. MDCCCXXXIIII.

Inscription de 12 lignes, gravée sur une plaque de marbre blanc surmontant l'une des portes latérales de la façade de l'église Saint Roch, via di Ripetta, à Rome.

NE. DIRA. ATTINGAT. | MORTALIA CORPORA | PESTIS | SORDIDA. NE. FŒDENT | IMMORTALES. ANIMOS | CRIMINA | PRECIBVS. AGE. TUIS | INCLITE ROCHE.

Inscription de 8 lignes, gravée sur une plaque de marbre apposée au-dessus de l'autre porte latérale de la même église.

La maison en face, 173, via di Ripetta, est ornée d'un « idrometrico » apposé en 1821 et indiquant la hauteur des différentes crues du Tibre. La plus haute, en décembre 1598, a atteint 19m56. — R. Bl., 14 avril 1914.

1034. — FONTAINE PUBLIQUE A ROME, 1774.

BENEFICENTIA | CLEMENTIS. XIIII. PONT. MAX. | AQVA. VIRGO | ANN. CIↃIↃCCLXXIIII.

Inscription de 4 lignes, gravée sur une plaque de marbre blanc apposée au-dessus d'une fontaine encastrée dans la façade d'une maison portant les nos 100 à 105, via di Ripetta, à Rome. — R. Bl., 14 avril 1774.

1035. — FONTAINE PUBLIQUE A ANAGNI, 1874.

QUESTA FONTE | DOVE NEL MDCCCLXI | PER MUNIFICENZA DI PIO IX P. M. | SORGARONO LE ACQUE DELLA SALA | LA CITTÀ RICONOSCENTE | ADORNÒ NEL MDCCCLXXIV.

Inscription de 6 lignes, gravée sur une fontaine monumentale, actuellement tarie, dressée sur la piazza Cavour, à Anagni. — R. Bl., 15 avril 1914.

1036. — PUCCINOTTI, Francesco.

MDCCCLXIX | FRANCESCO PUCCINOTTI | SINGOLARISSIMO INGEGNO | DAL MDCCCX AL MDCCCXXXXIV | PROFESSORE DI MEDICINA LEGALE E DI PATOLOGIA | NELL'ATENEO MACERATESE | DI POI ELETTO IN QUELLO DI PISA | PER VASTITÀ DI DOTTRINA | E MOLTIPLICITÀ DI OPERE | AMMIRATO DAI NAZIO-

NALI E DAGLI STRANIERI | RAFFERMA NEL MONDO LA FAMA | DELLA SAPIENZA ITALIANA | — | A LUI VIVENTE | DECRETÒ QUESTO DI ONORE | IL CORPO ACCADEMICO.

Inscription de 15 lignes, tracée sur une plaque de marbre rose portant dans sa partie supérieure un médaillon de marbre blanc, avec une figure de profil. Cette plaque est apposée dans le couloir d'entrée de l'Université de Macerata (Italie). — R. Bl., 19 avril 1914.

FRANCESCO PUCCINOTTI | MEDICO LETTERATO FILOSOFO | TRA I PIÙ INSIGNI D'ITALIA | NEL MDCCCXXV | FU MEDICO A RECANATI | ED ABITO QUESTA CASA | NEL GIUGNO MDCCCXCVIII | COMPIENDOSI IL CENTENARIO | DI GIACOMO LEOPARDI | CHE L'EBBE CARISSIMO | PER L'INGEGNO PER LA DOTTRINA PER LA VIRTU | LA CITTADINANZA RECANATESE | AD ONORARE CONGIUNTI I DUE GLORIOSI NOMI | POSE QUESTA ISCRIZIONE.

Inscription de 14 lignes, gravée sur une plaque de marbre blanc apposée sur la façade de la maison portant le n° 38 E, via Mazzini, à Recanati. — R. Bl., 20 avril 1914.

A | FRANCESCO PUCCINOTTI | PER FEDE PER SCIENZA | PER OPEROSITÀ | EMULO | DEI PIÙ GRANDI ITALIANI | LA PATRIA | — | MDCCCLXXXXIV.

Inscription de 8 lignes, gravée sur une plaque de marbre blanc apposée sur la façade du Municipio, piazza del Comune et via Puccinotti, à Urbino. La partie supérieure gauche de cette plaque de marbre porte un médaillon circulaire en bronze, passant sur une branche de Chêne et représentant Puccinotti vu de trois quarts à droite. — R. Bl., 21 avril 1914.

Il existe une médaille en bronze de Puccinotti par A. Pieroni, 1862. — Ma collection.

1037. — HÔPITAL D'ANAGNI, 1900.

QUESTO EDIFICIO | DALLA GENEROSITÀ DEL COMM. VICENZO GIMIMANI | DESTINATO A NUOVA SEDE | DELL'OSPEDALE CIVICO | FU RIDOTTO SECONDO I DETTAMI | DEI PROGRESSI ULTIMI DELL'IGIENE | MERCÈ LA MUNIFICENZA DI LEONE XIII | IL CONCORSO DEL MUNICIPIO | E DI ALTRI GENEROSI | PRESEDENDO ALL'OPERA | IL CAV. GAETANO GIGLI SINDACO | — | LA CONGREGAZIONE DI CARITÀ | A PERPETUO RICORDO | POSE ADDÌ XVIII LUGLIO MCM.

Inscription de 14 lignes, gravée sur une plaque de marbre blanc apposée sur la façade de l'hôpital d'Anagni, province de Rome. — R. Bl., 15 avril 1914.

1038. — FONTAINE PUBLIQUE A SESSA AURUNCA, 1545.

CONSALVUS FERDINANDUS LUDOVICI FILIUS CORDUBA | SUESSAE PRINCEPS | CUM SINUESSANAS AQUAS | ANTIQUAE CELEBRITATIS COLLAPSO AEDIFICIO | ET OBLIMATA SCATURIGINE PEREUNTES | PUBLICAE COMMODITATI RESTITUERET | LOCI GENIO ADMONITUS | QUOD MAGNUS CONSALVUS MATERNUS AVUS | GALLOS AD LIRIM INSIGNI PARTA VICTORIA | DEBELLARIT | MARMOREUM TROPHAEUM | AVITAE VIRTUTIS MEMORIAE | CONSECRAVIT ANNN MDXLV.

Fac-similé d'une inscription de 13 lignes, actuellement détruite et ayant figuré au-dessous d'un bas-relief en marbre blanc, jadis apposé à Sessa Aurunca, l'ancienne Suessa Aurunca, maintenant déposé au Musée de Capoue. — R. Bl., 16 avril 1914.

1039. — ESQUIROL, J.-D.-E., † 1840.

JEAN DOMINIQUE ÉTIENNE ESQUIROL | NÉ À TOULOUSE, MÉDECIN EN CHEF | DE LA MAISON ROYALE DE CHARENTON | PRÉSIDENT DU CONSEIL DE SALUBRITÉ, | MEMBRE DE L'ACADÉMIE ROYALE DE MÉDECINE | MEMBRE DE LA LÉGION D'HONNEUR & & &... | DÉCÉDÉ A PARIS LE 12 DÉCEMBRE 1840, | DANS SA 69E ANNÉE.

Inscription de 8 lignes, gravée sur une tombe du cimetière du Père-Lachaise, à Paris. — Er. Wickersheimer, 1er janvier 1913.

1040. — FIEFFÉ MONTGEY DE LIÉVREVILLE, F., † 1876.

ICI | REPOSENT : | FERNAND FIEFFÉ | MONTGEY DE LIÈVREVILLE | EXTERNE DES HOPITAUX | DÉCÉDÉ LE 28 MAI 1876 | DANS SA 24EME ANNÉE | — | ...

Inscription de 7 lignes, suivie d'un filet, gravée sur une tombe du cimetière du Père-Lachaise à Paris. — Er. Wick., 16 nov. 1913.

1041. — FOUCART, J.-B., 1768-1845 et FOUCART, A.-M., 1817-1862.

J.-B. FOUCART, | DOCTEUR EN MÉDECINE, | CHIRURGIEN MAJOR DES DRAGONS | DE LA GARDE IMPÉRIALE, | MEMBRE DES ORDRES IMPÉRIAUX | DE LA LÉGION D'HONNEUR | ET DE LA RÉUNION; | NÉ LE 25 JUILLET 1768; | MORT LE 4 OCTOBRE 1845. | — | ... ALFRED MARIE FOUCART, | DOCTEUR EN MÉDECINE, | OFFICIER DE LA LÉGION D'HONNEUR, | CHEVALIER DE L'ORDRE DE LA ROSE, | NÉ LE 20 AVRIL 1817, | MORT LE 9 MARS 1862.

Inscription de 9 + 6 lignes, gravée en lettres noires sur une tombe du cimetière du Père-Lachaise, à Paris. — Er. Wick., 4 janv. 1914.

1042. — GALL, Fr.-J..1758-1828.

GALL

Inscription gravée sur un buste, sur les faces postérieure et latérales duquel sont gravés des schémas et des inscriptions relatives au système phrénologique.

CE MONUMENT A ÉTÉ RESTAURÉ | PAR LES SOINS DE LA | BRITISH PHRENOLOGICAL SOCIETY | INCORPORATED | PAR UN ACTE DE BIENVEILLANCE DE | MAZZINI STUART | DE LIVERPOOL | A LA MÉMOIRE DE FEU SON FRÈRE | BELLAMY STUART.

Inscription de 9 lignes, gravée sur le socle. — Er. Wickersheimer, 1er février 1914.

1043. — GEOFFROY-SAINT-HILAIRE, 1772-1844.

ÉTIENNE | GEOFFROY-SAINT-HILAIRE

Inscription de 2 lignes, gravée au-dessus d'un médaillon, de profil à droite.

ÉTIENNE | GEOFFROY-SAINT-HILAIRE | NÉ A ÉTAMPES | LE 15 JUIN 1772 | DÉCÉDÉ A PARIS LE 19 JUIN 1844.

Inscription de 5 lignes, gravée au-dessous du médaillon. Cimetière du Père-Lachaise, à Paris. — Er. Wick., 1er février 1914.

1044. — GILLESPIE, Leonard, † 1842.

SACRED | TO THE MEMORY OF | LEONARD GILLESPIE ESQRE M. D. | OF ARMAGH IN IRELAND | WHO HONORABLY SERVED HIS COUNTRY | UPWARDS OF 60 YEARS | AS A MEDICAL OFFICIER | IN THE ROYAL NAVY OF | GREAT BRITAIN | — | HE WAS PHYSICIAN GENERAL | TO THE FLEET COMMANDED | BY THE IMMORTAL NELSON | AND DIED AS HE LIVED | ESTEEMED AND RESPECTED | AT PARIS ON THE 13TH JANUARY 1842 | ÆTAT. 84 YEARS.

Inscription de 16 lignes, la 9e et la 10e séparées par un filet, gravée au-dessous d'une ancre sculptée en relief, sur une tombe du cimetière du Père-Lachaise, à Paris. — Er. Wick., 21 déc. 1913.

1045. — GUBERT, P.-J.-Fr., 1776-1855

... PIERRE JEAN-FRANÇOIS GUBERT, | ANCIEN OFFICIER PRINCIPAL DE L'ADMINISTRATION | DES HOPITAUX MILITAIRES, | OFFICIER DE LA LÉGION D'HONNEUR | ET CHEVALIER DE L'ORDRE DE LA RÉUNION, | NÉ A DRAGUIGNAN (VAR) LE 13 FÉVRIER 1776, | MORT A CORMEILLES (SEINE-ET-OISE) LE 23 OCTOBRE 1855.

Inscription de 7 lignes, gravée sur la face antérieure d'un monument.

PIERRE JEAN FRANÇOIS GUBERT, | ANCIEN DIRECTEUR DES HOPITAUX MILITAIRES AUX ARMÉES | D'ITALIE, D'EGYPTE ET DE LA GRANDE ARMÉE, | CHEF D'ESCADRON COMMANDANT AU BATAILLON DU TRAIN DES ÉQUIPAGES | DE LA GARDE IMPÉRIALE | *BON FILS, BON ÉPOUX, BON PARENT, BON AMI, BIENFAITEUR DE TOUTE SA FAMILLE. | IL MÉRITA TOUJOURS, DURANT SA LONGUE ET HONORABLE CARRIÈRE | L'ESTIME ET L'AFFECTION DE TOUS CEUX QUI L'ONT CONNU.*

Inscription de 8 lignes, gravée sur la face latérale gauche. Cimetière du Père-Lachaise, à Paris. — ER. WICK., 11 janvier 1914.

1046. — GUERGUIL, M.-L.-A., 1832-1895.

FAMILLE | SAINT-HÉRANT | ... | MARIE LOUIS ADOLPHE GUERGUIL, | DOCTEUR EN MÉDECINE | MÉDECIN PRINCIPAL DE LA MARINE | CHEVALIER DE LA LÉGION D'HONNEUR | LE PUY 31 AOÛT 1832, | PARIS 8 OCTOBRE 1895. | — | ...

Inscription de 2+6 lignes, suivie d'un filet, gravée sur une tombe du cimetière du Père-Lachaise, à Paris. — ER. WICKERSHEIMER, 2 janvier 1913.

1047. — HAHNEMANN, Samuel., 1755-1843.

À | HAHNEMANN | FONDATEUR | DE L'HOMŒPATHIE | NÉ À MEISSEN *(SAXE)* EN 1755 | MORT À PARIS EN 1843.

Inscription de 6 lignes, gravée au centre d'un monument, au-dessus duquel est représentée, dans un motif décoratif, la Couleuvre d'Esculape. En avant, buste en bronze de face de S. HAHNEMANN, signé P. J. DAVID | D'ANGERS | 1837.

SOUSCRIPTION INTERNATIONALE.

Inscription au-dessous du buste.

ŒUVRES | FRAGMENTA DE VIRIBUS MEDICAMENTORUM POSITIVIS | 1805 | ORGANON 1810 | MATIÈRE MÉDICALE PURE 1811-1833 | MALADIES CHRONIQUES | 1828-1839.

Inscription de 7 lignes, gravée à gauche du monument.

EXTRAITS DE L'ORGANON | SIMILIA SIMILIBUS CURENTUR | TRAITEZ LES MALADES PAR LES REMÈDES | PRODUISANT DES SYMPTÔMES | SEMBLABLES À LEURS MALADIES.

Inscription de 5 lignes, gravée à droite du monument. Cimetière du Père-Lachaise, à Paris. — Cf. n° 174. — ER. WICK., 1er février 1914.

1048. — HUREL, J.-L., † 1836.

ICI REPOSE | JACQUES LOUIS HUREL | DOCTEUR EN MÉDECINE, | DERNIER CHIRURGIEN MAJOR À LA BASTILLE, | MÉDECIN | DU BUREAU DE BIENFAISANCE | DU 8ÈME ARROND^{T} | DÉCÉDÉ LE 19 AVRIL 1836, DANS SA 82^{E} ANNÉE | . *IL FUT BON ÉPOUX, BON PÈRE ET SINCÈRE AMI. | IL EMPORTE AVEC LUI LES REGRETS DE SA FAMILLE, | AINSI QUE DE SES AMIS.* | ...

Inscription de 11 lignes, gravée sur une tombe du cimetière du Père-Lachaise, à Paris. — ER. WICKERSHEIMER, 25 janvier 1914.

1049. — JOBBÉ-DUVAL, Auguste, 1849-1887.

... | AUGUSTE-JOBBÉ-DUVAL | DOCTEUR MÉDECIN | NÉ À BREST | LE 18 MARS 1849 | DÉCÉDÉ À PARIS | LE 24 FÉVRIER 1887.

Inscription de 6 lignes, gravée sur une tombe du cimetière du Père-Lachaise, à Paris. — ER. WICKERSHEIMER, 14 décembre 1913.

1050. — LABORIE, Éd., 1813-1868.

ÉD. LABORIE | OFFICIER DE LA LÉGION D'HONNEUR | MEDECIN EN CHEF | DE L'ASILE IMPERIAL DE VINCENNES | 1813-1868 | ...

Inscription de 5 lignes, gravée sur une tombe du cimetière du Père-Lachaise, à Paris. — ER. WICKERSHEIMER, 8 février 1914.

1051. — LACROIX, Jean, 1766-1854.

JEAN LACROIX, | (Fils de ses œuvres) | EX-CHIRURG^{N} DE S. M. L'IMPÉRATRICE JOSÉPHINE, | EX-MÉD^{N}. DU MINISTÈRE DE LA GUERRE, | MÉDECIN DE LA BANQUE DE FRANCE, | OFFICIER DE LA LÉGION D'HONNEUR. | NÉ À MONTPAZIER LE 20 SEPT^{BRE} 1766. | MORT À PARIS LE 10 SEPT^{BRE} 1854.

Inscription de 8 lignes, gravée sur une tombe du cimetière du Père-Lachaise, à Paris. — ER. WICKERSHEIMER, 1er février 1814.

1052. — LAPART, A.-P.-P., 1793-1820.

ICI | REPOSE | ACHILLE | PROSPER | PIERRE | LAPART | INTERNE | EN MÉDECINE | A L'HOTEL-DIEU | NÉ À PARIS | LE 14 JUILLET | 1793 | MORT LE 27 | FÉVRIER 1820 | BON FILS, | BON FRÈRE, | BON AMI.

Inscription de 17 lignes, gravée sur une pyramide. Cimetière du Père-Lachaise, à Paris. — ER. WICKERSHEIMER, 28 décembre 1913.

1053. — LARREY, D., 1766-1842 et H., 1808-1895.

A LARREY | — | L'HOMME LE PLUS VERTUEUX | QUE J'AIE CONNU. | TESTAMENT DE NAPOLÉON | — | CONCESSION A PERPÉTUITÉ | PAR LA VILLE DE PARIS. | — | H. LARREY | DIGNE DE SON PÈRE | 1808-1895.

Inscription de 9 lignes, les lignes 1, 4 et 6 suivies d'un filet, gravée sur la face antérieure d'une pyramide. Cimetière du Père-Lachaise à Paris. — Cf. n° 430. — ER. WICKERSHEIMER, 25 janvier 1914.

1054. — LE CANU, J.-L.-T., † 1833.

A | LA MEMOIRE | D'UN | BON MARI, | D'UN | BON PÈRE | D'UN | BON AMI, | D'UN | BIENFAITEUR | DES PAUVRES, | J.L.T.LE CANU, | ANCIEN PHARMACIEN | DE PARIS | DÉCÉDÉ | LE 27 NOVEMBRE | 1833, | À L'AGE DE 73 ANS | — | *PRIEZ POUR LUI!...*

Inscription de 19 lignes, la 18e et la 19e séparées par un filet, gravée sur une pyramide. Cimetière du Père-Lachaise, à Paris. — ER. WICKERSHEIMER, 1er janvier 1913.

1055. — PUPI, Antonio, † 1901.

IL XIX DI SETTEMBRE MCMI | MORIVA IN LIVORNO A LXVII ANNI | IL DOTTORE ANTONIO PUPI | CHE EBBE PARI ALLO INGEGNO | IL CUORE NOBILISSIMO | LA GENTE D'ANTIGNANO | CHE DAL MDCCCLX AL MDCCCLXXXVIII | L'EBBE MEDICO-CHIRURGO MUNICIPALE | CON DEVOTO ANIMO | VUOL RAMMENTARE CH'EGLI ABITÒ QUESTA CASA | E APOSTOLO INFATICATO | DI OGNI CIVILE VIRTÙ | TRA LE MISERIE E I DOLORI DEL POPOLO | VISSE BENEFICANDO | G. T. T.

Inscription de 15 lignes, gravée sur une plaque de marbre fixée sur la maison portant le n° 283, via del Littorale, à Antignano, près Livourne. — R. BL., 9 avril 1914.

1056. — LE PALUDISME A GROSSETO.

ALLA GLORIA DI LEOPOLDO II. | QUESTO MONUMENTO | CHE RICORDI AI FUTURI | LA RICONOSCENZA | D'UNA PROVINCIA RIGENERATA | E IL BENEFIZIO IMMORTALE.

Inscription de 6 lignes, gravée sur le piédestal d'un monument en marbre blanc, œuvre de MAGI di Asciano. Léopold II, grand-duc de Toscane, est représenté debout, costumé à l'antique. De la main gauche, il relève une femme couronnée de Laurier, représentant la province de Grosseto et tenant de son bras gauche un enfant mort. Il donne la main droite à un enfant nu, qui se serre affectueusement contre lui. Son pied droit écrase la tête du Serpent symbolisant le paludisme, que l'Hydre mord d'autre part. — R. Bl., 9 avril 1914.

1057. — FONTAINE PUBLIQUE A BATIGNANO.

P. LEOPOLDI. I | MAG. ETHR. DVCIS | MVNERE | CONSTRVCTA. CISTERNA | A. R. S. MDCCLXXXI.

Inscription de 5 lignes, gravée sur une plaque encastrée au fronton d'une fontaine publique située en face de la maison portant le n° 11, via di Mezzo, à Batignano, près Grosseto.

LE PURE ACQUE | DEL CROCEOLINO E CASALONE | APPORTATRICI DI NUOVA VITA | QUI | VOLLE CONDOTTE | CON SAPIENTE PENSIERO | IL COMUNE DI GROSSETO | PRELUDIO A LIETI E PIÙ FLORIDI GIORNI | DI QUESTI MAREMMANI PAESI | IL POPOLO DI BATIGNANO | CHE NELL'OPERA BENEFICA | SALUTA IL COMPIMENTO DI SECOLARI ASPIRAZIONI | OGGI XXVI APRILE MDCCCLXXXXVI | NELLA COMUNE LETIZIA | FESTEGGIANDO IL MEMORABILE AVVENIMENTO | QUESTA MEMORIA PONEVA.

Inscription de 16 lignes, gravée sur une plaque de marbre blanc apposée sur la façade de la maison portant le n° 11, via di Mezzo, à Batignano, en face de la fontaine susdite. — R. Bl., 10 avril 1914.

1058. — BARELLAI, G., Hôpital de Porto San Stefano.

G. BARELLAI | FONDATORE DEGLI OSPIZI MARINI | .... | — | 1875.

Inscription de 4 lignes, d'une lecture difficile, gravée sur une plaque de marbre blanc fixée à la façade de l'hôpital maritime de Porto San Stefano, monte Argentario, près Orbetello (Italie). — R. Bl., 11 avril 1914.

1059. — GENETI, Andrea, Hôpital d'Orbetello, 1870.

AL CAV. ANDREA GENETI | PATRIZIO ORBETELLANO | PERCHE | DEVOTO A VIRTU A RELIGIONE | SOCCORSO IN VITA IL POVERO | DI ONERE E DI CONSIGLIO | LEGAVA MORITURO | CENSO INGENTE DI BENI | A QUESTO SPEDALE | IL 19 OTTOBRE 1870 | LA CONGREGAZIONE DI CARITA | A MEMORIA DI TANTA BENEFICENZA | ESEMPIO AI POSTERI | Q M P.

Inscription de 14 lignes, gravée sur une plaque de marbre blanc fixée à la façade de l'hôpital civil d'Orbetello. Au-dessus est une autre plaque de marbre blanc portant en relief des armoiries, encadrées, sauf en bas, par une guirlande de Laurier et de fruits. — R. Bl., 11 avril 1914.

1060. — BALAYAGE DES RUES A GROSSETO, 17e siècle.

MARTEDÌ SI DEVONO ALLA PENA D'UNO SCUDO SPAZZARE | E MERCOLEDI PULIRE DALLA CARRETTA LE STRADE | DALLA CASA ARIOSTI ALLA FORTEZZA, | DAL ARCO DE PRETI ALLA PIAZZETTA | DE QUARTIERI DE SBIRRI | ATTORNO ALLA CASA DEL SIG. GOVERNATORE | DAL CANTO DE FRANCHINI ALLO SPEDALE | DA VIA DEL AMORE E STRADA CHE VI RIESCE A LATO CASA BOLDRINI | DAL ARCO DE PRETI ALLO SPEDALETTO DI S. PIETRO | DALLA CASA DEL PAGLIALUNGA FINO ALLA STRADA DEL AMORE.

Inscription de 10 lignes, gravée sur une plaque de marbre blanc fixée sur le côté de la maison formant le n° 1 de la strada Ricasoli et ayant sa façade principale sur la place Victor-Emmanuel, à Grosseto. Inscription non datée, mais le texte et la forme des lettres indiquent qu'elle est certainement antérieure au XVIIIe siècle. — R. Bl., 9 avril 1914.

1061. — FONTAINE PUBLIQUE A MANCIANO, 1913.

II OTTOBRE MCMXIII | INAVGVRANDOSI L'ACQVEDOTTO DA SANTA FIORA | GRATITVDINE DI POPOLO INCIDE QVI IL NOME | DEL SINDACO AVV. GINO ALDI-MAI | CHE CON BELLA FORTVNATA AVDACIA | SORRETTO DAL VOTO CONCORDE DELLA COMVNALE RAPPRESENTANZA | E DA VIRTV DI SACRIFICIO CITTADINO | LA GRANDE OPERA SALVTARE | VOLLE IN BREVE DELIBERATA E COMPIVTA | ONDE FV PAGO L'ANELITO DI PIV GENERAZIONI.

Inscription de 10 lignes, gravée en lettres noires sur une plaque de marbre blanc apposée sur l'un des murs de la place Garibaldi, à Manciano, les mots AVV. GINO ALDI-MAI en lettres dorées.

Au milieu de la place se dresse une belle fontaine, œuvre du sculpteur Rossignoli, de Florence, malheureusement en ciment. Une jeune femme est debout au milieu des champs, près d'un jeune berger qui se désaltère à une source. L'ancien puits où s'approvisionnait la population est représenté dans le monument; il est abandonné : une toile d'Araignée en ferme l'ouverture et le Seau est renversé. Quatre Dauphins jettent de l'eau dans la vasque ; une frise de Dauphins stylisés court tout autour de celle-ci. Sur l'une des faces :

SITIVIMVS !

Du côté opposé en 5 lignes :

SORGENTE CAROLINA | (SANTA FIORA) | METRI 633 SUL MARE | — | LUNGHEZZA ACQUEDOTTO | CHILOMETRI 32.162.

L'eau vient d'une distance dépassant 32 kilomètres. La dépense totale est supérieure à 800.000 francs. — R. Bl., 12 avril 1914.

1062. — PIZZETTI, Giovanni-Antonio, † 1805.

G † M | A | GIOVANNI ANTONIO PIZZETTI | DI BADIA S SALVADORE | MEDICO PER ANNI XL IN GROSSETO | POSERO QVESTO TITOLO I FIGLI | DOMENICO GIOVANNI E LVIGI | GIVDICANDO VIRTÙ CITTADINA | NON SVPERBIA DOMESTICA | SERBARE MEMORIA DI VOMO | PER SAPIENZA ED VMANITÀ | VIVVTO IN RIVERENZA ED AMORE | MORTO IN DESIDERIO DI TVTTI | APPENA SESSAGENARIO IN MONTORSAIO | IL XX DI LVGLIO DEL MDCCCV.

Inscription de 15 lignes, gravée sur une plaque de marbre blanc apposée dans la chapelle latérale de l'église de Montorsaio, près Grosseto. — R. Bl., 10 avril 1914.

1063. — GUATTANO, Carolo, † 1774.

A. Ω | CAROLO. GVATTANO. | ROMANAE. CHIRVRGIAE. RESTAVRATORI. | PP. BEN. XIV. CLEM. XIII. CLEM. XIV. | SECRETIORI. CHIRVRGO. | PARISIENSIVM. ACADEMIARVM. SOCIO. | AC. IN. SANCTI. SPIRITVS. | SANTIQ. GALLICANI. NOSOCOMIIS. | PROFESSORI. PRIMARIO. | QVI. POST. MVLTA. IN. ARTE. FELICITER. | INVENTA. SCRIPTA. MANV. GESTA. | PLVRESQ. SVI. ÆMVLOS. AC. IMITATORES. | INSTITVTOS. | CARVS. OMNIBVS. HEV. CITO. NIMIS | OBIIT. ANNO. SALVTIS. MDCCLXXIIII. | AETATIS. SVAE. LXIIII. | IOSEPH. ANTONIVS. GVATTANVS. | PATRI. BENEMERENTI. DE. SE. M. P.

Inscription de 18 lignes, gravée en lettres noires sur une plaque de marbre blanc apposée dans le corridor de l'église Santa Maria del Popolo, à Rome. Au-dessus, sur une autre plaque de marbre, est tracé le portrait de C. Guattano, de profil à gauche. — R. Bl., 14 avril 1914.

1064. — SEFFER, Joseph, 1855.

A ☧ Ω | MEMORIAE. JOSEPHI. SEFFER | CHYMICI. DOMO. BYSANT. QVI | TURCAR. PERSECUTIONEM. AUFUGIENS | ROMAM. VENIT | VIR. PROBITATIS. ANTIQUAE | SEPT. LINGUAS. DOCTISS. | DEC. III. KAL. JUL. MDCCCLX | AN. AGENS. LIV | CAROLUS. BORIONI. BALESTRA | G. A. E.

Inscription de 11 lignes, gravée en lettres noires sur une plaque de marbre blanc ornée plus haut d'un buste vu de face, dans un médaillon de l'église Santa Maria del Popolo, à Rome. — R. Bl., 14 avril 1914.

1065. — PETIT, Et.-J.-M., † 1862.

HIC SEPULTUS EST, | STEPHANUS, ISMERIA, MARIA, PETIT, CIVIS ET MEDICUS PARISIENSIS, | HUMANITATE SINGULARI ET EGREGIIS DOTIBUS INSIGNIS, | VIXIT ANNOS LXXI, MENSES VI. | OBIIT ANNO DOMINI MDCCCLXII-XV SEPTEMBRIS. | ...

Inscription de 5 lignes, gravée sur une tombe au cimetière du Père-Lachaise, à Paris. — Er. Wickersheimer, 8 février 1914.

1066. — PETIT, M.-A., 1762-1840.

... | Marie Antoine PETIT, | MEMBRE DE L'ACADÉMIE DE MÉDECINE, | CHEVALIER DE LA LÉGION D'HONNEUR, | NÉ À SOISSONS LE 17 JANVIER 1762. | DÉCÉDÉ À PARIS LE 7 AVRIL 1840.

Inscription de 5 lignes, gravée sur une tombe du cimetière du Père-Lachaise, à Paris. — Er. Wickersheimer, 1er février 1914.

1067. — PARMENTIER, A.-A., 1737-1815.

MONUMENT | ÉLEVÉ À LA MÉMOIRE | D'ANTOINE AUGUSTIN | PARMENTIER | PAR LES PHARMACIENS | CIVILS ET MILITAIRES | DE France, | SES ÉLÈVES, SES AMIS, SES COLLÈGUES. | —

Inscription de 8 lignes, gravée sur l'une des faces d'un monument du cimetière du Père-Lachaise, à Paris.

ICI REPOSE | ANTOINE AUGUSTIN Parmentier, | Pharmacien, | Membre de l'Institut de France, | du Conseil Général | des Hospices civils de Paris, | l'Un des Inspecteurs Généraux | du service de santé des armées, | Officier de la légion d'Honneur. | — | Né à Mont-didier en 1737 | Mort à Paris en 1813.

Inscription de 11 lignes, gravée sur la face opposée.

Les faces latérales sont ornées d'instruments de chimie et d'agriculture ainsi que de plantes, pomme de terre, vigne, blé et maïs, d'un médaillon en bronze de Parmentier, de profil à gauche et des initiales *A P* entrelacées. — Er. Wickersheimer, 8 février 1914.

1068. — PAUL, Constantin, 1833-1896.

... | Docteur Constantin PAUL, | MEMBRE DE L'ACADÉMIE DE

MÉDECINE | OFFICIER DE LA LÉGION D'HONNEUR | 2 JUILLET 1833 — 2 AVRIL 1896.

Inscription de 4 lignes, gravée sur une tombe du cimetière du Père-Lachaise, à Paris. — ER. WICKERSHEIMER, 11 janvier 1914.

1069. — TOLLARD, Claude, † 1842.

CLAUDE TOLLARD AINÉ | DOCTEUR EN MEDECINE | ET PROFESSEUR | MEMBRE DES SOCIETES | D'AGRICULTURE ET D'ENCOURAGEMENT | — | DECEDE A L'AGE DE 72 ANS | LE 16 MARS 1842.

Inscription de 7 lignes, gravée sur une tombe du cimetière du Père-Lachaise, à Paris. — ER. WICKERSHEIMER, 11 janvier 1914.

1070. — VALENCIENNES, Achille, † 1865.

ICI REPOSE | ACHILLE VALENCIENNES, | MEMBRE DE L'INSTITUT, | PROFESSEUR AU MUSÉE D'HISTOIRE NATURELLE, | À L'ÉCOLE SUPÉRIEURE DE PHARMACIE, | À L'ÉCOLE NORMALE SUPÉRIEURE, ETC. | CHEVALIER DE LA LÉGION D'HONNEUR, | CHEVALIER DE L'ORDRE ROYAL DE L'AIGLE | ROUGE DE PRUSSE, COMMANDEUR | DE L'ORDRE ROYAL DE PORTUGAL, ETC. | décédé le 13 avril 1865 dans sa 72ème année.

Inscription de 11 lignes, suivie d'un filet, gravée sur une tombe du cimetière du Père-Lachaise, à Paris. — ER. WICKERSHEIMER, 4 janvier 1914.

1071. — WEYLAND, G.-Th., 1806-1849.

GUSTAVE THÉODORE | WEYLAND, | DOCTEUR EN MÉDECINE, | NÉ À WEIMAR LE 18 AOUT 1806, | MORT À SÈVRES LE 31 OCTOBRE 1849.

Inscription de 5 lignes, gravée sur une tombe du cimetière du Père-Lachaise, à Paris. — ER. WICKERSHEIMER, 8 février 1914.

1072. — WILLEMIN, Joseph, † 1867.

JOSEPH WILLEMIN | DOCTEUR EN MÉDECINE | DÉCÉDÉ LE 4 AVRIL 1867 | A L'AGE DE 69 ANS.

Inscription de 4 lignes, gravée sur une plaque de marbre noir, recouvrant une sépulture de famille, dans le cimetière Sainte-Hélène, à Strasbourg. — ERN. WICKERSHEIMER, 2 septembre 1908.

1073. — SCHILLER, Friedrich, 1759-1805.

Hier wohnte | Friedrich Schiller | bei seinem hochherzigen

Freunde | Ch. G. Koerner | v. 1786-1787. | — | Die Stätte, die ein guter Mensch betrat | Ist eingeweiht, nach hundert Jahren klingt | Sein Wort und seine That dem Enkel wieder.

Inscription de 9 lignes, gravée en lettres dorées sur une plaque de marbre gris, au-dessus d'un médaillon en bronze de SCHILLER, en buste, de profil à gauche. Maison natale du poète Theodor KÖRNER, Körnerstrasse, n° 7, à Dresde. — Cf. n°s 974-982. — ER. WICKERSHEIMER, 17 mars 1909.

1074. — ZENKER. J.-A.-Ed. von, 1803-1888.

hier | ruhet in gott : | hen dr. med. | j. a. ed. | von zenker, | ritter d. K. S. A. O. | * 13. septbr. 1803 | + 20. febr. 1888.

Inscription de 8 lignes, gravée en lettres dorées sur un monument de marbre noir, recouvrant une sépulture de famille, au nouveau cimetière Saint-Jean, à Leipzig. — ERN. WICK., 18 nov. 1908.

1075. — WERDER, Eduard-Philipp, 1822-1878.

HIER RUHEN IN GOTT | **Dr. med. Eduard Philipp Werner** | * **d. 20 August 1822 + d. 3 Februar 1878.**

Inscription de 4 lignes, gravée en lettres noires sur une plaque de marbre blanc, recouvrant une sépulture de famille, au nouveau cimetière Saint-Jean, à Leipzig. — ERN. WICK., 18 nov. 1908.

1076. — VILLETTE, Jules-Émile, † 1880.

Dr JULES ÉMILE | VILLETTE | DÉCÉDÉ LE 9 X^re 1880 | A L'AGE DE 62 ANS.

Inscription de 4 lignes, sur une tombe du cimetière de Passy, à Paris. — ER. WICKERSHEIMER, 2 février 1908.

1077. — WINCKELLMANN, Paul, 1638-1670, aumônier de l'hôpital Saint-Jean, à Leipzig.

M. Paull Winckellmann, | Hospittal Pfarrer alhier zu St. Johannis | ist gebohren zu Weiszenfels am 25. Octob. 1638 | und seelig alhier entschlaffen am 18. Decemb. | 1670. | *SYMB. | IN QUOVIS ANGULO, | REVERENTIAM HABE | TUO ANGELO.*

Inscription de 9 lignes, peinte dans l'angle supérieur droit d'un portrait à l'huile, à mi-corps, de trois quarts à droite. Eglise Saint-Jean à Leipzig. — ER. WICKERSHEIMER, 28 février 1909.

1078. — DEVY, Louis-Dominique, † 1882.

ICI REPOSE | *LE CORPS DE* | LOUIS DOMINIQUE DEVY | ANCIEN PHARMACIEN | DÉCÉDÉ A PASSY LE 6 NOVEMBRE 1882, | A L'AGE DE 79 ANS | *PRIEZ POUR LUI.*

Inscription de 7 lignes, sur une tombe du cimetière de Passy, à Paris. — ER. WICKERSHEIMER, 2 février 1908.

1079. — PESTE A LEIPZIG, 1632.

IHESVS

Inscription gravée sur la tige d'un calice pour la communion, haut de 142 mm., au musée Grassi, à Leipzig.

PRO PESTE INFECTIS INTRA MOENIA LIPSIACA 1632.

Inscription gravée en pointillé sur le pied du même calice. — ER. WICKERSHEIMER, 8 novembre 1908.

1080. — PESTE A LEIPZIG (?), 1682.

An dencken der Grosen Pest von G. Grosva.

Inscription gravée le long du bord du couvercle d'étain d'un pot de grès, au musée Grassi, à Leipzig.

J. S. M. | 1782 | M. K. | 1682.

Inscription de 4 lignes, en creux, entourée d'une couronne de Laurier, au centre du même couvercle. — ER. WICKERSHEIMER, 8 novembre 1908.

1081. — COURTOIS, Bernard, 1777-1838.

EN CETTE MAISON | EST NÉ LE 8 FÉVRIER 1777 | LE PHARMACIEN BERNARD COURTOIS | QUI DÉCOUVRIT L'IODE | EN 1811.

Inscription de 5 lignes, gravée en or sur une plaque de marbre noir, rue Monge 78, à Dijon. Cette plaque a été inaugurée le dimanche 9 novembre 1913. — ER. WICKERSHEIMER, 9 novembre 1913.

1082. — GUYTON DE MORVEAU, Baron, 1737-1816.

LE B^{ON} GUYTON DE MORVEAU | MEMBRE DE L'INSTITUT | NÉ A DIJON LE 4 JANVIER 1737 | A HABITÉ CET HÔTEL | DE 1768 A 1800 | MORT A PARIS LE 2 JANVIER 1816.

Inscription de 6 lignes, gravée en or sur une plaque de marbre noir, place Émile Zola (ancienne place Saint-Jean), à Dijon. — ER. WICKERSHEIMER, 9 novembre 1913.

1083. — COLLÈGE DE CHIRURGIE DE TOURS, 1766-1791.

PRÆCEPTA ARCENDIS OFFERT CHIRURGIA MORBIS.

Inscription, aujourd'hui détruite, de l'ancien Collège des Chirurgiens de Tours, attenant à l'église des Cordeliers. — Ce Collège fut établi par lettres patentes du 5 juillet 1766 et supprimé à la Révolution. — Note manuscrite de CHALMEL (1825), insérée dans le *Registre du Collège des Médecins de la ville de Tours* (Bibliothèque de M. BOUTINEAU, à Tours). — Dr Louis DUBREUIL-CHAMBARDEL, 1913.

1084. — HÔTEL-DIEU D'AMBOISE, 1637.

DANIEL. FORGET. ESCUIER | Sr DE. LA. QUANTINIÈRE | VIVANT. COMMISSAIRE DES | GUERRES. PAR. SON. TESTAMNT | RECEU. PAR. SAICHER. NOTRE | ROYAL. A. AMBOISE. LE 13ME | JANVIER. 1637. A. LEGUE | A. L'HOSTEL DIEU. DE. CESTE | VILLE. TRENTE. LIVRES. DE | RENTE. ADMORTISSABLE | DE. 600. LIVRES | PRIEZ. DIEU. POUR. LE | REPOS. DE. SON AME.

Inscription de 13 lignes, gravée dans un encadrement en forme de petit édicule funéraire et encastrée dans le mur de la chapelle actuelle de l'Hôtel-Dieu d'Amboise. Au-dessus est un écusson aux armes des FORGET : (une barre accompagnée de cinq roses, deux en pointe et trois en chef), surmonté d'un casque avec ses lambrequins. — L. DUBREUIL-CHAMBARDEL, 1913.

1085. — HERPAIN, Jacques, 18e siècle.

· HERPAIN · | MAITRE | EN · CHIRURGIE ·

Inscription de 3 lignes, peinte sur une enseigne en bois, conservée au Musée des Amis du Vieux-Chinon, à Chinon. Jacques HERPAIN fut reçu maître en chirurgie par la Communauté des Chirurgiens de Chinon, le 26 avril 1780. — L. DUBREUIL-CHAMBARDEL, 9 novembre 1913.

1086. — GRENET, D., 1794-1853 ; GRENET. A.-D. 1856-1892.

ICI REPOSENT | GRENET DOMINIQUE | MAIRE DE JOIGNY | CONSEILLER GÉNÉRAL | DE L'YONNE | MEMBRE DE L'ACADÉMIE | DE MÉDECINE | 1794-1853 | — | MOCQUOT JOSÉPHINE HÉLÈNE | SON ÉPOUSE | 1799-1866 | — | GRENET ADRIEN DOMINIQUE | DOCTEUR EN MÉDECINE | 1856-1892.

Inscription de 14 lignes, gravée sur une pierre tombale du cimetière de Joigny. — D. Grenet fut détenu politique au coup d'État de Napoléon III ; A. D. Grenet est son petit-fils. — Cf. n° 1087. — Ch. Périer, Président de l'Académie de Médecine, 1914.

1087. — GRENET, D.-Ad., 1821-1885 ; GRENET, D.-J., 1825-1903.

ICI REPOSENT | DOMINIQUE-ADOLPHE | GRENET | *ARTISTE* | 1821-1885 | — | DOMINIQUE JULES | GRENET | *DOCTEUR EN MÉDECINE* | NÉ LE 25 DÉCEMBRE 1825 | DÉCÉDÉ LE 11 DÉCEMBRE 1903.

Inscription de 10 lignes, gravée sur une pierre tombale du cimetière de Joigny. Les personnages ici réunis sont frères, fils de D. Grenet ; D.-J. Grenet est le père d'A.-D. Grenet. — Cf. n° 1086. — Ch. Périer, Président de l'Académie de Médecine, 1914.

1088. — GABBRIELLI, Salvadore.

A | SALVADORE GABBRIELLI SANESE | MEDICO CHIRURGO | PER XXIX ANNI LETTORE STIMATO NEL PATRIO ATENEO | CHE LEGAVA MORENDO | A QUESTA CIVICA BIBLIOTECA | UNA PREGIATA RACCOLTA DI OPERE MEDICHE | IL MUNICIPIO RICONOSCENTE | P. Q. M. | — | XXI LUGLIO MDCCCLXXXI.

Inscription de 10 lignes, gravée en lettres noires sur une plaque de marbre, fixée sur la paroi droite, dans le vestibule de la Bibliothèque Communale, via delle Belle Arti, à Sienne. — A. Corsini, 26 septembre 1913.

1089. — QUADRI, Achille, † 1895.

ACHILLE QUADRI | DA SARTEANO | DOTTORE NELLE SCIENZE NATURALI | E PER VENTIDUE ANNI PROFESSORE | DI ZOOLOGIA E D'ANATOMIA COMPARATA | NELL'UNIVERSITÀ SENESE | IMMATURAMENTE RAPITO | ALLA SCIENZA E AGLI STUDI | IL XVII DICEMBRE MDCCCXCV | BENEFICAVA QUEST'ISTITUTO | COL LASCITO DELLA SUA LIBRERIA | DI OLTRE DUEMILA E QUATTROCENTO VOLUMI | — | A MEMORIA DEL GENEROSO DONATORE | ED EGREGIO CITTADINO | IL COMUNE RICONOSCENTE.

Inscription de 15 lignes, gravée en lettres noires sur une plaque de marbre, fixée sur la paroi droite dans le vestibule de la Bibliothèque Communale, via delle Belle Arti, à Sienne. — A. Corsini, 26 septembre 1913.

1090. — WIRSUNG, J.-G., † 1643.

Ioanni Georgio Wirsvng | monacensi bavaro | philosophiæ et

MEDICINÆ DOCTORI | ANATOMICO SOLLERTI | DVM PVBLICÆ SALVTI EXCVBAT | IMMITI OBITV ANTE DIEM FVNCTO | XXII AVGVSTI MDCXLIII | ÆTAT : XLIII | NAT. GERMAN. PHILOS. MEDIC. | AC THEOLOG. AVSPICIIS | CONSIL : WERNERO LADINGES BREMENSI | HÆREDES POSVERVNT | CVRANTE | ROCCO DE RVBEIS TRIDENTINO.

Inscription de 14 lignes, gravée en lettres noires sur une pierre surmontée d'un écusson armorié et apposée sous le cloître de l'église Saint-Antoine, à Padoue. — R. Bl., 17 septembre 1911.

1091. — AQUEDUC GIOVANNI ANTONINI, à Vocca, 1911.

CANTI QVESTA FONTE | COL SUO MVRMVRE PERENNE | L'INNO DI GRATITUDINE DEL POPOLO DI VOCCA | AL COMMENDATORE | GIOVANNI ANTONINI | GENEROSO, ILLVMINATO, BENEFICO | DONATORE | DELL' ACQVEDOTTO AL COMVNE | — | OTTOBRE 1911.

Inscription de 9 lignes, gravée sur le socle supportant la vasque d'une fontaine érigée sous l'arcade centrale de l'hôtel-de-ville de Vocca (Lombardie). L'eau y est amenée par un aqueduc construit à ses frais par le Commandeur G. Antonini et inauguré le 8 octobre 1911. En signe de reconnaissance, les habitants de la commune ont fait construire la fontaine susdite, que surmonte une femme de bronze, œuvre du Chevalier Leone Antonini, symbolisant la source.

1911 | ACQUEDOTTO COMM. ANTONINI | AI SUOI VOCCHESI.

Inscription de 3 lignes gravée sur le fronton du premier réservoir de l'aqueduc.

1911 | ACQUEDOTTO COMM. ANTONINI | AI SUOI VOCCHESI 2do SERBATOIO.

Inscription de 3 lignes gravée sur le fronton du deuxième réservoir. — Cf. *Valsesia, esulta!* Supplemento al nº 68 della *Rivista valsesiana*, p. 249-292, 1911.

1092. — GASCON, Gabriel, † 1696.

GABRIELI GASCON | PHARMACOPOLAE PERITISSIMO | QUI |

PRIMUS OPES · OPERAM, SUA· PHARMACA · PRAESUIT AEGRIS :
· QUAE . CERNIS · TANTI · SUNT MONUMENTA · VIRI ·
STEMMATE SIGNATUM PARVO · POST · FUNERA · CRESCIT,
· VIRTUTES ; ET · MERITIS · AUREA · PARTA · SEGES.

Inscription de 3 lignes et 4 vers, peinte en lettres noires sur un fond de bois doré, de forme rectangulaire et surélevé en demi-cercle dans la partie moyenne de son bord supérieur, les 3 premières lignes étant tracées dans cette portion surélevée. Au-dessus, un écu français portant trois épis sur champ d'azur et surmonté de feuilles d'Acanthe retombant de chaque côté. Cette inscription, inaugurée en 1702, se trouve dans la pharmacie de l'hôpital Saint-Jacques, à Besançon. — Robert GUY, Besançon, 1913.

1093. — EAUX DE ROSANS, 1806.

LES HABITANS DE ROSANS | CONSACRENT CE MONUMENT | DE RESPECT, D'AMOUR ET DE RECONNAISSANCE, | A | J.C.F. LADOUCETTE, Préfet des Hautes-Alpes, | L'AN 1806. | 3eme DU RÈGNE DE NAPOLÉON. | SOUS LA MAIRIE DE MONTLAHUC. | — | *NAPOLIONE. IMP. AUG.* | *ITALORUM REGE*, | *J.C.F. LADOUCETTE*, | *ALPIUM SUMMARUM PRÆFECTUS* | *NOBIS HAEC OTIA FECIT.* | *ANNO* 1806. | *MONTLAHUC EDILE.*

Inscription de 15 lignes, tracée sur la fontaine de la place publique de Rosans (Hautes-Alpes). — *Lettres à Eraste, ou Annuaire du département des Hautes-Alpes pour 1807*. Gap, in-8° de XXIV-271 p., 1807 ; cf. p. 196.

1094. — LYONS, Joseph, 1813-1839.

JOSEPH | LYONS, | ÉTUDIANT | EN MÉDECINE, | NÉ À CHARLESTON | (CAROLINE DU SUD) | LE 7 X^{bre} 1813 | — | 16 mars 1839.

Inscription de 8 lignes, gravée sur une tombe du cimetière du Père-Lachaise, à Paris. — ER. WICKERSHEIMER, 2 janvier 1913.

1095. — MARJOLIN, J.-N., 1780-1850 et MARJOLIN, N.-R., 1812-1895.

ICI REPOSE LE CORPS | DE JEAN-NICOLAS MARJOLIN | NÉ À RAY-SUR-SAÔNE (HAUTE-SAÔNE) | LE 6 DÉCEMBRE 1780 | DOCTEUR ET PROFESSEUR DE LA FACULTÉ DE MÉDECINE DE PARIS | CHIRURGIEN DE L'HÔTEL-DIEU DE PARIS ET DE L'HÔPITAL BEAUJON | CHIRURGIEN DU 5me DISPENSAIRE DE LA SOCIÉTÉ PHILANTHROPIQUE | MEMBRE DE L'ACADÉMIE DE MÉDECINE ET DE SOCIÉTÉS DE MÉDECINE | OFFICIER DE L'ORDRE DE LA LÉGION D'HONNEUR | OFFICIER DE L'ORDRE DE LÉOPOLD (DE BELGIQUE) | MORT À PARIS LE 4 MARS 1850 | PENDANT SA LONGUE ET DOULOUREUSE MALADIE IL RÉPÉTAIT SOUVENT | MON DIEU AYEZ PITIÉ DE MOI | IL DEMANDA LUI-MÊME ET REÇUT LES SACREMENTS DE L'ÉGLISE | IL FUT AIMÉ ET IL EST REGRETTÉ | PRIEZ POUR LUI.

Inscription de 16 lignes, gravée sur une plaque de marbre apposée à l'intérieur d'une chapelle, au-dessus de la porte de laquelle on lit :

FAMILLES | DUVAL ET MARJOLIN.

Cimetière du Père-Lachaise, à Paris.

NICOLAS-RENÉ MARJOLIN | DOCTEUR EN MÉDECINE | CHIRURGIEN DES HÔPITAUX | MEMBRE DE L'ACADÉMIE DE MÉDECINE | FONDATEUR DE LA SOCIÉTÉ DE CHIRURGIE | PRÉSIDENT DE LA SOCIÉTÉ PROTECTRICE DE L'ENFANCE | CHEVALIER DE LA LÉGION D'HONNEUR | NÉ À PARIS LE 4 JUIN 1812 | DÉCÉDÉ À PARIS LE 7 MARS 1895 | PRIEZ POUR LUI | *Il a ouvert sa main à l'Indigent | Il s'est incliné sur le lit du Pauvre | Il a soulagé l'Infirme et consolé | celui...*

Inscription voisine de la précédente. La fin est cachée par une couronne mortuaire. — Er. Wickersheimer, 28 décembre 1912.

1096. — MARX, Simon, † 1865.

ICI SONT RÉUNIS | CEUX QUI SE SONT AIMÉS | SUR LA TERRE | SIMON MARX, | DIRECTEUR | DE L'HÔPITAL S[T] ANTOINE, | DÉCÉDÉ LE 23 9bre 1865, | À L'ÂGE DE 53 ANS.

Inscription de 8 lignes, gravée sur une tombe du cimetière du Père-Lachaise, à Paris, et accompagnée d'un médaillon en bronze, de profil à gauche, avec cette inscription : SIMON MARX *J. Gautherin*, 1865. — Er. Wickersheimer, 16 novembre 1913.

1097. — MÊLIER, François, 1798-1866.

ICI REPOSE | FRANÇOIS MÊLIER, | DOCTEUR EN MÉDECINE, | MÉDECIN CONSULTANT DE L'EMPEREUR, | INSPECTEUR GÉNÉRAL DES SERVICES SANITAIRES, | MEMBRE DE L'ACADÉMIE IMPÉRIALE DE MÉDECINE, | ET DU COMITÉ CONSULTATIF D'HYGIÈNE PUBLIQUE DE FRANCE | VICE-PRÉSIDENT DE LA COMMISSION DES LOGEMENTS INSALUBRES. | — | COMMANDEUR DE L'ORDRE IMPÉRIAL DE LA LÉGION D'HONNEUR, | GRAND OFFICIER DE L'ORDRE IMPÉRIAL ET ROYAL DE S[T] STANISLAS, | COMMANDEUR DES S. S. MAURICE ET LAZARE, | DE LA CONCEPTION ET D'ISABELLE LA CATHOLIQUE, | CHEVALIER DE S[T] JOSEPH, ETC. | NÉ LE 14 JUILLET 1798, | DÉCÉDÉ LE 16 SEPTEMBRE 1866. | in manus tuas Domine, | commendo spiritum meum. | Beata Maria spes nostra | ora pro nobis. | — | SA VEUVE REPOSE AUPRÈS DE LUI | 14 MAI 1875.

Inscription de 21 lignes, gravée sur une tombe du Père-Lachaise, à Paris. — Er. Wickersheimer, 1er février 1914.

1098. — MICHEL DE TRÉTAIGNE, Baron J.-B., 1780-1869.

... | JEAN BAPTISTE BARON MICHEL DE TRÉTAIGNE, CONSEILLER MUNICIPAL DE LA VILLE DE PARIS, | CONSEILLER GÉNÉRAL DU DÉPARTEMENT DE LA SEINE, | ANCIEN MÉDECIN PRINCIPAL D'ARMÉE DE 1ère CLASSE, | ANCIEN INSPECTEUR ADJOINT DU CONSEIL DE SANTÉ DES ARMÉES, | COMMANDEUR DE L'ORDRE IMPÉRIAL DE LA LÉGION D'HONNEUR | NÉ À MONTLUÇON (*ALLIER*) LE 20 8bre 1780, | DÉCÉDÉ À PARIS LE 11 AVRIL 1869.

Inscription de 8 lignes, gravée au-dessous d'armoiries sur une tombe du cimetière du Père-Lachaise, à Paris. — ER. WICKERSHEIMER, 1er janvier 1914.

1099. — JENIN DE MONTÈGRE, A.-J.-F., 1779-1821.

ICI | A ÉTÉ DÉPOSÉ LE CŒUR | D'A. J. F. JENIN DE MONTÈGRE | DOCTEUR EN MÉDECINE | NÉ À BELLEY DÉPARTEMENT DE L'AIN | LE VI MAI MDCCLXXIX | MORT À S. DOMINGUE À LA FLEUR DE L'ÂGE | VICTIME DE SON ZÈLE ARDENT | POUR L'AVANCEMENT DES CONNAISSANCES | ET POUR LA CAUSE DE L'HUMANITÉ | LE IV SEPTEMBRE MDCCCXVIII | CE SIMPLE MONUMENT | D'UNE DOULEUR PARTAGÉE PAR DE VRAIS AMIS | A ÉTÉ ÉLEVÉ PAR SA VEUVE | LE XVIII FÉVRIER MDCCCXXI.

Inscription de 15 lignes, gravée sur une tombe du cimetière du Père-Lachaise, à Paris. — ER. WICKERSHEIMER, 1er janvier 1914.

1100. — RAYNER, Edvard, 1814-1874.

EDVARD RAYNER, | DOCTEUR EN MÉDECINE ET EN CHIRURGIE | DE LA FACULTÉ DE PARIS ET | DES FACULTÉS DE LONDRES, | NÉ À STOCKPORT ANGLETERRE LE 3 AVRIL 1814. | DÉCÉDÉ À PARIS LE 21 MARS 1874. | LE CORPS RETOURNE DANS LA TERRE D'OÙ IL A ÉTÉ TIRÉ | L'ESPRIT REMONTE À DIEU QUI L'A DONNÉ | *Eccl. XII. 9.*

Inscription de 9 lignes, gravée sur une tombe, ornée d'un buste. Cimetière du Père-Lachaise, à Paris. — ER. WICK., 25 janvier 1914.

1101. — SABATIER, R.-B., † 1811 ; ADELON, N.-Ph., † 1862 ; BOURDON, E.-Fr.-R., † 1877 ; BOURDON, H., † 1892.

RAPHAËL BIENVENU SABATIER | PROFESSEUR À L'ÉCOLE DE MÉDECINE | CHIRURGIEN EN CHEF DES INVALIDES | MEMBRE DE L'INSTITUT | DÉCÉDÉ À L'ÂGE DE 79 ANS | LE 19 JUILLET 1811 | — | ... | NICOLAS PHILIBERT ADELON | PROFESSEUR À L'ÉCOLE DE MÉDECINE | MEMBRE DE L'ACADÉMIE DE MÉDECINE | COMMANDEUR DE LA LÉGION D'HONNEUR | DÉCÉDÉ À L'ÂGE

DE 79 ANS | LE 19 JUILLET 1862 | — | ... | EMMANUEL FRANÇOIS RAPHAËL BOURDON | CHIRURGIEN DES HÔPITAUX DE PARIS | CHEVALIER DE LA LÉGION D'HONNEUR | DÉCÉDÉ À L'ÂGE DE 33 ANS | LE 15 DÉCEMBRE 1879. | — | Dr HIPPOLYTE BOURDON | MÉDECIN DES HÔPITAUX DE PARIS | MEMBRE DE L'ACADÉMIE DE MÉDECINE | OFFICIER DE LA LÉGION D'HONNEUR | DÉCÉDÉ LE 28 JANVIER 1892 | DANS SA 78e ANNÉE.

Inscription de 6 + 6 + 5 + 6 lignes, gravée en lettres noires sur des plaques de marbre, au-dessus d'un même caveau de famille, où est également déposé le corps de Camille DOUCET, secrétaire perpétuel de l'Académie française. Cimetière du Père-Lachaise, à Paris. — ER. WICKERSHEIMER, 1er janvier 1913.

1102. — SILVATICO, Benedetto, 1575-1658.

BENEDICT' SYLVATIC' EQVES BARTHOL. F. | MEDICINÆ PRACTICÆ IN PRIMO LOCO PROFESSOR | CŪ SVPRAORDINARII DOMI FORISQ, PRÆCLAR' | FERDINANDO III CÆSARE VLADISLAS POLONIÆ REGE, & | ITALIÆ PRINCIPIBS SALVTE REDONATIS, AVCTO NOMINIS | SPLENDORE CV A' SENATV VEN' EXORNAT' EST EQVES TRI | DIGNITATE PRETIO LEGATIONIS EXIMIAE PRO PATRIA | GESTÆ AD IOANNĒ CORNELIŪ DVCEM INAVGURATŪ | DEMERIT' POSTERORŪ STVDIA LIBRIS, TĀ A' SE IN LVCE | EDITIS, QVĀ DOMESTICIS IN ACADEMIÆ BIBLIOTHECAM | COLLATIS, OBIIT AN : ÆT : SVÆ LXXXIII ; XPI VERÒ. 1658. | CO : BARTHOLOMÆ' CANONIC', & BENEDICT' FRATRES | MAGNO PATRVO HOC M : P : ANNO M.D.C.X.C.III.

Inscription de 13 lignes, gravée sur une plaque de marbre noir apposée dans la deuxième chapelle à droite dans la cathédrale de Padoue. — R. BLANCHARD, 16 septembre 1911.

1103. — HÔPITAL DE NÉRIS-LES-BAINS, 1724.

.L'HÔPITAL. DE. NERY. | Á. ÉTÉ FONDÉ. EN | LANNEE. 1724. PAR. DA | ME. MADAME. MARIE. ELI | ZABETH. DE. FAVIERES | .VEVUE. DE. MESSIRE. | PHILIBERT. FELLIOLE | CHEVALIER. SEIGNEVR | DE. LA. FAUCONNIERE | PRIEZ. POVR. LE. SALVT | DE. LEVRS AMES.

Inscription de 11 lignes, gravée sur une pierre de l'ancien hôpital de Néris-les-Bains (Allier), actuellement démoli. — Louis BIGOT.

1104. — CHAIX, Fr.-M., 1814-1861.

ICI REPOSE | CHAIX FRANCOIS-MARIE | DOCTEUR MEDECIN | NÉ LE 13 DÉCEMBRE 1814 | DÉCÉDÉ LE 12 SEPTEMBRE 1861 | — | *PRIEZ POUR LUI.*

Inscription de 6 lignes, gravée sur une pierre tombale du cimetière de Saint-Jean de Maurienne. — R. Blanchard, 15 septembre 1909.

1105. — FICKELSCHERER, 1808-1897.

Docteur FICKELSCHERER | Ste Avold | 1808 | Briançon 1897.

Inscription de 4 lignes, gravée sur le monument funéraire de la famille Fickelscherer, au cimetière de Briançon. — R. Blanchard, 20 août 1902.

1106. — CARBONI, Alessandro, † 1838.

MEMORIAE | ALEXANDRI.CARBONI | CHIRVRGI | QVI | ARTE.SVA IN.COPIIS. GALLORVM | ANNOS.PLVRES.PERITISSIME.FACTA | REDVX.IN.PATRIAM | AERVMNOSOS. LVE. ET. FAME INGRVENTIBVS. A. MDCCCXVI | PVBLICVM.IN. ERGASTERIVM. RECEPTOS | ADSIDVVS. IVVIT | ET. VALETVDINARIO. CARCERVM.CVI.ADDIETVS.EST | EGREGIAM.NAVAVIT.OPERAM | VIR.PIETATIS.EXIMIAE.INTEGER.MORVM | VRBANITATE.ET.LEPORE.ACCEPTVS.VBIQVE | VIXIT. ANN. LXII | DECESSIT.MAGNO.OMNIVM.MOERORE.EGENTIVM.MAXIMO | IDIB. NOV.A.MDCCCXXXVIII. | MARIA BASSETTIA | ET.CLORINDA.VXOR.IO.PAVLLI. VOLPII | AD. LACRIMAS. LVCTVMQVE.RELICTAE | FECERVNT | CONIVGI. ET. PATRI.INCOMPARABILI.

Inscription de 22 lignes, gravée en lettres noires sur une plaque de marbre blanc apposée sur l'un des piliers de la partie au-dessus de la crypte, dans la cathédrale de Parme. Au-dessus de l'inscription, des armoiries surmontées d'une couronne de comte et accostées de deux drapeaux avec de chaque côté le signe ☧. Au bas, un caducée couché. — R. Blanchard, 10 septembre 1911.

1107. — CARPESANO, Antonio, † 1546.

ANTONIO CARPESANO | INSIGNI PHILOSOPHO | ET MEDICO FILII | PIENTISSIMI POSVERE. | VIXIT ANNOS LXV. | OBIIT M.D.XLVI. | III DIE FEBRVARII.

Inscription de 7 lignes, gravée sur une plaque de marbre fixée au 5e pilier à droite, dans la nef de l'église Saint-Jean l'Evangéliste, à Parme. Au-dessous de l'inscription, des armoiries — R. Blanchard, 10 septembre 1911.

1108. — CASSOLA, Scipione, † 1581.

D O M | Scipioni cassolae patritio parmensi | philosophor. et medicor. aetatis | svae facile principi | sentillia cantella vxor et | hercvles fil. mestiss. | posvervnt |

MOLE SVB HAC SITVS EST ILLVSTRIS GLORIA PARMAE |
SCIPIO CASSOLAE GLORIA PRIMA DOMVS |
QVI POPVLO PARMAE CLARIS VIRTVTIBVS AVCTVS |
PRINCIPIBVS Q. VIRIS NVMINIS INSTAR ERAT |
OBIIT ANN. SAL. | MDLXXXI DIE XVI AVG. | VIXIT ANN. LXV.

Inscription de 14 lignes, gravée sur une plaque de marbre noir apposée dans la crypte de la cathédrale de Parme. — R. BLANCHARD, 10 septembre 1911.

1109. — PHARMACIE A GÖTTINGEN, 1332.

Raths Apotheke | urkundlich | seit 1332 | in diesem Hause | seit 1553.

Inscription de 5 lignes, sur la façade extérieure de la maison formant le coin du Markt et de la Barfüsserstasse, à Göttingen. — Er. WICKERSHEIMER, 26 août 1911.

1110. — CALDANI, Leopoldo M.-Ant., 1725-1814.

H. S. E. | LEOPOLDUS. M. ANT. CALDANI | BONONIENSIS | MEDICUS. CELEBERRIMUS | HALLERIANAE. DOCTRINAE | PROPUGNATOR. INVICTUS | ARTIS. MED. PATHOL. PHYSIOL. ET. ANATOM | IN. MAGNO. PATAV. LYCEO | PROFESSOR. PRAECLARISSIMUS | DE. HOC. TEMPLO. OPTIME. MERITUS | NATUS. XI. KAL. DEC. ANN. MDCCXXV | DEFUNCTUS. III. KAL. IAN. ANN. MDCCCXIV.

Inscription de 12 lignes, gravée sur une plaque de marbre blanc apposée dans la chapelle de saint Jacques, église des Eremitani, à Padoue. — André BRIAN, 17 septembre 1911.

1111. — DELPRATO, Pietro, XIXe siècle.

A PIETRO DELPRATO | ZOOJATRO INSIGNE | FONDATORE | DELLA SCUOLA VETERINARIA PARMENSE | I COLLEGHI I DISCEPOLI | GLI AMICI | MDCCCLXXXI.

Inscription de 7 lignes, gravée en lettres noires sur une plaque de marbre blanc apposée au-dessus d'une porte, dans le corridor du premier étage de l'Université de Parme. La plaque est surmontée d'un buste en marbre blanc, placé dans une niche entourée d'une guirlande de fleurs et soutenue par des volutes ; entre celles-ci se trouve une coupe, autour de laquelle s'enroule un Serpent. — R. BL., 9 septembre 1911.

1112. — GARBAZZI, Marco. XVIIIe siècle.

IOANNI MARCO GARBAZZI | ARTIUM ET MEDICINÆ | MAGISTRO | SEPULCRUM | GEMINO A SÆCULO | POSITUM | INSTAURAVIT | SIBI ET SUÆ GENTI CAROLUS GARBAZZI | AN : DO : CIƆIƆCCXXVI.

Inscription de 10 lignes, gravée sur une plaquede marbre blanc apposée dans le couloir qui passe derrière le chœur, dans l'église Saint-Jean l'Évangéliste, à Parme. — R. Bl., 10 septembre 1911.

1113. — INZANI. Giovanné, 1827 1902.

MDCCCXXVII — MCMII | IOHANNIS INZANI | QUI — ITALIAE RESURGENTI | OPERAM VITAM INVENTAMQUE DEVOVIT | QUI — RECUPERATA PATRIA | MIRO IN HOMINES AMORE FLAGRAVIT | QUI — ANATOMICAS ET CHIRURGICAS ARTES | USQUE ADEO PRODUXIT | UT PRISTINAE GLORIAE RESTITUENDAE | PROLUDERE VIDERETUR | CIVES PRAECLARAM PRODI MEMORIAM | VOLUERUNT.

Inscription de 12 lignes, gravée en lettres rouges sur le socle d'un monument de marbre blanc érigé dans une niche, dans un escalier de l'Université de Parme. Inzani est représenté en redingote, tête nue, assis sur un fauteuil de pierre, la main gauche appuyée sur le bras du fauteuil, la droite soutenant la tête, le coude appuyé aussi sur le bras du fauteuil. Au-dessous de l'inscription et à droite, on lit : P. CHISTONI. DCT. Au-dessous du monument et à gauche : A. BASSI | CREMONA. — R. Bl., 9 septembre 1911.

1114. — CERVI. Giuseppe.

VIRO. SUMMO | IOSEPHO. CERVIO | EQUITI. PHILOSOPHO. EGREGIO. REI. MEDICAE. SCIENTISSIMO | AC. IN. MEDICORUM. COLLEGIUM. UNO. SAPIENTUM. CONSENSU | COOPTATO | IN. PARMENSI. GYMNASIO. EMINENTIS. CATHEDRAE | HONORIBUS. TITULISQUE. MIRA. CUM. LAUDE | PERFUNCTO | PHILIPPI. V | HISPANORUM. INDORUMQUE. REGIS. POTENTISSIMI | NEC. NON. ET | ELISABETHAE. FARNESIAE | EARUMDEM. GENTIUM. REGINAE. INVICTISSIMAE | CONSILIARIO. ET. | ARCHIATRO. | MERITISSIMO | OPTATISSIMAE. VALETUDINIS | CAROLI | REGII. HISPANIARUM. INFANTIS | PARMAE. PLACENTIAE. CASTRI &c DUCIS | MAGNI. ETRURIAE. PRINCIPIS | MANIFESTO. OMNIPOTENTIS. DEI. MUNERE | ITALICIS. REBUS. RESTITUENDIS. AUGENDISQUE | DESIGNATI | SERVATORI. FELICISSIMO | EIDEMQUE. PERPETUAE. IMMUNITATIS | REGIO. DIPLOMATE. IN. OMNEM. POSTERAM. GENTEM | AMPLISSIMÈ. DONATO | REGII. HISPANIARUM. PROTOMEDICATUS | PRAESIDI. INTEGERRIMO

| PRINCIPATUS. CATALAUNIAE. COMITATUS. CERITANIAE | ET. REGIORUM. EXERCITUUM | PROTOMEDICO. AC. TUTATORI. PRAESENTISSIMO | SOCIETATIS. REGIAE. HISPALENSIS | SOCIO. ET. PRAESIDI. CELEBERRIMO | QUEM. FIDE. INTEGRITATE. ANIMI. SPECTATO. CANDORE | IN. REBUS. QUIBUSQUE. GERUNDIS | DEXTERITATE. AC. PRUDENTIÀ. PROPÈ. DIVINÀ | DOCTRINARUM. RERUMQUE. OMNIUM | SINGULARI. ET. PENÈ. INCREDIBILI. COGNITIONE | NEMINI. COMPARANDUM | AETAS. HAEC. INGENIIS. ARTIBUSQUE. FLORENTISSIMA | MAXIMO. ORNAMENTO. AC. BONO. SUO. NATUM | INTUETUR | UNIVERSA. VERÒ. POSTERITAS | REGUM. GRATIÀ. VIRTUTE. PROPRIÀ | CLARISSIMUM | AETERNÙM. MIRABITUR | INCLYTA. PARMAE. CIVITAS | NE. QVID. OPTIMI. CIVIS. GLORIAE | GRATISQUE. PATRIAE. DEESSET. OFFICIIS | ADHÙC. VIVENTI. VOLENS. LIBENSQUE. P. | ANNO. MDCCXXXIII.

Inscription de 52 lignes, les lignes 2, 10, 13, 17 et 48 en lettres plus grandes, gravée en lettres noires sur une grande plaque de marbre blanc apposée au fond du corridor du premier étage, à l'Université de Parme. Cette plaque de marbre est bordée de chaque côté par une colonne plate, sculptée et surmontée d'un génie. Au-dessus, un médaillon de marbre avec des armoiries. — R. Bl., 9 septembre 1911.

1115. — MARSIGLI, Troilo, † 1786.

A. ☧. Ω. | TROILO. MARSILII. MARCII. F. VENTVRIO | A. FERD. I. D. N. IN. SANCTIVS. CONCILIVM. ADLECTO | EIVSD. CVM. PLAVSV. OMNIVM. ADMINISTRO. SVMMO | VIRO. PIO. IVSTI. ET. AEQVI. SERVANTISSIMO | QVI. IN. SCIENTIARVM. LITTERARVMQ. SECESSV | DEMVM. OPTIME. DELITESCENS | VIX. A. LXXIII. D. VII. OB. XIII. K. FEB. A. MDXXXXIV. | HEIC. VBI. IPSE. MARSILII. PATRIS | IN. ATHENAEO. PARM. MED. DOCT. EMINENTIS | DVCVM. NN. ET. REG. HISP. ARCHIATRI. MAXIMI | Θ. IV. NON. APR. A. MDCCLXXXVI. ANNOR. LXXXXII. ET. TITII PATRVI. PARMAE. THEOL. COLLEGIATI | PLANELLI. IN. SAMNIO ABBATIS. INFVLATI. IMMVNIS | Θ. IV. K. DEC. A. MDCCLXXV. ANNOR. LXXXV. | CINERIBVS | EX. AEDE. QUAE. FVIT. SODD. KARMELITVM. INVECTIS | TITVLVM. PARAVERAT | ANNA. HIERON. CONS. F. BARBIERIA. MARITO. INCOMP. | ELEONORA. UXSOR. ALOISII. PREVIDI. PATRI. RARO | ANGELVS. PETTORELLIVS. COM. AVO. DE. SE. OPT. MERITO | MAIORIBVS. SPECTATISSIMIS. ADPOSITO | IISDEMQVE. VNA. SIMVL | AMORIS. ET. OBSERVANTIAE. CAVSSA | FAC. CVR.

Inscription de 25 lignes, gravée en lettres noires sur une plaque de marbre blanc apposée sur l'une des colonnes, au-dessus de la crypte de la cathédrale de Parme. — R. Bl., 10 septembre 1911.

1116. — SPIGEL, Adrien. † 1625.

D.O.M. | ADRIANI SPIGELI BRUXELLENSIS | EQUITIS D. MARCI | MEDICI ANATOM. ET CHIRURG. INSIGNIS | QUI | CUM POST VARIAS PEREGRINATIONES | IN GYMNASIO PATAVINO NOVEM ANNIS | ANATOMIAM ET CHIRURGIAM IN PRIMO LOCO | INDEFESSA INDUSTRIA ADMINISTRAVISSET | SUMMAMQ. DOCTRINAM VARIIS EDITIS SCRIPTIS | ORBI TERRARUM FECISSET | REQUIEM HIC REPERIT | QUAM VIVENS NON INVENIT | P | MOESTA CONIUX PRUDENTIA | OBIIT VII ID. APRIL. ANNO. SAECULARI | M.D.C.X.X.V. | AETATIS ANN. XLVII.

Inscription de 18 lignes, gravée sur une pierre apposée dans la chapelle de saint Jacques, église des Eremitani, à Padoue. — C. BLANCHARD, 17 septembre 1911.

1117. — PASSERINI, Giovanni, 1816-1893.

A | GIOVANNI PASSERINI | BOTANICO ILLUSTRE | AI NAZIONALI E AGLI STRANIERI | MAESTRO IN CRITTOGAMIA | E IN AFIDOLOGIA | AMICI COLLEGHI DISCEPOLI | SCIENZIATI AMMIRATORI | POSERO | — | 1816-1893.

Inscription de 10 lignes, les lignes 7-9 en lettres plus petites, gravée en lettres noires sur une grande plaque de marbre apposée au-dessus de l'une des portes, dans le corridor du premier étage de l'Université de Parme. Dans sa partie supérieure, la plaque de marbre supporte un socle sur lequel repose un buste, le tout en marbre blanc. — R. BL., 9 septembre 1911.

1118. — RONDANI, Camillo.

A | CAMILLO RONDANI | ENTOMOLOGO ILLUSTRE | E IN ITALIA PRINCIPE DEI DIPTEROLOGI | — | PER CONTRIBUTO | DI NATURALISTI ESTERI E NAZIONALI | E DI CONCITTADINI | — | 1881 | — |

Inscription de 8 lignes, gravée en lettres noires sur une plaque de marbre blanc apposée au-dessus d'une porte, dans le corridor du premier étage de l'Université de Parme. Au-dessus de la plaque, un buste en marbre blanc, placé dans une niche et entouré de branches de Laurier, entre lesquelles un médaillon où sont gravés en relief deux Papillons. — R. BL., 9 septembre 1911.

1119. — SACCO, Flavio, XVIIe siècle.

LVCRETIÆ BERGONZÆ | CONIVGI OPTIMÆ | FLAVIVS SACCVS MEDICVS | M. H. M. P. | AN. 1631 VITAE LXI | DIE 19 IVNII QVA OBIIT | .Ɔ. .W.

Inscription de 7 lignes, gravée sur une plaque de marbre blanc apposée dans le couloir qui passe derrière le chœur, dans l'église Saint-Jean l'Évangéliste, à Parme. — R. BL., 10 septembre 1911.

1120. — SERVENTI, Giuseppe. † 1825. — Hôpitaux de Parme.

MEMORIAE. ET. VIRTVTI | IOSEPHI. SERVENTI | DOMO. MONTICVLO. CIVIS PARMENSIS | HIC. PRIMVM. REI. MEDICAE. ADDICTVS | IVDEX. MEDICIS. PROBANDIS. ADLECTVS. EST | DEIN. EXEMPLO. PATRIS. NEGOTIATIONI. INCVMBENS | ARGENTARIAM. EXERCVIT | VIR. INTEGERRIMVS. PROVIDENS | FAMAM. SIBI. VBIQVE. MAXIMAM. PEPERIT | INTER. MVNICIPES. DECVRIO | IDEMTIDEM. HOSPITIOR. CIVIL. VIC. POT. PRAESES | ET. PRAESES. IVDICVM | CAVSSIS. MERCATORIIS. COGNOSCENDIS. EXSTITIT | ARTES. ALVIT. PROPAGAVIT. NOVASQ. INDVXIT | REI. PUB. CONSILIO. ET. OPERA. PROFVIT | LEGATIONEM. AD. PIVM. VI. P. M. NITIDE. OBIVIT | IDEM. RELIGIOSVS. EX. ANIMO | MERENTIBVS. OPITVLATOR | IN. IVVENES. OPTIMAE. SPEI. BENEFICVS | OMNIBVS. SE. PROBAVIT | MVTATAM. OB. TEMPORA. FORTVNAM | NIL. SIBI. CONSCIENS. AEQVO. ANIMO. TVLIT | VIXIT ANN. LXXXIIII. | DECESS. XVIIII. K. DEC. ANNO. MDCCCXXVI. | FILII. PARENTI. INCOMPARABILI | PP. CVM. LACR.

Inscription de 26 lignes, gravée en lettres noires sur une plaque de marbre blanc apposée dans le bras gauche du transept, dans la cathédrale de Parme. — R. Bl., 10 septembre 1911.

1121. — SYLVA, Filippo, † 1852.

DOM | PHILIPPO SYLVÆ | PHILOSOPHO AC ME | DICO OIV̂M SVÆ ÆTA | TIS CELEBER | RIMO | EQVES A SYLVA FILI VS HOC MONVME | TVM AD ILLIVS ME | MORIAM PO | SVIT | VIXIT AN. LXXX | OBIIT AN MDLXXXII.

Inscription de 13 lignes lignes, gravée sur une plaque de marbre fixée sur le 6e pilier de la nef, à droite, dans l'église Saint-Jean l'Évangéliste, à Parme. Au bas de l'inscription, des armoiries. — R. Bl., 10 septembre 1911.

1122. — PÉLIGOT, J.-B. † 1837.

J.-B. PÉLIGOT, | ADMINISTRATEUR DES HOSPICES CIVILS | DE PARIS PENDANT 32 ANS, | MEMBRE DE LA LÉGION D'HONNEUR, | DE L'ORDRE DE Ste ANNE DE RUSSIE. | DE L'ACADÉMIE ROYALE DE MÉDECINE & &. | DÉCÉDÉ A PARIS LE 2 JANVIER 1837, | A L'ÂGE DE 59 ANS ET 9 MOIS. | *Il consacra toute sa vie | à améliorer le sort des malheureux.*

Inscription de 10 lignes, gravée sur une tombe du cimetière du Père-Lachaise, à Paris. — Er. Wickersheimer, 11 janvier 1914.

1123. — HOSPICE DE LA CHARITÉ À VIENNE (Isère). 1535.

Qui dat helemosina | Centuplu accipiedo | Vita possidebit et' na | pour nourrir | les pourres 1535.

Inscription de 6 lignes, gravée sur une plaque de marbre, dans la cour de l'hospice de la Charité, à Vienne (Isère), où se trouve la chapelle des morts. Cette plaque se trouvait sans doute autrefois au-dessus d'un tronc. — Cf. A. Allmer, et Alfred de Terrebasse. *Op. cit.*, 2e partie, II, p. 312 et album, n° 532.

1124. — SAPPEY, M.-PH.-C. † 1896.

ICI REPOSE | MARIE PHILIBERT CONSTANT | SAPPEY, | MEMBRE DE L'INSTITUT, | PROFESSEUR À LA FACULTÉ | DE MÉDECINE DE PARIS, | MEMBRE DE L'ACADÉMIE | DE MÉDECINE, | COMMANDEUR DE LA LÉGION D'HONNEUR, | DÉCÉDÉ LE 13 MARS 1896, | DANS SA 86ÈME ANNÉE.

Inscription de 11 lignes, gravée sur une tombe du cimetière du Père-Lachaise, à Paris. — Er. Wickersheimer, 8 février 1914.

1125. — SARLANDIÈRE, J.-B., 1787-1838.

ANTHROPOLOGIE, | SCIENCE, DÉVOUEMENT. | — | À J. B. SARLANDIÈRE, | SES CONTEMPORAINS | RECONNAISSANS.

Inscription de 5 lignes, gravée sur une colonne, surmontée d'un buste. Cimetière du Père-Lachaise, Paris. - Er. Wick., 1er févr. 1914.

1126. — SERRES, E.-R.-A., † 1868.

ETIENNE RENAUD AUGUSTIN | SERRES | PROFESSEUR AGREGE | A LA FACULTE DE MEDECINE DE PARIS | MEMBRE DE L'ACADEMIE IMPERIALE DE MEDECINE | MEDECIN HONORAIRE DES HOPITAUX DE PARIS | DIRECTEUR DE L'ECOLE D'ANATOMIE DES HOPITAUX | PROFESSEUR AU MUSEUM D'HISTOIRE NATURELLE | MEMBRE DE L'ACADEMIE DES SCIENCES | COMMANDEUR DE LA LEGION D'HONNEUR | DECEDE LE 24 JANVIER 1868 | DANS SA 82ÈME ANNEE.

Inscription de 12 lignes, gravée au-dessous d'un médaillon de profil à droite et au-dessus d'un bâton d'Esculape, disposé horizontalement. Cimetière du Père-Lachaise, à Paris. — Er. Wickersheimer, 25 janvier 1914.

1127. — TESSIER DE CHAMPIER, J.-H., † 1873.

JOSEPH HENRI TESSIER DE CHAMPIER | MÉDECIN MAJOR DE

1ère classe | des hôpitaux militaires | 27 septembre 1873. | — | *priez pour lui.*

Inscription de 5 lignes, gravée au-dessous d'une croix en relief, sur une tombe du cimetière du Père-Lachaise, à Paris. — Er. Wickersheimer, 16 novembre 1913.

1128. — THIERRY-VALDAJOU, Pierre, 1773-1852 et THIERRY-VALDAJOU, Alexandre, † 1858.

famille | THIERRY-VALDAJOU | ... | ici reposent | Pierre | THIERRY-VALDAJOU, | chevalier de la légion d'honneur, | docteur en chirurgie, | ancien chirurgien | des rois louis xviii et charles x, | né le 22 février 1773, | à la haye-descartes, indre-et-loire, | mort à paris le 3 avril 1852.

Alexandre | THIERRY-VALDAJOU, | docteur en médecine, | chevalier de la légion d'honneur. | membre du conseil municipal de paris, | décédé le 22 décembre 1858, à l'âge de 55 ans.

Inscription de 2 + 10 + 6 lignes, gravée sur une tombe du cimetière du Père-Lachaise, à Paris. — Er. Wick., 4 janvier 1914.

1129. — THOMAS, Louis, 1846-1893.

À la mémoire | de | Louis THOMAS | Docteur en Médecine | Bibliothécaire | à la Faculté de Médecine | de Paris, | Membre Fondateur | et professeur | à l'École Dentaire | de Paris | 1846-1893 | *ses amis et ses élèves.*

Inscription de 13 lignes, gravée sur une tombe du cimetière du Père-Lachaise, à Paris. Buste en bronze de trois quarts à gauche, signé : Millet de Marcilly | 1893. — Er. Wick., 25 décembre 1913.

1130. — RASPAIL, Fr.-V., 1794-1878 et RASPAIL, C.-Fr., 1827-1893.

famille raspail

Inscription gravée au-dessus d'une fenêtre grillée, donnant au monument l'aspect d'une prison. Auprès se tient debout une figure féminine voilée, aux pieds de laquelle est une stèle avec ces mots, allusion à la mort de Madame Fr.-V. Raspail, née Henriette-Adélaïde Troussot :

Adieu | 18 mars 1853 | midi 1/2 | Doullens.

Le monument est signé ETEX 1854 | sculpteur-architecte.

AU | GRAND CITOYEN | F. V. RASPAIL | DONT UNE PARTIE DE L'EXISTENCE | S'EST PASSÉE EN PRISON ET EN EXIL | POUR LE TRIOMPHE DE LA RÉPUBLIQUE | SA DERNIÈRE CONDAMNATION L'A FRAPPÉ | À L'AGE DE 80 ANS | LES OUVRIERS MARBRIERS DE PARIS | RECONNAISSANTS.

Inscription de 10 lignes, accompagnée d'un compas et d'une équerre, gravée au centre d'une couronne d'Immortelles, sur la face postérieure du monument.

RECONNAISSANCE D'UN BELGE | E. D. CAHIDE | À TOURNAI.

Inscription de 3 lignes, acccompagnant une couronne d'Immortelles, au-dessous de la précédente.

FRANÇOIS VINCENT | RASPAIL | NÉ À CARPENTRAS (*VAUCLUSE*) | LE 24 JANVIER 1794 | MORT À ARCUEIL (*SEINE*) | LE 7 JANVIER 1878 | INHUMÉ EN CE LIEU LE 13 MÊME MOIS.

Inscription de 7 lignes, gravée sur une plaque de marbre, à l'intérieur du monument.

ICI REPOSE | CAMILLE FRANÇOIS | RASPAIL | NÉ À PARIS LE 17 AOÛT 1827 | DÉCÉDÉ À PARIS LE 24 MAI 1893 | MÉDECIN EN CHEF D'AMBULANCE | ET CHEF D'ESCADRON D'ARTILLERIE | PENDANT LE SIÈGE DE PARIS 1870-71 | IL FUT ÉLU DÉPUTÉ DU VAR | EN 1885 ET 1889 | AVEC UN DÉVOUEMENT INFATIGABLE | IL PRATIQUA PENDANT 44 ANS | LA MÉDECINE SUIVANT LES DOCTRINES | SCIENTIFIQUES ET HUMANITAIRES | DE F. V. RASPAIL, SON ILLUSTRE PÈRE.

Inscription de 15 lignes, gravée sur une plaque de marbre, à l'intérieur du monument.

AVIS | *Les personnes qui désirent manifester leur sympathie* | *pour la mémoire de* F. V. RASPAIL *vont à l'encontre* | *de leur intention en écrivant leur nom sur la pierre* | *de ce monument : non seulement elles commettent une* | *infraction aux règlements mais un manque de respect* | *envers le tombeau qu'ils détériorent inconsciemment.* | *La Famille les prie de faire passer par le vasistas* | *de la porte, leur carte ou leur nom tracé sur une* | *feuille de papier.* | *Ces souvenirs seront recueillis et conservés.*

Inscription de 11 lignes, imprimée sur deux plaques émaillées, fixées sur la face latérale du monument. Cimetière du Père-Lachaise, à Paris. — Cf. n°s 42 et 914. — ER. WICKERSHEIMER, 1er février 1914.

1131. — MOREL-LAVALLÉE, V.-A.-Fr., † 1865.

SÉPULTURE MOREL-LAVALLÉE. | CI-GIT | VICTOR-AUGUSTE-FRANÇOIS MOREL-LAVALLÉE, | CHEVALIER DE LA LÉGION D'HONNEUR, | CHIRURGIEN DES HÔPITAUX, | NÉ À BION (MANCHE) | DÉCÉDÉ À PARIS, LE 29 AVRIL 1865, | À L'ÂGE DE 54 ANS.

Inscription de 9 lignes, gravée sur une tombe du cimetière du Père-Lachaise, à Paris. — ER. WICKERSHEIMER, 1er février 1914.

1132. — NÉLATON, A., 1807-1873.

NÉLATON

Inscription accompagnant un médaillon de pierre, de profil à gauche, au-dessus de la porte d'une chapelle à l'intérieur de laquelle se trouvent d'autres inscriptions, que cachent des couronnes mortuaires. Cimetière du Père-Lachaise, à Paris. — ER. WICKERSHEIMER, 11 janvier 1914.

1133. — PARENT-DU-CHÂTELET, 1790-1836.

... | ALEXANDRE JEAN-BAPTISTE BENJAMIN | PARENT DU CHATELET | *DOCTEUR EN MÉDECINE* | *VICE-PRÉSIDENT DU CONSEIL DE SALUBRITÉ DE PARIS* | 29 SEPTEMBRE 1790 † 7 MARS 1836.

Inscription de 5 lignes, gravée sur une tombe du cimetière du Père-Lachaise, à Paris. — ER. WICKERSHEIMER, 25 janvier 1914.

1134. — PHARMACIE DE LA MADELEINE, à Rome, 1730.

Magdala cum lacrymis | Fundens opobalsama vixit,
Sic fortunæ ægris | Pharmaca sumpta juvant.

Distique gravé sur une plaque de marbre, au-dessous d'un médaillon peint de sainte Madeleine. Pharmacie de la Madeleine, via della Maddalena, à Rome, fondée en 1730. — Dr J. NOIR, *Chronique médicale*, 13 novembre 1913, p. 702.

1135. — PINEL, Ph. † 1826, Ph.-Sc. † 1859 et Ch. † 1895.

PH. PINEL | — | NOSOGRAPHIE PHILOSOPHIQUE | — | ALIÉNATION MENTALE | — | 25 OCT. 1826.

Inscription de 4 lignes, gravée sur la face antérieure d'un monument.

PHILIPPE | SCIPION | PINEL | DÉCÉDÉ | LE 17 DÉCEMBRE | 1859. | —

| PHYSIOLOGIE | DE L'HOMME | ALIÉNÉ | PATHOLOGIE | CÉRÉBRALE | — | RÉGIME | SANITAIRE | DES ALIÉNÉS.

Inscription de 14 lignes, gravée sur la face latérale droite.

CHARLES PINEL | (*PETIT-FILS*) | DOCTEUR | EN MÉDECINE | NÉ | LE 19 JANVIER 1828 | DÉCÉDÉ | LE 31 MAI 1895 | — | *PRIEZ POUR LUI.*

Inscription de 9 lignes, gravée sur la face latérale gauche. Cimetière du Père-Lachaise, à Paris. — ER. WICK., 1er février 1914.

1136. — POIRSON, Fr.-Al., † 1846.

A LA MÉMOIRE | DU CHEVALIER | FRANÇOIS ALEXIS POIRSON, | OFFICIER DE LA LÉGION D'HONNEUR, | CHIRURGIEN PRINCIPAL D'ARMÉE, | EX CHIRURGIEN EN CHEF | DE L'HOPITAL Mre DU GROS CAILLOU | MEMBRE DE L'ACADÉMIE ROYALE | DE MÉDECINE. | MORT LE 15 8bre 1846, | DANS SA SOIXANTE-HUITIÈME ANNÉE. |

Inscription de 11 lignes, gravée sur une tombe du cimetière du Père-Lachaise, à Paris. — ER. WICKERSHEIMER, 25 janvier 1914.

1137. — PUCHE, P.-P., 1799-1881.

FAMILLES PUCHE | ET HUILLARD | P. P. PUCHE | MÉDECIN DES HOPITAUX | CIVILS DE PARIS | 1799 + 1881.

Inscription de 6 lignes, gravée sur une tombe du cimetière du Père-Lachaise, à Paris. — ER. WICK., 1er janvier 1914.

1138. — QUESNEVILLE, G.-A., 1810-1889.

ICI REPOSENT | le Docteur QUESNEVILLE | (*GUSTAVE-AUGUSTIN*) | Fondateur | de la Revue Scientifique | et du | Moniteur Scientifique | 1810-1889.

Inscription de 8 lignes, gravée sur une tombe du cimetière du Père-Lachaise, à Paris. — ER. WICKERSHEIMER, 1er février 1914.

1139. — LA PESTE A ALTDORF, 17e siècle.

HORRIFICAE QUICUNQUE FUGIS CONTAGIA PESTIS
HUC ADES HOCCE MANET FORNICE CERTA SALUS.

Distique gravé sur le fronton de la chapelle de l'hospice cantonal d'Altdorf, capitale du canton d'Uri (Suisse). L'inscription n'est pas datée, mais une maison voisine porte la date de 1614. — R. BLANCHARD, *Archives de Parasitologie*, III, p. 643, 1900.

1140. — PAMARD, A., 1802-1872.

1802-1872

Inscription d'une ligne, tracée au-dessous du buste couronnant le monument de A. Pamard, rue de la République, à Avignon.

A | PAMARD.

Inscription de 2 lignes, gravée sur un médaillon occupant la partie supérieure du piédestal, face antérieure.

MAIRE | D'AVIGNON | 1835-1865 | DÉPUTÉ DE VAUCLUSE | 1861-1870.

Inscription de 5 lignes, gravée sur un médaillon entouré d'une couronne de Laurier et occupant la partie inférieure du piédestal.

INAUGURÉ LE 12 AOUT 1894 | PAR | M. G. LEYGUES MINISTRE DE L'INSTRUCTION | PUBLIQUE ET DES BEAUX ARTS. | M. GUÉRIN MINISTRE DE LA JUSTICE | M. BARTHOU MINISTRE DES TRAVAUX PUBLICS | M. GASTON CARLE PREFET | M. POURQUERY DE BOISSERIN MAIRE DÉPUTÉ.

Inscription de 8 lignes gravée à la face postérieure du piédestal.

L. H. GUIMIND ARCHITECTE FECIT | F. J. IMBERT SCULPTEUR.

Inscription de 2 lignes, tracée au-dessous de la précédente. — Camille Blanchard, 15 mars 1913.

1141. — DIEULAFOY, Georges, 1839-1911.

Au Professeur | Georges Dieulafoy | ses Eleves ses Amis.

Inscription de 3 lignes, gravée sur le soubassement d'un monument en marbre blanc dont le centre est occupé par un bas-relief représentant le professeur Dieulafoy de profil à gauche, vu à mi-corps. Au-dessus, de chaque côté d'une branche de Laurier, les deux dates, 1839-1911. Le monument a été inauguré le 23 novembre 1913, dans l'amphithéâtre Trousseau à l'Hôtel-Dieu de Paris. Il est l'œuvre de Vernon pour la sculpture et de Girault pour l'architecture ; il rappelle de très près, sans la reproduire absolument, la plaquette gravée également par Vernon. — R. Bl.

1142. — FIÉVÉ, Clément, † 1856.

... | A LA MÉMOIRE | DE CLÉMENT FIÉVÉ | SÉCRÉTAIRE AUXILIAIRE | A L'HÔPITAL DE GUL-HANÉE (CONSTANTINOPLE) | DÉCÉDÉ LE 13 AVRIL 1856, A L'AGE DE 23 ANS | *PRIEZ POUR LUI.*

Inscription de 6 lignes, gravée sur une tombe du cimetière du Père-Lachaise, à Paris. — Er. Wickersheimer, 19 octobre 1913.

1143. — MARCHAL DE CALVI.

Marchal de Calvi.

Inscription gravée sur le piédestal d'un buste en bronze, de trois quarts à droite, signé : Adam Salomon 1874. Cimetière du Père-Lachaise, Paris. — Er. Wickersheimer, 19 octobre 1913.

1144. — PERSAC.

Au Docteur | PERSAC | Maire | 1870-1900.

Inscription de quatre lignes, gravée sur un piédestal en pierre, supportant un buste en bronze. Ce monument est élevé sur la place de la Poissonnerie, à Buchy (Seine-Inférieure). Au-dessous de l'inscription est gravée une palme. — C. Blanchard, 26 octobre 1913.

1145. — FONTAINE DE CHANÇAY, près Tours.

Linquite, nymphæ | Currere puras | Fontis aviti | Leniter undas. | Ut bibat hospes | Atque Colonus | Advena, messor, | Pastor ovisque | Floreat hortus | Tempus in omne.

Inscription de 10 lignes, gravée sur une plaque de marbre, qui se trouvait autrefois près d'une fontaine réputée pour ses vertus guérissantes à Chançay (Indre-et-Loire). Cette plaque est actuellement au presbytère de Chançay. — Louis Dubreuil-Chambardel, 1913.

1146. — BRETONNEAU, Louis, 1712-1787.

Hanc, primam lapidem posuerunt | D. D. Haincque prefectus urbis Lochensis | Gobreau canonicus, illius legatus, | Pescherard et Bruley œdiles | Regnard et Ferrand assessores | Buttet regis procurator | Pillaut tributorum quæstor | Foucher, secretarius | Brethonneau, Belliloci scabinus | Dom Ferriolus Bourgogne collegiæ | Lochi-Bellilocensi superior | Regnante Ludovico XVI cognomine Augusto | Die XVII, mensis Augusti | anno Dom MDCCLXXIX.

Inscription de 14 lignes, gravée sur une ardoise autrefois scellée dans la première pierre des bâtiments du collège de Loches, qui, détruits par une inondation, le 26 octobre 1770, furent reconstruits en 1779. Cette ardoise se trouve actuellement dans les archives de l'École Normale de Loches.

Louis Bretonneau, fils de René Bretonneau, chirurgien à Luzillé

(I.-et-L.), et de Anne MUSNIER, est né à Luzillé, le 4 octobre 1712. Reçu maître chirurgien par la communauté de Loches, le 29 mars 1743, il exerça la chirurgie à Beaulieu-lès-Loches jusqu'à sa mort, survenue le 2 avril 1787. Il fut maire de Beaulieu, du 8 septembre 1759 jusqu'en 1763 et réélu en 1776[1]. Il est le grand-oncle de Pierre-Fidèle BRETONNEAU, le grand médecin tourangeau. — Cf. n° 67. — Dr Louis DUBREUIL-CHAMBARDEL, 1913.

1147. — HÔPITAL DU COMTÉ DE KENT ET DE CANTERBURY, 1793.

KENT AND CANTERBURY HOSPITAL ESTABLISHED | 1793.

Inscription de 2 lignes, peinte en noir au-dessus du portail de l'Hôpital de Canterbury (Kent). — ER. WICK., 2 août 1913.

1148. — HOSPICE D'INVALIDES, à Warwick, 1571.

HOSPITIVM COLLEGIATVM ROBERTI DVDLEII COMITIS LEYCESTRIÆ 1571.

Inscription gravée au-dessus de la porte d'entrée d'un hospice de douze invalides, à Warwick (Angleterre). — ER. WICKERSHEIMER, 4 août 1913.

1149. — EDWARDS, William, 1724.

THIS HOUSE & SCHOOL WAS | BUILT BY Mr WILLIAM | EDWARDS CHIRUrGEON OF | KENELWORTH AND MARY HIS | WIFE AND ENDOWED WITH AN | ESTATE OF TWENTY AND TWO | POUNDS Pr ANN : FOR Ye BENEFIT | OF A FREE SCHOOL FOR THE | CHILDREN OF THIS PARISH | A : D : 1724.

Inscription de 10 lignes, gravée au-dessus de la porte de l'ancienne maison d'école, à Kenilworth (Angleterre). — ER. WICK., 3 août 1913.

1150. — BAINS DE LEAMINGTON, 1586-1784.

THE ORIGINAL SPRING | RECORDED BY CAMDEN 1586.

Inscription de 2 lignes, gravée au-dessus de la porte d'entrée du pavillon de l'ancienne source, à Leamington.

YE WHO DRINK OF THESE WATERS | REMEMBER | BENJAMIN SATCHWELL | WHO IN 1784 DISCOVERED AND PROCLAMED | THE HEALTH GIVING VIRTUES OF THIS SPRING. | *THIS TABLET WAS IN 1892 ERECTED TO HIS MEMORY BY* | EDWARD TRACY TURNERELLI.

1. Cf. Louis DUBREUIL-CHAMBARDEL, *Les Ancêtres de Bretonneau*. Paris, 1909, 3e édition, p. 33.

Inscription de 7 lignes, gravée sur une plaque de marbre blanc fixée à l'intérieur du pavillon. — Er. Wickersheimer, 3 août 1913.

1151. — ZECCHINELLI, I.-M.-S.-F., 1776-1841.

IO. MARLE. SANCT. F. ZECCHINELLI | DOMO. ATESTE | DOCTRINA. OPERE. CONSILIO | DE. RE. MEDICA | ET. DE. MVNICIPIO PATAVIN. OPTIME. MERITO | DOMVS. PVERORVM.EXPOSITORVM | PER. QVINQVENNIVM. IN. VRBE MODERATORI | THERMORVM. EVGANEARVM | ANN. XXIV PRÆSIDI. ET. SCRVTATORI. EXIMIO | CELEBERRIMIS. EVROPAE. AMERICAEQ. ACADEMIIS | ET. I. R. VENETO. SCIENTIARVM. INSTITVTO | AB. EIVS. RESTAVRATIONE. ADSCITO | SCRIPTIS. COMPLVRIBVS. EDITIS | MORBIS. POPVLARIBUS. SINGVLARI. DILIGENTIA. INVESTIGATIS | VBIQVE. CLARO | OB. SVMMAM. MEDENDI. PERITIAM | CIRCVMDIQVE DESIDERATISSIMO | ACERRIMI. INGENII. ANIMI. CONSTANTIS | ANTIQ. INTEGRITATIS. VIRO | CAMILLA. ARNOSTI | VXOR | IO. ALOYS. GIANELLI | EX. SORORE. NEPOS | I. R. CONSILIARIVS. REI. GERVNDAE | ET. ARCHIATER. PER. LANGOBARDIAM | MOERENTISSIMI. PP | — | NAT. KAL. IVN. AN. MDCCLXXVI. OBIIT. XII. KAL. MART. A. MDCCCXLI.

Inscription de 27 lignes, gravée sur une plaque de marbre blanc apposée sous le cloître de l'église Saint-Antoine, à Padoue. — R. Blanchard, 17 septembre 1911.

1152. — GAMBARA, Antonio, † 1604.

ANTONIO GAMBARAE | Civi Patavino qui medicinā quae in actione. 18. annos | eā quae in cognitione consistit ad usq; vitae exitu | magno audietiū quos solide doctrina de perspi |cuitate tenebat fructu profess cū tradēdis praece |ptis tū procerū valetudini admot; crebris felicib; ex-|perimētis eximiā laude nact; est artis īperio minime tris | tis et asper sed morū elegātia, et quadā naturae | suavitate praecipue egenae plebis curā medicus etiā | extra ministeriū GRATIOSUS. | Antonius Maietanus Heres Avvunculo optimo merito P | Vixit annos. LIII. decessit. die. XX sept. | MDCIV.

Inscription de 13 lignes, gravée sur une pierre placée dans la grande nef de l'église des Eremitani, à Padoue, près du grand autel. — André Brian, 17 septembre 1911.

1153. — CLEHENZ. Christian, † 1855.

A ☧ Ω | PACI ET MEMORIAE | CHRISTIANI. CLEHENZ. WORALBERGENSIS | MEDICINAE. ET. PHILOSOPHIAE. LAUREA | INSIGNITI | EQUESTRE. DUCUS. FERREAE. CORONAE | AB. AUG. FRANCISCO. IOSEPHO. AUSTRIAE. IMPERATORE. | LONGOBARDIAE. ET. VENETIARUM. REGE | PROMERITI | QUEM | LINGUAE. ET. LITTERATURAE. GERMANICAE | DOCTOREM | ANNIS. FERE. XXXIX | ATHENAEI. TICINENSIS. ET. PATAVINI | JUVENTUS. SUSPEXIT | ANNO. MDCCCLV. XII. KAL. OCTOBRIS | EXTINCTUM. COMPLORAVIT | ANNA. MARIA. MARIA. ROSA. | SORORES. ABSENTES | MULTIS. CUM. LACRYMIS | TITULUM | B. M. | P.

Inscription de 23 lignes, gravée sur une plaque de marbre blanc apposée dans l'église des Eremitani, à Padoue. — C. Blanchard, 17 septembre 1911.

1154. — VALLISNERI, Antonio, † 1730.

D.O.M. | ANTONIO VALLISNERIO | Artis Medicae Assertori Eximio | Naturalis Historiae ac Phil. | Restitutori Celeberrimo | Svis Honorib. Vndeqvaq. Am̃vcto | Antonivs Filivs Moer. P. | Obiit xv Kal. Feb. Anno Sal. | mdccxxx Et. lxviii Mens viii.

Inscription de 9 lignes, gravée sur une plaque de marbre blanc apposée dans la chapelle de saint Jacques, église des Eremitani, à Padoue. — Camille Blanchard, 17 septembre 1911.

1155. — TAPPARI, Giovanni, † 1890.

AL COMM. GIOVANI TAPPARI PADOVANO | — | COLONNELLO MEDICO | UOMO DI SCHIETTI COSTUMI | CHE L'INGEGNO NATO A MOLTE COSE | USÒ IN VANTAGGIO DELLA SCIENZA E DEL PAESE | NEL MDCCCXLVIII | INSEGNANTE L'OCULISTICA NEL PATRIO ATENEO | FESE PARTE DEL COMITATO DI DIFESA DELLA CITTÀ | CHE RIOCCUPATA DAGLI AUSTRIACI | LASCIÒ ESULE VOLONTARIO | RECANDO L'OPERA SUA BENEFICA | DOVUNQUE SI COMBATTE PER L'INDIPENDENZA D'ITALIA | RIGIDO SERVATOR DEL DOVERE | AMOREVOLE COI SOGGETTI | AI POVERI SOCCORRITORE SEGRETO E BENIGNO | VISSE LXXVIII ANNI | MORÌ IL XIX SETTEMBRE MDCCCLXXXX | GL AMICI CUI FU CARISSIMO | P.

Inscription de 19 lignes, gravée en lettres noires sur une plaque de marbre blanc apposée sous la loggia supérieure, côté sud, du palais de la Ragione ou Salone, à Padoue. Au-dessus de l'inscription, une peinture médiocre représente TAPPARI, de trois quarts à gauche, en costume militaire. — R. BLANCHARD, 16 septembre 1911.

1156. — BERZIERI, L.; DALLA ROSA, G.; VALENTINI, G. — Eaux de Salsomaggiore.

IL D^{r} | LORENZO BERZIERI | DA PELLEGRINO PARMENSE | CON INTUITO SAPIENTE | SCOPERSE PRIMO NEL 1839 | L'ENERGIA SALUTARE | DI QUESTE ACQUE | PRESAGIO DI GRANDI BENEFIZII.

Inscription de 8 lignes, gravée en lettres noires sur la face antérieure du piédestal d'un monument en marbre blanc, érigé dans un jardin public, à Salsomaggiore (Italie). Au-dessus de l'inscription, un médaillon en bronze, de forme ovale et reproduisant les traits de BERZIERI, de face. Le tout est surmonté d'une colonne sur laquelle repose un Aigle aux aigles éployées.

IL M^{se} | GUIDO DALLA ROSA | CONCESSIONARIO DELLE SALINE | CONSACRÒ PER 20 ANNI | INGEGNO CUORE DOTTRINA | AL CIVILE INCREMENTO DEI BAGNI | LA CUI FAMA | VARCÒ I CONFINI D'EUROPA.

Inscription de 8 lignes, gravée sur le côté droit du piédestal du même monument, au-dessous d'un médaillon de bronze, ovale et représentant G. DALLA ROSA, tourné de profil à droite.

AI | BENEMERITI | DELLA UMANITÀ | I SALSESI | MEMORI CONCORDI POSERO | EGREGI BAGNANTI | PER GRATO ANIMO CONCORSERO | 1894.

Inscription de 8 lignes, gravée sur la face postérieure du piédestal du même monument, au-dessous d'un médaillon de bronze, ovale et portant une Salamandre passant au milieu des flammes.

IL D^{r} | GIOVANNI VALENTINI | CON FECONDO ESPERIENZE | CONFERMÒ | LA SCOPERTA DEL COLLEGA | ILLUSTRANDOLA COGLI SCRITTI | L'UMAN GENERE BENEDISSE | IL PRESAGIO AVVERATO!

Inscription de 8 lignes, gravée sur le côté gauche du piédestal du même monument, au-dessous d'un médaillon de bronze ovale et représentant un buste vu de face. — R. BL., 19 sept. 1911.

1157. — DAVILA, Carol, 1828-1884.

GENERALUL DOCTOR | CAROL DAVILA | *1828.†1884 | SPITALUL OSTIREĬ DIN MIHAĬ VODĂ | SCÓLA NATIONALĂ DE MEDICINĂ SI FARMACIE | SCÓLA VETERINARĂ | SERVICIUL SANITAR AL ARMATEĬ | SERVICIUL SANITAR

AL PRINCIPATELOR-UNITE | AZILUL ELENA-DOAMNA | EFORIA SPITALELOR CIVILE | SCOALA DE SURDO-MUTĬ | FACULTATEA DE MEDICINĂ DIN BUCURESTĬ | INSTITUTUL DE CHIMIE | INITIATOR, CREATOR, ORGANISATOR | 1853-1884.

Inscription de 15 lignes, en relief, à la face antérieure du piédestal de la statue de DAVILA. Au-dessus de cette inscription, un Serpent buvant dans une coupe.

COMITETUL DE ERIGERE | GENERAL DOCTOR IULIU TEODORI (PRESIDENT) | DOCTORUL JACOB FELIX | GENERAL DOCTOR ZAHARIA PETRESCU | DOCTORUL CONSTANTIN D. SEVEREANU | DOCTORUL DIMITRIE GRECESCU | DOCTORUL DIMITRIE DRAGHESCU | DOCTORUL FLOREA TEODORESCU | MEDIC VETERINAR ALEXANDRU LACUSTEANU | FARMACIST MAIOR DIMITRIE NICULESCU | FARMACIST DIMITRIE ROȘU | 1903.

Inscription de 12 lignes, en relief, à la face postérieure du piédestal.

La statue est l'œuvre du sculpteur Carol STORK. Elle a pu être exécutée grâce à une souscription publique qui a permis de réunir une somme de 56.117 fr. Elle est en bronze, mesure 4 mètres de haut et repose sur un piédestal en granit d'Italie. Elle se dresse devant la façade principale de la Faculté de médecine de Bucarest, le long du boulevard de l'Indépendance. DAVILA est debout, en uniforme de médecin général. Le monument a été inauguré le 12 octobre 1903. Une plaquette à l'effigie de DAVILA a été frappée en souvenir de cet événement.

Fils naturel de LISZT et de Mme d'AGOUT (Daniel STERN), par conséquent frère de Mme Cosima WAGNER, DAVILA fut appelé, en Roumanie, en 1854, pour organiser les ambulances militaires. On lui doit la création de l'enseignement médical en Roumanie et la fondation de la Faculté de médecine de Bucarest [1]. — R. BLANCHARD, 31 août 1910.

1158. — MAUCHAMP, Émile, 1870-1907.

AU | DOCTEUR | EMILE MAUCHAMP | 1870-1907.

Inscription de 4 lignes, gravée sur le devant du piédestal d'un monument en pierre blanche, formé d'une stèle pyramidale supportant un buste en bronze. Devant la stèle se tient debout une statue en bronze, représentant une femme marocaine, qui tient sur son bras gauche un enfant endormi et tend la main droite vers le

1. D. GRECESCU. *Schitare din viéța și activitatea generalului doctor Carol Davila.* Bucureștĭ, grand in-8° de 113 p. avec 3 pl. hors texte, 1903; cf. p. 13 et 113.

buste. Au bas de la statue et à droite on lit : P. CUBILLON. Sur les côtés, le piédestal est orné de bas-reliefs rectangulaires : celui de gauche représente MAUCHAMP dans son dispensaire, soignant les malades ; celui de droite le montre succombant sous les coups des assassins.

MONUMENT | ÉRIGÉ PAR | SOUSCRIPTION INTERNATIONALE | AVEC LA PARTICIPATION | DE L'ÉTAT, DU DÉPARTEMENT | ET DE LA VILLE DE CHALON-S-SAÔNE | INAUGURÉ | LE 21 AOUT 1910 SOUS LA PRÉSIDENCE | DE M. S. PICHON | MINISTRE DES AFFAIRES-ÉTRANGÈRES. | — | ASSASSINÉ | À MARRAKECH | LE 19 MARS 1907.

Inscription de 13 lignes, gravée à la face postérieure du piédestal. Le monument se dresse dans un jardin public, à Chalon-sur-Saône. — R. BLANCHARD, 4 août 1911.

1159. — PHARMACIE A HILDESHEIM, 1579.

Will du Artzny odr sufe sein.
So geh dar die zufinden sein
Zwo ander Thur dir offen stan
Zu Raht hir geht der Olderman.

Inscription de 4 vers remontant au XVIe siècle, sur la façade septentrionale de la Ratsapotheke, Rathausstrasse, à Hildesheim.

PARVA DOMVS PRIOR ÆQVABVM INDICIT VSVS AD ÆGRVM
SANANDVM CVNCTIS ERAT INSTRVCTISSIMA REBVS
MŒSTI ILLAM CIVES VIDERVNT IGNE PERIRE
HEV TOTIES NON IPSA TVLIT QVOS MORTE PERIRE
DAMNVM INGENS SED DECRETO PRVDENTE SENATVS
LAXA MAGIS QVAM PRISTINA ERAT MAGIS APTA REPENTE.
EST NOVA STRVCTA DOMVS DATE NVMINA NE CREMET VLLVS
HANC IGNIS NISI QVI TERRAM COELVMQVE CREMABIT.

Inscription de 8 vers, gravée au-dessus de la porte d'entrée de la même pharmacie, sur sa façade occidentale, Hoheweg, n° 4, qui présente aussi des figures allégoriques, des plantes employées en pharmacie et les millésimes : 1579 et 1888.

EINES HOCHEDLEN RATHS APOTHECKE. MDCCLXIII

Inscription gravée au-dessous de la précédente. — Er. WICKERSHEIMER, 24 août 1911.

1160. — HÔTEL-DIEU DE PARIS, 1445.

Cy deuant gist honorable home et sage maistre henry Rousseau Jadis aduocat en parlement seigneur de chaillian et de Compans en partie le quel des son viuant A fonde en cest hostel trois messe pa hersafeune sepmaine qui sont et doiuent estre dites et celebrees a lautel et chappelle de mons saint loys Jadis Roy de frāce situee ʒ assise ou millen de cest hostel aux Jours de mercredi vendredi et dimenche. cest assauoir au mercredi de Requiem. au vendredi de la croix et au dimenche de la solēnite du Jour ou ala voulente du celebrant et en la fin de chasc̄ue messe qui ne seroit ditte de Requiem le celebrant est tenu de faire memoire des trespassez. Et pour ce faire ʒ fōder le dit deffunct adōne acest hostel XII lp de Rente que Il ou ses hoirs doiuent faire admortir. situees et assises sur vne maison ʒ estuues assises a paris deuant le palais a limage saint michel et pour auoir la sepulture en ceste chappelle a dōne la sōme de cent frās que aussy en son viuāt Il a paiez en six liures paris de Rēte assises sur pluss maisōs a paris declaires es lrēs sur ce fces tout pour le salut de s ame ʒ des ames de ses pere mere parēs ʒ amis le quel tspassa lā MCCCC. XLV le IX[e] iour de novēbre dieu en ait lame. Amen.

Peccaui super numerum arene maris et multiplicata sūt peccata mea et non sum dignus videre altitudinem celi pre multitudine iniquitatis mee qm irritaui Iram tuam et malum coram te feci qm Iniquitate mea ego cognosco et delictum meum coram me est semper tibi soli peccaui ideo deprecor magestatem tuam vt tu deleas Iniqitatem meam misre mei secundū magnam misericordiā tuam.

Inscription gravée sur un bas-relief provenant de la chapelle de l'Hôtel-Dieu de Paris, et qui se trouve actuellement dans le collatéral méridional de la nef de l'église Saint-Julien-le-Pauvre.

1161. — HEISTER, Lorenz. 1683-1758.

Hier ist am 19. September 1683 geboren Lorenz Heister | Naturforscher, der Anatomie und Chirurgie Lehrer.

Inscription de 2 lignes, peinte en blanc sur rouge, au-dessus d'un portrait de HEISLER, de trois quarts à gauche. Ce portrait orne la façade extérieure de l'hôtel de la Ville de Darmstadt, Grosse Fischergasse, n° 12, à Francfort-sur-le-Mein. — Er. WICK., 13 août 1911.

1162. — FUMÉE, Adam. † 1494.

Le XXe iour daoust mil cinq cens noble home maistre | Adam Fumee conseillier et maistre des requestes ordinaire | de lostel du Roy nre sire et seigneur des Roches S Quentin et | damoiselle Katherine Burdelote sa femme ont fonde en | leglise de ceans quatre anniversaires par chun an | cestassavoir la veille mons^{r} sainct Loys serot celebrees | vespres et ledict iour sainct Loys vigiles et grad messe | de mors. Le io^{r} nre dame de septembre appres vespres du | ior vespres de mors et le lendemain vigilles et grand | messe. Le io^{r} et feste de nre dame de chandeleur appres les | vespres du ior vespres de mors et le lendemain vigilles et | grand messe. Le ior et feste du sacre du corps nre seigeur | appres les vespres du ior vespres de mors et le lendemain | vigilles et grand messe. Pour la fondacion desquelz | anniversaires lesdictz nobles ont donne a leglise de | ceas por chun anniversaire quize soulz tournois de rente | payables ausd. iours que lesd. anniversaires auront | este dictz lesquels anniversaires ont fode lesd^{s} fodateurs | po^{r} le salut des ames de feuz nobles messe^{s} Adam Fume en | son vivant chevalier conseille et maistre des requestes | ordinaire de lostel du Roy et ayat la garde du seel de Frace | et de dame Thomyne Ruzee sa feme, seigneur et dame dud. lieu | des Roches S Queti. Lesquels trepacerre a Lyon lan mil | c.c.c.c. IIII^{xx} et XIIII. Dieu p sa gre veulle avoir leur âme. | Amen.

Inscription de 25 lignes, gravée sur une plaque de cuivre, haute de 0^{m} 912, large de 0^{m} 46, placée dans l'église de Saint-Quentin

(Indre-et-Loire). A sa partie supérieure, cette plaque est ornée de personnages qui se détachent sur un fond étoilé. Au centre, le Christ en croix, entre la Vierge et saint Jean : sur les côtés, Adam FUMÉE et sa femme, à genoux.

Docteur en médecine de la Faculté de Montpellier, seigneur des Roches-Saint-Quentin, Adam FUMÉE fut médecin des rois Charles VII, Louis XI et Charles VIII, et chargé à deux reprises des fonctions de garde des sceaux. Il avait épousé Thomyne RUZÉ. — Dr Louis DUBREUIL-CHAMBARDEL, Tours, 1913.

1163. — PHARMACIE A HALLE-SUR-SAALE, 1535.

APOTHEKE. | gegründet | 2. VIII, 1535 | durch Kardinal Albrecht | Erzbischoff v. Magdeburg.

Inscription de 5 lignes, peinte en noir sur la façade extérieure de la Hirsch-Apotheke, place du Marché, à Halle-sur-Saale. — Er. WICK., 14 août 1911.

1164. — PESTE DE LYON, 1348.

+ lan : m : ccc : lu : fit : micheles : parsus : ci | tiens : de : lian : edifier : ceta : chapel|la : loutar : zlocrucifix : plore meio : de : sar | ma : mathev : achert : marialan : simulierx | guillermetan : levr : fili : mulier : sav : en : are | res : dvdit : michelet : liqvax : mare : zpilli : mori | rent : eltems : de : la : mortalita : lan : m : ccc : | xlviii : liqvax : micheles : a : constitvi : zhorde | na : qve : vna : messa : ppetval : qve : li : ditta : ma|rieta : ordeniet : en : son : testamen : qve : el | zlism : ladita : messa : al : dit : hovtar : chas|cvn : iovr : ppetvalmnt : fesant : celebrar | nostres : sires : psamisericordi : armas : de cellos : zde : tos . avtras : feax : trapassas | matat : en : bon : repos : amen : item : lo xvii | iovr : de : decembro : lan : m : ccc : lv : fvt : sa | cras : li : dis : hotars : zbeneis : li : dix : crucifix | m·h m·p.

TRADUCTION. — *L'an mil trois cent cinquante-deux Michel Pacsus citoyen de Lyon a fait édifier cette chapelle, l'autel et le crucifix pour le remède de son âme, de celles de Mathieu Achert, de Mariette sa femme et de Guillermette leur fille femme ci-devant dudit Michel, lesquelles mère et fille moururent au temps de la mortalité, l'an mil trois cent quarante-huit. Lequel Michel a constitué et ordonné qu'une messe perpétuelle que ladite Mariette avait ordonné en son testament que lui et les siens fissent célébrer audit autel chaque jour perpétuellement. Que Notre Seigneur, par sa miséricorde, mette en bon repos leurs âmes et celles de tous les autres fidèles trépassés, amen. Item, le XVIIe jour de décembre 1355 ledit autel a été consacré et ledit crucifix a ét. béni.*

MH *MP*

Inscription de 18 lignes, gravée sur une pierre calcaire déposée au Musée de Lyon, trouvée dans une maison de la ville. Les monogrammes M✝H et M✝P, chacun dans un quadrilobe, sont ceux de la fondatrice et de l'exécuteur testamentaire. — Ed. Poncet, *Documents pour servir à l'histoire de la médecine à Lyon.* Lyon et Paris, in-4° de 74 p., 1885 ; cf. p. 66.

1165. — FONTAINE DE THREADNEEDLE STREET, à Londres.

Erected 1878 | at the expense of | John Whittaker Ellis Esq alderman | William Hartridge Esq deputy | supplemented by a vote in wardmote.

Inscription de 5 lignes, gravée sur le socle d'une statue en bronze représentant une femme qui allaite son enfant et tient un autre enfant debout devant elle. Cette statue, signée Dalou, 1878, est abritée sous un dais en marbre soutenu par quatre colonnes. Elle orne une fontaine située à Londres, Threadneedle street, derrière la Bourse, érigée en 1878, d'après les plans de l'architecte J. Edmeston et débitant en quatre vasques de l'eau potable, à laquelle viennent s'abreuver les passants, comme aux fontaines Wallace de Paris.

also by donations from | the drapers company and the merchant taylors company.

Inscription de 2 lignes, gravée sur la vasque antérieure de la fontaine. — R. Blanchard, mai 1910.

1166. — CRAMER, Theodor, 1822-1856.

Dr. med. Theodor Cramer | geb. d. 2 september 1822. gest. d. 8 mai 1856.

Inscription de 2 lignes, gravée sur une plaque de marbre noir, au nouveau cimetière Saint-Jean, à Leipzig. — Ern. WICKERSHEIMER, 18 novembre 1908.

1167. — D'URSO, Gaspare, † 1908.

A | GASPARE D'VRSO | INSIGNE FIGLIO DI TRAPANI | CHE | NELL' ATENEO DI MESSINA | EDVCANDO ED OPERANDO | ILLVSTRAVA LA SCIENZA CHIRVRGICA | VITTIMA LACRIMATA | DEL DISASTRO DEL 28 DICEMBRE | 1908 | PERCHÉ RIVIVE NEL RICORDO | I CITADINI GLI AMMIRATORI.

Inscription de 12 lignes, gravée sur le socle d'une statue dressée sur l'une des places de Trapani (Sicile) en l'honneur d'un médecin tué par le tremblement de terre de Messine. — R. NEVEU, mai 1913.

1168. — ÉCOLE DE MÉDECINE DE PISTOIA.

PERCHE NON VENISSE MENO NEI SECOLI LA RICORDANZA | DELLA SCVOLA MEDICA PISTOIESE | CHE DA QVESTO ANTICO OSPIZIO | SACRO AL DOLORE ALLA PIETA ALLA SCIENZA | IRRADIO PER LVNGO VOLGER DI TEMPO | LVCE VIVISSIMA DI SAPERE | DANDO ALLE VNIVERSITA TOSCANA | MAESTRI PRECLARI NELLE DISCIPLINE IPPOCRATICHE | E IN TEMPI PIV RECENTI | PER OPERA DI NATVRALISTI INSIGNI | INCREMENTI MIRABILI | ALLA MODERNA BIOLOGIA | VN COMITATO CITTADINO | ANNVENTE L'AMMINISTRAZIONE DI QVESTO ISTITVTO | E PLAVDENTE LA CITTADINANZA | VOLLE SOLENNEMENTE SCRIVERA | QVESTA MEMORIA | IL DI 25 NOVEMBRE 1906.

Inscription de 18 lignes, gravée en lettres noires sur une plaque de marbre blanc, apposée à droite de la porte de l'Ospedale del Gesso, à Pistoia (Italie). Les mots en grandes capitales sont en lettres rouges. — R. NEVEU, mai 1913.

1169. — FONTAINE PUBLIQUE À MORTEFONTAINE

DES BORDS FLEURIS OÙ J'AIMOIS À RÉPANDRE
LE PLUS PUR CRISTAL DE MES EAUX,
PASSANT, JE VIENS ICI ME RENDRE
AUX DÉSIRS, AUX BESOINS DE L'HOMME ET DES TROUPEAUX.
EN PUISANT LES TRÉSORS DE MON URNE FÉCONDE
SONGE QUE TU LES DOIS À DES SOINS BIENFAISANTS
PUISSAI-JE N'ABREUVER DU TRIBUT DE MON ONDE
QUE DES MORTELS PAISIBLES ET CONTENS.

Vers gravés sur le devant de la vasque d'une fontaine publique, à Mortefontaine (Oise).

1170. — MORICHINI, Domenico. 1773-1836.

Cineribus et memoriæ | Dominici Morichini | domo Antino in marsis eqvitis daniæ , hic mediers ætatis svæ prestantissimvs egenis divitibvsqve pari alacritate | ..... fvit doctor decvrialis in archigymnasio recentioris chemiæ præcepta | romanæ ivventvti primvs tradidit scrvtandæqve natvræ artem scriptis illvstravit | liberalitate mansvetvdine civibvs | exteriqve probatissimvs | vixit an. LXIII. *men* II. *| decessit in pace pridie kal. dec. an.* MDCCCXXXVI *| filii qvos a Cecilia Calidi conivge concordissime providentissima generat | et ad omnem hvmanitatem virtvtemqve informarat parentem bene merentissimvm | in conditorivm qvod gens Morichinia sibi paravit inferentes | monvmentvm cvm lacrimis posverent.*

Inscription de 13 lignes, gravée sur un monument funéraire, œuvre du sculpteur Tadolini. Église Saint-Marcel, à Rome. — *Poliorama pittoresco*, Napoli, 1849, p. 147.

1171. — BROUARDEL, Paul.

PAUL | BROUARDEL.

Inscription de 2 lignes, gravée au bas du buste.

DOYEN | DE LA FACULTÉ DE | MÉDECINE | — | PROFESSEUR | DE MÉDECINE LÉGALE | — | PRÉSIDENT DU CONSEIL | SUPÉRIEUR D'HYGIÈNE | DE FRANCE | — | MEMBRE DE L'INSTITUT.

Inscription de 9 lignes, gravée sur le socle du buste.

A PAUL BROUARDEL | SES ÉLÈVES | SES AMIS | SES ADMIRATEURS.

Inscription de 5 lignes, gravée sur un socle où s'assied une jeune femme voilée et endormie, soutenue par une autre femme qui se tient debout et tend des fleurs vers le buste. En bas et à droite : D. PUECH 1909.

Monument en marbre blanc, érigé par voie de souscription dans la cour de la Faculté de médecine de Paris. Adossé à l'une des fenêtres du petit amphithéâtre. — R. Bl., 1912.

1172. — TEMPLE CRÉMATOIRE DE MILAN.

VERMIBUS EREPTI, PURO CONSUMIMUR IGNI ;
INDOCTE VETITUM MENS RENOVATA PETIT.

Distique inscrit sur le fronton du temple crématoire, dans le cimetière de Milan. — P. FABRE (de Commentry), 12 septembre 1880.

1173. — JENNER, Edward, 1749-1823.

JENNER

Inscription gravée sur la base du buste de JENNER, par Eugène PAUL, érigé à Boulogne-sur-Mer.

A | EDUARD JENNER | LA FRANCE RECONNAISSANTE | 11 SEPTEMBRE 1865.

Inscription de 4 lignes, gravée sur le piédestal du buste précédent.

1174. — BALLAY, Noël, 1847-1902.

A | NOEL | BALLAY | — | SES | COMPATRIOTES | SES AMIS.

Inscription de 6 lignes, gravée sur la face antérieure d'un socle en pierre supportant un buste en bronze, signé H. ALLOUARD 1904. BALLAY est représenté en costume colonial boutonné, à col droit ; il porte la cravate de commandeur de la Légion d'honneur, le lorgnon dans la poche pectorale gauche du veston.

1870-1871 | AIDE-MAJOR | AUX MOBILES | D'EURE-ET-LOIR | — | 1875-1884 | EXPLORATION AU CONGO | — | 1885-1890 | LIEUTENANT-GOUVERNEUR | AU GABON.

Inscription de 9 lignes, gravée sur la face droite du même socle.

1890-1900 | GOUVERNEUR | DE LA | GUINÉE FRANÇAISE | — | 1900-1902 | GOUVERNEUR GÉNÉRAL | DE | L'AFRIQUE OCCIDENTALE | FRANÇAISE.

Inscription de 9 lignes, gravée sur le côté gauche du même socle.

NÉ À | FONTENAY-SUR-EURE | (EURE-ET-LOIR) | LE 14 JUILLET 1847 | — | MORT À SAINT-LOUIS | (SÉNÉGAL) | LE 26 JANVIER 1902.

Inscription de 8 lignes, gravée sur la face postérieure du même socle.

Un enfant indigène, orné d'un collier et d'une cordelette autour de la taille, se dresse contre le côté gauche et tend une palme. Il a le ventre proéminent, la rate étant gonflée pour cause de paludisme. Un indigène adulte, d'une allure superbe et vêtu d'une ample gandoura, est assis sur le devant du piédestal, les jambes croisées. Il tient de la main droite un bâton de Bambou. En arrière est posé sur le piédestal un motif de décoration en bronze, représentant un écusson et une branche de Laurier. — Cf. n° 875. — Mme Marthe de DARRAX, 1915.

1175. — BEURDY, B.-Th., 1824-1870.

BEURDY BONAVENTURE THÉODORE | MÉDECIN MAJOR DE 1e CLASSE | TUÉ À GRAVELOTTE.

Inscription de 3 lignes, gravée sur une des plaques commémoratives en marbre blanc scellées aux murs de l'église de Mars-la-Tour (5e travée, à droite, près de l'autel). Cette église a été pieusement restaurée et consacrée à la gloire des soldats français morts pour la Patrie à Mars-la-Tour, Saint-Privat, Vionville, Rezonville, Gravelotte et autres environs de Metz. BEURDY fut tué à Rezonville, le 16 août 1870, dans une charge d'uhlans, par suite d'un coup de sabre à la nuque et d'un coup de feu au poumon, pendant qu'il pansait un blessé. — Dr BONNETTE, Médecin major, 1912.

1176. — LOUIS, Joseph-Alfred, 1838-1900.

JOSEPH-ALFRED-LOUIS | DOCTEUR EN MÉDECINE | MÉDECIN MAJOR DE 1re CLASSE | EN RETRAITE | CHEVALIER DE LA LÉGION D'HONNEUR | ET | DU MÉRITE AGRICOLE | BLESSÉ SUR LE CHAMP DE BATAILLE DE | GRAVELOTTE | 1838-1900.

Inscription de 10 lignes, en relief, sur une pierre tombale de marbre noir, surmontée d'une croix de même nature. Cimetière de Roville-sous-Bayon (Meurthe-et-Moselle), dans l'allée du sud, en face la porte d'entrée, située près de l'église. — Dr BONNETTE, 1912.

1177. — MORELLE, Eugène, † 1834.

EUGÈNE MORELLE | CHIRURGIEN SOUS-AIDE | DÉCÉDÉ LE 5 NOVbre 1834.

Inscription de 3 lignes, gravée sur une tombe provenant du cimetière du Ravin Vert, désaffecté, et placée en 1898 dans le jardin de l'hôpital militaire d'Oran. — Dr BONNETTE, 1912.

1178. — GALÉANI, Jean-Marie, † 1834.

JEAN MARIE GALEANI | NÉ A CORTE (CORSE) LE 1er JUILLET 1791

| OFFICIER COMPTABLE DE L'HÔPITAL M[re] D'ORAN | MORT DU CHOLÉRA | LE 13 OCTOBRE 1834.

Inscription de 5 lignes, gravée sur une pierre tombale extraite du cimetière du Ravin Vert, désaffecté, et placée en 1898 dans le jardin de l'hôpital militaire d'Oran. — Dr BONNETTE, 1912.

1179. — Madame DELESTRE, † 1840.

OB MEMORIAM | SOPHLE AUGUSTINÆ SAUTN | DUNKERCANÆ | CRUDELI MORTE DEFUNCTÆ | 28 SEPTEMBRE 1840 | CAST MULIER QUÆ FUIT EXIMLÆ | BENIGNITATIS | LAUDE DIGNA, CHARITATE ERGA | PROLEM SUAM, EIDE MARITA AMORE | SOCIALI, CONJUX DELESTRE | PHARMACOPOLA, NOSOCOMII | MILITARIS PER SEMPER | INSOLABILIS | HANC LAPIDEM POSUIT. QUIS | QUIS SIS VIATOR! PARCE, PRECA | DEUM PRO EAM.

Inscription de 16 lignes, gravée sur une pierre tombale extraite du cimetière du Ravin Vert, désaffecté, et placée en 1898 dans le jardin de l'hôpital militaire d'Oran. — Dr BONNETTE, 1912.

1180. — Madame PLAISANT, † 1849.

CI GIT | Mme PLAISANT | FEMME DU CHIR[en] MAJOR | DE CE NOM | MORTE DE L'ÉPIDÉMIE | LE 28 OCTOBRE 1849 | À L'AGE DE 45 ANS | ELLE EMPORTE DANS SA TOMBE | LES REGRETS DE SON MARI | ET DE SES ENFANTS | P.P.S.A.

Inscription de 11 lignes, gravée sur une pierre tombale extraite du cimetière du Ravin Vert, désaffecté, et transférée en 1898 dans le jardin de l'hôpital militaire d'Oran. — Dr BONNETTE, 1912.

1181. — VITTON, P.-G.-E., † 1846.

ICI REPOSE | LE D.·. VITTON P.G.E | CHEVALIER DE LA LÉGION D'HONNEUR | CHIRURGIEN MAJOR AU 2e SPAHIS | DÉCÉDÉ | LE 11 JUILLET 1846 | TEMOIGNAGE | D'AFFECTION | ET DE VIFS REGRETS DE SES F.F. DE LA □ .·. | DE L'UNION AF.·. D'ORAN

Inscription de 10 lignes, gravée sur une tombe provenant du cimetière du Ravin Vert, désaffecté, et transférée en 1898 dans le jardin de l'hôpital militaire d'Oran. Cette épitaphe est surmontée d'un Cygne aux ailes éployées, reposant sur deux branches de Laurier. VITTON était franc-maçon. — Dr BONNETTE, 1912.

1182. — HENNEQUIN. Antoine. † 1849.

CI-GIT | ANTOINE HENNEQUIN | DÉCÉDÉ LE 1er 9bre 1849 | CHIRURGIEN MAJOR | AUX SPAHIS D'ORAN | FAISANT FONCTIONS | DE CHIRURGIEN EN CHEF | DE L'HÔPITAL D'ORAN | PENDANT LE CHOLÉRA | IL EMPORTE LES REGRETS ÉTERNELS | DE SON FRÈRE ET DE SES SŒURS | ET L'ESTIME DE SES CONCITOYENS.

Inscription de 12 lignes, gravée sur une tombe provenant du cimetière du Ravin Vert, désaffecté, et transférée en 1898 dans le jardin de l'hôpital militaire d'Oran. — Dr BONNETTE, 1912.

1183. — GOEDORP, Joseph-Hippolyte, † 1849.

CI GIT | Mr GOEDORP | JOSEPH, HYPOLITE | MÉDECIN ORDINAIRE DE 1e CLASSE | A L'HÔPITAL MILre | D'ORAN. DOCTEUR EN MÉDECINE | CHEVALIER DE LA | LÉGION D'HONNEUR | NÉ À AVIGNON (VAUCLUSE) | LE 29 MAI 1800 | DÉCÉDÉ LE 7 NOVbre 1849.

Inscription de 11 lignes, gravée sur une pierre tombale provenant du cimetière du Ravin Vert, désaffecté, et transférée en 1898 dans le jardin de l'hôpital militaire d'Oran.

CI GIT | MARIE ANNE | ETELINDE Gles ÉPOUSE DE Mr | GOEDORP CHEVr | DE LA LÉGION D'HONNEUR | MÉDECIN EN CHEF | A L'HÔPITAL MILITAIRE | D'ORAN | DÉCÉDÉE LE 15 MARS 1849.

Inscription de 10 lignes, gravée sur une pierre tombale de même provenance que la précédente et transportée avec elle dans le jardin de l'hôpital militaire d'Oran. — Dr BONNETTE, Médecin major, 1912.

1184. — HÔPITAL SAINT-SAUVEUR, A LILLE, 1216.

Hôpital Saint-Sauveur, fondé en 1216, par JEANNE DE CONSTANTINOPLE, comtesse de Flandre et de Hainaut. | 1677. Les soldats blessés au siège de Lille sont soignés. | 1708. Les soldats blessés au siège de Lille sont soignés. | 1720. Soins aux victimes de l'épidémie. | 1745. Les prisonniers anglais, hanovriens, autrichiens et hollandais blessés à Fontenoy sont soignés. | 1790. Soins aux victimes de l'épidémie. | 1792. L'Hôpital Saint-Sauveur est incendié pendant le siège. | 1793. Les soldats blessés au combat de Linselles sont soignés. | 1815. Les blessés de Waterloo sont soignés. | 1832. Soins aux victimes de l'épidémie cholérique. | 1849. Soins aux victimes de l'épidémie cholérique. | 1853. Visite de l'empereur Napoléon III.

| 1854. Soins aux victimes de l'épidémie cholérique. | 1866. Soins aux victimes de l'épidémie cholérique. | 1867. Visite de l'impératrice Eugénie. | 1870-71. Soins aux blessés pendant la guerre. | 1874. Visite du Maréchal de MAC-MAHON, président de la République. | 1892. Visite de Mr CARNOT, président de la République.

Inscription gravée près de la porte principale de l'hôpital Saint-Sauveur, à Lille.

Cet hôpital renferme de nombreuses inscriptions relatives à des religieuses et à d'autres personnes ayant appartenu à son administration. — Abbé Th. LEURIDAN, *Op. cit.*, II, p. 481-489.

1185. — LAMBERT, Jehan, maître de l'HÔPITAL SAINT-SAUVEUR, à Lille, 1510.

Cy gist vénérable personne messire Jehan LAMBERT, en son temps chanoine de ceste église et maistre de l'hospital Saint-Sauveur, lequel trespassa le XVe jour d'aoust XV^{c} X, et ordonna avant son trespas ceste mémoire estre faite tant pour lui, que pour feu Me Jehan DE MONSTREUL, chanoine aussi de ladite église en son vivant. Priez Dieu pour leurs âmes. Amen.

Inscription autrefois gravée sur le 2e pilier de la chapelle Saint Adrien de l'église Saint-Pierre, à Lille, aujourd'hui démolie. — Abbé Th. LEURIDAN, *Op. cit.*, IV, p. 78-79.

1186. — HÔPITAL A VIENNE (ISÈRE), IXe siècle.

XVII. KALENDARVM FEBRVARII OBIIT BARNVINVS ARCHIEPISCOPVS QV DEDIT S. MAVRITIO | SACERDOTALE VESTIMENTVM TOTVM AVREVM VALDE BONVM INSUPER ET ANNVLVM AVREVM | MAGNVM ET SEPTEM LAMPADES ARGENTEAS ET RESTAVRAVIT XENODOCHIVM PAVPERVM | BONAQVE ALIA MVLTA FECIT. ERAT QVIPPE VICARIVS DOMINI PAPAE PER TOTAM GALLIAM.

Inscription de 4 lignes tirée d'un ancien ménologe de l'église de Vienne (Isère). Barnoin ou Bernoin était archevêque de Vienne en 887. — A. ALLMER et Alf. de TERREBASSE, *Op. cit.*, 2e partie, I, p. 126-128, et album, n° 342.

1187. — HÔPITAUX DE PARIS ET DE JOUY-LE-MOUTIER, XVIIe siècle.

MORTEL DE QUI CES MARBRES ATTIRENT ICY LES REGARDS | TU VERRAS QUE LA VANITÉ N'Y EST POINT SATISFAITE | PAR UN ELOGE POMPEUX A LA MEMOIRE DE MESSIRE IEAN | DE LA BARRE PRESIDENT DES TRESORIERS DE

FRANCE | DE PARIS DONT LE CORPS REPOSE EN CETTE CHAPELLE. | ILS TE MARQUERONT SEULEMENT SA IUSTICE EN SES EM | PLOIS ET SA CHARITÉ PAR LA PART QUIL FIT DE SES BIENS | AUX PAUVRES DE L'HOSPITAL GENERAL DE PARIS, A CEUX DE | CETTE PAROISSE ET A CETTE EGLISE ICY. SI | DAME CATHERINE PIETRE SA VEUVE PENETRÉE DES | SENTIMENTS DE LA PIETÉ ET DE LA MODESTIE DE SON | ESPOUX TE REPRESENTE DANS CE MONUMENT SA FOY VIVE ET | SON ESPERANCE FERME DE LA RESURRECTION QUIL Y ATTEND, | CE NEST QUE POUR LUY RENDRE CETTE ATTENTE HEUREUSE | PAR LES PRIERES QUELLE TE DEMANDE, ET POUR TE DONNER | UNE SAINTE EMULATION A LA GLOIRE UNIQVE DE DIEU.

Inscription de 16 lignes, gravée sur une plaque de marbre noir de 40 cm. de hauteur sur 60 cm. de largeur. Église paroissiale de Notre-Dame, à Jouy-le-Moutier (Seine-et-Oise). — F. de GUILHERMY, *Op. cit.*, I, p. 354-355.

1188. — HÔPITAUX SAINT-NICOLAS, SAINT-NICAISE ET DE LA TRINITÉ, à Lille.

Père du Ciel, créateur souverain,
Regarde ici par ta bégninité,
Ce bon seigneur, sire Guillaume ESPAING,
Qui en son temps, par vraye charité
Fonda ce lieu plein de mendicité,
Et fut natif du règne d'Angleterre.
Partant, mon Dieu, prends son faict en pitié :
Cy est mon vrai fondateur et confrère.

Inscription de 8 vers autrefois gravée dans la chapelle de la Trinité, à Lille, construite sur l'emplacement de l'hôpital de la Trinité et où on déchargeait les messes des hôpitaux Saint-Nicolas, Saint-Nicaise et de la Trinité supprimés en 1550.

Mémoire. Les hôpitaux S. Nicolas, S. Nicaise et cette chapelle sont obligez de descharger annuellement un obit à chanter le 5 octobre, contenant vêpres, un noctúrne, commendaces et la messe à l'intention de Nicolas MOUCRON, au sujet de la sacristie, de l'an 1719.

Inscription autrefois gravée dans la même chapelle. — Abbé Th. LEURIDAN, *Op. cit.*, II, p. 499-500.

1189. — HOSPICE DE BICÊTRE, 1688.

S^RT IEAN BAPTISTE DE | LHOPITAL GENERAL | 1.688.

Inscription de 3 lignes, gravée au-dessus d'une ancienne porte de la chapelle de l'hospice de Bicêtre (Seine). — F. de Guilhermy, *Loco citato*, II, p. 587.

1190. — HOSPICE DE BICÊTRE, 1744.

LAN 1744 JAI ETE BENITE PAR M^RE..... | .... ET NOMMEE..... | EN PRESENCE DE M HENRI DE BESSET | CHEVALIER SEIG DE LA CHAPELLE MILLON | IEAN BAPTISTE PIERRE LAMBERT CORRECTEUR | DES COMPTES ALEXANDRE JEAN REMY ECUYER | ANCIEN ECHEVIN DE LA VILLE DE PARIS ET | DENIS FRANCOIS BENOIST CONSEILLER AU | CHATELET TOUS QUATRE ADMINISTRATEURS | DE LHOPITAL GENERAL ET COMMISSAIRES DE LA | MAISON DE BICESTRE | LOUIS GAUDIVEAU MA FAITE A LIEUSAINT.

Inscription de 12 lignes, gravée sur la plus grosse des trois cloches de l'hospice de Bicêtre (Seine). Les deux autres ne présenteraient que la date de 1737, et le nom du fondeur *Amonche à Paris*. — F. de Guilhermy, *Loco citato*, III, p. 588.

1191. — HOSPICE DE BICÊTRE, 1761.

CI.GIST | MARIE | FRANCOISE | ELIZABETH | DEQUIEFFV^ILLE | SUPERIEURE | DE CETTE | MAISON | DECEDEE LE | 21 JUIN 1761.

Inscription de 10 lignes, gravée sur une dalle de la chapelle de l'hospice de Bicêtre (Seine). — F. de Guilhermy, *Loco cit.*, III, p. 587.

1192. — HOSPICE DE BICÊTRE, 1785.

CI-GIT | MR VICTOR TRIS- | TANT, ÉCONÔM^E | DE CETTE MAISO^N | PENDANT 18 ANS ½ | DÉCÉDÉ LE 7 SEP- | TEMBRE 1785 AGÉ | DE 70 ANS 2 MOIS | 9 JOVRS | *Priés dieu povr luy*.

Inscription de 10 lignes, gravée sur une dalle de la chapelle de l'hospice de Bicêtre (Seine). — F. de Guilhermy, *Loco cit.*, III, p. 587.

1193. — HOSPICE DES ENFANTS ASSISTÉS, PARIS.

IESVS | MARIA

Inscription de 2 lignes en relief dans un cartouche, au fronton de la chapelle de l'hospice des Enfants Assistés, rue Denfert-Rochereau, à Paris.

SANCTISSIMÆ TRINITATI, ET INFANTIÆ JESU, SACRUM

Inscription gravée au-dessous de la précédente.

INVENIETIS INFANTEM | PANNIS INVOLVTVM LUC. 2

Inscription gravée au-dessus de la porte de la chapelle. — Er. Wickersheimer, 26 mars 1910.

1194. — HOSPICE FRANÇOIS BAES, à Lille.

1877-1879.

Inscription gravée sur une plaque de marbre noir, au-dessus de la porte d'entrée de l'hôpital François Baes, à Lille, et rappelant la durée des travaux de construction.

François Baes, par un legs de 600.000 francs, fonde l'hospice des Vieux Ménages en 1877.

Inscription gravée sur une plaque de marbre blanc, dans le salon-parloir de l'hôpital. — Abbé Th. Leuridan, *Op. cit.*, II, p. 536.

1195. — HÔTEL-DIEU DE GONESSE, XVIIIe siècle.

Sainte Therese Champy | Premiere superieure des | Soeurs de la Charité de | l'Hotel-dieu de Gonnesse | Décédée.... hotel-dieu | le 20...... agée de | 69. ans et de profession 44. | *Requiescat in Pace.*

Inscription de 8 lignes, gravée sur une pierre dans l'église Saint-Eloi, à Roissy-en-France (Seine-et-Oise).

Une élégante cuve baptismale en marbre, œuvre du xviiie siècle, a été placée sur l'épitaphe de la sœur Champy, de manière à en cacher quelques mots, notamment la date du décès. Il est possible d'y suppléer approximativement. Les sœurs de Saint-Vincent de Paul furent appelées à l'Hôtel-Dieu de Gonesse en 1764 ; il est permis de supposer que la sœur Champy, leur première supérieure, aura exercé ses fonctions encore pendant quelques années. — Cf. n° 1251. — F. de Guilhermy, *Loco citato*, II, p. 565.

1196. — HÔTEL-DIEU DE MONTLHÉRY, 1149.

HOSTEL-DIEV | fonde par LOVIS VII en 1149.

Inscription de 2 lignes, gravée au-dessus de la porte de l'Hôtel-Dieu de Montlhéry (Seine-et-Oise). — Er. Wick., 16 mai 1910.

1197. — HÔTEL-DIEU DE ROUBAIX, 1861.

Le 15 août 1861, jour de l'Assomption et fête de Napoléon III, la première pierre de cet édifice, destiné à servir d'hôpital communal, a été bénite par Mr Maes, doyen de la paroisse de St-Martin, et solennellement posée par Mr Jean-François-Auguste-Joseph Ernoult-Bayart, maire de la ville de Roubaix, assisté de ses adjoints MM. Julien Lagache, Constantin Descat et Jean-Baptiste Renaux-Lemerre, en présence du clergé, des membres du conseil municipal et de la chambre consultative des arts et manufactures, de la commission des hospices, des diverses administrations de la ville, et de M. Théodore Lepers, architecte.

Inscription gravée sur une plaque de marbre blanc dans le vestibule de l'Hôtel-Dieu de Roubaix.

L'an 1865 le 22 mars, Napoléon III, Empereur des Français, Mr Vallon, Préfet du Nord, Mr Ernoult-Bayart, maire de Roubaix, MMrs Motte-Duthoit, J.-Bte Renaux-Lemerre, Louis Destombe, Réquillart-Desaint, Louis Watine-Wattine, administrateurs des Hospices, Mr Albert Herrengt, doyen de Notre-Dame, a béni solennellement la chapelle de l'Hôpital.

Inscription gravée dans le vestibule, à droite.

Dans le vestibule, à gauche, sont gravés les noms des bienfaiteurs de l'hôpital de 1463 à 1823 ; au-dessus de la première porte d'entrée intérieure, les noms des administrateurs de 1798 à 1867 ; au-dessus de la deuxième porte d'entrée intérieure, les noms des administrateurs à partir de 1869 ; enfin deux plaques dans la salle des pas-perdus portent les noms des bienfaiteurs à partir de 1861. — Abbé Th. Leuridan, *Op. cit.*, IV, p. 1124-1129.

1198. — HÔTEL-DIEU DE SAINT-DENIS, 1640.

Sovbs ce marbre reposent les os de Religieuse et | Venerable Dame Magdeleine de la Personne Abbesse de | l'amovr diev ordre de St bernard laqvelle par vn rare | exemple d'vne ardente charité et profonde hvmilité | qvitta les grandevrs et dignites dv siecle, et tovte | brvslante dv fev de lamovr de diev renoncea a | l'abbeye qvy en porte le nom povr embrasser la | pavvreté et se faire servante des pavvres en ce | liev, ov dans les avsterites de la penitence, des | cilices, des ievnes et des mortifications elle feit | de plvs pvissants effets et efforts svr les ames | qve svr les corps, et apres y avoir vescv dix sept ans | le 15. iovr de febvrier 1640. qvy lvy servira de | iovr natal povr l'eternite elle sovspira | dovcement sa vie laissant plvs d'admiratevrs qve | d'imitatevrs

DE SON INCOMPARABLE VERTV. | LE MAISTRE ET ADMINISTRATEVR DE LHOSTEL DIEV ET SES | SVCCESSEVRS SONT OBLIGES DE FAIRE DIRE A PERPETVITÉ | POVR LE SALVT DE SON AME LE 15. FEBVRIER IOVR DE SON | DECEDS ARRIVÉ LAN 51. DE SON AAGE VN OBIT SOLENNEL | VIGILES COÑENDACES ET APRES LA MESSE HAVTE VN | LIBERA ET EN OVTRE SERONT CELEBRÉES VINGT MESSES | BASSES LE MESME IOVR, SI FAIRE SE PEVT SINON LES | SVIVANS ET PLVS PROCHAINS. A LEFFET DE QVOY A ESTÉ DONNÉ | LA SOÑE DE VINGT LIVRES DE RENTE ANVELLE ET PERPETV- | ELLE COMME IL EST PLVS AMPLEMENT DECLARÉ PAR LE | CONTRACT PASSÉ PARDEVANT HIRET TABELLION DE LAV- | MOSNE S^T DENYS EN FRANCE LE 18. IOVR DE IVIN 1640. | DITES PATER ET AVÉ A SON INTENTION.

Inscription de 29 lignes, gravée sur une table de marbre noir, de 80 cm. de hauteur sur 58 cm. de largeur, dans un cadre de pierre, enrichi de quelques compartiments de marbre de diverses couleurs, Chapelle de l'Hôtel-Dieu, à Saint-Denis (Seine).

LECTEVR TV NE PEVX VOIR DEDANS CESTE SCVLPTVRE
QVELS FVRENT LES EFFORTS QVE SOVFFROIT LA NATVRE
QVAND LA MORT LVY RAVIT VN OVVRAGE SY BEAV
MAIS TOVTES SES VERTVS D'ETERNELLE MEMOIRE
T'ASSEVRENT QVE LE CIEL VOVLVT QVE LE TOMBEAV
LUY SERVIT DE TRAIECT POVR PASSER A LA GLOIRE

Inscription de 6 vers, gravée sur une table de marbre noir, de 10 cm. de hauteur sur 90 cm. de largeur, placée au-dessous de la précédente ; d'un côté, une faux et une bêche ; de l'autre deux torches allumées disposées en sautoir et liées par des rubans. — F. de GUILHERMY, *Loco citato*, II, p. 214-216.

1199. — SAINT LAURENT INVOQUÉ CONTRE LES DARTRES, à Anstaing (Nord).

Juxta sacratissimam ædem fons scaturit cui nomen a Sancto Laurentio inditum Anstaïnis et peregrinis admodum iis gratus qui martyrem istum venerabundi laticem avide bibunt quærendo morbis et præsertim impetiginibus remedium.

Inscription moderne, gravée au-dessus du portail de la chapelle Saint-Laurent, à Anstaing (Nord). — Abbé Th. LEURIDAN. *Op. cit.*, III, p. 911.

1200. — SAINT LUC.

Λουκᾶς ὁ ἰατρὸς ὁ ἀγαπητὸς (S. Paul). A leur glorieux patron saint

Luc, hommage rendu par la Faculté Catholique de Médecine et de Pharmacie de Lille, par de nombreux membres de la Société française des S.S. Luc, Come et Damien, et par de dévoués amis de l'enseignement libre et chrétien de la médecine en France, 1er juillet-18 octobre 1893.

Inscription gravée sur le socle de la statue de saint Luc, dans le vestibule de la Faculté catholique de médecine et de pharmacie, à Lille. — Abbé Th. Leuridan, *Op. cit.*, II, p. 590.

1201. — SOCIÉTÉ AMÉRICAINE « SONS OF TEMPERANCE », 1859.

IN MEMORY OF | CROWN POINT DIVISION NO 133 | SONS OF TEMPERANCE, WHO | DONATED 1000 DOLLARS TO THE | ERECTION OF THIS BUILDING | 1859.

Inscription de 6 lignes, gravée sur une plaque de pierre ; façade extérieure de l'école, à Crown Point, Indiana. — Luther H. Rudolph, Crown Point, Ind., juin 1910.

1202. — STATION BIOLOGIQUE DE ROVIGNO.

Dr Otto Hermes | Gründete Diese | Biologische Station 1891 | Und Leitete Sie Bis 1910.

Inscription de 4 lignes, gravée en lettres dorées sur une plaque de marbre noir apposée dans le vestibule de la Station zoologique de l'Aquarium de Berlin, à Rovigno (Dalmatie). — R. Blanchard, 22 août 1910.

1203. — BECCARI, Giovan Batista, 1767-1827.

A· ☧· Ω | IOANNIS. BAPTISTÆ. BECCARI | HOC. TEGIT. SAXVM. CINERES | EX. CAIETANO. BECCARIO. ET. VRSOLA. DE. CVRTIS | ARIMINI. GENITVS | EXCVLAPII. LAVREA. CIVIVM. PLAVSV. DECORATVS | PROMPTVS. EXPERS. HVMANVS. IN. ARTE | CORDIS. COMITATE. ANIMI. MAGNITVDINE | CHARVS. EVASIT. AMICIS | FLORIENTIÆ. SIBI. PRO. PATRIA. DELECTÆ | D. XXVII. MAII. A. MDCCCXXVII. AET. S. LX | FATO. CESSIT. INEXORABILI | IOSEPHUS. BECCARIUS. E. FRATRE. FILIVS. HAERES | MOERENS. GRATVS | HOC. P. MNEMOSYNON.

Inscription de 15 lignes, gravée en lettres noires sur une plaque de marbre blanc, fixée sur la muraille du portique à gauche dans le cloître du temple de Santa Croce, à Florence. — A. Corsini, 26 juillet 1913.

1204. — FEDERICI, Cesare, 1838-1892.

ALLA MEMORIA | DEL PROF. CESARE FREDERICI CLINICO SAPIENTE | CHE AIUTATO DA MOLTA E VARIA COLTURA | STUDIÒ TUTTO L'UOMO | NÈ VIDE NELL'INFERMO LA SOLA MATERIA CHE SI DISSOLVE | INSEGNÒ CON PLAUSO A CAMERINO A PALERMO E A FIRENZE | CARO AI DISCEPOLI FU À LORO ESEMPIO | DI MEDICO DOTTO ED UMANO | GLI AMICI FLORENTINI ANNUENTE IL COMUNE | QUI DOVE ABITÒ CON LA FAMIGLIA AMATISSIMA | POSERO QUESTA LÀPIDE NEL M. DCCC. XCVII | SEN. M. TABARRINI.

Inscription de 12 lignes, gravée en lettres noires sur une plaque en marbre blanc, fixée sur la maison n° 22, Borgo degli Albizi, à Florence. La dernière ligne, en lettres plus petites, est la signature du sénateur Marco TABARRINI, auteur de l'inscription. — A. CORSINI, 6 juillet 1913.

1205. — FORINI, Leopoldo, 1765-1823.

A· ☧· Ω· | LEOPOLDO. FORINO | DOMO. FLORENTIA | FUIT. INGENIO. ACUTO. ET. AD. VARIAS. DISCIPLINAS | FACILE. PROMPTO | PHARMAKEIAN. FECIT. NON. CIRCUMFORANEAM | SED SAPIENTIORIS. MEDICINÆ. SEGUACEM | UNDE. OPES. LAUDEMQUE. ADSECUTUS | AMICIS. FAVIT. JUVIT | IMMERITA. EXPERTUS. ITA. DOLUIT | UT. IMPOTENS. MOERORIS | VITAM. DIUTIUS. NON. SUSTINERIT | VIXIT. ANN. LVIII. D. I | ÆMILIUS. FORINIUS. PATRI. DESIDERATISSIMO | CUM. LACRIMIS | H. P. M | — | MDCCCXXIII.

Inscription de 17 lignes, gravée en lettres noires sur une plaque de marbre fixée au portique gauche, dans le cloître du temple de Santa-Croce, à Florence. Les trois premières lignes en lettres plus grandes, décroissant d'une ligne à l'autre. — A. CORSINI, 26 juillet 1913.

1206. — GLOAG, Carlo, 1837-1866.

ALLA MEMORIA | DI CARLO GLOAG | MEDICO IN QUESTO NOSOCOMIO | IL QUALE | NELLE GUERRE D'INDIPENDENZA | CONSAGRANDO ALLA PATRIA | I FRUTTI DELLO INGEGNO E LE SPERANZE DELLA VITA | NEL MDCCCLIX | MEDICO NELLE MILIZIE TERRESTRI | E NEL MDCCCLXVI | DELLE NAVALI | FU TRA I PRODI | CHE SULLA CANNONIERA IL PALESTRO | CON EROICA MORTE | VENDICARONO L'ONORE D'ITALIA | NEL DISASTRO DI LISSA | I MAESTRI I COLLEGHI E GLI AMICI | AMMIRATI DI TANTA GENEROSA VIRTÙ | IN ESEMPIO DEI VIVENTI E DEI POSTERI | QUI DOVE STUDIÒ DOVE FU AMATO E PIANTO | POSERO QUESTA LAPIDE | MDCCCLXVII.

Inscription de 22 lignes, gravée sur une plaque de marbre fixée à la muraille de la grande cour de l'Amannati, à l'hôpital de Santa-Maria Nuova, à Florence. — A. Corsini, 26 juillet 1913.

1207. — BIAGI, Lodovico, 1803-1844.

A ☧ Ω | A | LODOVICO BIAGI | NATO IN FIRENZE IL 2 LUGLIO 1803 | MORTO IL 13 FEBBRAIO 1844 | FU NELLA CHIRURGIA TRA I PRIMI | SEGNALATOSI NELLA CATTEDRA NEGLI SCRITTI | NELLE CURE MENO SPERATE | PROFESSORE D'OCULISTICA SAPIENTISSIMO | UOMO | D'OPEROSE VIRTÙ | CITTADINO EGREGIO E CRISTIANO | LODATO INNANZI LA MORTE | PIANTO NEL SEPOLCRO DA TUTTI | POSERO MEMORIA ETERNA | I FRATELLI E GLI AMICI.

Inscription de 16 lignes, gravée en lettres noires sur une plaque de marbre blanc apposée dans le vestibule de l'hôpital de Santa-Maria Nuova, à Florence. L'inscription est surmontée d'un buste en marbre. — A. Corsini, 7 juillet 1913.

1208. — GOZZINI, Andrea, 18 ?-?

ALLA MEMORIA | DEL DOTT. ANDREA GOZZINI | MEDICO CHIRURGO | CHE COL SUO TESTAMENTO | ONORAVA DI UN LEGATO | L'ARCISPEDALE | — | 1877.

Inscription de 7 lignes, gravée en lettres noires sur une plaque de marbre, fixée à la paroi droite du vestibule de l'hôpital de Santa-Maria Nuova, à Florence. — A. Corsini, 22 juillet 1913.

1209. — PUCCINOTTI, Francesco, 1794-1872.

A FRANCESCO PUCCINOTTI | CHE CON ALTO INTELLETTO | NUTRITO DI STUDI FILOSOFICI E LETTERARI | RIORDINÒ LA MEDICINA CLINICA E LA CIVILE | E CON MERAVIGLIOSA SAPIENZA | NE SCRISSE LA STORIA | LA PATRIA | CONSACRANDONE LA FAMA IMMORTALE | DECRETÒ GLORIOSA SEPOLTURA IN QUESTO TEMPIO | — | NACQUE IN URBINO NEL GIORNO 8 DI AGOSTO DEL 1794 | LA VITA SFORTUNATA | CONFORTANDO COLLA FEDE DI CRISTO E CON LA SCIENZA | FINÌ IN FIRENZE IL GIORNO 8 DI OTTOBRE 1872.

Inscription de 13 lignes, gravée en lettres dorées sur une plaque de marbre noir fixée sur la paroi gauche, dans le temple de Santa-Croce, à Florence. — Cf. n° 1036. — A. Corsini, 26 juillet 1913.

1210. — SEGATO, Girolamo, 1791-1836.

QUI GIACE DISFATTO | GIROLAMO SEGATO DA BELLUNO | CHE VEDREBBESI

INTERO PIETRIFICATO | SE L'ARTE SUA NON PERIVA CON LUI | FU GLORIA INSOLITA DELL'UMANA SAPIENZA | ESEMPIO D'INFELICITÀ NON INSOLITO | MORTO DI ANNI XLV IL III FEBBRAIO MDCCCXXXVI | AMICI, CONGIUNTI, CONCITTADINI | P. P. LI ANNI DOPO LA SUA MORTE | MAGGIO MDCCCLXXXVII.

Inscription de 10 lignes, gravée en lettres dorées sur le marbre noir d'un monument funéraire placé à droite de l'entrée, dans le cloître du temple de Santa-Croce, à Florence. Au-dessus de l'inscription, le tombeau avec un buste en marbre. Le monument très élégant est en marbre rouge, blanc et noir. SEGATO avait inventé une méthode de pétrification des pièces anatomiques. — A. CORSINI, 26 juillet 1913.

1211. — MADONNA TESSA, XIIIe siècle. — Hôpital Santa-Maria Nuòva, à Florence, 1288.

MADONNA TESSA EFFIGIATA IN QUESTO ANTICO BASSO | RILIEVO DI PARI CARITATIVA CHE FEDEL SERVA DI FOLCO | PORTINARI, PER ESSERSI FINCHÈ VISSE IN ALCUNE CASE | COMPRE DAL PADRONE IMPIEGATA CON MERITO, E CON PLA- | USO NELLA CURA DEGL'INFERMI, COLL'ESEMPIO DELLA SUA | GRAN CARITÀ E COL' PRO' GRANDE ALTRESÌ DE MEDESIMI | INFERMI INDUSSE LA PIA, E LIBERAL GENEROSITÀ DI FOL- | CO A FONDARE QUESTO ORA SÌ MAGNIFICO OSPEDALE. E LA | FONDAZIONE SEGUÌ A 23 DI GIUGNO 12∞∞.

Inscription de 9 lignes, gravée en lettres noires sur une plaque de marbre blanc apposée dans le vestibule de l'hôpital Santa-Maria Nuova, à Florence. L'inscription est du XVIIIe siècle. Elle est placée au-dessous d'un vieux buste en marbre, en demi-relief, datant du XVe siècle et représentant MADONNA TESSA, la servante de FOLCO PORTINARI, à laquelle la tradition attribue la fondation de l'hôpital. — A. CORSINI, 7 juillet 1913.

1212. — GIUNTINI, Luigi, 1814-1874.

A ☧ Ω | ALOYSIO · IVNTINIO | MEDICO · CHIRURGO · FLORENTINO | IN · HOC · NOSOCOMIO · DOCTORI · ARTIS · SUÆ · CONSULTISSIMO | ANIMO · INTREPIDO · MANU · FIRMA | FERRI · VEL · IGNE · MALIS · MENDENDUM | URINISQUE · A · FISTULA · EGERENDIS · FACILE · PRINCIPI | QUEM · PLUS · OPERÆ · ALIORUM · SALUTI | QUAM · SUÆ · IMPENDENTEM | INOPINA · MORS · INTERCEPIT | ANNO · LX · NONDUM · EXACTO | KALENDIS · FEBRUAR · MDCCCLXXIV | VIRGINIA · UXOR · ET · FILII | CONIUGI · PATRIQUE · AMANTISSIMO | INTER · LACRIMANDUM | H. M. P. P. | TRASLOCATO LI 16 Aprile | 1873.

Inscription de 18 lignes, gravée en lettres noires sur une plaque en marbre blanc, fixée à droite dans le vestibule de l'hôpital de Santa-Maria Nuova, à Florence. Au-dessus, un buste et des armoiries. — A. Corsini, 7 juillet 1913.

1213. — COCHLER BARSKI, Mattia, ?-1591.

D · O · M · | MATTHIÆ COCHLERO BARSKI, | EQ · POLONO, DOCT · PHYSICO | QUI CUM HOC LOCO MULTIS INDUSTRIAM | FIDEMQ · SUAM COMPROBASSET, | AD SIGISM · III · POLONORUM REGEM | PROFECTURUS, GENTIQ · SUÆ PROFUTURUS, | FEBRI ACUTA DECESSIT, | JOANNES CAN · CRACOVIENSIS, ANNÆ | JAGELLONIÆ REGINÆ POL · THEOLOGUS | ET ANDREAS I. V. D. SECR · REGIUS, | FRATRI OPT · MEDIOXIMO | MOESTISS · POSS · | VIXIT ANN · XXXVIII · OBIIT XV · KAL · OCT · | ANNO M · D · XC · I | QUOD VIX UNA DOMUS PRODUCIT, | GENS QUOQUE RARA : | HOC TULIT UNA DOMUS, | GENSQUE POLONA SIMUL.

Inscription de 19 lignes, gravée en lettres capitales sur une plaque de marbre blanc faisant partie d'un élégant monument funéraire en marbre jaune, noir et blanc. Au-dessus de l'inscription, un buste en marbre ; au-dessous, un écusson avec couronne, armoiries et la devise : SUCCISA RESURGET. Le monument est situé à droite, dans le vestibule de l'hôpital de Santa-Maria Nuova, à Florence. — A. Corsini, 22 juillet 1913.

1214. — HÔPITAL DE LA CONCEPTION À LILLE, fondé en 1650.

Icy repose le corps de R^de^ et vertueuse mère sœur Suzanne Dutoit, première prieure de cet hôpital de la Conception, qui fut commencé par son zèle et établi par ses biens et gouverné par sa prudence l'espace de 27 ans, l'an 75e de son âge et 42e de religion, décéda le 8e d'aoust 1677. Priez Dieu pour le repos de son âme, R. I. P.

Inscription gravée dans un endroit non désigné de l'hôpital de la Conception à Lille, aujourd'hui démoli. — Abbé Th. Leuridan, *Op. cit.*, II, p. 526-527.

1215. — HÔPITAL DES ENFANTS TROUVÉS, PARIS.

Hopital | des | Enfants Trouvés | *Sous l'invocation* | *de Ste Geneviève* | *des Ardents.*

Inscription de 6 lignes, gravée sur une plaque ovale de marbre noir de 60 cm. de hauteur sur 65 cm. de largeur. Actuellement au musée Carnavalet, à Paris. Elle était placée au-dessus de la porte de l'hospice, autrefois situé rue Neuve-Notre-Dame, à Paris, en face du jardin de l'Hôtel-Dieu, et démoli lors de l'agrandissement de la place du parvis Notre-Dame. — F. de GUILHERMY, *Loco citato*, V, p. 199-200.

1216. — HÔPITAL DE FOURNES (Nord), 1680.

Anthoine LECOCQ, bailli de Fournes, et Jenne DUBOIS, sa femme, ont fondé et basty à perpétuité cet hospital de charitez, consistant en six demeures pour six pauvres femmes vesves estant sur la pauvretez du dict Fournes, et au défaut de femmes vesves, des pauvres ménaigers estant aussy sur icelles pauvretées, et n'y pobront entrer aucunes des dicts vesves ny pauvres, à moins qu'ils n'aievent pour le moins soixante ans d'eaiges, à condition que lesdicts femmes ou hommes de chacuns ménaiges et non leurs enfans seront obligés d'aller aux obits qui se chanteront en l'église dudict Fournes tous les premiers vendredy du mois, fondés par lesdits LECOCQ et sa femme, prier le bon Dieu et la Ste Vierge pour le repos des âmes des dicts fondateurs et de leurs enfants et parents trespassés. Et pour leurs gaiges et salaires de leurs prières, l'église dudict lieu seroit obligée de leur donner chacun trois pattars à chacque obit, et manquant l'un ou l'autre desdicts vesves ou hommes d'aller auxdicts obits, ils n'auront aucuns choses ni salaires et même seront obligés de sortir aussitôt et sans délai hors des dictes maisons; et l'on y en mettrat des aultres en leur plache, sans estre obligé de leurs faire aultres commandement ny devoirs de justices. Cet hospital de charité at esté basty et fondé l'an de 1680.

Inscription gravée sur une pierre trouvée au lieu dit l'Hôpital, à Fournes (Nord); une épitaphe des fondateurs, gravée sur une pierre bleue encastrée dans le mur de l'église, près du portail, à gauche en entrant, précise l'emplacement des « six petites maisons et chambres, situés sur le piedsente entre les deux chemins menant de Lille à la Bassée ». — Abbé Th. LEURIDAN, *Op. cit.*, III, p. 859-861.

1217. — HÔPITAL DES FRÈRES DE LA MISÉRICORDE, à Graz.

OMNIPOTENTIS. PROVIDENTIA. | AUGUSTISSIMORUM. CLEMENTIA. | STATUUM. AUXILIO. | BENEFACTORUM. MISERICORDIA. | RESURREXERE. HAE. ÆDES. | M.DCCC.LXXVII.

Inscription de 6 lignes, gravée sur la façade de l'hôpital des Frères de la Miséricorde, Annen-strasse, 4, à Graz (Autriche). — R. BLANCHARD, 17 août 1910.

1218. — HÔPITAL GÉNÉRAL DE LA CHARITÉ A LILLE, fondé en 1739.

D.O.M. La première pierre de l'hôpital général de la Charité de Lille a esté posé par M. J. L. BIDÉ, chevalier, seigneur de la Granville, intendant de Lille, le 26 août 1739, en présence de Mrs J. B. CARDON DU FERMONT, rewart, A. J. DE GILLEMAN DE LA BARRE, mayeur, C. F. J. LESPAGNOL, premier conseiller pensionnaire, députez ordinaires du Magistrat; et de Mrs P. F. LEFEBVRE, F. L. LECOUVREUR, N. MARISAL, M. J. BONNIER, P. F. DELESCLUSE, B. FRUICT, A. E. CARDON, J. F. GHESQUIÈRES, J. C. J. LESAFFRE, J. L. DECHASSINCOUR, A. D. F. DE COUPIGNY, F. PATOU, administrateurs; H. E. CARDON, trésorier; DEVIGNY, architecte et de l'académie royalle d'architecture à Paris; DELOBEL, maçon.

Inscription gravée sur la première pierre de l'hôpital général de la Charité à Lille, d'après un document tiré des Archives hospitalières (Fonds XVI, A. 17). Terminé en 1838.

Inscription gravée sur une pierre encastrée dans la façade. Une plaque de marbre placée à l'extérieur de l'hôpital, à côté de la porte d'entrée porte les noms des bienfaiteurs. — Cf. n° 530. — Abbé Th. LEURIDAN, *Op. cit.*, II, p. 534.

1219. — HÔPITAL GÉNÉRAL D'ORLÉANS.

PAUPERIBUS TUTA EST QUÆ FUIT ÆTNA DOMUS | DETROIES.

Inscription de 2 lignes, placée au-dessus de la porte de l'hôpital général d'Orléans. Cet hôpital occupe l'emplacement d'une ancienne salpêtrière; c'est à quoi fait allusion le mot ÆTNA. Plusieurs membres de la famille orléanaise DE TROYES firent des dons importants à l'hôpital général, à la fin du XVIIe siècle. — Cf. Recueil POLLUCHE, déposé à la Bibliothèque d'Orléans (ms. 461, p. 199). — Cf. n° 689. — Dr GARSONNIN, Orléans, novembre 1909.

1220. — HÔPITAL DE L'IMMACULÉE CONCEPTION, à Lille, 1697.

Ici repose d[elle] Catherine WILLEMIN, fille de Jean et de d[elle] Jacqueline DE LEZENNE, décédée le 11 may 1697, âgée de 61 ans, ayant fondé 6 prébendes de 10 patars à distribuer tous les dimanches à la grand messe au pied de cette chapelle, et un lit à l'hôpital de l'Immaculée Conception, l'un et l'autre à perpétuité en faveur de ses pauvres parents paternels. R. I. P.

Inscription autrefois gravée dans la chapelle Saint-Nicolas de l'ancienne église Saint-Étienne de Lille, aujourd'hui disparue. — Abbé Th. LEURIDAN, *Op. cit.*, p. 207.

1221. — HÔPITAL DES INCURABLES, à Lille, fondé en 1664.

A la gloire de Dieu et à la mémoire éternelle de damoiselle Jeanne de REBREUVIETTE, laquelle a donné commencement de dot et occasionné l'établissement de cet hôpital par fondation de six lits; et les administrateurs des biens de sa fondation, le s[r] doyen de la chrétienté et le pasteur de l'église paroissiale de Sainte-Marie-Magdeleine en cette ville, pour seconder ses intentions, ont consenti de laisser suivre du revenu annuel 50 florins pour l'entretien des frères servans et 30 florins pour médecin, chirurgien et médecines, et ont fourni 1500 florins à l'avancement des bâtimens de cet hôpital, ainsi que de tout appert par actes authentiques, agréés de MM. du Magistrat de cette ville, le dernier en date du 31 décembre 1682. Priez Dieu pour son âme et celles de ses bons parens trépassés et dites Requiescant in pace.

Inscription gravée dans la chapelle de l'hôpital des Incurables, dit de Saint-Joseph, à Lille. Cet hôpital fondé en 1664 par Philippe DESCLEPS dont on lisait l'épitaphe dans le chœur de la chapelle, fut réuni en l'an V à l'hôpital Comtesse. — Abbé Th. LEURIDAN, *Op. cit.*, II, p. 528-529.

1222. — HÔPITAL LAENNEC, autrefois des Incurables, Paris, 1644.

FRANC. CARD. DE LA ROCHEFOVCAVLD | ANO DNI MDCXXXIIII.

Inscription de 2 lignes, gravée sur une plaque de marbre noir au-dessus de la porte de la chapelle de l'hôpital Laennec, à Paris. — Er. WICKERSHEIMER, 26 mars 1910.

1223. — HÔPITAL LAENNEC, autrefois des Incurables, 1745.

ANNO 1745 IN SIGNO SAGITTARII.

Inscription gravée au-dessus d'un cadran solaire. Hôpital Laennec, à Paris.

HEU MORTIS FORTASSE | TUÆ QUAM PROSPICIS HORA | BOULLANGER FECIT.

Inscription de 3 lignes gravée au-dessous du cadran solaire. — Er. Wickersheimer, 26 mars 1910.

1224. — HÔPITAL LAENNEC, autrefois des Incurables, Paris. Vers 1657.

D. O. M. | JOANNI PETRO CAMUS | BELLICENSI EPISCOPO | VIRO INGENIO MEMORIÂ ELOQUENTIÂ | SCRIPTIS INNUMERIS PIETATE | VITÆ INNOCENTIÂ CHARITATE | ADMIRABILI | QUI SIBI PAUPER | PAUPERIBUS DIVES | INTER PAUPERES | VIVERE MORI ET HUMARI | VOLUIT | HUJUS NOSOCOMII ADMINISTRATORES | POSUERE | VIXIT | ANNIS LXVIII OBIIT | ANNO SAL. REP. | M.DC.LVII.VI KAL.MAII.

Inscription de 18 lignes, gravée sur une plaque de marbre noir de 2m 05 de hauteur, sur 1m 05 de largeur, dans la chapelle de l'hôpital Laënnec (ancien hôpital des Incurables), à Paris.

Son corps fut enterré dans le cimetière de l'hôpital. — F. de Guilhermy. *Loco citato*, I, p. 652-654.

1225. — HÔPITAL DE MARLY-LE-ROI.

FŒNERATUR DOMINO QUI MISERETUR | PAUPERIS.

Inscription de 2 lignes empruntée au livre des *Proverbes* (chap. XIX, v. 17), qui, gravée sur une plaque de marbre noir, sert d'enseigne à l'hôpital de Marly-le-Roi (Seine-et-Oise).

Une des sœurs qui servaient dans cette maison les pauvres et les malades fut inhumée, en 1765, dans la nef de l'église paroissiale, sous une pierre carrée ; l'épitaphe a été détruite pendant la Révolution. — F. de Guilhermy, *Loco citato*, II, p. 655.

1226. — HÔPITAL DE LA MATERNITÉ, à Paris.

LA MATERNITÉ | ÉCOLE D'ACCOUCHEMENT | A ÉTÉ INSTALLÉE EN 1814 | DANS L'ANCIENNE ABBAYE | DES RELIGIEUSES DE PORT ROYAL | CONSTRUITE DE 1626 À 1648 | 1904.

Inscription de 7 lignes, gravée sur une plaque de marbre blanc, fixée à la façade de l'hôpital de la Maternité, boulevard de Port-Royal, à Paris. — Er. Wickersheimer, 26 mars 1910.

1227. — HÔPITAL NOTRE-DAME, à Anstaing (Nord), 1487.

A la mémoire de Thomas Mallet et de Jeanne de Lannoy, seigneurs d'Anstaing, fondateurs de l'Hôpital Notre-Dame d'Anstaing en l'an 1487.

Inscription moderne gravée sur une colonne du portail de la chapelle Saint-Laurent d'Anstaing (Nord). — Abbé Th. LEURIDAN, *Op. cit.*, IV, p. 911.

1228. — HÔPITAL NOTRE-DAME, à Lille, 1355.

Chi gist frères Pieres LE METAN, frères priestres de l'Ospital Nostre-Dame de Lille, qvi trespassa l'an de grâce MCCCLV.....

Inscription gravée sur le pourtour d'une dalle de grès trouvée dans le jardin du directeur des établissements Kuhlmann, rue des Canonniers, à Lille. Arc ogival en creux, orné de sept feuilles de Lierre, reposant sur deux colonnettes. Provient de l'Ancien hôpital Notre-Dame, aujourd'hui appelé hospice Comtesse, en souvenir de sa fondatrice Jeanne de Constantinople, comtesse de Flandre et de Hainaut (1236).

La chapelle de cet hospice contient de nombreuses inscriptions relatives à des religieuses, des bienfaiteurs et des administrateurs de l'établissement, ainsi qu'aux officiers blessés à la bataille de Fontenoy et décédés dans l'hôpital en 1745. — Cf. nos 535 et 536. — Abbé Th. LEURIDAN, *Op. cit.*, II, p. 489.

1229. — HÔPITAL NOTRE-DAME DE LA CHARITÉ, à Lille, 1633.

Icy est le lit de fondation de François HEDDEBAUT, fondateur de cet hôpital le 27 de mars 1633.

Inscription gravée dans un endroit non désigné de l'hôpital Notre-Dame de la Charité, à Lille.

D. O. M. ac Deiparæ Mariæ Virgini Matri Caritatis, sacrum nosocomium hoc vera pietate erexerunt, dotaverunt, hi quorum corpora sub hoc lapide jacent Franciscus HEDDEBAUT, qui obiit XX septembris 1633, ætatis 58, et Eleonora KICQUIA, ejus uxor, quæ obiit XI novembris 1639, ætatis 58.

Inscription gravée sur la tombe des fondateurs, dans un endroit non désigné du même hôpital. On y trouvait d'autres inscriptions relatives à des religieuses et à des bienfaiteurs de l'hôpital. — Cf. n° 530. — Abbé Th. LEURIDAN, *Op. cit.*, II, p. 522-526.

1230. — HÔPITAL NOTRE-DAME, à Seclin (Nord), 1246.

Hoc hospitale in honorem B. M. V. Margarita, Flandriæ comitissa, fundavit anno 1246.

S. S. Trinitati et S. Elisabeth de Hungaria consecratum a RR. DD. Maximiliano de Gand, episcopo Tornacensi, anno 1635.

Inscription gravée au-dessus de la tribune de la chapelle de l'hôpital de Notre-Dame, à Seclin (Nord).

Marguerite, comtesse de Flandre, fondatrice de l'hôpital de Seclin, 1246.
Inauguration de la statue de Marguerite, comtesse de Flandre, fondatrice de l'hospice de Seclin, 25 juillet 1880.

Inscription gravée sur le socle de la statue de la comtesse Marguerite, dans l'avenue. Armes de Flandre (1198) et de Seclin (1293).

Bienfaiteurs de l'hospice. | 1247. Marguerite, comtesse de Flandre, fondatrice. | 1249-1250-1259-1275. Guy et Guillaume de Dampierre. | 1249. Sainte et Alix de Lesquin | 1464. Quentin Monnard, archevêque de Besançon. | 1634. Gilles de Sains et Marie Manche, sa femme. | 1637. Marguerite Devos, religieuse. | 1648. Marie Devos, de Lille. | 1833. Dame Thédrel, prieure de l'hospice. | 1867. Marie-Barbe et Thérèse Caron, de Douai. | 1891. Jean-Louis Delacourt, économe de l'hospice.

Inscription de 11 lignes, gravée dans le cloître de l'hôpital. D'autres inscriptions dans la chapelle sont relatives à des maîtres, des prieures, des religieuses et des aumôniers de l'hôpital. — Abbé Th. Leuridan, *Op. cit.*, IV, p. 1228-1239.

1231. — HÔPITAL SAINT-GERMAIN-DES-PRÉS, depuis des Petites-Maisons, à Paris, 1587.

Messrs les gouuerneurs de lospital des | pauures St Germain des prez presens | & aduenir sont tenus & obligez faire | dire tous les ans a perpetuite deux ser- | uices cōples aud hospital sauoir lung le | xve luing & lautre le ve septembre & a | chascun desd seruices tous les pauures | dud hospital assisteront & Iront a lofran- | de aiant Vnne chandelle ardante a cha- | scun & apres le seruice dict sera distribue | la Valeur de deux escus sol en pain | ausdictz pauures egalement & lesd | sieurs fourniront de pain Vin luminaire | pour ledict seruice & distribution po[r] | Les ames de honnorable hōme Simon | dupuis & Magdelaine chazelle sa fēme | lesquelz ont lesse par leurs testamant | chacun Vingtz liures de Rante que | les anfans & heritiers sont tenus & | obligez paier auxdictz gouuerneurs | tous les ans p cōtract passe p bordereau | .... 1587 | *Priez Dieu pour eux.*

Inscription de 23 lignes, gravée sur une dalle de 67cm de hauteur, sur 45cm de largeur, autrefois dans la nef de la chapelle de l'hôpital des Petites-Maisons, à Paris. — Cf. nos 557, 1232, 1237, 1238 et 1250. — F. de Guilhermy, *Loco citato*, I, p. 655-656.

1232. — HÔPITAL DES PETITES-MAISONS, à Paris, 1642.

Deffunct Me Alexandre de la Nohe Viuāt Cōmis | au Greffe & Audiance Criminelle du Chlet de | Paris Et l'vn des Anciens Comres du Grand Bu- | reau des Pauures A donné & laissé au presant | Hospital vne maison & Iardin siz au fauxbourg | St Germain des prez proche la foire A la charge | de fe. bastir & establir aud Hospital Vne Infir | merie pour y receuoir, treter & soliciter les | malades moribons dud Hospital & leur fe. | Administrer les Sacremens. Et oultre de fe | celebrer a Ppetuité par chūn an en l'eglise | dud Hospital Vn obit a pareil Ior de son decedz | qui fut le xxiie mars et en fin dud obit fe. | distribuer a chaque Pauure dud Hospital qui | auront assisté A la messe dud obit | deux solz. tz. a chun Comme aussy de fe. | Poser Vn Autel en lad Infirmerie pour y | celebrer la Ste messe Ainsy quil est menti- | onné par le testament dud deffunct de la | Nohe du xviiie Ianuier 1639. Recognu par- | deuant Boudin & Charles Nores aud chlet | le xxie mars. 1642. | Priez Dieu pour luy.

Inscription de 23 lignes, gravée sur une dalle de 84cm de hauteur, sur 36cm de largeur, autrefois dans la nef de la chapelle de l'hôpital des Petites-Maisons, à Paris. Au-dessus du texte, un fronton contient un écusson accompagné de rinceaux et de branches de Laurier ; les armoiries ont été grattées. — Cf. nos 557, 1231, 1237, 1238 et 1250. — F. de Guilhermy, *Loco citato*, I, p. 657-658.

1233. — PÈLERINAGE DE SAINTE-ODILE (Alsace).

HIER SCHLUG IHR STAB DEN FELSEN AUF
DEM KRANKEN AUG ZUM HEILE
O PILGER ! HEMME DEINEN LAUF
UND BETEND HIER VERWEILE.
DASS GOTT AUCH DEINE SEEL' ERHELLE
BEI ST ODILIENS WUNDERQUELLE

Inscription de 6 vers, gravée en or sur une plaque de marbre rose, près de la fontaine de Sainte-Odile, au-dessus du couvent de ce nom, près d'Otrott (Alsace). Les eaux de cette fontaine attirent chaque année un grand nombre de pèlerins atteints d'affections oculaires, en vertu d'une tradition dont l'origine se rattache à la légende de sainte Odile, patronne de l'Alsace. — Er. Wick., 1911.

1234. — PESTE À KAYSERSBERG (Alsace), 1511.

1511

Inscription gravée sur la face antérieure d'un crucifix de pierre, élevé à l'entrée de la ville de Kaysersberg (Alsace), à gauche de la route qui réunit cette ville à La Poutroye. Au milieu le Christ en croix, à sa droite la Vierge Marie, à sa gauche saint Jean, au-dessous un pèlerin, et plus bas sur la troisième marche qui forme le piédestal du crucifix, deux coquilles de pèlerin. On raconte qu'en 1511 les habitants de Sigolsheim, se disposant à accomplir un pèlerinage au couvent de Pairis afin d'être délivrés de la peste, voulurent traverser Kaysersberg. Les habitants de Kaysersberg les en empêchèrent et les poursuivirent de leurs moqueries. Ceux de Sigolsheim furent donc obligés de faire un détour. mais le fléau fit des ravages terribles à Kaysersberg. Les habitants de Kaysersberg épouvantés et repentants firent un meilleur accueil à ceux de Sigolsheim, lorsque ceux-ci revinrent de leur pèlerinage, et leurs prières jointes à celles de ceux qu'ils avaient naguère si injustement maltraités, firent cesser le fléau. La croix fut érigée en commémoration de cet événement, et depuis cette époque les habitants de Sigolsheim vont chaque année, le jour de l'Exaltation de la sainte Croix, en procession à Kaysersberg, dont les habitants, musique en tête, les accompagnent à travers les rues de la ville, ainsi qu'à l'église paroissiale. — Er. Wick., 13 septembre 1911.

1235. — FONTAINE À COBLENCE, 1812.

An mdcccxii | memorable par la campagne contre les Russes | sous le Préfectura de Jules Doazan. | Vu et approuvé par nous Commandant | russe de la ville de Coblentz | le 1er Janvier 1814 | —

Inscription de 6 lignes, suivies d'un filet, gravée en or sur la face orientale d'une fontaine, place Saint-Castor, à Coblence. — Er. Wickersheimer, 29 août 1911.

1236. — SERTÜRNER, Fried. Wilh. Ad., 1783-1841.

hier lebte und wirkte als | apotheker von 1806 bis 1809 | Dr. phil. SERTÜRNER, | der entdecker des | morphiums.

Inscription de 4 lignes, dorée sur noir, en relief, sur la façade extérieure d'une maison, Langenbrücke, à Einbeck (province de Hanovre). — Er. Wickersheimer, 26 août 1911.

1237. — HÔPITAL DES PETITES-MAISONS, Paris, 1671.

D. O. M. | Par contract passé pardevant Avvray et Gary | notres av Chastelet de Paris le 8e Io^r de may 1670 | Damlle Marie Sovplet Vevve de feu nicolas le | Camvs Sievr de la Chapelle secretaire de Monsr | Marillac Me des reqtes a fondé cent livres de rēte | a perpetvité svr les biens et revenvs dv grand | Bvreav des pavvres et Hospital des Petites | maisons a Paris payable par qvartier par le rece- | vevr dvd' Grand Bvreav povr l'entretien d'vne | maistresse d'escolle en cette Parroisse de | Grigny et svr les qvitances de lad'. maistresse | d'escolle qvi doit estre choisie et establis | par Monsievr le cvré dvd'. Grigny a la charge | d'enseigner Gratvitement les Pavvres de lad'. | Paroisse et de faire dire tovs les Iovrs a ses | Escoliers vn *Pater* et vn *Ave Maria* a l'inten- | tion de lad'. Damoiselle. laqvelle rente a esté | vendve et constitvée par le Mesme constract a | cet esffect par Mrs les Commres dvdict grand | Bvreav administrateVrs dvdict Hospital des | Petites Maisons et le pris de lad'. constitvtion | payé par lad' Damlle Employé a la constrvction | de trois Maisons dependantes dvd' Hospital | scizes Rve de Sevre Favbovrg Sainct Germain | des prez les Paris comme il parroist par led'. | Contract devis et marchez des ovvrages et | qvittances de svbrogation des ovriers recevs | par les dictz Notaires les trentiesme Ivillet | vingt hvictiesme aovst mil six cens soisante et | dix qvinziesme Iancr et devxiesme mars mil six cens | soixante et onze qvi ont esté avec led'. contract | delivrez par lad'. Damlle de la Chapelle et Ioint | avx tiltres de cette Eglise.

Inscription de 34 lignes, gravée sur une pierre de 96 cm de longueur sur 72 cm de largeur, arrondie au sommet, appliquée au dernier pilier de la nef, vers le collatéral qui l'accompagne au sud. Eglise paroissiale de Saint-Antoine, à Grigny (Seine-et-Oise). — Cf. nos 557, 1231, 1232 et 1237. — F. de Guilhermy, *Loco citato*, IV, p. 141.

1238. — HÔPITAL DES PETITES-MAISONS, à Paris, 1683.

A la gloire de Dieu | Le sieur Claude Vestier marchd. bourgs. de

PAANTIEN COMBIS, M^{RE} DES PAUVRES, A FONDÉ A | PERPETUI^{TE} DANS CET HOSPITAL DES PETITES MAISONS | 12. MESSES BASSES DE REQUIÈM. PO^{R} CHŨNE ESTRE | CELEBRÉE, TOUS LES 15. DE CHAQUE MOIS DE L'ANNÉE | A 8. HEURES DU MATIN AU GRAND AUTEL, ET A LA FIN | D'ICELLES UN *DE PROFUNDIS*, PO^{R} LE REPOS DE L'AME DE | FEU M^{E} NICOLLE DANTECOURT SA FAÑE DECEDÉE LE | 15. 7BRE 1681 AGÉE DE 71. AN 6. MOIS, ET PO^{R} LUY LORS | QUE DIEU EN AURA DISPOSSÉ. | ET PO^{R} L^{RS} PARĒS ET AMIS, LAQ^{LE} FONDAÕN | MONSĒGNEUR LE PROCUREUR GÑAL, ET M^{RS} DU GRAND | BUREAU ADMINISTRAT^{RS} DUD. HOSPITAL DES PETITES | MAISONS, SE SONT OBLIGEZ PO^{R} EUX ET L^{RS} SUCCESS^{RS} | FAIRE AQUITTER ET SERONT LESD. MESSES, AÑONCÉES | LE DIMANCHE PRECEDENT, AINSI Q^{U} EST PORTÉ PLUS | AMPLEM^{T} PAR LE CONTRACT PASSÉ PARDEV^{T} GODIN | ET SON COMPAGNON NO^{RES} LE 12^{E} AOUST 1683. | *REQUIESCANT IN PACE.*

Inscription de 20 lignes, gravée sur une plaque de marbre noir de 67 cm. de hauteur, sur 50 cm. de largeur, autrefois dans la nef de la chapelle de l'hôpital des Petites-Maisons, aujourd'hui au musée Carnavalet, à Paris. — Cf. n°s 557, 1231, 1232 et 1237. — F. de GUILHERMY, *Loco cit.*, I, p. 661.

1239. — LEONARDO DA VINCI, 1452-1519.

LEONARDO DA VINCI | VISSE LA BENAUGURATA GIOVINEZZA | IN UNA CASA DELL'ARTE DEI MERCATANTI | CHE DA GIULIANO GONDI FU COMPRA E DISFATTA | NEL MURARE QUESTO PALAGIO | AL QUALE DANDOSI PERFEZIONE NEL MDCCCLXXIV | IL COMUNE E IL SIGNORE CONCORDI | VOLLERO CHE LA MEMORIA DI TANTO NOME | AL NOBILE E VAGO EDIFICIO | ACCRESCESSE DECORO.

Inscription de 10 lignes, en lettres en relief, apposée à l'entrée du Palais Gondi (côté via dei Gondi, n° 2), à Florence. — A. CORSINI, 6 juillet 1913.

1240. — CREVAUX, Jules, 1846-1882.

A CREVAUX | LE CORPS DE SANTÉ DE LA MARINE.

Inscription de 2 lignes, gravée en lettres rouges sur le piédestal en granit supportant un buste en bronze, tête nue, en costume d'officier de marine avec croix d'officier de la Légion d'honneur et palmes d'officier de l'Instruction publique.

J. CREVAUX | 1846-1882 | — | MASSACRÉ | PAR LES INDIENS TOBAS.

Inscription de 4 lignes, gravée en lettres rouges sur le fond d'une niche en granit, surmontée du buste ci-dessus indiqué.

Monument dressé dans le jardin botanique de l'École de médecine navale de Brest. — Cf. n° 273. — Paul Joly, 10 septembre 1914.

1241. — MÉDECINS VICTIMES DU CHOLÉRA EN TOSCANE, 1854-1855.

AVCTORITATE . AVSPICIISQVE | MAGNI. DVCIS. LEOPOLDI. II. P. F | OPTIMI. PROVIDENTISSIMI. PRINCIPIS | PETRVS. BETTIVS. EQ | TORQ. IOSEPHIAN | PRAEP. PVBLICAE. VALETVDINI. TVENDAE | NOMINA. MEDICORVM | QVOS. INDICA. LVE. ANNIS. MDCCCLIIII. MDCCCLV | LATE. PER. ETRVRIAM. GRASSANTE. | AEGRORVM. CVRA. ALACRI. ANIMO. SVSCEPTA | CONSTANTES. INVICTOSQ. A. LABORIBVS. VIS. MORBI. SVSTVLIT | VTI. EORVM. MEMORIA | SANCTA. ATQVE. SACRATA. POSTERIS. TRADATVR | ARTISQ. SALVTARIS. FACIVNDAE. CVPIDA. IVVENTVS | IMMORTALIA. DOMESTICAE. LAVDIS. EXEMPLA | AEMVLARI. DISCAT | MARMORI. INCISA. HEIC. ADFIGI. CVRAVIT.

MARCVS .	MASINIVS	FRANCISCVS .	RAGHONIVS
ANSANVS .	STEFANVS	DOMINICVS .	ANGIOLINIVS
LEONARDVS .	FOSIVS	MICHAEL .	GIANNELLIVS
GASPAR .	CONTIVS	FRANCISCHVS .	FAVILLIVS
RAPHAEL .	FROSINVS	SEBASTIANVS .	GHEZZIVS
AEGISTVS .	CERROTVS	HENRICVS .	NESPOLVS
IOSEPHVS .	SALLEIVS	FAVSTVS .	ROMANIVS
NICOLAVS .	BRESCIA	IOSEPHVS .	GIOVANNELLIVS
CAMILLVS .	FIORANVS	PAVLLVS .	PIERONIVS
IOAN. BAPT. .	FOCACCIVS	NICOLAVS .	PEDRONIVS
PHILIPPVS .	LEMMIVS	IOSEPHVS .	DINIVS

Inscription de 27 lignes, gravée en lettres noires sur une plaquè de marbre blanc apposée sur l'un des murs de la grande cour de l'Amannati, à l'hôpital de Santa-Maria Nuova, à Florence. — A. Corsini, 25 juillet 1913.

1242. — RUSCHI, Giovan Battista, 1599-1643 (?).

D. V. M. | IOANIS BAP. DE RVSCHIS CIV. PIS. PHIL. MED. ET ANATOMIE | IN PATRIA ACADE. VLTIMA LAVDE PVBLICI PROFESSORIS | PRECIPIT[I] OCCAS. MODERATA. DIFFICILI IVDICIO DILVTO. | LONGA ARTE, AC PERICVLOSO EXPERIMENTO SVPERATIS. | QVĒ INGENII MAGNITVD. ETIĀ DE BREVI VITA CONTĒDERET | SOLICITA MORS. NE DIEM VITARET INEVITABILEM, | FESTINO LETHO SOPORAVIT AGENTEM ANNŪ XLIIII. ANTONIVS GHIRLĀDARIVS AVVN-

CULUS, ET HAERES | INÑOC. X. P. M. SUBPRAEFECTUS DOMI. QUOD AEMULAT. VEL | ODIO DE MORTAL. EREPT. FUERAT, REDDIDIT IÑORTALITATI | HOC MONUMENTO AMORIS AC PIETATIS ERGO | A. M.DC.LIII.

Inscription de 13 lignes, gravée sur une plaque de marbre noir apposée sur un tombeau en marbre blanc qui fait partie d'un monument funéraire adossé à la paroi droite, dans l'église de San Frediano, à Pise. Sur le tombeau se voit un Aigle en bois gris noir, entouré de plusieurs squelettes en peinture.

D. O. M. | IŌANES DE RUSCHIS CIV. PIS. IO. BAP. PATER | QŪM IN PATRIO GYMNA. AÑOS DUO DE | XL PHILOS. ET MEDIĈ. POSTREMO | ORDINAR. PRACTICAMQ. ANATOMICĀ | PROFESSUS ESSET, TOTĀ HUIUS | EXPIATIONIS LOCI INFERIOEM | PARTEM FACIENDAM CURA. | A.D.M.DCXV.

Inscription de 9 lignes, gravée sur une plaque de marbre noir, placée en bas et à gauche de la précédente. En bas du monument, un écusson avec armoiries. — A. Corsini, 9 juillet 1913.

1243. — EAUX THERMALES DE PORRETTA.

IOSEPHUS. SPINA. CARD | DOMO. SARZANA. EPISC. PRAENEST. LEG. PROV. X | QUEM. OB. INSIGNEM. INGENII. PRUDENTIAEQUE. LAUDEM | AETATE. FLORENTI. IN. GRAVISSIMIS. NEGOTIIS. VERSATUM | PIVS. VI. PONT. MAX | NOMINIS. CHRISTIANI. OBSES | AERUMNAR. SOCIUM. PROBATISSIMUM. CARISSIMUMQUE. AD. EXITUM VSQUE. HABUIT | PIUS. VII | INTER. PATRES. PURPURATOS. ADIECTUM | ET. FOROLIVIENSIB. ET. BONONIENSIB. REGUNDIS. DATUM | AD. IMPERATORUM. ET. REGUM. MAGNORUMQUE. PRINCIPUM. CONVENTUM | EUROPAE. COMPONENDAE. CAUSSA. INDICTUM. NAUPORTUM. ET. VERONAM. MISIT | QUUM. EX. PRAECLARISSIMA. PROVINCIAE. ADMINISTRATIONE | AC. DISCIPLINIS. ET. LITTERIS. BONISQ. ARTIBUS. FOVENDIS. IMPENSE. NAVATA. OPERA | SINGULORUM. CIVIUM. PRAECONIA. ATQUE. AMOREM. ADEPTUS | AD. VALETUDINEM. ETIAM. INCOLARUM. ADVENARUMQ. MENTEM. CONVERTISSET | VIAM. AD. THERMAS. HASCE. PORRECTANAS | QUAE. ANGUSTA. ET. ASPERA. COMMEANTES. DETERREBAT | ANTE. ANNOS. VIII. LAXARI. MUNIRIQUE. COEPTAM. AD. XX. M. P. PRODUCENDAM | IPSAQUE. BALINEA | AEDIBUS. INSTAURATIS. LABIIS. EX. MARMORE. CELLISQ. POTORIIS. AMPLIATIS. AUCTIS | IN. MELIOREM. FORMAM. REFICIUNDA. OMNIQ. INSTRUMENTO. ET. CULTU. ADORNANDA | E. PRAESCRIPTO. PETRI. PANCALDI. SUMMI. PRAEP. AQUAR. ET. VIAR | PER. PHILIPPUM. ANTOLINIUM. ARCHIT | CURAVIT | QUORUM. VIRI. EMINENTISSIMI. IN PATRIAM. BENEFICIORUM. MEMORIAM | PETRUS. DAVIA. MARCH. LUDOVICUS.

ISOLANIUS. COM | CAMILLUS. GRASSIUS. PETRUS. CONTIUS. CASTELLIUS. MARCH | IIII. VIRI. A. CONSVLTATIONIB. PUB SECUNDUM. VOTA. POPULI. UNIVERSI | SAXSO. INSCRIPTAM. POSTERITATI. PROPAGANDAM. CENSUERUNT | A. M.DCCC.XXIIII.

Inscription de 32 lignes, gravée en lettres noires sur une plaque de marbre fixée sur une muraille dans les Thermes de Porretta, à côté de l'établissement « Donzelle ». — A. Corsini, 12 juillet 1913.

1244. — HOSPICE GANTOIS, à Lille, 1460.

Au nom du benoist Jesus Crist
Et de la Vierge en qui char prist
Aussi de Saint Jehan Baptiste
Cet hopital de povres giste
Fit faire à ses depens courtois
Jean de la Cambe dit Gantois,
De Lille bourgeois honorable,
Marchand loyal et véritable,
Pour toujours perpétuellement
Y alimenter doucement
Treize gens malades chartriers
Eagiez de soixante ans entiers
Hommes ou femmes plus mendians
Qu'on pourra recouvrer céans,
Pour desquels avoir soin et cure
Ce fondateur d'entente pure
Ordonna en cette maison
Huit femmes de religion
Professes, ou six pour le mains,
Qui à les servir mettront mains
Avec une mékine ou deux
Plus en ce lieu devotieux
Où le corps de Dieu fait séjour
Fonda messe pour chacun jour
Et le dimanche yawe benoiste
Pour laquelle ordonnance extroite
Maintenir selon son entente
Ledit Gantois donna de rente
Héritable en lieux bien assis,
Par an cinq cens livres parisis
De vint gros de Flandre la livre,
Audit hôpital pour tout vivre ;
Et admortit cette besoigne
Philippe le duc de Bourgoigne,
Prendant en sauvegarde expresse
Hospital et ce qu'il ponesse
Et avec plusieurs libertez
Franchises et propriétez
Y donna belle exemption
Confirmant la fondation,
De laquelle l'original
Escrit sied audit hospital ;
Et en l'Hospital la Comtesse
En est copie pour addresse,
En la chambre des comptes une,
Le fondateur a la commune.
Si supplie à tous avenir
Qu'à toujours veuillent maintenir
L'ordonnance par lui passée
Selon l'effet de sa pensée,
Sans de rien dépointer le lieu,
Car trop pourroit déplaire à Dieu.
Lequel hospital fut parfait
Et les premiers pauvres de fait
Logiez en ce lieu, m'en ramembre,
Le XIIe jour de décembre
L'an mil CCCC et soixante.
A Dieu puisse estre œuvre plaisante.
Pourquoi le fondateur soit mis
En gloire avec tous ses amis.

Inscription de 60 vers, gravée sur une plaque de cuivre représentant le fondateur de l'hôpital avec ses six fils et ses trois femmes avec deux filles ; chœur de la chapelle de l'hospice Gantois, à Lille.

Chy est la representation de feu Jehan de le Cambe dit Gantois, lequel en son vivant fonda cest hospital l'an de grâce mil IIII^c LXII.

Inscription gravée sur un petit dyptique où est représenté le fondateur, à genoux devant son patron.

Icy gist Jehan DE LE CAMBE, dit GANTOIS, bourgeois et marchant natif de ceste ville de Lille, qui fist faire et fonda cest hospital à ses depens, et eut trois femmes : la première eust nom d^lle Joye DU BOSQUIEL, dont il eust IIII enfans et la seconde Jehanne DU BUS et en eust ung fils ; lequel Jehan trespassa l'an mil IIII^c IIII^xx et VII, le six de novembre ; et icy gist d^lle Catherine DE TENREMONDE, sa IIIe femme, qui trespassa l'an mil CCCC...

Inscription gravée sur une plaque de cuivre, dans la chapelle, à côté du chœur.

En la révérence et honneur
De Jésus-Christ notre Sauveur
Et d'humble vierge Marie,
En bon sens et plaiederie,
Jean DE LE CAMBE dict GANTOIS,
De Lille notable bourgeois
Et marchand, meu per charité,
De compassion et pitié
Vers les pauvres et indigens,
A ses propres frais et dépens
A ordonné en l'hospital
Des Cartriers duquel principal
Fondateur est, que seront pris
Deux havots de bled convertis
En treize blancs pains,
Sur chacun des XIII pains
Sera mis ung gros de XII deniers ;
Lesquels XIII pains et XIII gros,
tel que dit est,
On distribuera une fois le mois
Comme il a chargé le premier ven-
[dredi de chacun mois ;
Et soit ainsi fait à toujours sans y
[faillir
Maintenant ne en temps advenir.
Lesquels dons se feront à ceux
Qui s'ensuivent, à savoir deux
Pains et deux gros pour l'hôpital
Des Cartriers ; se auront don égal
Les pauvres filles repenties.
Un pain et un gros aussy ;
Aux ensaquiez autant ;
Pour les frères prescheurs autant ;
S Claire autant ensievant ;
Les bonnes filles en auront autant ;
Les prisonniers qui sont à la pos-
[terne pour Dieu ;
Autant la recluse de Saint Andrieu ;
La recluse de Saint Sauveur autant.
Ainsi soit d'an en an,
De mois en mois,
A toujours fait, sauf toutefois
Que se ung ou plusieurs des prédits
Lieux étoient jà demolis.
Ou annulez, ladite aumosne
Se feroit à quelque personne
Honnête, par l'assentement
Du plus prochain hoir ou parent
Dudict GANTOIS. Toute laquelle
Ordonnance perpétuelle
Monte a six razières de bled
. . . .
A six livres seize gros
Chescun an pour les XIII gros
Que avec les pains donnez seront
Pour ces choses comme elles sont

Devisées et ordonnées
Icy dessus estre observées
Et maintenues toujours deument,
A toujours perdurablement,
Jehan GANTOIS dessus nommé
A libéralement donné
Audit hospital des Cartriers
De terre environ deux bonniers,
Tenus de son fief de la Haye :
Et sont gisans, c'est chose vraye,
Hors la porte du Molinel
Dudit Lille, outre le Poncel
Devers le molin de l'escaille.
Et le bonnier quant on baille
A cens, à l'avesture vault
Vingt et trois razières et fault
Payer tous les ans chinq deniers

. . . .
Doibvent ; desquelles se est
Desaisi et deshérité
Iceluy GANTOIS, comme en est usité,
En tel cas, se a adherité.
Et saisi des deux bonniers dits
L'hospital prédit, par l'advis
Et consentement des seigneurs
Dudit hospital visiteurs.
Fais et passé iceux présens
L'an de grâce mil quatre cens
Quatre vingt et onze en septembre,
Et à la fin qu'on s'en ramembre,
Le vendredi second du mois
Prédit, pour la première fois
Furent les dons susdits donnez
Priez Dieu pour les trespassez.

Inscription gravée sur une plaque de cuivre « au haut d'une porte » dans le même hôpital. Dans le vestibule sont gravés les noms des fondateurs de lits de 1466 à 1890. Dans la chapelle et dans le jardin sont de nombreuses inscriptions relatives à des religieuses, à des aumôniers et à des bienfaiteurs de l'hôpital. — Abbé Th. LEURIDAN, *Op. cit.*, II, p. 502-516.

1245. — AMICI, Giovan-Battista, 1786-1863.

GIOVAN BATISTA AMICI | NATO IL 23 MARZO 1786 A MODENA | MORIVA IL 10 APRILE 1863 A FIRENZE | OVE MOLTI ANNI PROFESSÒ ASTRONOMIA | ESIMIO ARTEFICE E PERFEZIONATORE | DEL TELESCOPIO E DEL MICROSCOPIO | CHE TANTI FLI SVELÒ SEGRETI DI NATURA | UOMO DI LIBERI SENSI | DI VIRTÙ ANTICHE DI SEMPLICI COSTUMI | PROFONDAMENTE RELIGIOSO | DELLA PATRIA AMANTISSIMO | —IL MUNICIPIO ALLA CASA DI LUI PONEVA.

Inscription de 12 lignes, gravée en lettres noires sur une plaque apposée sur la maison n° 1, via dei Renai, à Florence. — A. CORSINI, 24 juin 1913.

1246. — DEGLI ARMATI, Salvino, † 1317.

AD | ONORARE LA MEMORIA | DI | SALVINO DEGLI ARMATI | INVENTORE DEGLI OCCHIALI NEL SECOLO XIII | LA FRATELLANZA ARTIGIANA | QUÌ DOVE FURONO | LE CASE DEGLI ARMATI | POSE QUESTA LAPIDE | IL GIORNO V LUGLIO MDCCCLXXXV | — | CELEBRANDO IL SUO XXV ANNIVERSARIO | ESSA VOLLE RICORDARE IL NOME | DI UN CITTADINO CHE SEPPE COL LAVORO | RENDERSI BENEFICO AL GENERE UMANO.

Inscription de 14 lignes, gravée en lettres noires sur une plaque de marbre, fixée du côté de la ruelle dite Chiasso degli Armati, sur la maison portant le n° 2 de la via del Giglio (Palais Bartolini Salimbeni), à Florence. Les 1re et 4e lignes en lettres plus grandes ; la 3e en lettres grandes, mais plus petites que les précédentes, celles des quatre dernières lignes un peu plus petites que les autres. — A. Corsini, 6 juin 1913.

1247. — BARELLAI, Giuseppe, 1813-1884.

A GIUSEPPE BARELLAI | SOLDATO DELL'INDIPENDENZA ITALIANA | MAESTRO VALENTE NELL'ARTE DELLA MEDICINA | IN QUELLA DELLA CARITÀ VALENTISSIMO | FONDATORE DEGLI OSPIZI MARINI | QUI MORTO IL III. DICEMBRE MDCCCLXXXIV. | IL COMUNE DI FIRENZE | VOLLE CHE SI PONESSE | QUESTA MEMORIA DI GRATITUDINE.

Inscription de 9 lignes, gravée en lettres noires sur une plaque de marbre fixée sur la maison n° 1, via de' Neri, à Florence. — Cf. n° 1058. — A. Corsini, 27 mai 1913.

1248. — BUFALINI, Maurizio, 1787-1875.

IN QUESTA CASA | MOLTI ANNI VISSE | E NEL 31 MARZO 1875 SPIRÒ | MAURIZIO BUFALINI | CESENATE | DEL METODO GALILEIANO | APPLICATO ALLA MEDICINA | STRENUO PROPUGNATORE | — | IL MUNICIPIO DI FIRENZE POSE.

Inscription de 9 lignes, gravée en lettres noires sur une plaque de marbre fixée sur la maison n° 3, via Bufalini, à Florence. — A. Corsini, 15 mai 1913.

1249. — PACINI, Filippo, 1812-1883.

A FILIPPO PACINI | NELLE SCIENZE BIOLOGICHE MAESTRO INSIGNE | FELICISSIMO SCOPRITORE | QUI GLORIOSAMENTE VISSUTO | POSE IL IX. DI LUGLIO M.D.CCC.LXXXIV | ANNO PRIMO DALLA COMPIANTA MORTE | IL MUNICIPIO DI FIRENZE.

Inscription de 7 lignes, gravée en lettres noires sur une plaque de marbre fixée sur la maison n° 25, via di Mezzo, à Florence. — A. Corsini, 25 mai 1913.

1250. — HÔPITAL DES PETITES-MAISONS, à Paris, 1649.

A L'HONNEUR ET GLOIRE DE DIEV. | PAR CONTRACT PASSÉ PARDEVANT NOVRRY ET GAVTIER | NO^RES AV CHLET DE PARIS LE XXIIIE IOVR DE IANVIER 1649. | NOBLE HÕME PIERRE HELYOT............. NOTE DE | CETTE VILLE DE PARIS ET NAGVERRES RECEPV^R GNAL DES | PAVVRES ET HOSPITAL DE LA TRINITÉ A DONNÉ A LHOSPITAL | DE CEANS CERTAINE SÕME MOYEN^T. LAQ^LE M^RS LES GOVVERN^RS ET | ADMINISTRAT^R DVD. HOSPITAL SERÕT CHARGEZ DE FE. DIRE | CHÃTER ET CELLEBRER A P̄PETVITÉ VN SALVT LE IO^R ET FES- | TE DV S^T SACREM^T ET PAR CHṼN IO^R DVRÃT L'OCTAVE DICELLE | LE S^T SACREM^T SERA POSÉ SVR LE M^E HOSTEL DE LAD EGLE | DVRÃT LESD^S SALVTS ET LE DERNIER IO^R DE L'OCTAVE APRES | LE SALVT DIT SERA FAICT LA PROCESSIO TOVT AVTOVR DE LA | COVRT DVD. HOSPITAL EN LAQ^LE PROCESSIÕ SERÕT CHÃTEES | LES LITANIES DV S^T SACREM^T ET AVES PRIERRES ACCOVSTVMÉES | PLVS SERA DIT VN AVES SALVT PAR CHVNE DES FESTES SOLLE- | NELLES DE LA PVRIFICAÕN ANÕCIAÕN ASSÕPTION NATIVITÉ | ET CÕCEPTIÕ DE LA VIERGE DE CHVNE ANEE A P̄PTVITÉ LEQ^L | SALVT SERA CHÃTÉ ET CELLEBRÉ CÕE LES VESPRES DU IO^R DE LA | FESTE, ET ENCORES DIRE VN SERVICE CÕPLET A L'INTENÕN ET PO^R LE | REPOS DES AMES TRESPASSEZ QVI SERA DIT ET CELLEBRÉ LE | P̄MIER SAMEDY DE MAY A P̄PETVITÉ SCAV^R LA VEILLE QVI SERA | LE VEDREDY LES VIGILLES A IX. LECONS ET LED IO^R SAMEDY III. | HAVTES MESSES LA DERNIERE DESQ^LES ASSISTEROT TOVS LES | PAVVRES DVD. HOSPITAL A CHVN DESQ^LS SERA BAILLÉ ET | DISTRIBVÉ VNE BOVGIE ALLVMÉE QVILZ PORTERÕT A | L'OFFRANDE, ET A L'ISSVE DVD. SERVICE IL SOIT DÕNÉ ET | DISTRIBVÉ VN SOLZ MARQVÉ A CHVN LESQ^LES DISTRIBVÕN EN | SÃBLE LE LVMIN^RE OFFRÃDE ET AVES FRAIS NECESSAIRES POVR | LESD. SALVT ET SERVICE SE FERRÕT DES DENIERS DVD. HOSPITAL.

Inscription de 30 lignes, gravée sur une plaque de marbre noir de 77 cm. de hauteur sur 61 cm. de largeur, autrefois dans l'hôpital des Petites-Maisons, à Paris. — Cf. n°s 557, 1231, 1232, 1237, et 1238. — F. de GUILHERMY, *Loco citato*, I, p. 659-660.

1251. — HÔTEL-DIEU DE GONESSE, 1208.

DEO OPTIMO MAXIMO. | L'AN DE GRACE 1208, DV REGNE DE PHILIPPE | 2 DIT DIEV DONNÉ ROY DE FRANCE, M^RE PIERRE | DE TEILLEY, CHEVALIER SEIG^R de FRIEBOIS, MESNIL | MAVGIER, BARNEVILLE, AMVNDEVILLE, QVISBERVILLE | ETC. ET DAME AVELINE DE SAINCT CYR SON |

| ESPOVSE, ONT FONDÉ CET HOSTEL DIEV DE | GONESSE. | L'AN 1621. LES RELIGIEVX DE L'ORDRE DES FRERES | PRESCHEVRS REFORMEZ DE LA CONGREGATION | DE ST LOVIS, ONT ESTÉ ESTABLIS MAISTRES | ADMINISTRATEVRS PERPETVELS DVDICT HOSTEL | DIEV PAR LEMINENTISSIME CARDINAL DE RETZ | HENRY DE GONDY, EVESQUE DE PARIS A LA PETITION | ET AGREMENT DES HABITANS DVD. GONNESSE. | L'AN 1655. CETTE SALLE DES PAVVRES MALADES | Á ESTÉ ENTIEREMENT REPARÉE ET CET AVTEL DE | NRE DAME DE PITIE Y A ESTÉ ERIGÉ PAR LESDICTZ | FF. PRESCHEVRS MES ADMINISTRATEVRS, LESQLZ SE SONT | OBLIGEZ DY CELEBRER LE ST SACRIFICE DE LA | MESSE POUR LA CONSOLATION SPIRITVELLE DES | MALADES, TOVS LES DIMANCHES, ET FESTES DE L'ANÉE | ET AVTRES FESTES DE DEVOTION, SELON LINTENTION | DE PLVSIEVRS PIEVSES PERSONNES DE LA VILLE | DE PARIS QVI LES ONT FONDÉES. | CETTE INSCRIPTION | A ÉTÉ TRANSFERÉE EN CE LIEV | EN MÉMOIRE DE LA FONDATION | DE CET HOTEL-DIEV | 1851.

Inscription de 30 lignes, gravée sur une plaque de marbre noir de 80 cm. de hauteur sur 56 centimètres de largeur. Hôtel-Dieu de Gonesse (Seine-et-Oise). — Cf. n° 1195. — F. DE GUILHERMY, *Loco citato*, II, p. 547-548.

1252. — HÔTEL-DIEU DE PARIS, vers 1657.

QVI QVE TV SOIS QVI ENTRES DANS CE SAINT LIEV TV N'Y VERRAS | PRESQUE PAR TOVT QVE DES FRVITS DE LA CHARITÉ DV GRAND | POMPONE. CE BROCART D'OR ET D'ARGENT, CES MEUBLES SI | PRECIEVX QVI PARERENT AVTREFOIS SA CHAMBRE PAR VNE HEVREVSE | METAMORPHOSE SERVENT MAINTENANT AUX NECESSITEZ | DES MALADES. CET HOMME DIVIN, QVI FVT L'ORNEMENT | ET LES DELICES DE SON SIECLE, DANS LE COMBAT MESME DE | LA MORT, A PENSÉ AV SOVLAGEMENT DES AFFLIGES. LE SANG DE | BELLIEVRE SEST MONTRÉ DANS TOVTES LES ACTIONS DE SA | VIE. LA GLOIRE DE SES AMBASSADES N'EST QVE TROP CONNVE. | IL FVT PREMIER PRESIDENT, ET PETIT FILS DE DEVX CHANCELIERS. | SON AME PLVS GRANDE ENCORE QVE SA NAISSANCE ET QVE SA | FORTVNE, FVT VN ABYME DE SAGESSE. LA FRANCE NE PORTA | IAMAIS VN ENFANT PLVS DIGNE DELLE. TOVTE LA TERRE DIRA | SES AVTRES VERTVS MAIS CETTE SALE PARLERA ETERNELLEMENT | DE SA PIETÉ, ET DE L'AMOVR QVIL EVT POVR LES PAVVRES.

Inscription de 16 lignes gravée sur une plaque de marbre noir, décorant autrefois la porte de la salle Saint-Charles, à l'Hôtel-Dieu de Paris. — Cf. nos 457, 818, 1153-1156. — F. DE GUILHERMY, *Ibidem*, I, p. 645-646.

1253. — HÔTEL-DIEU DE PARIS, vers 1694.

D. O. M. | MESSIRE BENJAMIN PETITPIED | CONSEILLER SECRETAIRE DU ROI | TRESORIER GENERAL DE FRANCE A | PARIS DECEDÉ LE 5. JUIN 1694. A DONNÉ | CINQ MIL LIVRES DE RENTES SUR LES | AYDES ET GABELLES AUX PAUVRES DE | L'HOTEL DIEU. | EN RECONNOISSANCE D'UN BIENFAIT | SI CONSIDERABLE MESSIEURS LES | ADMINISTRATEURS ONT FONDÉ | DE LEUR PROPRE MOUVEMENT UN | SERVICE COMPLET A PERPETUITÉ POUR | LE REPOS DE SON AME, SÇAVOIR UNE | MESSE HAUTE LE JOUR DE SON DECÉS | ET LES VIGILES DES MORTS LA VEILLE, | DONT SA FAMILLE SERA AVERTIE TROIS | JOURS AUPARAVANT. | ET POUR EXCITER PAR CET EXEMPLE LA | CHARITÉ PUBLIQUE ENVERS CTE MAISON | ILS ONT FAIT POSER CE MONUMENT. | A LA POSTERITÉ | — | *Et non intres in judicium cum servo tuo* | *Quia non justificabitur in conspectu tuo* | *Omnis vivens.*

Inscription de 25 lignes, gravée sur une plaque de marbre blanc, autrefois posée dans l'Hôtel-Dieu de Paris. — Cf. nos 457, 818, 1152, 1154-1156. — F. de GUILHERMY, *Ibidem*, I, p. 647-648.

1254. — HÔTEL-DIEU DE PARIS, XVIIIe siècle.

ICI REPOSENT | MESSIRE *JEAN* BACHELIER, | ÉCUYER, JUGE ET CONSUL | DE LA VILLE DE PARIS, | DÉCÉDÉ À PARIS | LE 17 MARS 1688. | ET DAME *GENEVIÈVE* MARCADEY, | SON ÉPOUSE | DÉCÉDÉE ÉGALEMENT À PARIS | LE 22 JUILLET 1684. | LEUR VIE FUT MARQUÉE | PAR DE NOMBREUX BIENFAITS, | ILS ONT CONSTITUÉ | DES LEGS PIEUX | ET DES FONDATIONS | EN FAVEUR DE L'HÔTEL DIEU | DE PARIS, | DE LA COMMUNE | DE VILLE NEUVE ST GEORGES, | ET DE CELLE DES MARETS | PRÈS RHEIMS, | DONT ILS ÉTOIENT SEIGNEURS, | ET ILS RECOIVENT AUJOURD'HUY | LE PRIX DE LEURS VERTUS. | — | *PRIEZ DIEU POUR LEURS AMES.*

Inscription de 25 lignes, la 24e suivie d'un filet, gravée sur une plaque de marbre noir de 1m23 de hauteur sur 0m63 de largeur, appliquée au mur d'une des travées du bas côté septentrional de l'église paroissiale de Saint-Georges, à Villeneuve-Saint-Georges (Seine-et-Oise). — Cf. nos 457, 818, 1152, 1153, 1155, 1156. — F. de GUILHERMY, *Ibidem*, IV, p. 194-195.

1255. — HÔTEL-DIEU DE PARIS, vers 1744.

MESSIRE RENÉ DE LOPRIAC, MARQUIS DE | COETMADEUC ET AUTRES LIEUX, PAR SON TESTAMENT | OLOGRAPHE DU 23e AVRIL 1704.

A LEGUÉ À L'HÔTEL-DIEU DE | PARIS, ET AUX HÔPITEAUX DE LA VILLE DE RENNES, LE TIERS | DE TOUS SES BIENS, VOULANT QUE LES TROIS QUARTS DE CE | TIERS APPARTINSSENT À L'HÔTEL-DIEU DE PARIS. | PAR ACTE PASSÉ DEVANT Mᵉ BAUDOUIN ET SON CONFRE. | RE NOTAIRE AU CHÂTELET DE PARIS LE 3ᵉ SEPTEMBRE | 1727 ENTRE MᴿᴱGUY-MARIE DE LOPRIAC, CHEVALIER | SEIGNEUR COMTE DE DONGE, MESTRE DE CAMP DE CAVA- | LERIE, PETIT FILS, SEUL HERITIER PRINCIPAL ET NOBLE | DUDIT SIEUR TESTATEUR, EPOUX DE DAME MARIE | LOUISE DE ROYE, DE LA ROCHE-FOUCAUD, ET LES | ADMINISTRATEURS TANT DE L'HOTEL DIEU QUE | DES HÔPITEAUX DE RENNES, CONTENANT LA LIQUIDATI- | ON DE CE TIERS. MESSIEURS LES ADMINISTRATEURS | DE L'HÔTEL-DIEU, SE SONT OBLIGÉS VOLONTAIREMENT | DE FAIRE CÉLÉBRER TOUS LES ANS À PERPÉTUITÉ LE | 3. DECEMBRE JOUR DU DECÈS DUDIT SIEUR TESTATEUR, | ARRIVÉ À PAREIL JOUR DE L'ANNÉE 1707. UN SERVICE | SOLEMNEL DANS L'EGLISE DE L'HÔTEL-DIEU À SON INTEN- | TION, ET DE TOUTE SA FAMILLE, À CONDITION QUE SI LE JOUR | DU DECÈS ARRIVOIT UN DIMANCHE, OU UNE FESTE, LA | CÉLÉBRATION DUDIT SERVICE SERA REMISE AU LENDEMAIN. | *Requiescat in pace.* | *CETTE INSCRIPTION A ÉTÉ POSÉE PAR MESSIRE GUY | MARIE DE LOPRIAC, CHEVALIER SEIGNEUR COMTE DE | DONGE, MARÉCHAL DES CAMPS ET ARMÉES DU ROY, CHE- | VALIER DE L'ORDRE ROYAL ET MILITAIRE DE SAINT LOUIS, | DU CONSENTEMENT DE MESSIEURS LES ADMINISTRATEURS | A LA PLACE DE CELLE QU'ILS AVOIENT FAIT POSER.*

Inscription de 31 lignes, gravée en lettres dorées sur une grande table de marbre noir autrefois placée dans l'Hôtel-Dieu de Paris; au-dessus du texte, au trait, les armoiries de René de LOPRIAC (de sable au chef d'argent chargé de trois coquilles de gueules), et celles de sa femme, avec la couronne de marquis et deux Lions pour supports. — Cf. nᵒˢ 457, 818, 1152-1154, 1156. — F. de GUILHERMY, *Ibidem*, I, p. 649-650.

1256. — HÔTEL-DIEU DE PARIS.

RÉPUBLIQUE FRANÇAISE | LIBERTÉ-ÉGALITÉ-FRATERNITÉ | — | ADMINISTRATION GÉNÉRALE DE L'ASSISTANCE PUBLIQUE À PARIS | — | ÉGLISE SAINT-JULIEN-LE-PAUVRE | — | RECONSTRUITE AU XIIᴱᴹᴱ SIÈCLE PAR LES SOINS DE L'ABBAYE DE LONGPONT ET ÉRIGÉE EN PRIEURÉ. | L'ÉGLISE ET LE PRIEURÉ FURENT CÉDÉS À L'HÔTEL-DIEU ET INCORPORÉS À SON DOMAINE (AVRIL 1655) | P. MELIAND ÉTANT PRIEUR COMMENDATAIRE DE SAINT-JULIEN, LE CARDINAL MAZARIN ADMINISTRATEUR

DE L'ABBAYE DE LONGPONT. | CESSION CONFIRMÉE PAR BULLE DU PAPE ALEXANDRE VII (8 MARS 1659) ET LETTRES PATENTES DU ROI LOUIS XIV (JUIN 1697) | — | RESTITUÉE À L'HÔTEL-DIEU, APRÈS LA RÉVOLUTION, PAR DÉCRET IMPÉRIAL DE 1805, CETTE ÉGLISE A ÉTÉ AFFECTÉE EN 1892 AU CULTE CATHOLIQUE GREC.

Inscription de 9 lignes, les lignes 2, 3, 4 et 8 suivies chacune d'un filet, gravée en lettres bleues sur une plaque de marbre blanc, placée au-dessus de la porte de l'église Saint-Julien-le-Pauvre, à Paris. — Cf. n°s 457, 818, 1152-1155. — ER. WICK., 26 mars 1910.

1257. — BROCHANT, M. Ch., mère de 51 enfants.

ICI REPOSE | LA MERE DE CINQUANTE ET UN ENFANS | ET DE TOUT LES PAUVRES | MADELAINE CHARLOTTE | LECOUTEULX | VEUVE DE CHARLES JEAN BAPTISTE | BROCHANT, | ANCIEN CONSEILLER DU ROY | CORRECTEUR ORDINAIRE | DE LA CHAMBRE DES COMPTES DE PARIS | AGEE DE 80 ans | — | LE SIX Avril 1807 | — | MANUM SUAM APERUIT INOPI... | SURREXERUNT FILII EJUS | ET BEATISSIMAM PREDICAVERUNT | PROV. CH. 31 V. 20 ET 28.

Inscription de 16 lignes, gravée sur une pierre tombale provenant du cimetière de Sainte-Catherine, actuellement déposée dans la cour du Musée Carnavalet, à Paris. — R. BL., 14 février 1911.

1258. — FONTAINE DE L'ARSENAL DE BREST, 1769.

TOTUM EFFUSURA PER ORBEM 1769.

Inscription circulaire taillée en relief autour d'une colonne surmontant une fontaine à quatre bouches, dressée sur le quai de l'Arsenal de Brest, rive gauche, le tout en granit. — R. BL., 10 août 1915.

TABLE ANALYTIQUE

*

POSTFACE

Ce premier volume du *Corpus* a été publié en quatre fascicules, savoir :

Fascicule 1er, comprenant les pages 1 à 112, paru en novembre 1909 ;

Fascicule 2, comprenant les pages 113 à 240, avec 2 planches hors texte, paru en octobre 1911 ;

Fascicule 3, comprenant les pages 241 à 352, paru en mai 1914 ;

Fascicule 4 et dernier, comprenant les pages 353 à 480, paru en novembre 1915.

La publication du présent volume a donc exigé six années. C'est beaucoup, dira-t-on peut-être. Mais veuillez considérer qu'un tel ouvrage, quelque intéressant et utile qu'il puisse être, au point de vue historique et documentaire, ne répond pas à un besoin urgent, impérieux, et peut, par conséquent, être subordonné aux loisirs dont disposent ses principaux rédacteurs.

En effet, la chasse aux inscriptions n'est réalisable qu'au cours des voyages. Elle a tenu une grande place dans ceux que j'ai accomplis à travers l'Europe et l'Amérique du Nord, mais elle s'est montrée très inégalement productrice, suivant les pays.

C'est l'Italie qui m'a livré la récolte la plus abondante. Les inscriptions médicales y foisonnent et j'en publie un grand nombre. Plus d'une fois, j'ai appelé à mon aide l'un de mes fils et mes cousins Brian et Dufour, de Gênes, avec lesquels j'ai fait tant de tours délicieux en automobile, dans toutes les régions de l'Italie. Malgré leur concours apprécié, il m'est arrivé souvent de me remettre en route avant d'avoir transcrit toutes les inscriptions qui s'offraient à moi. On pourra donc, en passant après moi dans les villes que j'ai visitées, faire encore des glanes appréciables, notamment dans les cimetières.

On ne trouvera ici rien, ou à peu près, qui concerne des villes telles que Naples, Rome, Florence, Venise. Malgré des visites fréquentes, l'art et l'histoire m'ont tellement occupé que je n'ai pu songer, pour ainsi dire, à l'épigraphie médicale ; et pourtant la matière ne fait pas défaut ! Mais il eût fallu y consacrer plusieurs semaines, sans autre préoccupation. Cela n'est possible que si l'on voyage seul. Je ne perds pas de vue ces champs d'une richesse exceptionnelle et j'espère pouvoir les mettre bientôt à contribution.

Le Dr Wickersheimer, bibliothécaire de l'Académie de Médecine, a bien compris l'intérêt que présentait le *Corpus* : il en a été le collaborateur le plus assidu et ne lui a pas donné moins de 482 inscriptions, relevées par lui en

France, en Alsace et en Allemagne. Je tiens à le remercier du concours précieux et persévérant qu'il m'a donné.

Je remercie également le Dr PILLEMENT, de Nancy, le professeur CORSINI, de Florence, le Dr GARSONNIN, d'Orléans, le médecin-major BONNETTE et tous mes autres collaborateurs. En voici, du reste, la liste, avec l'indication du nombre d'inscriptions relevées par eux et portant leur signature (car il me paraît opportun de rappeler ici que chacun signe les articles qu'il m'envoie); la nationalité n'est indiquée que pour ceux qui ne sont pas Français :

L. Auvray 1, J.-F. Ballard (*Etats-Unis*) 1, L. Bigot 4, C. Blanchard 22, Prof. R. Blanchard 237, Dr P. Bonnette 12, Dr Ch. A. Brackett (*Etats-Unis*) 7, Alfred Brian 1, André Brian 11, Ch. Chandebois 2, Prof. A. Corsini (*Italie*) 27, Mme M. de Darrax 1, Dr P. Delaunay 4, J. Descat 1, Dr L. Dubreuil-Chambardel 7, Fr. Ducrest (*Suisse*) 1, G. Dufour (*Italie*) 5, G. Dumay 8, Dr P. Fabre 2, Prof. Florence 3, Dr Garsonnin 13, Général A. C. Girard (*Etats-Unis*) 1, R. Guy 1, Dr Jablonski 1, Dr E. Jeanselme 1, Dr Paul Joly 1, N. Legrand 1, Dr Le Pileur 1, E. M. Lévy 6, Dr P. Mével 1, Dr H. Naegeli-Åkerblom (*Suisse*) 1, Dr R. Neveu 3, Dr J. Noir 1, Prof. Ch. Périer 2, Dr C. A. Picquenard 9, Dr Pillement 57, G. Protat 5, P. Rambaud 1, L. H. Rudolph (*Etats-Unis*) 1, H. Schmidt (*Allemagne*) 1, Dr H. R. Storer (*Etats-Unis*) 4, Dr A.-T. Vercoutre 2, Dr Er. Wickersheimer 482.

Soit 953 inscriptions, sur un total de 1258. Les 305 inscriptions restantes ont été puisées dans diverses publications, qui sont toujours scrupuleusement indiquées.

Abstraction faite de ces dernières, le nombre des collaborateurs effectifs du *Corpus* s'élève à 43 : huit seulement ont donné plus de 10 inscriptions ; dix-neuf n'en ont donné qu'une seule ! Je note ces faits sans en vouloir rien conclure, car j'ai la conviction que l'achèvement de ce premier volume ravivera le zèle des collaborateurs de la première heure et en fera surgir de nouveaux. Ils seront les bienvenus.

Paris, le 15 octobre 1915.

Professeur R. BLANCHARD.

MACON, PROTAT FRÈRES, IMPRIMEURS.

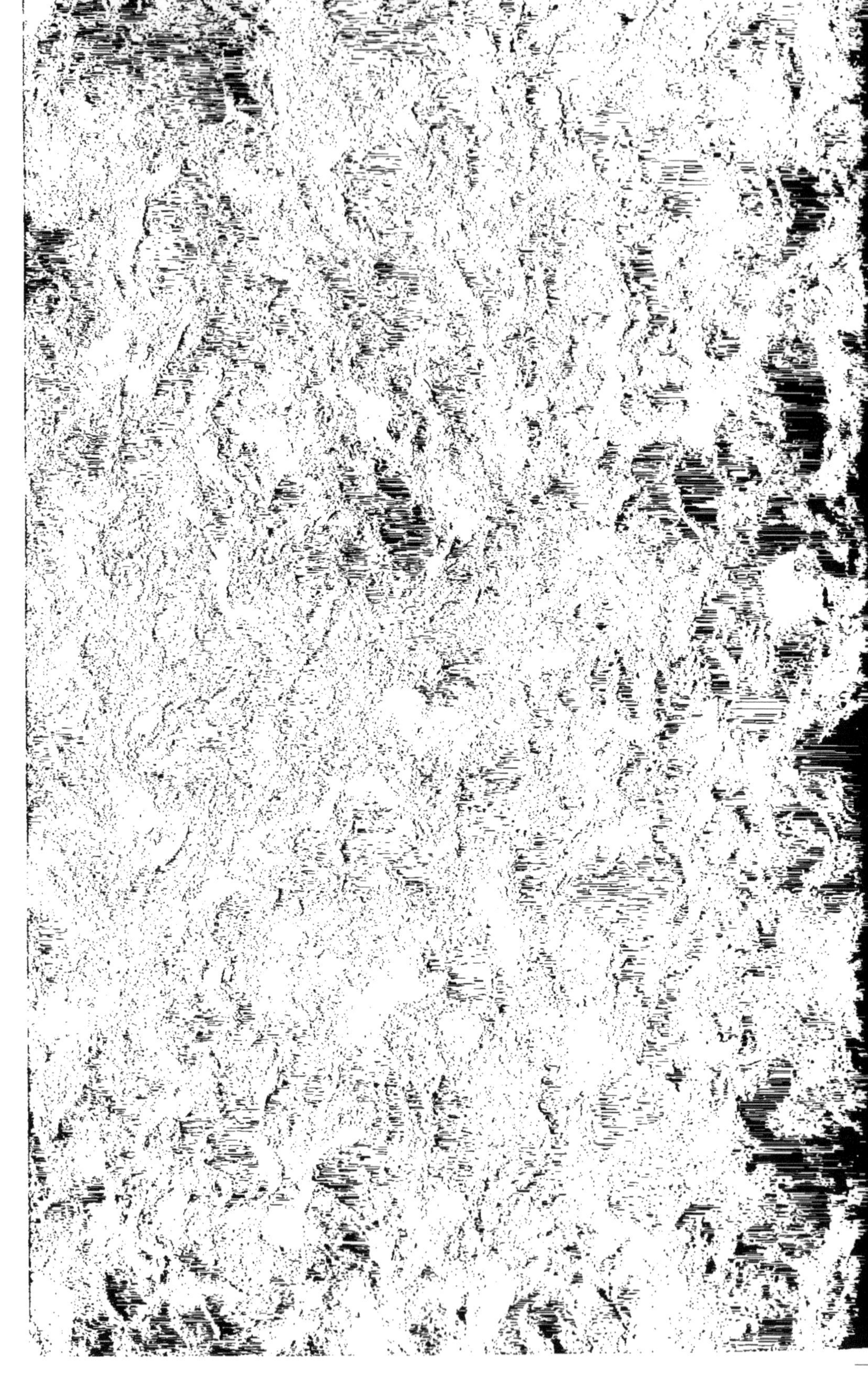

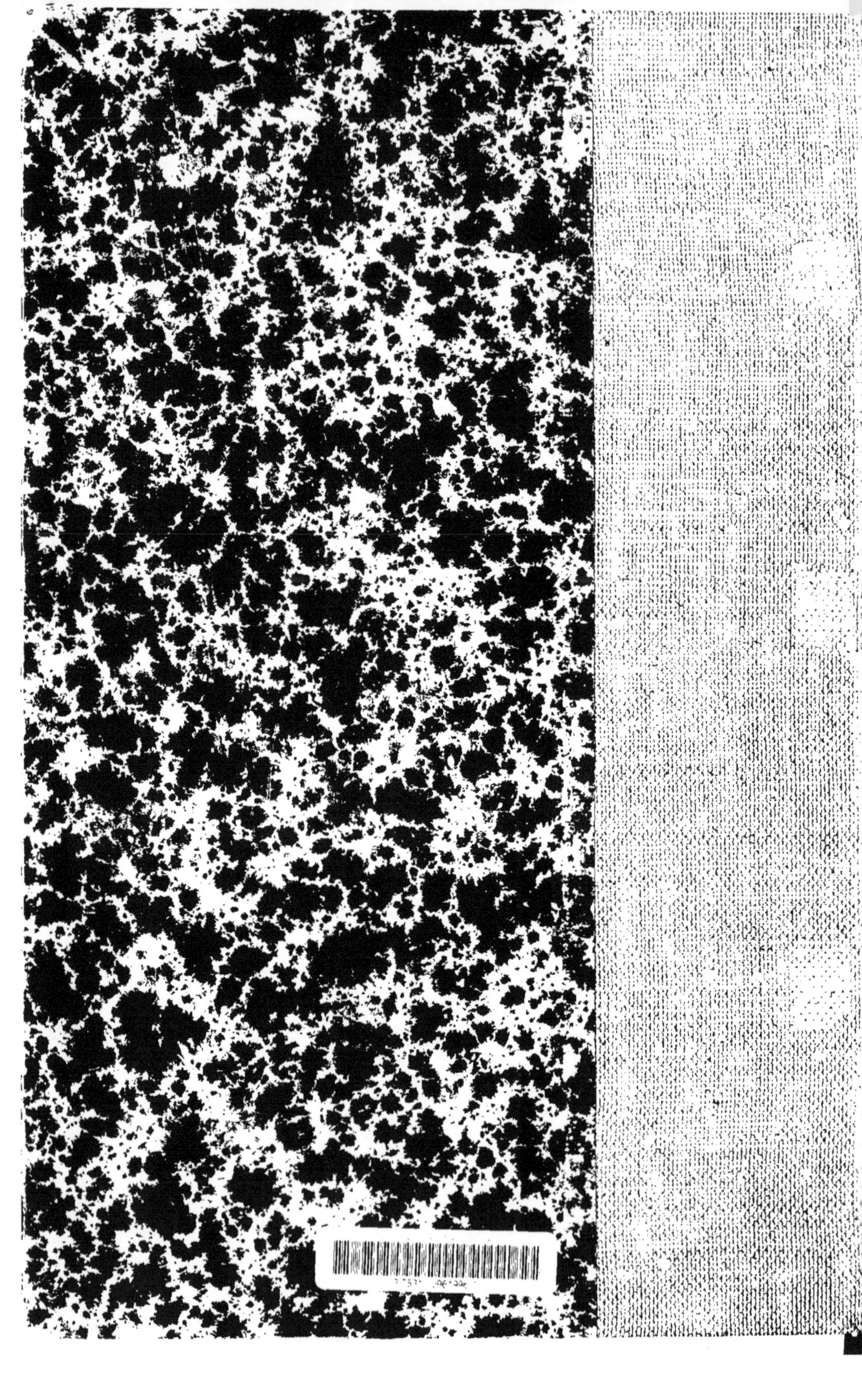

www.ingramcontent.com/pod-product-compliance
Ingram Content Group UK Ltd.
Pitfield, Milton Keynes, MK11 3LW, UK
UKHW021840190726
13855UKWH00001B/69